Vorwort

Das fünfbändige „Lehrbuch der Sprachheilpädagogik und Logopädie"
wendet sich bei einer interdisziplinären Ausrichtung an alle Berufsgruppen, die in Theorie und Praxis mit sprach-, sprech-, rede-, stimm-
und schluckgestörten Menschen arbeiten. Es ist vom Mitarbeiterkreis
und der Interessenlage her bewusst breit angelegt. Dies soll durch den
Titel signalisiert werden, mit dem ohne standespolitische Einengung
von der Sache ausgehend das gesamte Handlungsfeld der Sprachheilpädagogik und Logopädie angesprochen wird.

Dem Charakter eines Lehrbuchs entsprechend erfolgt ein systematischer Überblick zu den einzelnen Aufgabengebieten, wobei die Darstellung in knapper Form den Stand der Forschung repräsentiert. Stichworte und Zusammenfassungen am Rand erleichtern eine Nutzung als
Nachschlagewerk.

Die Verschiedenartigkeit der einzelnen Störungsformen beeinträchtig-
ter Kommunikation und das stark angestiegene Wissen auf diesen
Gebieten in den letzten Jahren dokumentieren sich in einem breiten
Spektrum der damit verbunden Aufgabenstellungen. Die inhaltlichen
Schwerpunkte werden dabei auf fünf Bände verteilt:

Band 1: Selbstverständnis und theoretische Grundlagen
Band 2: Erscheinungsformen und Störungsbilder
Band 3: Diagnostik, Prävention und Evaluation
Band 4: Beratung, Therapie und Rehabilitation
Band 5: Bildung, Erziehung und Unterricht

Der vorliegende 1. Band versteht sich als einleitend im Hinblick auf
Fragen der Standortbestimmung der betreffenden Wissenschaften. Dabei zeigt sich zum einen, dass zu einem umfassenden Verständnis des
Aufgabenfeldes eine Vielzahl an interdisziplinären Bezugspunkten notwendig ist, die sich in pädagogischen, linguistischen, medizinischen,
psychologischen und soziologischen Perspektiven ausdrücken. Zum
anderen fokussiert sich dieses Wissen in den spezifisch ausgewiesenen
Fachdisziplinen, wobei in Deutschland durch die parallele Entwicklung
von Sprachheilpädagogik und Logopädie ein Sonderweg beschritten
wurde. Es ist notwendig, dies in seinen historischen Dimensionen nachzuvollziehen und in einem internationalen Vergleich zu bestimmen.
Erst dann sind die derzeitigen Organisationsformen des Sprachheilwesens im schulischen und außerschulischen Bereich in ihrem Selbstverständnis einzuordnen und im Hinblick auf mögliche Weiterentwicklungen und Perspektiven zu interpretieren.

Es versteht sich, dass das hier dargestellte Wissen prinzipiellerweise eine Momentaufnahme in einer steten Abfolge veränderter Auffassungen im Rahmen einer epochalen Weiterentwicklung der beteiligten Wissenschaften darstellt. Dass diese Zäsur an der Jahrtausendwende erfolgt, ist historischer Zufall wie persönlicher Anspruch zugleich. Dabei sollte man sich des Blicks zurück zum Verständnis des Gewordenen, aber auch des Blicks nach vorne im Sinne einer Vision des Möglichen stets bewusst sein.

Die bei der Erstellung dieses Bandes beteiligten Fachvertreterinnen und Fachvertreter haben sich den damit verbundenen Anforderungen gestellt. Ihnen gilt mein besonderer Dank ebenso wie auch dem Kohlhammer Verlag, durch den die Möglichkeiten der Ausstattung und Verbreitung eines Lehrbuches unterstützt wurde, von dem zu hoffen ist, dass es zu einem Standardwerk für Studierende, Theoretiker und Praktiker gleichermaßen wird.

Manfred Grohnfeldt

Inhaltsverzeichnis

Interdisziplinäre Bezugspunkte

Pädagogik
Reiner Bahr und Ulrike Lüdtke

Sprachwissenschaftliche Grundlagen
Friedrich Michael Dannenbauer

Medizin

Martin Ptok

Psychologische Grundlagen
Udo Schoor

Soziologische Grundlagen
Günther Cloerkes

Sprachtherapeutische Aufgabenbereiche, Handlungs-felder und Organisationsformen
Theo Borbonus und Volker Maihack

Sprachheilpädagogik und Logopädie im internationalen Vergleich

Manfred Grohnfeldt und Roswitha Romonath

Qualität und Sprachtherapie

Stephan Baumgartner und Barbara Giel

Rechtsgrundlagen in der Sprachtherapie

Volker Gerrlich

Grundlagen der Sprachheilpädagogik und Logopädie

Manfred Grohnfeldt und Ute Ritterfeld

1 Einleitung

Es stellt ein Novum dar, Merkmale der Sprachheilpädagogik (synonym: Sprachbehindertenpädagogik) und Logopädie in Deutschland gemeinsam zu behandeln. Die Entwicklung der beiden Fachdisziplinen ist in den letzten Jahren eher getrennt verlaufen. Dies ist Ausdruck des Selbstverständnisses der beteiligten Personen, regionaler Besonderheiten und teilweise auch historischer Zufälle, die zuweilen ein Standesdenken begünstigt haben.

Rational gibt es heute bei einem praktisch identischen Adressatenkreis inhaltlich deutliche Überschneidungsbereiche, die zudem eher noch zunehmen, nachdem die geschichtlich bedingte überwiegend schulische Orientierung der Sprachheilpädagogik einem breit gestreuten Aufgabenfeld schulischer und außerschulischer Tätigkeitsmerkmale gewichen ist und die Logopädie ihre Eigenständigkeit in Abgrenzung zur Phoniatrie markiert. Damit soll keine fiktive Übereinstimmung beschworen werden.

> Es geht darum, durch eine Analyse von Gemeinsamkeiten und Unterschieden gerade durch den *Vergleich* und *Perspektivenwechsel* die eigene *Standortbestimmung* in ihren Konturen schärfer als bisher zu bestimmen.

Die aktuelle Situation ist dabei offensichtlich durch eine Annäherung von Sprachheilpädagogik und Logopädie bei einer Veränderung der bildungs-, sozial-, gesundheits- und standespolitischen Konstellation gekennzeichnet, wobei die Perspektive eines einheitlichen akademischen Berufsbildes diskutiert wird.

Das vorliegende Lehrbuch möchte in diese Entwicklung nicht direkt eingreifen. Es argumentiert von der Sache her.

> Das notwendige Wissen zur Beurteilung der Symptomatologie, Diagnose und Therapie von Sprach-, Sprech-, Rede-, Stimm- und Schluckstörungen ist unabhängig davon, von welcher Berufsgruppe es nachgefragt wird.

Von daher soll es hier einheitlich und zusammengefasst dargestellt werden.

Dies entspricht dem gemeinsamen Ursprung der beiden Disziplinen (s. BRAUN und MACHA-KRAU in diesem Buch). Mit sprachgestörten Menschen beschäftigten sich Ende des 19. Jahrhunderts zuerst (Hörgeschädigten-)Pädagogen und Mediziner. Über die Einrichtung von Sprachheilkursen (ab 1883), Sprachheilklassen (ab 1901) und Sprachheilschulen (ab 1910) entwickelte sich eine auf ein Lehramtsstudium abzielende Sprachheilpädagogik. Die Logopädie (1924 so durch FRÖSCHELS benannt) akzentuierte den klinischen Sektor. Die Einrichtungen von Diplomstudiengängen für den außerschulischen Bereich der Sprachheilpädagogik seit den 70er Jahren differenziert den Gesamtbereich.

Das Auseinanderdriften und die unterschiedlichen Entwicklungsverläufe der jeweiligen Fachdisziplinen führten dabei zur Gründung von spezifischen Fach- und Berufsverbänden:

Fach- und Berufsverbände
- 1927: „Arbeitsgemeinschaft für Sprachheilpädagogik in Deutschland"
- 1968: Umbenennung in „Deutsche Gesellschaft für Sprachheilpädagogik e.V." (dgs)
- 1993: „Arbeitsgemeinschaft der freiberuflichen und angestellten Sprachheilpädagogen" (AGFAS) innerhalb der dgs
- 1999: Umbenennung der AGFAS in „Deutscher Bundesverband der Sprachheilpädagogen" (dbs)
- 1964: „Zentralverband für Logopädie" (ZVL)
- 1991: Umbenennung in „Deutscher Bundesverband für Logopädie" (dbl)

Aktuelle Situation
Heute dürften die gegenseitigen Vorwürfe, ausschließlich schulorientiert bzw. symptomspezifisch zu arbeiten, weitgehend überwunden sein. Auch die theoretischen Bezugnahmen beider Fachdisziplinen sind ähnlich (BREUER/WEDELL-SCHWALBE 1983, MOTSCH 1979).

> Hinsichtlich ihrer Klientel sind Sprachheilpädagogik und Logopädie zuständig für alle Erscheinungsformen an Sprach-, Sprech-, Rede-, Stimm- und Schluckstörungen in allen Altersgruppen.

Daraus ergibt sich für die weitere Bearbeitung, dass zunächst

- eine kurze Darstellung der wesentlichen *Erscheinungsformen und Störungsbilder* vorgenommen wird, wobei
- die *Interdisziplinarität* des Aufgabengebietes durch gemeinsame und spezifische Akzentsetzungen von Sprachheilpädagogik und Logopädie betont wird. Dies wiederum vollzieht sich vor dem Hintergrund
- einer *metatheoretischen Einordnung,* indem die Bedeutung der zugrunde liegenden Menschenbilder reflektiert wird. Damit geht die Ausformung
- wesentlicher *Handlungsfelder* und *Organisationsformen* einher, die wiederum dem epochalen Wandel unterliegen. Die Erörterung möglicher
- *Perspektiven* soll die Aktualität derzeitiger Tendenzen für die zukünftige Entwicklung betonen.

Insgesamt dokumentiert sich in dieser Gliederung ein verkleinertes Modell des vorliegenden Lehrbuches, wobei eine ausführlichere Bearbeitung zu den einzelnen Themenbereichen in den folgenden Bänden vorgenommen wird.

2 Erscheinungsformen und Störungsbilder

Das Aufgabengebiet der Sprachheilpädagogik und Logopädie erstreckt sich auf Menschen aller Altersgruppen mit der Gesamtheit an Sprach-, Sprech-, Rede-, Stimm- und Schluckstörungen. Dies führt zu einer erheblichen Vielfalt an Erscheinungsformen und Störungsbildern, die fließende Übergänge untereinander und hinsichtlich ihrer Abgrenzung zur „Normalität" beinhalten. Damit einher gehen unterschiedliche Formen der Strukturierung und Untergliederung. Denn jede Klassifikation kanalisiert das Denken und vermittelt dadurch eine – vermeintliche – Handlungssicherheit. Gleichzeitig engt sie aber auch die Sichtweise ein und verzerrt somit die Wahrnehmung für mögliche Überschneidungs- *Klientel*

Tabelle 1: Zuordnung der Störungsbilder zu den Kommunikationskomponenten Sprache, Sprechen, Stimme und Rede sowie dem Schlucken

	Sprache	Sprechen	Stimme	Rede	Schlucken
Spezifische Sprachentwicklungsstörung	X				
Semantisch-lexikalische Störung	X				
Sekundäre Sprachentwicklungsstörung	X				
Kindliche Aussprachestörung Phonetik		X			
Phonologie	X	(X)			
Stottern				X	
Poltern	(X)			X	
Mutismus				X	
Sprechangst				X	
Aphasie	X				
Dysarthrophonie		X	X		
Sprechapraxie		X	X	X	
Dysphagie					X
Cerebrale Bewegungsstörung		X	X	X	X
Dysphonie			X		
Zustand nach Laryngektomie			X	X	
Rhinophonie		X	X		
Myofunktionelle Störung		(X)			
Lese-/Rechtschreibprobleme	X				

bereiche. Zudem sind die gebräuchlichen Einteilungen je nach Fachdisziplin (Linguistik, Medizin, Pädagogik, Psychologie usw.) unterschiedlich und wechseln mit epochalen Besonderheiten.

Dementsprechend unterschiedlich sind die Häufigkeitsangaben zum Auftreten von Sprachstörungen im weiteren Sinne. Sie reichen beispielsweise für den Vorschulbereich von 0,7 % bis über 30 % (vgl. DANNENBAUER 1999a, GROHNFELDT 1993, SCHÖLER et al 1998; s. auch CLOERKES in diesem Buch) und geben damit eher Hinweise über den methodischen Zugriff der Autoren als über „objektive" Daten, die letztlich aufgrund der Realität des Erscheinungsbildes nur bedingt möglich sind.

Deskription statt
Klassifikation

Unter diesem Vorbehalt wird die folgende Unterteilung vorgenommen, deren *deskriptiver* Charakter ausdrücklich betont wird (vgl. Tabelle 1).

2.1 Störungen der Sprachentwicklung

Der Begriff der Sprachentwicklungsstörung (synonym: Störungen des Spracherwerbs) soll hier als Oberbegriff verwendet werden. Die damit verbundenen Störungsphänomene gehören zu den häufigsten Sprachstörungen überhaupt. Schwerpunktmäßig treten sie im Vorschul- und Grundschulalter auf, können aber auch bis ins Jugendlichen- und Erwachsenenalter reichen, wobei strukturelle Unterschiede von Laut- und Schriftsprache beobachtet werden (BOHLE 1996, ROMONATH 1998). Im Allgemeinen erfolgt dabei eine Unterteilung in die Sprachebenen

- Phonetik und Phonologie: Aussprachestörungen,
- Syntax und Morphologie: Störungen bei der Ausbildung des grammatischen Regelsystems,
- Semantik und Lexik: Störungen der Bedeutungsentwicklung,

wobei die Pragmatik übergeordnet wird. Störungen sind selten isoliert (z.B. im Bereich der Phonetik), häufig jedoch strukturell verbunden (z.B. Phonologie und Syntax) oder im Zusammenhang mit anderen Entwicklungsbeeinträchtigungen (z.B. der Kognition) zu beobachten. Mischformen sind die Regel.

Von daher wird an dieser Stelle keine isolierte Einzeldarstellung vorgenommen. Stattdessen wird die *wechselseitige Beeinflussung* der einzelnen Sprachebenen herausgestellt (vgl. DANNENBAUER in diesem Buch).

Überschneidungen der
Sprachebenen

Wesentliche Hinweise werden dabei durch das Modell der begrenzten Encodierungskapazität (DANNENBAUER & KOTTEN-SEDERQVIST 1986) gegeben. Weiterhin haben die Forschungen der letzten Jahre die Bedeutung der Spezifischen Sprachentwicklungsstörung („specific language impairment") eindringlich hervorgehoben. Im deutschsprachigen Raum liegen dazu insbesondere Veröffentlichungen von DANNENBAUER (1999b), GRIMM (1999) sowie SCHÖLER et al. (1998) vor. Auf dieser Grundlage erfolgt eine Unterteilung in folgende Störungsbilder:

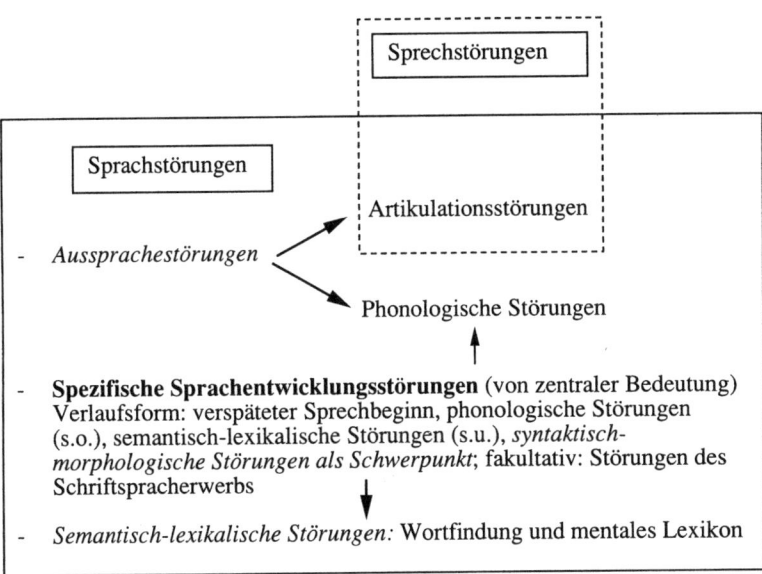

Auf der Ebene der *Aussprache* wird zwischen phonetischen und phonologischen Störungen unterschieden.

Aussprachestörungen

- *Phonetische Störungen* (synonym: Artikulationsstörungen) bezeichnen die Schwierigkeit, den Sprachlaut an sich korrekt zu bilden. Das häufigste Beispiel dafür ist der Sigmatismus (Fehlbildung der S-Laute). Für die Bedeutung ist es dabei irrelevant, ob z. B. in dem Wort „Haus" das /s/ fehlgebildet wird oder nicht. Anders ist es bei
- *phonologischen Störungen.* Hier kommt es zu einem Bedeutungsunterschied, wenn ein Kind z. B. ein /k/ durch /t/ ersetzt und „Tanne" statt „Kanne" sagt. Dabei ist nicht allein die Ersetzung von Bedeutung, sondern vor allem die im Zusammenhang mit einem veränderten phonologischen System einhergehenden Bedeutungsabweichungen.

Phonologische und sytaktisch-morphologische Störungen treten häufig in Verbindung als Merkmal einer *Spezifischen Sprachentwicklungsstörung* auf, die bei ca. 6–8 % der Kinder im Vorschulalter zu beobachten ist (TOMBLIN 1996, DANNENBAUER 1999a, SCHÖLER et al. 1998). Diese Störung ist von sprachspezifischer Natur und durch Diskrepanzen von sprachlichen und nichtsprachlichen Fähigkeiten gekennzeichnet. Sie kündigt sich im Allgemeinen durch einen

Spezifische Sprach-entwicklungsstörungen

- *verspäteten Sprechbeginn* (ca. 2 bis 2½ Jahre) an. Weiterhin kommt es zu
- *phonologischen* und *semantischen* Störungen, wobei die Kinder offensichtlich Schwierigkeiten haben, Lautgestalten aus dem akustischen Spektrum ihrer Sprachumwelt auszugliedern und zu speichern. Dies wiederum beeinträchtigt den Wortschatzerwerb.

– Schwerpunkte der Störung liegen im *syntaktisch-morphologischen* Bereich. Bereits erste Zweiwortsätze werden erheblich später als beim unauffälligen Spracherwerb produziert. Auch im Weiteren kommt es zu Verzögerungseffekten, wobei unterschiedliche Strukturmerkmale verschiedenartig betroffen sind und dabei „unausbalancierte Entwicklungsverläufe" (CRYSTAL 1981) hervorgerufen werden. Generell fällt es den Kindern schwer, sprachliche Regeln zu erkennen und auszubilden.

Im Allgemeinen dauert es dadurch sehr viel länger, bis ein „nach außen" unauffälliger Sprachentwicklungsstand erreicht ist. Eine genauere diagnostische Analyse zeigt dabei

– in vielen Fällen ein eingeschränktes kommunikatives Repertoire aufgrund residualer Restdefizite. Weiterhin sind häufig Schwierigkeiten beim Lesen und Schreiben zu beobachten (CATTS 1993).

Semantisch-lexikalische Störungen

Semantisch-lexikalische Störungen stehen in enger Verbindung mit dem o.g. retardierten Entwicklungsverlauf. Im Vordergrund sind dabei Störungen der Wortbedeutung und des mentalen Lexikons, die sich als Wortfindungsstörung ausdrücken. Dabei gelingt es den Kindern nicht, eine ihrer Äußerungsintention gemäße lexikalische Form zu bilden (GLÜCK 1998). Enge Querverbindungen mit den anderen Sprachebenen und möglichen kognitiven Funktionsschwächen verweisen auf die Komplexität der Störung.

Pragmatik

Übergreifend sind Störungen der Sprachentwicklung häufig mit *beeinträchtigten pragmatischen* Fähigkeiten verbunden, bei denen es den Kindern nicht gelingt, ihre kommunikativen Bedürfnisse durch Fragen und Bitten altersadäquat auszudrücken. Dies wiederum steht im Kontext psychosozialer Regelkreise, die das Leben des Einzelnen, seine Stellung in der Umwelt sowie das Bild seiner sozialen Einschätzung wesentlich beeinflussen können.

Generell ergibt sich daraus, dass Störungen des Spracherwerbs häufig Zusammenhänge aufweisen mit

– Beeinträchtigungen des Schriftspracherwerbs, wobei unterschiedliche Verbindungen von *Laut- und Schriftsprache* diskutiert werden (OSBURG 1997),
– *Lernstörungen* und kognitiven Beeinträchtigungen,
– *sozio-emotionalen* Auffälligkeiten.

Weiterhin ergeben sich Sonderfragestellungen

– z. B. bei *Hörstörungen, geistiger Behinderung, Autismus* usw.,
– bei Einflüssen durch *Zwei- und Mehrsprachigkeit*, Migration usw.

2.2 Störungen der Redefähigkeit

Redestörungen können in unterschiedlichen Erscheinungsformen, situativ oder habituell auftreten. Als *Einzelerscheinungen* werden zumeist genannt (wobei Mischformen beobachtet werden können):

– Stottern

Es handelt sich um eine Störung der Sprechflüssigkeit, die zumeist folgende Merkmale aufweist:

- Unterbrechung des Redeflusses durch Laut-, Silben- und Wortwiederholungen (Kloni),
- Lautverlängerungen sowie Blockaden und Muskelverspannungen (Toni),
- Atemauffälligkeiten, Starter und Einfügen des Schwa-Lautes, Körpermitbewegungen, Vermeiden bestimmter Laute und Wörter.

Die Individualität des Störungsbildes verbietet jegliche Typisierungen. Stottern beginnt zumeist im (Vor-)Schulalter in Abgrenzung zu normalen Sprechunflüssigkeiten und kann sich im Jugendlichen- und Erwachsenenalter verfestigen. Die psychosoziale Relevanz der Störung kann für den Einzelnen eine hohe Lebensbedeutsamkeit erlangen.

– Poltern

Es treten Wiederholungen von Silben und Wörtern bei einem schnellen, überhasteten Sprechtempo auf. Dabei ist das „überstürzte" Sprechen häufig nur das Oberflächensymptom eines weiterreichenden Störungsbildes, dessen Komplexität sich in Vernetzungen mit Sprachentwicklungsstörungen, Störungen des Lesens und Schreibens sowie möglichen Überlappungen zum Stottern zeigt. Es werden dahinterliegende Störungen der zentralen auditiven Verarbeitung und (Sprech-)Motorik vermutet.

– Mutismus

Der partielle oder totale Nichtgebrauch der Lautsprache nach Abschluss des Spracherwerbs bei intaktem Hör- und Sprechvermögen wird vor dem Hintergrund unterschiedlicher Erklärungsmodelle (Lerntheorien, Tiefenpsychologie, Stresstheorien, Systemtheorien usw.) und ihrer möglichen Verknüpfung gedeutet. In Abgrenzung zur Sprechangst handelt es sich um die Furcht, *mit* anderen zu sprechen (z. B. im Dialog).

– Sprechangst

Vereinfacht ausgedrückt handelt es sich um die Furcht, *vor* anderen zu sprechen (z. B. vor großen Gruppen). Ein derartiges antizipatorisches Angsterleben ist in Grenzen normal. Es kann jedoch zu einer Phobie (Logophobie) werden, die für den Einzelnen eine erhebliche Lebensbedeutsamkeit erlangen kann.
Übergreifend ist herauszustellen, dass es sich bei allen genannten Redestörungen und ihren Mischformen um äußerst komplexe Phänomene handelt, die einerseits für die Betroffenen ein *individuelles* Problem darstellen können, andererseits aber auch von hoher psychosozialer Bedeutsamkeit sind und damit zu einem *interaktionalen* Problem für den Einzelnen und seine Umwelt werden können.

2.3 Zentrale Sprach- und Sprechstörungen

Im Zusammenhang mit einer ursächlichen neurologischen Grunderkrankung oder als Ausdruck hirnorganischer Prozesse kann es zu folgenden Erscheinungsbildern kommen:

Aphasie

– Aphasie

Es handelt sich um zentralorganisch bedingte Störungen des Sprachausdrucks und/oder Sprachverständnisses (z.B. nach einem Schlaganfall) nach Abschluss des Spracherwerbs. Die derzeit gebräuchlichste Einteilung von POECK (1989) unterscheidet zwischen einer Globalen Aphasie, Broca-Aphasie, Wernicke-Aphasie und Amnestischen Aphasie mit den Sonderformen der Leitungsaphasie und Transkortikalen Aphasie. Dabei sind Mischformen und Veränderungen durch Rückbildungsprozesse die Regel. Häufige Begleiterscheinungen sind Störungen der Körperorientierung, Agnosien, Apraxien, Störungen der Schriftsprache sowie rechtsseitige Hemiplegien im Zusammenhang mit der linkshemisphärischen Grunderkrankung. Von daher ist zur Rehabilitation eine interdisziplinäre Zusammenarbeit von Medizin, Krankengymnastik, Ergotherapie und Sprachtherapie notwendig.

Dysarthrophonien

– Dysarthrophonien

Die Störungen können bereits im Säuglingsalter (z.B. bei cerebralen Bewegungsstörungen) oder im Zusammenhang mit einer neurologischen Grunderkrankung (z.B. Morbus Parkinson, Multiple Sklerose usw.) auftreten. Durch Schädigung der am Sprechvorgang beteiligten Nerven kommt es zu Koordinationsstörungen und Lähmungen der Muskulatur des Sprechapparates, wobei im Allgemeinen nicht nur die Artikulation, sondern auch die Atmung und Stimmgebung betroffen sind.

Sprechapraxien

– Sprechapraxien

Es kommt zu Beeinträchtigungen der Planung und Durchführung des Bewegungsablaufes der Sprechorgane (Zunge, Lippen usw.). Die Störung kann im Kindesalter als verbale Entwicklungsdyspraxie und bei Erwachsenen auftreten.

2.4 Dysphonien

Stimmstörungen

Mit Dysphonien (synonym: Stimmstörungen) bezeichnet man Störungen des Stimmklanges und der stimmlichen Leistungsfähigkeit („Heiserkeit") bei organischer, funktioneller oder psychogener Verursachung. Dabei müssen neben dem objektiven Störungsbild verschiedenartiger Formen der Dysphonie sowie ihrer differenzialdiagnostischen Abklärung als medizinische Aufgabenstellung auch Fragen der subjektiven Bewertung sowie möglicher psychosozialer Auswirkungen in die Gesamtbeurteilung eingehen.

Als Sonderform ist die Anbildung einer Ersatzstimme im Zusammenhang mit einer *Laryngektomie* (operative Entfernung des Kehlkopfes) zu nennen. In allen Fällen handelt es sich um eine interdisziplinäre Aufgabe.

2.5 Rhinophonien

Allgemein handelt es sich um eine Störung des Stimmklanges bei veränderter Nasalität. Dabei erfolgt eine generelle Unterscheidung von

Näseln

- „offenem" Näseln bei einer abnorm erhöhten Nasalität und übermäßiger Nasendurchgängigkeit (z.B. bei einer Gaumensegelparese oder unterschiedlichen Formen von Spaltbildungen) und
- „geschlossenen" Näseln (z.B. bei adenoider Vegetation).

Die frühzeitige Kooperation von Medizinern und Sprachtherapeuten im Rahmen einer „Spaltsprechstunde" beinhaltet nicht nur die Arbeit mit dem Kind, sondern auch Informationen der Eltern sowie Beratung und psychosoziale Stütze bei individuellen Bewältigungsprozessen.

2.6 Myofunktionelle Störungen

Aufgrund eines falschen Schluckmusters kann es zu Fehlstellungen der Zähne und Deformationen im Knochenwachstum von Unter- und Oberkiefer (z.B. Prognathie, Progenie, offener Biss) kommen. Diese können zu Artikulationsstörungen (Sigmatismus interdentalis, addentalis, lateralis; multiple Interdentalität usw.) führen. Die damit verbundenen orofacialen Dysfunktionen sind jedoch nicht nur eine kieferorthopädische, sondern auch eine sprachtherapeutische Aufgabenstellung bei interdisziplinärer Abstimmung.

Myofunktionelle Störungen

2.7 Dysphagien

Es handelt sich um den Verlust oder die Beeinträchtigung des Essvorganges. Dabei kann der Kauvorgang und das Einspeicheln im Mund, aber auch der Transport des Speisebolus durch den Pharynx aufgrund des Schluckreflexes betroffen sein.
Übergreifend ist herauszustellen, dass es sich in allen Fällen um eine interdisziplinäre Aufgabenstellung handelt, wobei der sprachheilpädagogische bzw. logopädische Zugriff sich nicht nur auf die Sprachtherapie im engeren Sinne beschränkt, sondern auch Fragen der individuellen Lebensbewältigung und Angehörigenarbeit umfasst.

Dysphagien

2.8 Conclusio: Die Individualität des Erscheinungsbildes

Die genannte Einteilung ist nicht als starre Festlegung in sich geschlossener Störungsformen, sondern als Hilfe bei der Beschreibung des individuell vorliegenden Erscheinungsbildes zu verstehen. Das jeweilige Auftreten sowie Art und Ausmaß der möglichen Beeinträchtigungen sind ebenso unterschiedlich wie die kommunikativen Beeinträchtigungen. Daraus ergibt sich die Notwendigkeit einer auf den Einzelfall bezogenen Sichtweise, die durch folgende Merkmale gekennzeichnet ist:

Einzelfallorientiertes Vorgehen

(1) Das Erscheinungsbild möglicher Störungsphänomene ist in seinen Stärken und Schwächen zu beschreiben und individuell nachzuvollziehen. Dies bezieht sich auf

– die *Sprachstörung an sich* und ihre Einbettung in die jeweilige Entwicklungsdynamik, aber auch auf
– Fragen der *subjektiven Bewertung* durch den Einzelnen sowie
– das Ausmaß an *Zuschreibungsprozessen* durch die Umwelt. Sprachstörungen können dabei eine hohe individuelle Lebensbedeutsamkeit und psychosoziale Relevanz haben.

(2) Im Zusammenhang damit steht die *Individualität des Bedingungshintergrundes* der jeweiligen Störung. Nur in seltenen Fällen kann man von einer monokausalen ätiologischen Zuordnung sprechen (z. B. bei Hörschäden mit nachfolgenden Sprachstörungen). Im Allgemeinen ist ein Netz sich gegenseitig bedingender und sich in ihrer Wirkung aufschaukelnder Faktoren zu beobachten, das zudem einer ständigen Veränderung unterliegt.

(3) Die damit verbundene Sichtweise von Sprachstörungen hat Einfluss auf das Selbstverständnis einer *einzelfallorientierten Sprachheilpädagogik und Logopädie*. Im Vordergrund steht dabei nicht nur der Einzelne an sich, sondern der einzigartige Kontext. Dementsprechend sollten alle Maßnahmen nicht nur auf die Ausbildung der individuellen, sondern auch der sozialen Fähigkeiten gerichtet sein.

(4) Die Individualität der Störungsphänomene macht weiterhin einen Zugriff durch unterschiedliche Fachwissenschaften erforderlich.
Die damit verbundene *Interdisziplinarität des Aufgabengebietes* wurde bei den o. g. Erscheinungsformen und Störungsbildern nachhaltig herausgestellt. Die Sprachheilpädagogik und Logopädie haben in diesem Handlungsfeld ihre Standortbestimmung vorzunehmen.

3 Interdisziplinarität des Aufgabengebietes

Von der Sache her ist sprachtherapeutisches Handeln grundsätzlich auf Interdisziplinarität angelegt. Hinsichtlich der Akzentuierung bestehen jedoch zwischen der Sprachheilpädagogik und Logopädie Unterschiede.

3.1 Sprachheilpädagogik

Die Sprachheilpädagogik hat sich dabei – ausgehend von ihrer zweifachen Wurzel aus (Hörgeschädigten-) Pädagogik und Medizin – immer einem pädagogischen Selbstverständnis verpflichtet gefühlt und dies auf der 8. Arbeitstagung der Deutschen Gesellschaft für Sprachheilpädagogik e. V. mit dem Thema „Die Eigenständigkeit der Sprachheilpädagogik" (dazu: ORTHMANN 1969 a) eindeutig dokumentiert. Vor diesem Hintergrund erfolgte ein erheblicher Ausbau des Sonderschulwesens in den 70er Jahren. Parallel dazu wurden, zunächst noch sehr verhalten, dann jedoch in den 90er Jahren mit deutlich ansteigenden Zahlen, außerschulische Aufgabenfelder durch einen Diplom-Studiengang akzentuiert. Beide Bereiche sind inhaltlich aufeinander bezogen und auf Ergänzungen angelegt, wobei eine kumulative Aufwärtsentwicklung durch das Ausnutzen der Stärken des jeweils Anderen möglich ist (GROHNFELDT 1996a).

Die Sprachheilpädagogik versteht sich damit als Teil der Heilpädagogik, die wiederum Teil der Pädagogik ist (s. Abb. 1).

Linguistik, Psychologie und Medizin sind in diesem Kontext als Hilfsdisziplinen zu verstehen. Dies gilt auch für die Soziologie, die jedoch weniger Anwendungswissen liefert und vor allem Hintergrundinformationen hinsichtlich der psychosozialen und gesellschaftlichen Rahmenbedingungen beiträgt. Die Sprachheilpädagogik versteht sich dabei als Integrationswissenschaft. Ihre traditionellen – jetzt vor allem auf das Lehramtstudium bezogenen – Anwendungsbereiche sind

– Diagnostik, Prävention und Evaluation,
– Unterricht und Erziehung,
– Therapie, Rehabilitation und Beratung,

Pädagogisches Selbstverständnis

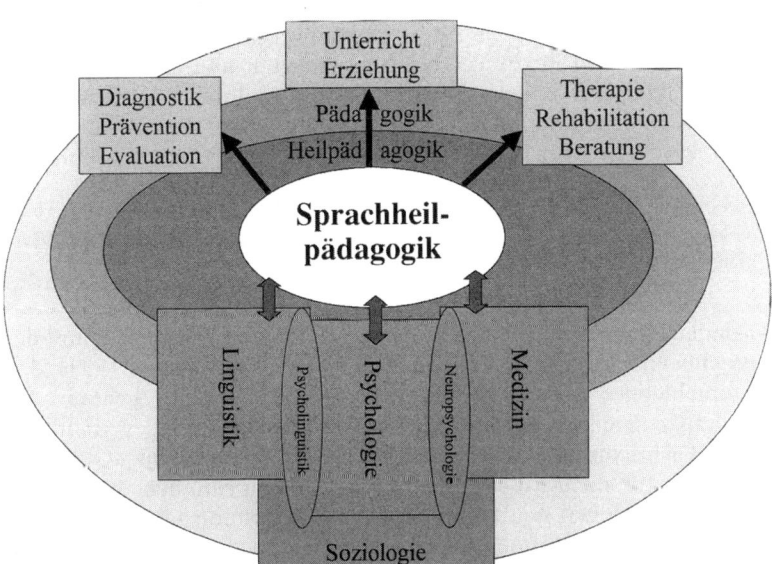

Abb. 1: Gegenstand und interdisziplinärer Verbund der Sprachheilpädagogik

wobei Diagnostik und Therapie durch den Aspekt der Förderdiagnostik prozessual verknüpft sind und Therapie und Unterricht als Einheit, aber auch im Sinne eines Spannungsverhältnisses gesehen werden können ("Dualismusproblematik"). Für den Diplomstudiengang werden die Bereiche "Unterricht und Erziehung" ausgeklammert. Dadurch ergibt sich ein Selbstverständnis, das in weiten Teilen mit der Standortbestimmung der Logopädie im interdisziplinären Feld (s. Abb. 2) übereinstimmt. Der verbleibende Unterschied zwischen den Fächern ergibt sich damit vor allem hinsichtlich des Stellenwerts pädagogischer Anteile.

Übergreifend ist hinsichtlich der Positionierung im interdisziplinären Feld dabei folgende *scheinbare Paradoxie* festzustellen (vgl. GROHNFELDT 2000):

Dialektik als Selbstverständnis

Einerseits beschäftigen sich mit sprachgestörten Menschen nicht nur Pädagogen, sondern auch Linguisten, Psychologen, Mediziner, Soziologen usw., wobei jeweils ein Teilbereich des Gesamtphänomens Sprache in seiner individuellen und psychosozialen Bedeutsamkeit ausschnitthaft fokussiert wird. *Andererseits* ist es für das konkrete praktische Handeln zwingend notwendig, zumindest ansatzweise über Kenntnisse aus den genannten Fachdisziplinen zu verfügen. Wie in einem Kippbild ist die Sprachheilpädagogik damit Teil in einem interdisziplinären Kontext und zugleich als übergeordnete *Integrationswissenschaft* zu verstehen.

Die Umsetzung der damit verbundenen Aufgabenstellungen wird in den einzelnen Bundesländern recht uneinheitlich vorgenommen. Im Gegensatz zur Ausbildung von Logopäden besteht für das Studium der Sprachheilpädagogik keine bundeseinheitliche Prüfungsordnung. Dies ist Aufgabe der einzelnen Bundesländer. Dementsprechend unterschiedlich sind die Stundenanteile für die einzelnen Fächer, die an den jeweiligen Universitäten und Pädagogischen Hochschulen studiert werden müssen (vgl. BURMESTER 1991). Es kann zwar gesagt werden, dass die pädagogischen Anteile gegenüber den medizinischen in den meisten Fällen deutlich überwiegen. Andererseits divergieren die einzelnen Ausbildungsstätten in ihrem Veranstaltungsangebot und den zugrundegelegten Studienordnungen erheblich. Zudem wird nicht an allen Hochschulen, an denen Sprachheilpädagogik (im Lehramt) studiert werden kann, gleichzeitig der Diplom- bzw. Magisterstudiengang angeboten.

Mindeststandards

Unter diesen Umständen erscheint es in absehbarer Zeit kaum möglich, eine Vereinheitlichung der Ausbildung zu fordern. Vielmehr müssen im Sinne einer Vergleichbarkeit Mindeststandards formuliert werden.

Grundlagen dazu finden sich in den "Empfehlungen zum Studium der Sprachheilpädagogik" (GROHNFELDT, HOMBURG & TEUMER 1991), den "Empfehlungen für die Neuordnung des Studiengangs Lehramt für Sonderpädagogik; hier: Sprachbehindertenpädagogik als vertieft studierte Fachrichtung" (ROMONATH et al. 1998) sowie den "Qualitätsstandards für die Ausbildung von Sprachtherapeutinnen und -therapeuten im Rahmen von Diplom- und Magisterstudiengängen in Heilpädagogik/Rehabilitationspädagogik/Sonderpädagogik in der Bundesrepublik Deutschland unter Einbezug der IALP-Richtlinien" (GIEL et al. 1999).

3.2 Logopädie

Im Unterschied zur Sprachheilpädagogik hat sich die Logopädie mit ihrer staatlichen Anerkennung und bundeseinheitlichen Ausbildungs- und Prüfungsordnung (BREUER 1980) als ein *medizinischer Hilfs- und Heilberuf* verortet (vgl. hierzu ausführlicher: MACHA-KRAU in diesem Band). Mit dieser Klassifikation sind vor allem zwei Aspekte impliziert: Zum einen definiert sich das Fach damit als *praxeologisch*, d. h. über die Behandlung von Störungen. Die Erforschung dieser Störungen hingegen wird nicht als genuines Anliegen der Logopädie verstanden. Zum Zweiten wird die logopädische Behandlung als eine Folge *medizinischer* Diagnose betrachtet: Der Arzt stellt die Diagnose und der Logopäde führt die von dem Arzt verordnete Intervention unter dessen Kontrolle durch.

Heil- und Hilfsberuf

Es besteht jedoch kein Zweifel daran, dass diese Auffassung logopädischen Wirkens durch die Wirklichkeit längst überholt ist. Weder kann die Medizin sämtliche Störungen der Kommunikationsfähigkeit hinreichend diagnostizieren und erklären, noch ist logopädisches Arbeiten nur die handlangerische Ausführung einer ärztlichen Verordnung (RITTERFELD 1993). Gerade der Logopäde hat aufgrund seiner spezifischen fachlichen Ausbildung ein hoch spezialisiertes Wissen erworben, das neben medizinischen Grundlagen auch linguistische, psychologische und (sonder)pädagogische Anteile umfasst. Gleichwohl spiegelt sich der Ursprung dieses Berufsbildes noch immer in der Ausbildungs- und Tätigkeitsrealität wider. So stellen beispielsweise die medizinischen Unterrichtsfächer mit über 60 % den Großteil der grundlagenwissenschaftlichen Ausbildungsinhalte dar (vgl. die Logopädenausbildungs- und Prüfungsordnung LogAPrO: BREUER 1980). Hinsichtlich der beruflichen Tätigkeit bietet der Status als Heilberuf zwar den entscheidenden Vorteil, auf Verordnung mit den Krankenkassen abrechnen zu können. Allerdings bleibt logopädisches Arbeiten damit rechtlich noch immer der ärztlichen Anordnung verpflichtet, wenngleich sich die Logopädie in den letzten zwei Jahrzehnten zunehmend von einer Abhängigkeit emanzipieren konnte. Dazu gehört beispielsweise, dass sich Logopäden nicht nur für die Behandlung des kommunikationsbeeinträchtigten Menschen verantwortlich fühlen, sondern auch für die Diagnose von und die Prävention bei Störungen sowie für die Beratung von Eltern und Angehörigen (RITTERFELD & GLEINIGER 1999). Insbesondere die neunziger Jahre waren von dem Bestreben gekennzeichnet, diese Verantwortlichkeiten auch formal zu regeln, indem die umfassende und verantwortungsvolle Tätigkeit von Logopäden anerkannt und gleichzeitig eine Angleichung der europäischen Ausbildungsstandards angestrebt wird (SPRINGER 1996; SCHREY-DERN 1999a).

Emanzipations-
bestrebungen

Die Logopädie definiert sich folglich zwar als genuin medizinisch, bezieht sich jedoch in zunehmenden Maße auf linguistisches, (sozial)psychologisches und – im Vergleich zur Sprachheilpädagogik in geringerem Maße – auf (sonder)pädagogisches Denken. Dieser Sachverhalt ist fundamental für das Selbstverständnis des Faches. Denn es stellt keine eigenständige wissenschaftliche Disziplin mit einer unabhängigen

Theorien- und Methodenentwicklung dar, sondern basiert auf anderen Wissenschaftsdisziplinen (RITTERFELD 1993). Disziplinäre Eigenständigkeit beweist die Logopädie damit in Bezug auf den Gegenstand, hinsichtlich des Wissenschaftsverständnisses hingegen ist sie dem Wesen nach *interdisziplinär*, wie mit Abbildung 2 verdeutlicht wird. Dabei stellt die Trias von Linguistik, Psychologie und Medizin das grundlegende Gerüst dar, auf dem das logopädische Wissen und Wissenschaftsverständnis beruht. Insbesondere der Psychologie mit den beiden wichtigen Schnittbereichen Psycholinguistik (im Schnittbereich zwischen Linguistik und Psychologie) und Neuropsychologie (im Schnittbereich zwischen Medizin und Psychologie), aber auch der Sozialpsychologie (im Schnittbereich zwischen Soziologie und Psychologie) und (Sonder-)Pädagogischer Psychologie (im Schnittbereich zwischen (Sonder-)Pädagogik und Psychologie) kommt hierbei eine bedeutsame verbindende Funktion zu (s. Abb. 2). Das Verhältnis der (Sonder-)Pädagogik zur Logopädie ist hingegen weniger durch den Status eines forschenden Grundlagenfaches charakterisiert als durch den einer verwandten Nachbardisziplin, mit der vor allem normative Aspekte des sprachtherapeutischen Handelns geteilt werden.

Im Rahmen der disziplinären Trias Linguistik-Psychologie-Medizin sind mittlerweile erhebliche Forschungsaktivitäten zu beobachten, die auch künftig einen für die Logopädie bedeutsamen Erkenntnisgewinn erwarten lassen. Gegenwärtig bringt sich die Logopädie allerdings selbst noch wenig in die Forschung ein, sondern überlässt ihren Gegenstand in weiten Bereichen den Grundlagenfächern. Dies begründet sich durch die bislang noch unzureichende wissenschaftliche Orientierung der Logopädie (Deutscher Bundesverband für Logopädie 1999). Künftige Forschung könnte jedoch stärker von dem interdisziplinären Ver-

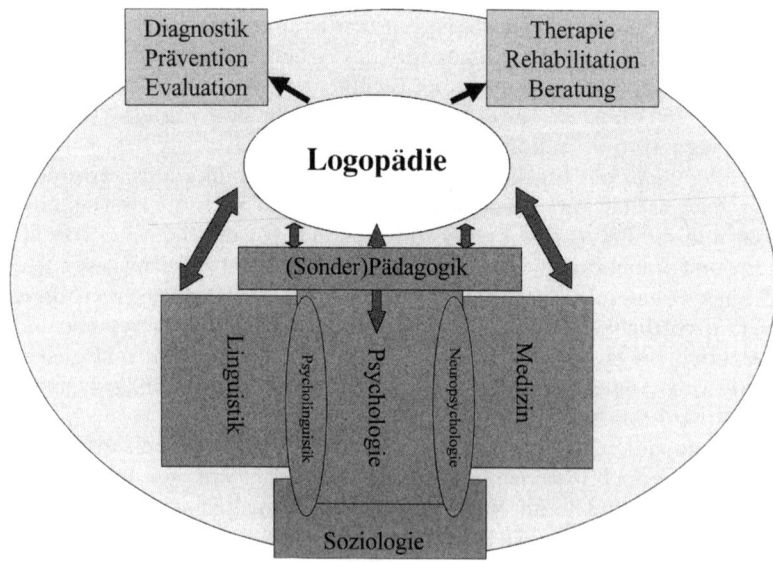

Abb. 2: Gegenstand und interdisziplinärer Verbund der Logopädie

bund profitieren, wobei Grundlagen- (z. B. wie verläuft der Prozess des Sprachverstehens bei einem Gesunden?) und anwendungsbezogene logopädische Fragestellungen (z. B. wie können diese Erkenntnisse in die Behandlung von Sprachverständnisstörungen einfließen?) im Idealfall kombiniert werden.

3.3 Sprachheilpädagogik und Logopädie: Gemeinsamkeiten und Unterschiede

Sprachheilpädagogik und Logopädie weisen folglich weitgehende Überschneidungsbereiche hinsichtlich ihres Gegenstandsverständnisses auf, wobei allerdings aufgrund der unterschiedlichen Historie verschiedene Akzentuierungen vorgenommen werden. Nachdem die Vergangenheit insbesondere durch Abgrenzungsbestrebungen und Hierarchiebildungen zwischen den beiden sprachtherapeutischen Fächern gekennzeichnet war (vgl. MOTSCH 1979), setzen sich in jüngster Zeit jedoch zunehmend integrierende und kooperative Kräfte durch (vgl. das gemeinsame Eckpunktepapier des dbl und der dgs/AGFAS 1999).   *Eckpunktepapier*

Wie durch die Abb. 1 und 2 verdeutlicht wird, stehen beide Fächer trotz ihrer historisch begründeten unterschiedlichen wissenschaftlichen Einbettung in einem interdisziplinären Verbund.

Damit dieser nicht nur multidisziplinär in dem Sinne wird, dass einfach eklektisch Annahmen aus der Medizin und den Sozialwissenschaften zusammengetragen werden und damit unverbunden – und sich möglicherweise sogar widersprechend – bestehen bleiben, müssen die *wissenschaftstheoretischen Implikationen* der einzelnen Wissenschaftsbereiche reflektiert werden (vgl. Kapitel 4). Hierbei kommt den sprachtherapeutischen Fachvertretern eine verantwortungsvolle und anspruchsvolle *Integrationsfunktion* zu: Denn sie sind es, welche die   *Integrationsfunktion*
Grundlagendisziplinen zu einem tragfähigen Modell zusammenfügen. Diese Aufgabe stellt einen wesentlichen Vorteil, aber auch eine Gefahr dar. Der Vorteil liegt darin, dass Sprachheilpädagogen und Logopäden wie kaum eine andere Berufsgruppe in der Lage sind, sich zwischen den wissenschaftlichen Welten zu bewegen: Sie verstehen und sprechen deren unterschiedliche Fachsprachen, und sie berücksichtigen sowohl medizinische als auch psychische Ursachen- und Zusammenhangsfaktoren von Kommunikationsstörungen. Diese Integrationsfunktion von Sprachheilpädagogik und Logopädie birgt jedoch auch die Gefahr, der dadurch entstehenden Komplexität des Gegenstandes nicht mehr gerecht werden zu können. Hinzu kommt, dass die einzelnen Disziplinen teilweise unterschiedliche und sich sogar widersprechende Antworten auf Fragen der Entstehung, Diagnose und Behandlung der Störungen geben (für den Bereich der Sprechablaufstörungen vgl. zum Beispiel MOTSCH 1981). Dies ist vor allem dann der Fall, wenn das Wissen noch sehr lückenhaft ist und sich die Handlungsentscheidungen eher im Bereich des Hypothetischen und Vagen bewegen müssen. Denn sowohl die Sprachheilpädagogik als auch die Logopädie sind ein noch zu junges Fach, um für alle Fälle ausreichend gesicherte Erkenntnisse vorwei-

sen zu können. Solange viele Fragen offen bleiben, ist jeder einzelne Sprachheilpädagoge/Logopäde gefordert, eine Entscheidung zu treffen, wie er mit der dadurch entstehenden Handlungsunsicherheit umgeht. Problematisch wird dies, wenn die Unsicherheiten nicht ausgehalten werden, sondern zu einer *unangemessenen Komplexitätsreduktion* füh-

Komplexitätsreduktion

ren. Unangemessen ist eine Komplexitätsreduktion dann, wenn Handlungsmodelle entwickelt werden, die dem Wesen nach ideologisch anstatt hypothetisch sind. Denn Ideologisierungen zeichnen sich gerade im Unterschied zu Hypothesen dadurch aus, dass sie sich gegenüber Kritik immunisieren (RITTERFELD 1999). Interdisziplinäres Handeln erfordert damit sowohl die Bereitschaft, sich auf alternative und weniger vertraute Denkmodelle einzulassen (vgl. auch SPECK 1996), als auch ein hohes Maß an Unsicherheitstoleranz gegenüber Nicht-Wissen und zeichnet sich im Idealfall durch unideologisches Vorgehen aus. Zusammenfassend lassen sich die beiden Fächer wie folgt charakterisieren:

- *gegenstandsspezifisch:* Die Sprachheilpädagogik und die Logopädie definieren sich in einem hohen Maße spezifisch über die Störung von Sprache, Sprechen, Stimme und Schlucken, selbst wenn diese Störungen in einem komplexen Syndrom eingebettet erscheinen. Sprachstörungen wird damit eine eigene Qualität zuerkannt, die nicht unter allgemeine Lern- oder Entwicklungsstörungen subsumiert werden können.
- *angewandt:* Da der Gegenstand als „Störungen von Kommunikationsfähigkeit" definiert wird, verstehen sich sowohl die Sprachheilpädagogik als auch die Logopädie als eine Disziplin, die diese Störungen untersucht (Diagnose), ihnen vorbeugt (Prävention) und sie behandelt (in der Logopädie vor allem durch Beratung und Rehabilitation, in der Sprachheilpädagogik darüber hinaus durch schulischen Unterricht und Erziehung), wobei auch auf den sozialen Kontext Einfluss genommen werden soll (Beratung, Erziehung). Im Unterschied zur Sprachheilpädagogik steckt allerdings die angewandte Grundlagenforschung der Logopädie aufgrund der bislang unzureichend institutionalisierten wissenschaftlichen Ressourcen noch in den Anfängen.
- *normativ:* Beide Fächer gehen normativ vor, da eine Störung immer als Abweichung von der Norm definiert wird. Die sprachheilpädagogische bzw. logopädische Diagnose stellt diese Normabweichung fest und die Intervention verfolgt das Ziel einer Normangleichung. Der normative Charakter erfordert somit eine Diskussion des Störungsbegriffs. So muss von den Fachvertretern übereinstimmend festgelegt werden, ab wann eine Normabweichung als Störung und damit als behandlungsbedürftig eingestuft wird.
- *interdisziplinär:* Die Sprachheilpädagogik ist im Unterschied zur Logopädie in erster Linie mit anderen heil- bzw. sonderpädagogischen Disziplinen (v.a. Pädagogik der Hörgeschädigten, Lernbehinderten und Verhaltensauffälligen) verschränkt (s. Abb. 1). Beide Fächer berufen sich jedoch auf vorhandene Erkenntnisse von den beiden Grundlagenfächern Linguistik und Psychologie. Die Medizin spielt in der Sprachheilpädagogik eine vergleichsweise untergeordnete Rolle. Demgegenüber definiert sich die Logopädie in erster Linie als ein medizinischer Beruf, der sich allerdings in den letzten zwei Jahrzehnten zunehmend interdisziplinär geöffnet hat (s. Abb. 2).
- *empirisch:* Die Grundlagenfächer Linguistik, Medizin und Psychologie definieren die wissenschaftstheoretischen und methodologischen Grundlagen der sprachheilpädagogischen und logopädischen Foschungsaktivität. Damit beruhen Sprachheilpädagogik und Logopädie im Wesentlichen auf einem empirischen Wissenschaftsverständnis. Empirisch bedeutet, dass sich die wissenschaftlichen Aussagen auf sinnlich erfahrbare und damit nachprüfbare Daten

stützen müssen. Die Auswertung dieser Daten kann quantitativer oder qualitativer Natur sein. Im Fall einer quantitativen Datenanalyse wird in der Regel ein überindividueller Sachverhalt untersucht (z.B. der Zusammenhang von sprachlicher und kognitiver Entwicklung), eine qualitative Analyse hingegen bietet sich vor allem bei idiographischen Fragestellungen an (z.B. Einzelfallstudien).

4 Metatheoretische Einordnung: Subjektmodelle und ihre Bedeutung

4.1 Wissenschaftsverständnis und Modellbildung

Im letzten Kapitel wurde deutlich, dass sowohl die Sprachheilpädagogik als auch die Logopädie dem Wesen nach interdisziplinär angelegt sind, wodurch zwar der Vorteil einer fachübergreifenden Herangehensweise, gleichzeitig aber auch das Problem einer sinnvollen Verbindung der Fachspezifika impliziert ist. Besonders eindrücklich wird dieses Problem an den Kriterien, welche die einzelnen Fachdisziplinen für Wissenschaftlichkeit und Aussagegültigkeit anlegen.

Die Linguistik versteht sich als eine Disziplin, die zum einen durch logisch stringente Analysen die *Struktur von Sprache* und die Regeln ihres Gebrauchs beschreibt. Zum anderen wird vor allem in der sich mit der Psychologie überschneidenden so genannten kognitiven Linguistik die *Sprachfähigkeit* des Menschen empirisch erforscht (FANSELOW & FELIX 1987). In der Medizin und in der Psychologie bildet die empirische (sinnliche) Erfahrung die vorrangige erkenntnistheoretische Grundlage zur Erforschung ihres Gegenstandes *Mensch*. Allerdings in beiden Disziplinen mit einem unterschiedlichen Schwerpunkt: Während die Medizin ihren Gegenstand „erkennt", muss ihn die Psychologie erst gedanklich „erschaffen" (HERZOG 1984; ERB 1997). Denn lediglich der *Körper* ist objektiv vorhanden und in Einzelteile zerlegbar, deren Funktionsweisen damit beobachtet werden können. Die Gegenstände der Psychologie *(Denken, Erleben, Verhalten und Handeln)* hingegen haben zumindest keine unmittelbare materielle Existenz: Liebe zum Beispiel „gibt" es sicherlich, doch ist sie weder im menschlichen Gehirn noch im Herz zu objektivieren. Deswegen ist die psychologische Erkenntnisbildung zum einen darauf angewiesen, ihren Gegenstand theoretisch zu konstruieren, und zum anderen, beobachtbare Indikatoren zu definieren, mit Hilfe derer das theoretische Konstrukt durch empirische Beobachtungen erfasst werden kann.

Da Sprachheilpädagogik und Logopädie weniger an den Phänomenen Kommunikation und Kommunikationsstörung an sich interessiert sind, sondern vor allem den Menschen mit einer Kommunikationsstörung im Blickpunkt haben, lehnt sich auch ihr Wissenschaftsverständnis an diejenigen Disziplinen an, die den Mensch zum Gegenstand haben: an

Unterschiedliches Selbstverständnis der Disziplinen

Wissenschaftsverständnis

Psychologie und Medizin. Das Wissenschaftsverständnis ist demnach empirisch. Sofern eine Kommunikationsstörung nicht nachweislich und ausschließlich organisch zu beschreiben und zu erklären ist, sind in der Sprachheilpädagogik und Logopädie genau wie in der Psychologie theoretische Konstrukte zu entwickeln, mit Hilfe derer der Gegenstand konstituiert wird.

Menschenbilder | Jede theoretische Konstruktion des Gegenstandes basiert wiederum auf nicht-empirischen Vorannahmen über den Menschen, auf so genannten *Subjektmodellen* oder *Menschenbildern*. Diese Vorannahmen sind Ausdruck von Werthaltungen und Prioritätensetzungen des Betrachters. Menschenbilder sind demnach nicht als richtig oder falsch zu bewerten, sondern als mehr oder weniger *brauchbar* (HERZOG 1984; GROEBEN 1986). Theorien hingegen, die auf der Grundlage von Modellen entwickelt werden, müssen sich in der Realitätsprüfung beweisen. Sie sind *gültig*, wenn ihre Annahmen durch Daten bestätigt werden können (GROEBEN & WESTMEYER 1981). Damit ergibt sich folgende logische Abfolge wissenschaftlicher Gegenstandserfassung:

Modellbildung → Theoriebildung → Theorieprüfung

Zunächst wird ein Subjektmodell entworfen, das ein metaphorisches Bild des Menschen zeichnet. Es basiert auf nicht-prüfbaren Annahmen, die es erlauben, sich den Menschen vorzustellen (z.B.: die menschliche Informationsverarbeitung funktioniert wie ein Computer). Obgleich diese Vorstellungen häufig implizit bleiben und geradezu als selbstverständlich erscheinen, so sind sie dennoch Ausdruck willkürlicher Setzungen. Sie stellen damit einen gangbaren Weg dar, aber nicht den einzigen. Modelle bilden schließlich die Grundlage für die Theoriebildung (z.B. Hypothesen über Informationsverarbeitungsdefizite von Kindern mit einer spezifischen Sprachentwicklungsstörung). Theorien sind Aussagesysteme zur *Erklärung* (Beantwortung der „warum"-Frage) eines Sachverhaltes. Sie werden zunächst danach beurteilt, wie informationshaltig sie sind. Je allgemeiner die Aussagen formuliert sind, desto höher ist der Informationsgehalt (auch Reichweite genannt) der Theorie. Kann eine Theorie beispielsweise die Entstehung des Stotterns allgemein erklären, so ist sie von hohem Wert. Eine Theorie hingegen, die lediglich das Iterieren von mit Explosiven beginnenden Silben erklärt, enthält weniger Information. Als gültig kann eine Theorie allerdings erst dann bezeichnet werden, wenn sie geprüft wurde und empirische Unterstützung erfahren hat. Allerdings nur solange, wie keine gegenteiligen Befunde vorliegen, denn endgültige Wahrheit gibt es im Bereich der empirischen Wissenschaften nicht.

4.2 Subjektmodelle im Vergleich

Modellbildungen | In der Sprachheilpädagogik und Logopädie sind es vor allem fünf Subjektmodelle, die den diskutierten Theorien zugrunde liegen: Das Medizinische Modell, das Triebmodell, das Maschinenmodell, das Handlungs- und das Systemmodell. Mit jedem dieser fünf Modelle wird eine unterschiedliche Akzentuierung bei der Konstruktion des Menschen vorgenommen, die Ausdruck einer bestimmten Wissenschaftsepoche ist. Jede Modellbildung hat in der Folge eine Fülle von Theoriebildungen, Forschungsaktivitäten und Interventionsmaßnahmen angestoßen. In Tabelle 1 werden deshalb diese fünf Subjektmodelle einander gegenübergestellt, wobei neben der spezifischen Charakteristik beispielhaft aufgezeigt wird, welche therapeutischen Ansätze daraus resultieren und wie sich die Therapeut-Klient-Beziehung aus Sicht der einzelnen Modelle gestaltet. Damit soll verdeutlicht werden, dass jedes Modell Auswirkungen auf alle Bereiche der Theoriebildung (Beschreibung und Erklärung eines Gegenstandes bzw. Sachverhaltes), der Forschungsmethodik und der Anwendung (Diagnostik- und Interventionsmethodik) hat. Denn Theorie, Forschungsmethode und Anwendung können sich nur auf das beziehen, was durch das – meist implizit – gewählte Subjektmodell vorgegeben ist. Das heißt aber auch, dass Forschungs- und Anwendungsmodelle dieselben Ursprünge haben. Wird eine Störung etwa triebtheoretisch (psychoanalytisch) erklärt, so legt diese Erklärung auch eine psychoanalytische Intervention nahe.

Das *medizinische Modell* ist erkenntnistheoretisch betrachtet das Einfachste, da der Körper des Menschen objektiv erfahrbar ist. Im Rahmen dieses Modells werden auch ausschließlich körperliche Phänomene abgebildet. Entwicklung wird beispielsweise als Ausdruck eines körperlichen Wachstums- und Reifungsprozesses betrachtet. Kommunikationsstörungen werden durch körperliche Ursachen erklärt. Dies ist bei bestimmten Fragestellungen zweifelsohne nahe liegend: Wenn etwa eine Recurrensparese (Stimmbandlähmung) infolge einer Strumaresektion (operative Entfernung der Schilddrüse) auftritt, so sind die körperlichen Zusammenhänge und damit die Brauchbarkeit des medizinischen Modells offensichtlich. Wird hingegen eine spezifische Sprachentwicklungsstörung diagnostiziert, so sind die Grenzen des medizinischen Modells erreicht. Denn diese Störung ist gerade dadurch definiert, dass keine organische Schädigung vorliegt (GRIMM 1999). Ihre Symptomatik lässt sich nur im Rahmen psychologischer Modelle hinreichend erklären.

Es lassen sich im Wesentlichen drei *psychologische* Modelle unterscheiden, die für den Bereich der Sprachheilpädagogik und Logopädie relevant werden. Das *Triebmodell* geht auf die Psychoanalyse von Freud zurück und ist somit historisch das älteste und heutzutage auch das umstrittenste. Der Mediziner Freud versuchte ein Gegenmodell zu dem somato-genetischen Weltbild seiner Zeit zu entwickeln, indem er das Zusammenspiel von intrapsychischen Kräften beschrieb. Unterbewussten Gedankeninhalten und Gefühlen wurde die Macht zugeschrieben, das menschliche Verhalten zu steuern. Der Übergang von Krankheit und Gesundheit nahm einen fließenden Charakter an, das dynamische Triebgeschehen wurde als veränderlich betrachtet. Dadurch wurde der Weg für eine optimistische Haltung gegenüber nicht-körperlich verursachten Störungen des menschlichen Geistes und der menschlichen Seele bereitet: die Tiefenpsychologie. Der Vorteil tiefenpsychologischen

Medizinisches Modell

Psychologische Modelle

Denkens liegt in dem Bestreben, das Irrationale im Menschen offen zu legen und damit zu kontrollieren.

Die Psychoanalyse macht den metaphorischen Charakter von Modellen besonders deutlich: Die postulierten Instanzen ES, ICH und ÜBER-ICH, deren Zusammenspiel das psychodynamische Geschehen determinieren soll, sind zweifelsohne nicht real vorhanden, sondern Metaphern, welche der Vorstellung und Anschauung dienen.

Maschinenmodell

Mit dem von HERZOG (1984) eingeführten Ausdruck *Maschinenmodell* wird ein Bild des Menschen gezeichnet, der – metaphorisch gesprochen – einer Maschine gleicht. Im simpelsten Fall ist diese Maschine als Reiz-Reaktions-Mechanismus zu verstehen. Das bedeutet, dass der Mensch auf bestimmte Umweltreize mit spezifischen Reaktionen antwortet. Er ist damit durch die Umwelt und nicht – wie bei dem Triebmodell – durch unbewusste psychische Kräfte gesteuert. Inhärente psychische Prozesse finden keinerlei Berücksichtigung, weshalb diese Variante des Maschinenmodells auch als mechanistisches Modell bezeichnet wird (GROEBEN 1986).

Die Metapher eines einfachen Reiz-Reaktions-Mechanismus spielt allerdings heute kaum mehr eine Rolle. Stattdessen ist ein sofistiziertes Maschinenmodell in der Diskussion, in dem die menschliche Geistesaktivität anlog zu einem kompliziert funktionierendem Datenverarbei-

Computermodell

tungssystem konstruiert wird. Dieses auch als *Computermodell* (HERZOG 1984) bekannte Menschenbild geht davon aus, dass der Mensch Informationen verarbeitet. Er reagiert damit auch auf Umweltreize, allerdings nicht in einem reflektorischen oder automatisierten, sondern in einem im hohen Maße *konstruktiven* Sinn: Umweltinformationen werden selektiv wahrgenommen und bereits im Moment der Wahrnehmung aktiv verändert. Das Ziel dieser konstruktiven Verarbeitung ist die Sinnbildung: Zu verarbeitende Informationen werden nach ihrer funktionalen Bedeutung für den Menschen ausgewählt und so verarbeitet, dass sie sinnvolle Interpretationen zulassen. Der gesamte Prozess der Informationsverarbeitung ist hoch komplex und damit auch für Störungen anfällig. Eine spezifische Sprachentwicklungsstörung wird deshalb am besten durch die Computervariante des Maschinenmodells erfasst, was sich darin zeigt, dass informationstheoretische Forschungsarbeiten den bislang größten Erklärungsbeitrag zu diesem Phänomen liefern (Grimm 1999).

Handlungsmodell

Die Entwicklung des *Handlungsmodells* stellt historisch eine Antwort auf die Verkürzungen der ersten Maschinenmodelle dar. Denn diese waren subjektvergessen und atomistisch (HERZOG 1984; ERB 1997). Subjektvergessen, weil der einzelne Mensch mit seinen persönlichen Zielen, seiner Reflexionsfähigkeit und der Bereitschaft zur Verantwortungsübernahme überhaupt keine Beachtung gefunden hatte. Atomistisch, weil angenommen wurde, das Menschliche lasse sich in Einzelteile zerlegen, die dann untersucht werden könnten. Begründer und Vertreter des Handlungsmodells beriefen sich jedoch auf das Prinzip der Ganzheitlichkeit (Das Ganze ist mehr als sie Summe seiner Einzelteile), womit sie eingehend dafür plädierten, den Menschen in seiner Gesamtheit zu betrachten und ihn nicht erst in Einzelaspekte zu unterteilen, um diese anschließend zu analysieren. Der Gedanke der Ganzheitlichkeit ist zweifelsohne sehr verführerisch, muss allerdings mit dem Problem der konkreten Umsetzbarkeit konfrontiert werden. Denn der Anspruch an Ganzheitlichkeit kann immer nur approximativ, niemals aber vollständig erfüllt werden.

Die Anwendung des Handlungsmodells in der Sprachheilpädagogik und Logopädie wurde vor allem in den 70er und 80er Jahren häufig gefordert (OLBRICH 1989), da es dem kommunikationsgestörten Menschen eine aktive und verantwortungsvolle Rolle in der Therapeut-*Klient*-Beziehung zuerkennt. Diese Sichtweise grenzt sich damit am deutlichsten von dem medizinischen Modell ab, welches einen Patienten zeichnet, der unwissend auf ein (ärztliches) Expertentum trifft. Symptomatisch für diese beiden unterschiedlichen Sichtweisen stehen die Begriffe „Klient" bzw. „Patient". Das Wort „Patient" (der Erduldende) impliziert Passivität und Abhängigkeit, der Terminus „Klient" (Auftraggeber) hingegen Aktivität und Handlungskontrolle.

Das *Systemmodell* unterscheidet sich grundlegend von den anderen Modellen, da es als Einziges individuumübergreifend angelegt ist. Der Mensch wird als Teil eines komplexen Systems (z. B. die Familie) betrachtet, der damit nicht – wie beim Handlungsmodell – entscheidungs- und handlungsfrei, sondern der Systemdynamik unterworfen ist. Andererseits ist jedes System wiederum in andere Hypersysteme integriert, so dass auch die Systemdynamiken Dynamiken höherer Ordnung folgen. Obgleich die Systeme sich selbst organisieren und damit am Leben erhalten (Autopoiese), hat das System keine eigene Entität, sondern entsteht erst durch das Miteinander seiner Systemmitglieder. Diese Modellierung erlaubt die Annahme, dass jedes Systemmitglied wiederum das System beeinflussen kann. Doch obgleich jedes Systemmitglied in das dynamische Geschehen eingreift und die Systemmitglieder sich (z. B. durch Geburt oder Tod, Wegzug oder Trennung) ändern, ist die Systemstruktur, in die sich diese Elemente zusammenfügen, relativ stabil. In Bezug auf Störungen bedeutet die systemische Perspektive, dass nicht das Individuum gestört ist, sondern das Gesamtsystem. Das Individuum ist nur derjenige Systemaspekt, an dem sich die Systemstörung manifestiert. Der Patient oder Klient wird zum so genannten identifizierten Patienten oder Klienten, weil das System ihn als Symptomträger identifiziert hat.

Systemmodell

> Die bisherigen Ausführungen zu den fünf Subjektmodellen sollten nicht nur deutlich machen, dass je nach Phänomen ein anderes Modell brauchbarer erscheinen kann. Denn die Auswahl eines Modells ist nicht nur eine Frage der persönlichen Wertüberzeugungen und Prioritätensetzungen des Forschers oder Sprachtherapeuten, sondern gleichwohl auch eine Frage der Gegenstandsangemessenheit.

Der Diskurs um die Gegenstandsangemessenheit von Modellen ist allerdings keineswegs leicht zu führen, da nicht nur die Modellannahmen divergieren, sondern auch die Sprachspiele, welche im Rahmen dieser Modelle Verwendung finden (ERB 1997). Doch Begriffsklarheit ist eine der vordringlichsten Voraussetzungen für den Erfolg einer disziplinübergreifenden Herangehensweise (GROEBEN & WESTMEYER 1981). In der Sprachheilpädagogik und Logopädie finden sich hingegen für das-

Notwendigkeit der Begriffsklarheit

selbe Phänomen mehrere Fachausdrücke in Abhängigkeit ihrer disziplinären Herkunft (für den Bereich der kindlichen Sprachstörungen vgl.
GLEINIGER 1993). Dieses Lehrbuch bemüht sich aus diesem Grund auch
um eine Vereinheitlichung und Klärung der Begriffe in der Hoffnung,
dass sich diese im interdisziplinären Diskurs durchsetzen werden.

Deskription

Die Eindeutigkeit von Begriffen bildet die Grundlage für die *Beschreibung* (Deskription) des Gegenstandes. Unter Beschreibung wird eine
hinreichende Konstruktion verstanden, die es erlaubt, den Gegenstand
intersubjektiv präzise zu definieren und gegenüber anderen Gegenstän-
den abzugrenzen. Soll beispielsweise der Gegenstand „Stottern" beschrieben werden, muss eindeutig definiert werden, welche Symptome
darunter zu verstehen und zu unterscheiden sind und wie das Stottern
gegenüber dem Poltern oder dem physiologischen Entwicklungsstottern abzugrenzen ist. Doch so umfangreich und präzise eine Beschrei-

Erklärung

bung auch sein mag, so stellt sie niemals eine *Erklärung* im wissenschaftstheoretischen Sinne dar. Eine Erklärung ist immer die Antwort
auf eine Warum-Frage. Hinsichtlich des Beispiels Stottern wäre also zu
fragen: Warum stottern manche Menschen? Diese Frage führt zu den
Ursachen des Phänomens und fordert eine entsprechende Aufklärung.
Während die Beschreibung im interdisziplinären Diskurs durch eine
Verständigung auf verbindliche Termini möglich ist, stößt der Anspruch, die Phänomene auch disziplinübergreifend erklären zu können,
häufig an Grenzen. Mediziner favorisieren in der Regel medizinische,
Psychoanalytiker psychoanalytische oder Informationsverarbeitungs-
theoretiker informationsverarbeitungstheoretische Erklärungen. Und
dies nicht unbedingt, weil die gewählten Modelle auch die besten Modelle darstellen, sondern aufgrund der Vertrautheit mit einem bestimmten Modell. Um dem Gegenstand Kommunikationsstörungen gerecht
werden zu können, ist es deshalb notwendig, die eigenen Modellannahmen, die den theoretischen Zugang determinieren, offen zu legen und
ihre Brauchbarkeit zu reflektieren.

4.3 Die Auswirkung von Menschenbildern auf die sprachtherapeutische Intervention

Wie oben beschrieben, liefern die Subjektmodelle den metatheoretischen Rahmen, in welchem Theorieentwicklung und -prüfung stattfindet. Darüber hinaus wird jedoch auch die Intervention beeinflusst (im
Überblick: KRIZ 1985). Und zwar in zweierlei Hinsicht. Zum einen bestimmt die erklärende Theorie den Ansatzpunkt für therapeutisches
Handeln. Wird das Stottern beispielsweise durch inadäquates elterli-
ches Verhalten erklärt, so muss sich die Intervention konsequenterweise dem Erziehungsverhalten zuwenden. Zum anderen wird aber
auch das Therapeutenbild sowie die Beziehung zu dem von ihm behandelten kommunikationsgestörten Menschen durch das Subjektmodell
beeinflusst (vgl. Tabelle 1).

Therapiebegriffe

Im Rahmen des medizinischen Modells ist der Therapeut mit Expertenwissen ausgestattet, das ihn legitimiert, seinem Patienten Ziel und

Mittel der Intervention vorzugeben. Die Störung selbst wird als unerwünschte Fehlentwicklung betrachtet und damit pathologisiert. Als Behandlungsziel wird das Einüben des Zielverhaltens oder eine Kompensation unter Anleitung des Therapeuten formuliert.

Doch auch im Rahmen des tiefenpsychologischen Triebmodells ist der Therapeut der führende Experte, wobei er sich im Unterschied zum medizinischen Therapeuten nicht als der Wissende, sondern als Deuter betätigt. Der Klient begibt sich möglichst unkontrolliert in die Hände des Therapeuten, um auch Unbewusstes zutage treten zu lassen. Die Psychoanalyse Sigmund Freuds hat eine Fülle von Weiterentwicklungen angestoßen, zum Beispiel die Individualpsychologie (ALFRED ADLER), die Analytische Psychologie (CARL GUSTAV JUNG), die Bioenergetik (ALEXANDER LOWEN) oder die Transaktionsanalyse (ERIC BERNE), die sich darin unterscheiden, welche Methoden angewandt werden, um sich dem Unbewussten zu nähern.

Weiterentwicklungen

Das Maschinenmodell verlangt einen Therapeuten, der kompetent die Umweltbedingungen gestalten soll, welche ein Umlernen oder eine Weiterentwicklung ermöglichen sollen. Der Klient bleibt weitgehend passiv in der Wahl dieser Umweltbedingungen, wird jedoch aktiv in seiner Auseinandersetzung mit ihnen gefordert. Die therapeutische Variante des Maschinenmodells stellt die Verhaltenstherapie dar, die ursprünglich lerntheoretisch fundiert und somit sehr mechanistisch konzipiert war (z. B. JOSEPH WOLPES Konzept der Desensibilisierung oder EDMUND JACOBSONS Progressive Relaxation), jedoch zunehmend kognitiviert wurde (z. B. die Rational-emotive Therapie nach ALBERT ELLIS) und heutzutage vor allem die Erweiterung der Problemlösekompetenz des Klienten zum Ziel hat (GISELA BARTLING).

Maximale Aktivität des Klienten wird durch Anlegen des Handlungsmodells gefordert, denn der Therapeut überlässt dem Klienten Entwicklungsziel und -mittel und vertraut auf dessen Selbstheilungskräfte in einem möglichst herrschaftsfreien und unideologischen Dialog, in dem sich der Klient selbst reflektiert. Der Therapeut begleitet damit das therapeutische Geschehen eher partnerschaftlich. Als Vertreter dieser auch als humanistisch bezeichneten Ansätze seien hier FREDERICK SALOMON PERLS als Begründer der Gestalttherapie und CARL ROGERS als Begründer der Gesprächspsychotherapie genannt.

Therapiebegriff

Im Rahmen des Systemmodells schließlich regt der Therapeut zur Reflexion der Familiendynamik an und versucht dadurch, die einzelnen Familienmitglieder anzuregen, sich neu zu positionieren und damit die gesamte Systemdynamik aufzubrechen. Vertreter dieses Ansatzes sind zum Beispiel die Vertreter der so genannten PALO ALTO Schule um VIRGINIA SATIR, GREGORY BATESON und PAUL WATZLAWICK, der „strukturelle Familientherapeut" SALVADORE MICHUCHIN oder der auch psychoanalytisch geschulte HELM STIERLIN.

Tabelle 2: Die vier wichtigsten Subjektmodelle im Vergleich

Modell	Charakteristik	Therapeut-Klient-Beziehung	Therapeutische Ansätze (Beispiele)
Medizinisches Modell	Körperliches Wachstum/Reifung	Therapeut gibt Ziel und Mittel vor; Pathologisierung des Patienten	Üben gestörter Funktionen bzw. Kompensation
Triebmodell	Psychische Kräfte wirken im Unterbewussten und sind die motivationale Grundlage jeglicher psychischer und physischer Aktivität	Therapeut ist Deuter und Führer; Klient begibt sich möglichst unkontrolliert in die Hände des Therapeuten, um auch Unbewusstes zutage treten zu lassen	Tiefenpsychologie: Psychoanalyse (Freud); Individualpsychologie (Adler); Analytische Psychologie (Jung); Bioenergetik (Lowen); Transaktionsanalyse (Berne)
Maschinenmodell	Mensch reagiert auf seine Umwelt mit Reflex, Automatismus, Informationsverarbeitung; Umwelt determiniert damit Erfahrungen und Lernen	Therapeut gestaltet Umweltbedingungen, die Umlernen oder Entwicklung ermöglichen sollen; Klient bleibt passiv in der Wahl dieser Umweltbedingungen, wird jedoch aktiv in seiner Auseinandersetzung mit ihnen gefordert	Verhaltenstherapie: lerntheoretisch fundiert (Wolpe Jacobson); kognitiv (Ellis); problemlösend (Bartling)
Handlungsmodell	Mensch ist rational, intentional und übernimmt Verantwortung für seine Entwicklung und sein Handeln; Gedanke der Ganzheitlichkeit	Therapeut überlässt dem Klienten Entwicklungsziel und -mittel; vertraut auf dessen Selbstheilungskräfte in einem herrschaftsfreien und unideologischen Dialog, in dem der Klient sich selbst reflektiert	Humanistische Ansätze: Gestalttherapie (Perls); Gesprächspsychotherapie (Rogers)
Systemmodell	Mensch ist Teil eines Systems, beeinflusst durch jede Aktivität das System, wird aber auch durch jede Aktivität eines anderen Systemteils beeinflusst	Therapeut regt zur Reflexion der Familiendynamik an und versucht dadurch, Familienmitglieder anzuregen, sich neu zu positionieren und damit die gesamte Systemdynamik aufzubrechen	Familientherapie (Stierlin; Whitaker, Papp, Satir, Minuchin; Bateson, Erickson, Watzlawick)

5 Handlungsfelder und Organisationsformen

Der oben aufgezeigte Zusammenhang von dem zugrunde gelegten Menschenbild und der Art des sprachtherapeutischen Vorgehens wirkt sich auch hinsichtlich der Aufgabenbereiche, Handlungsfelder und Organisationsformen aus. Auch hier zeigen sich hinsichtlich der Sprachheilpädagogik und Logopädie traditionell Unterschiede, wobei Akzentverschiebungen in den letzten Jahren zu beobachten sind.

Das übergreifende und vorrangige *Ziel* sprachheilpädagogischen und logopädischen Handelns ist zweifelsohne die Verbesserung der *Kommunikationsfähigkeit* des Menschen. Allerdings lassen sich hier analog zu den Abbildungen 1 und 2 aus Kapitel 3 Unterschiede zwischen beiden Disziplinen feststellen. In der Logopädie gelten Therapie und Rehabilitation als die individuumzentrierten Maßnahmen, die durch eine das soziale Umfeld des betroffenen Menschen betreffende Beratung ergänzt werden. In der Sprachheilpädagogik gilt dies grundsätzlich auch. Es wird aber darüber hinaus im schulischen Kontext interveniert, wobei die Maßnahmen sowohl individuumszentriert durch einen spezifisch gestalteten Unterricht als auch durch erzieherische Einflussnahmen im sozialen Kontext unter besonderer Berücksichtigung der Elternarbeit ansetzen.

Das Spektrum der Handlungsfelder in Sprachheilpädagogik und Logopädie akzentuiert sich damit als Kooperation, fruchtbare Konkurrenz, aber auch Ergänzung der Aufgabenbereiche. Die nachfolgende Gliederung in

- Diagnostik, Prävention und Evaluation,
- Beratung, Therapie und Rehabilitation,
- Bildung, Unterricht und Erziehung

folgt den Schwerpunkten in Band 3, 4 und 5 des vorliegenden Lehrbuchs. Von daher wird hier nur ein kurzer Abriss der damit verbundenen Aufgabenbereiche gegeben.

5.1 Diagnostik, Prävention und Evaluation

Das traditionelle Verständnis von Diagnostik gründet darauf, Grundlagen für eine möglichst genaue Beschreibung des Erscheinungs- und Störungsbildes im Sinne einer Klassifikation zu liefern. Die letzten beiden Jahrzehnte haben jedoch zunehmend gezeigt, dass es sich dabei vielmehr um einen Prozess handelt, wobei Diagnose und Therapie aufeinander bezogen sind. Bei einem derartigen *förderdiagnostischen* Vorgehen geht es nicht nur um die Einordnung von Störungen, sondern ebenso um das Erkennen vorhandener *Ressourcen* als Ansatzpunkt für gezielte therapeutische Maßnahmen. Das *Ziel* besteht somit darin, zum einen die Sprachstörung an sich und zum anderen die jeweiligen Kontextbedingungen zu erfassen und zu interpretieren. Innerhalb eines

Ziele

Förderdiagnostik

hypothesengeleiteten Vorgehens erfolgt dabei eine ständige Rekonstruktion sprachlichen Regelwissens des Einzelnen unter Einbezug der Kommunikationspartner, wobei sowohl objektive Daten als auch ihre subjektive Deutung von Relevanz sind.

Im Idealfall wird durch den diagnostischen Prozess die Verursachung der Störung aufgedeckt. Hierbei spielen wissenschaftliche Erkenntnisse über die Entstehung der spezifischen Störungen eine Rolle, aber auch Kenntnisse über den individuellen Hintergrund der betroffenen Person. Mit jedem diagnostischen Urteil wird deshalb neben der – überindividuellen – Störungsklassifikation versucht, das *individuelle* Erscheinungsbild der Störung möglichst umfassend und genau zu beschreiben. Dabei ist es sinnvoll, nicht nur den betroffenen Menschen zu betrachten, sondern auch sein soziales Umfeld. Denn nicht nur in der Kindertherapie ist das familiäre Interaktionsklima wesentlicher Bestandteil zum Verständnis der Störungsproblematik. Auch in der Behandlung des Stotterns, bei Stimmproblemen oder bei zentralen Sprach- und Sprechstörungen ist die Kenntnis der Alltagsrealität des betroffenen Menschen, seine Interaktionserfahrungen und seine soziale Einbettung für ein erfolgreiches Intervenieren unabdingbar.

Prävention In den letzten Jahren gewinnen sowohl in der Sprachheilpädagogik als auch in der Logopädie *präventive* Interventionen zunehmend an Bedeutung. Mittels präventiver Maßnahmen soll bereits zu einem Zeitpunkt interveniert werden, zu dem sich eine Störung noch nicht manifestiert hat, in der Hoffnung, damit dem Ausbrechen der Störung vorzubeugen oder die Symptomatik begrenzen zu können. Prävention kann bei dem einzelnen Menschen ansetzen, wenn etwa eine gezielte Sprecherziehung in der Lehrerausbildung der Ausbildung von Stimmproblemen entgegenwirken soll, oder sich auf das soziale Umfeld der Betroffenen beziehen. Dies ist dann angeraten, wenn beispielsweise ein Kind zu einer Risikogruppe gehört. Den Eltern kann dann durch gezielte Anleitungen vermittelt werden, ihr eine Störung begünstigendes Verhalten zu minimieren und stattdessen den das Kind unterstützenden Einfluss zu maximieren. Präventive Maßnahmen können sich damit sowohl auf die eine Störung verursachenden als auch auf die eine Störung begleitenden, aufrechterhaltenden oder verstärkenden Bedingungen beziehen.

Evaluation Das dritte Thema von Band 3, *Evaluation*, kennzeichnet den noch jüngsten Bereich sprachtherapeutischen Handelns. Doch in letzter Zeit wurde die berechtigte Forderung nach einer *Qualitätssicherung* laut, anhand derer kontrolliert werden soll, ob eine Intervention erfolgreich ist oder nicht. Denn die – teilweise erheblichen – individuellen und sozialen Kosten einer Interventionsmaßnahme lassen sich nur dann legitimieren, wenn sichergestellt wird, dass das sprachtherapeutische Handeln berechtigte Hoffnung auf Erfolg verspricht. Qualitätssicherung bezieht sich damit sowohl auf die Güte der Diagnose als auch auf den Erfolg der spezifischen Intervention.

Doch nicht nur Interventionskontrollen setzen evaluative Maßnahmen voraus. Von überindividueller Bedeutung sind vor allem *Interventionsstudien*, die helfen sollen, wirksame Methoden von unwirksamen zu unterscheiden. Bislang liegen zwar erst wenige sprachtherapeutische

Interventionsstudien im deutschsprachigen Raum vor, jedoch wird dieser Bereich in dem Maße an Bedeutung gewinnen, in dem sich Sprachheilpädagogik und Logopädie für die stärkere Verschränkung von Forschung und Praxis engagieren.

Diagnostik, Intervention und Evaluation kennzeichnen die Trias sprachheilpädagogischen und logopädischen Handelns im Zeitablauf, wobei sie im Idealfall mehrfach durchlaufen wird. Denn jede Evaluation bedingt wiederum eine Diagnosestellung, die ihrerseits erst eine differenziertere Intervention ermöglicht. Intervention kann sich dabei auf die Bereiche Beratung, Therapie und Rehabilitation sowie auf Bildung, Erziehung und Unterricht beziehen, wie im Folgenden dargelegt wird.

5.2 Beratung, Therapie und Rehabilitation

So wie Diagnose und Intervention letztlich als Schwerpunktsetzungen in einer funktionellen Einheit zu verstehen sind, so gibt es auch zwischen Beratung, Therapie und Rehabilitation fließende Übergänge (vgl. Abb. 3). In jedem Fall bestehen jedoch enge Zusammenhänge mit dem zugrunde gelegten *Menschenbild* (s. Kapitel 4). Wer beispielsweise im Sinne der humanistischen Psychologie Grundlagen der Therapie als „Hilfe zur Selbsthilfe" benennt, wird sich eher als „Begleiter" bei die-

Bedeutung von Menschenbildern

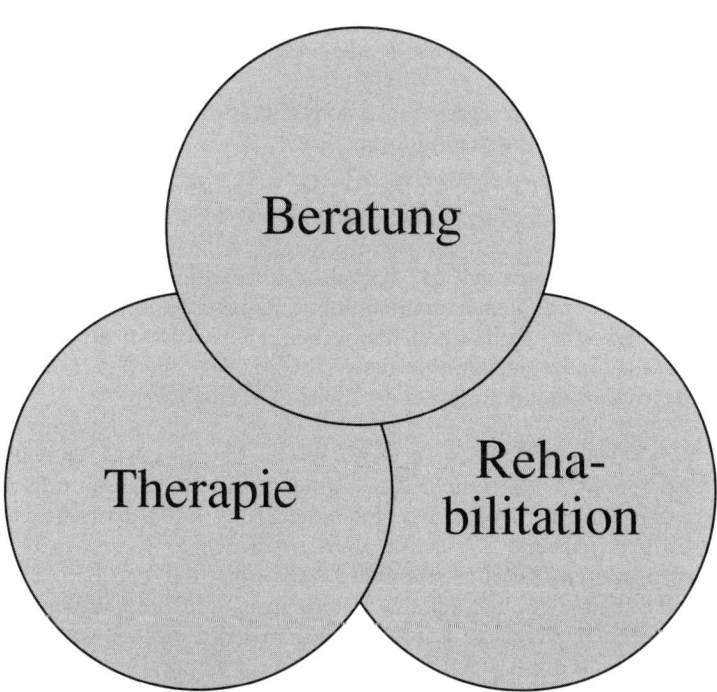

Abb. 3: Die Interventionsbereiche Beratung, Therapie und Rehabilitation überlappen sich

sem Prozess der Aktivierung von Selbstgestaltungskräften des Klienten verstehen und weniger als jemand, der psychische Störungen eines Patienten heilt. Es versteht sich, dass Menschenbilder dabei nicht als objektiv „wahr", sondern als subjektiv gültig anzusehen sind, wobei Fragen der individuellen Methodenkombination bedeutsam werden (GROHNFELDT 1999a).

Beratung
Beratung kann in diesem Zusammenhang je nach Erwartungshaltung der Ratsuchenden Aspekte der Sachinformation, aber auch Entscheidungs- und Klärungshilfe in persönlichen Fragen umfassen, wobei die Suche nach Verständnis und einem einfühlsamen Gespräch im Vordergrund stehen. Diese Bereiche der Eltern- und Angehörigenarbeit gewinnen bei sprachgestörten Menschen immer mehr an Bedeutung, wobei therapiebegleitende Gespräche in der Praxis vorherrschen werden, aber auch die Verbindung von sprachstörungsspezifischer Intervention und immanenten Beratungsprozessen notwendig werden kann. In besonderem Maße gilt dies, wenn die Sprachstörung an sich nicht abgebaut werden kann und ein Leben mit der Behinderung notwendig wird (z. B. bei Aphasien). Hier zeigen sich Überschneidungsbereiche von Beratung und Rehabilitation (vgl. Abbildung 3).

Therapie
Fließende Übergänge bestehen ebenfalls zwischen Beratung und *Therapie*, wobei beide Begriffe von einzelnen Autoren auch synonym verwendet werden. Sprachtherapie kann sich dabei

- auf den Abbau der Störung an sich,
- eine möglichst weitreichende Kompensation und Verbesserung, aber auch auf
- die Notwendigkeit einer Einstellungsänderung und Verarbeitung bzw. Neubewertung der Situation

richten (GROHNFELDT 1999b). Die Art des Vorgehens orientiert sich dabei an den Anforderungen des Einzelfalls, wobei die Zielsetzung ein breites Spektrum mit den dementsprechenden Aufgabenstellungen umfassen kann. So kann sich das Vorgehen auf den Einzelnen zentrieren (z. B. bei einer isolierten Lautanbahnung), Aspekte einer Erhöhung der Dialogfähigkeit im Rollenspiel ansprechen, aber auch auf die Veränderung familiärer Konstellationsmuster gerichtet sein, um dem Einzelnen günstigere Kommunikationsbedingungen zu ermöglichen.

Rehabilitation
Damit werden Überschneidungsbereiche von Therapie und *Rehabilitation* erkennbar. Hierbei steht die kommunikative, soziale und möglicherweise auch berufliche Wiedereingliederung der betroffenen Person im Vordergrund. Die damit angesprochenen Maßnahmen beziehen sich auf eine Verbesserung der Lebensqualität der Betroffenen selbst, können aber auch auf eine Veränderung und Umdeutung seiner psychosozialen Situation gerichtet sein. Im Allgemeinen sind damit Veränderungen angesprochen, die sich auf die Situation von Erwachsenen beziehen. Sie sind abzugrenzen von Prozessen, die sich in der Erwachsenen-Kind-Interaktion (beispielsweise in der Erziehung) vollziehen.

5.3 Bildung, Erziehung und Unterricht

Die Notwendigkeit einer Individualisierung der Maßnahmen soll hier auf originär pädagogische Handlungsfelder bezogen werden. Die genannten Merkmale Bildung, Erziehung und Unterricht sind dabei Schwerpunkte in einem einheitlichen Kontext.

- *Bildung* ist der am weitesten gefasste Begriff, der sich nicht nur auf die Aneignung von Wissen bezieht, sondern auch auf die kritische Reflexion der damit einhergehenden Grundlagen und Werthaltungen.
- *Erziehung* umfasst die Gesamtheit der Maßnahmen, die auf den Einzelnen intentional einwirken, wobei das Verhältnis von Erzieher und Erzogenem heute interaktional und nicht mehr einseitig gerichtet konzeptualisiert wird.
- *Unterricht* zeichnet sich durch die planmäßige und zielgerichtete Strukturierung von Lernprozessen mit dem Ziel der Wissensaneignung aus.

Enge Bezugspunkte ergeben sich dabei zur Beratung und Therapie, wobei Überschneidungsmerkmale, aber auch spezifische Besonderheiten herausgestellt werden müssen (GROHNFELDT 1999a). Die damit einhergehenden Aufgaben- und Problemfelder begleiten die Sprachheilpädagogik seit ihrer Entstehung. Die konzeptionelle Besonderheit von *Sprachheilschulen* (seit 1910) sieht eine Verbindung von Unterricht und Sprachtherapie vor. Die sich daraus ergebende „Dualismusproblematik" (ORTHMANN 1969b) erweist sich dabei als permanente sprachheilpädagogische Herausforderung, die zu unterschiedlichen Lösungsvarianten geführt hat (zusammenfassend: WERNER 1989).

Sprachheilschulen

Heute ist diese Aufgabenstellung im Gefolge einer geänderten Schülerschaft zu einer zunehmend komplexen Aufgabenstellung geworden. Durch die Überschneidungsbereiche von Lernen, Verhalten/Handeln und Sprache/Sprechen ist es erforderlich, die kognitiven und sprachlichen Anforderungen noch mehr als bisher zu differenzieren. Der „sprachtherapeutische Unterricht" (BRAUN 1982b) ist *unabhängig vom Lernort*, das heißt er kann in Sondereinrichtungen (z. B. der Sprachheilschule), aber auch in der Allgemeinen Schule organisiert abgehalten werden.

Damit einher geht ein Wandel des Menschenbildes, der sich in den Empfehlungen der Kultusministerkonferenz dokumentiert. Während in den Empfehlungen zur Ordnung des Sonderschulwesens vom 16. März 1972 eine institutionengerichtete Sicht vorherrschte, die zu einem dementsprechenden Ausbau von Sprachheilschulen führte, steht in den Empfehlungen zur sonderpädagogischen Förderung in den Schulen in der Bundesrepublik Deutschland vom 6. Mai 1994 eine personenbezogene, auf die individuellen Lern- und Förderbedürfnisse gerichtete Sichtweise im Vordergrund. Daher sind Individualisierungs- und Sozialisierungsprozesse in einem Gleichgewicht zu halten, da es nicht nur um die Bedürfnisse des Einzelnen geht, sondern auch um die Einordnung des Einzelnen in die soziale Gemeinschaft.

Empfehlungen der Kultusministerkonferenz

Dies bedeutet im Hinblick auf die Situation von sprachgestörten Kindern im Schulalter, dass Sprachlernanlässe geschaffen werden müssen, die

- entwicklungsstimulierend und sprachspezifisch strukturiert sind,
- als lebensbedeutsam empfunden werden und
- gleichzeitig kommunikativ herausfordernd wirken (GROHNFELDT 1999b).

Primat der
Sprachlernprozesse

Das *Primat der Sprachlernprozesse* muss dabei in einem übergeordneten Kontext der allgemeinen Entwicklungsförderung und strukturierten Wissensvermittlung eingeordnet werden. Das Ziel aller Maßnahmen erstreckt sich auf die Ausnutzung, Weiterentwicklung und Optimierung der sprachlichen Fähigkeiten innerhalb der jeweils erreichbaren kommunikativen Kompetenz.

Im *vorschulischen* Bereich erfolgt dies in Sprachheilkindergärten, integrativ arbeitenden Einrichtungen und Regelkindergärten, Vorklassen, freien Praxen, Ambulanzen, mobilen Diensten usw., wobei die Verhältnisse in den einzelnen Bundesländern außerordentlich unterschiedlich sind.

Im *schulischen* Bereich ist ein flexibles System von

- Sprachheilschulen (bzw. den Weiterentwicklungen zu Sprachheilpädagogischen Förderzentren),
- behinderungsübergreifenden Förderzentren, in denen Kinder aus ehemaligen Lernbehinderten-, Verhaltensauffälligen- und Sprachheilschulen unterrichtet werden,
- Formen des gemeinsamen Unterrichts und regional angepassten Ambulanzsystemen (kollegiale Praxisberatung, Zwei-Lehrer-System usw.)

Verbindung von
sprachtherapeutischem
Unterricht und
Individualtheraphie

vorzuhalten. Generell zeigt sich dabei die Notwendigkeit der Verbindung von sprachtherapeutischem Unterricht und Individualtherapie (DANNENBAUER 1998a), wobei der Anspruch einer einzelfallorientierten sprachheilpädagogischen Förderung zwar in unterschiedlichen Lernorten realisiert werden kann, aber jeweils prinzipielle Vor- und Nachteile zu beobachten sind.

Im nachschulischen Bereich ist das traditionelle Aufgabengebiet der Berufsbildungswerke, Alphabetisierungskurse usw. zu beobachten. Darüber hinaus erfolgt durch die sich verändernde Altersstruktur in der Gesellschaft und der zunehmenden Bedeutung gerontologischer Fragestellungen in der Sprachtherapie (BRECKOW 1995) eine Ausweitung des sprachtherapeutischen Aufgabengebietes.

Zusammengefasst ergibt sich damit ein Strukturwandel, der nicht nur eine Veränderung der Anforderungsprofile für die sprachtherapeutischen Berufsgruppen zur Folge hat, sondern auch mit Konsequenzen für die Ausbildung und das universitäre Selbstverständnis verbunden ist (GROHNFELDT 1996a, 1998a).

6 Perspektiven

Um das *Selbstverständnis* einer Fachdisziplin – hier der Sprachheilpädagogik und Logopädie – zu beurteilen, ist es notwendig,

- ihre *geschichtlichen* Wurzeln nachzuvollziehen, d.h. zu verstehen, woher sie kommt,
- die gegenwärtigen *Rahmenbedingungen* zu analysieren, um den Handlungsspielraum für aktuelle und zukünftige Entwicklungen auszuloten,
- seine Perspektive zu verändern, um eine Standortbestimmung im *Vergleich* vorzunehmen.

Variablen

Insgesamt bekommt man dadurch Hinweise zum *Kontext*. Dies wiederum ist notwendig, um *Ziele* zu bestimmen. Die Realisierung erfolgt im *Prozess*. Eingebunden ist dieser Vorgang in Fragen der *subjektiven Bewertung.*

Jede Darstellung ist immer eine Momentaufnahme in einem sich wandelnden Selbstverständnis und Zusammenwirken der beteiligten Fachdisziplinen. Dabei gibt es äußere und innere Wandlungen, Weichenstellungen und Plateaubildungen, das Ausmaß der Veränderungen vollzieht sich schneller oder langsamer.

Einfluss auf die Standortbestimmung der Sprachheilpädagogik und Logopädie haben

Einflüsse von außen

- gesellschaftliche, bildungs-, sozial- und gesundheitspolitische Änderungen,
- ein Wandel des Zeitgeistes,
- regionale Besonderheiten und persönliche Präferenzen,
- „Zufälle", nicht vorhersagbare Ereignisse.

Zu beachten ist dabei, dass durch die Auswahl und Strukturierung scheinbar objektiver Daten stets auch *subjektive* Elemente bei der Interpretation enthalten sind. Die dabei ablaufenden Vorgänge unterliegen weiterhin einer ständigen Veränderung im Sinne eines *Fließgleichgewichtes* und einer Abfolge von Stetigkeit und Krisen (vgl. GROHNFELDT 1995). Standortbestimmungen können folglich immer nur vorläufig sein und unterliegen dem ständigen Prozess der Veränderung.

Fließgleichgewicht

Unter diesem Vorbehalt soll für die derzeitige Situation konstatiert werden, dass im Hinblick auf

- die *Sprachheilpädagogik* eine veränderte Stellung zu ihren sonderpädagogischen Nachbardisziplinen (Förderzentren) bei einer gleichzeitigen Schwerpunktverlagerung von schulischer und außerschulischer Sprachheilpädagogik (Gründung des dbs),
- die *Logopädie* ein konkretes Streben nach Akademisierung

zu beobachten ist. Alle genannten Bereiche sind wiederum voneinander abhängig und im Kontext nationaler und internationaler Entwicklungen zu sehen. Konkret bedeutet dies, dass

Dimensionen des aktuellen Wandels von Sprachheilpädagogik und Logopädie

- sich das Verhältnis von Sprachheilpädagogik und Logopädie derzeit offen-
  sichtlich wandelt und gemeinsame Zukunftsperspektiven erörtert werden
  (Eckpunktepapier),
- gleichzeitig die Internationalisierung auch hinsichtlich der Ausbildung und
  Vergleichbarkeit der Abschlüsse mehr in den Vordergrund rückt (vgl. GROHN-
  FELDT/ROMONATH in diesem Band).

Die Realisierung wird sicher ein langer Weg mit ungewisser Zukunft sein, wobei immer wieder offen ist, inwieweit sich Vereinheitlichungs- bzw. Abgrenzungstendenzen durchsetzen werden. Sollte sich auch in diesem Fall bewahrheiten, dass Prozesse des Zusammenwachsens eine Generation dauern können?

Geschichte der Sprachheilpädagogik und Logopädie

Otto Braun und Heidrun Macha-Krau

1 Vorbemerkungen

Sprachheilpädagogik und Logopädie sind in der Bundesrepublik Deutschland zwar miteinander verwandte und aufeinander bezogene, aber doch zu unterscheidende wissenschaftliche Disziplinen und Praxisfelder mit unterschiedlichen Professionalisierungen.

> Der folgende historiografische Beitrag geht dabei von der vorläufigen Feststellung aus, dass Sprachheilpädagogik und Logopädie eine gemeinsame Geschichte haben, die mit einer identischen Vorgeschichte beginnt, im Verlauf der Entwicklung differentielle Profilbildungen hervorbringt und in der Gegenwart integrative Perspektiven erkennen lässt.

Der Versuch, die gegenwärtige Situation der Sprachheilpädagogik und der Logopädie aus den geschichtlichen Entwicklungen zu verstehen, kann auf verschiedene Art und Weise angestellt werden. Als vorherrschende historiografische Perspektiven in den bisherigen Arbeiten zur Geschichte der Sprachheilpädagogik und Logopädie lassen sich chronologische, biografische, begriffs- und ideengeschichtliche Perspektiven erkennen. Die folgende Darstellung setzt disziplingeschichtlich an und verbindet chronologische, thematische und biografische Kategorien, wobei die referierten Daten und unterstellten Zusammenhänge auf heutige Probleme der Sprachheilpädagogik und Logopädie ausgerichtet sind. Insofern ist der folgende historiografische Ansatz in seiner Grundtendenz präsentistisch, da er von der Problemsicht beider Fachdisziplinen ausgeht. „Denn nur in Relation zur Aktuallage oder von definierten Bezugspunkten aus lassen sich Veränderungen in Raum und Zeit überhaupt erkennen, lässt sich Historie konstruieren" (KANTER 1999, 370).

2 Identische Vorgeschichte der Sprachheilpädagogik und Logopädie

2.1 Frühe Entwicklungen in der Antike und im Mittelalter

Über das Vorkommen von Sprach-, Sprech- und Stimmstörungen gibt es Aufzeichnungen, die weit in das Altertum datiert werden können. In ihnen wird das Phänomen der gestörten Sprache zwar beschrieben, doch die Frage nach den eigentlichen Ursachen und den daraus resultierenden Therapiemöglichkeiten wird von den Autoren kaum erörtert. Als scheinbar ältester Bericht über eine Sprachstörung gilt ein hethitisches Zitat, das vermutlich eine Dysarthrie in Verbindung mit einer motorischen Aphasie beschreibt und den Hethiterkönig MURSILI um 1300 v. Chr. betrifft. Ausführlichere Beschreibungen von Stummheit und Stottern finden sich in zwei biografischen Geschichten, die HERODOT (490–430 v. Chr.) in seinen Historien überliefert: In der Geschichte des stotternden BATHOS und der Geschichte des stummen Sohnes des Königs Krösus. Im corpus hippocraticum (400–200 v. Chr.) werden aphoristische Aussagen zu den Stotternden, Stammelnden und Polternden gemacht. Zudem kommen fast alle bekannten sprachlichen Störungsbilder vor. ARISTOTELES (384–322 v. Chr.) unterscheidet drei Formen der Unfähigkeit, deutlich und zusammenhängend zu sprechen. Er definiert Lallen (traulotes) als Unfähigkeit, einen bestimmten Laut auszusprechen, und Stottern (ischnophonia) als Unfähigkeit, eine Silbe schnell mit der anderen zu verbinden. Stammeln (psellotes) bedeutet, etwas auszulassen, entweder einen bestimmten Laut oder eine Silbe.

Herodot

corpus hippocraticum

Aristoteles

PLUTARCH (46–125 n. Chr.) beschreibt in seinen ausgewählten Biografien die gestörte Sprechweise und die Schwäche der Stimme des griechischen Volksredners DEMOSTHENES (384–322 v. Chr.) Er zeigt auf, mit welchem Kraft- und Zeitaufwand Demosthenes seine Sprech- und Stimmstörung zu therapieren versucht hat. Er deklamierte mit Kieselsteinen im Mund gegen die Meeresbrandung und legte Bleiplatten auf den Thorax, um die abdominale Atmung zu stärken (KRUMBACHER 1920, 8 ff.). Er entwickelte ein rein persönliches Bedürfnis, seine Sprech- und Stimmstörung zu therapieren. Ein gesellschaftliches Interesse zur Therapie von Sprach-, Sprech- und Stimmstörungen besteht zu jener Zeit jedoch nicht. Seine rhetorischen Übungstechniken sind überliefert und mehrfach weiterentwickelt worden.

Demosthenes

Quellenmäßige Untersuchungen über sprachpathologische Phänomene und sprachtherapeutische Ansätze in der Spätantike und im Mittelalter sind spärlich. A. C. CELSUS (25 v. Chr.–50 n. Chr.) beschreibt erstmals die operative Behandlung des angewachsenen Zungenbändchens, die Frenulotomie, die bekanntermaßen für viele stotternde Kinder eine verhängnisvolle Entwicklung genommen hat. Im zweiten nachchristlichen Jahrhundert tradiert GALENUS VON PERGAMON (129–199) die hippokratischen Erkenntnisse und differenziert in Störungen der Stimmgebung und Fehler der artikulierten Sprache.

Celsus

Galenus

Das antike sprachpathologische Wissen wird auf drei Wegen in das Mittelalter überliefert: Über die byzantinische Medizin durch Oreibasios (326–403), Aetius Amidenus (527–565) und Paulos von Aigina (625–690), über die arabische Medizin durch Avicenna (980–1037) und schließlich über die klerikale Medizin durch Mönchsärzte. Die Therapievorschläge sind einerseits medizinischer Art und reichen von diätetischen Regularien bis zu operativen Eingriffen, andererseits von didaktisch-rhetorischer Art in Form von systematischer Übungsbehandlung der Artikulation und Stimme sowie der zusammenhängenden Rede. Insgesamt kann die Zeit vom 5. Jahrhundert bis zum 16. Jahrhundert als „Phase der Stagnation" (Kolberg 1996, 14) bezeichnet werden. Abgesehen von der grundsätzlichen wissenschaftlichen Diskussion um die tatsächliche Existenz des Mittelalters – als Übergangsepoche – gibt es heute keine Hinweise über neue Erkenntnisse zur Sprachpathologie und Sprachtherapie. Die Feststellung von R. Denhardt (1890, 7), dass erst das ausgehende 16. Jahrhundert die Forschung wieder aufnimmt, bleibt unüberholt.

Mittelalter

Phase der Stagnation

2.2 Sprachpathologische und sprachtherapeutische Konzeptbildungen in der Frühen Neuzeit (16.–18. Jahrhundert)

Die erste theoretische Gesamtdarstellung der Sprachstörungen legt Hieronymus Mercurialis (1530–1606) in seiner Abhandlung „De puerorum morbis" (1583) vor, indem er eine systematische Bestandsaufnahme des ärztlichen Wissens und Handelns bei kindlichen Sprachstörungen vornimmt. Seine sprachpathologischen Erkenntnisse und therapeutischen Behandlungsvorschläge haben so etwas wie Vorläufercharakter für moderne multifaktorielle Erklärungskonzepte und mehrdimensionale Therapiekonzeptionen. H. Gutzmann findet bei ihm „alle häufigeren Sprachstörungen der Kinder, die Stummheit in ihren verschiedenen Formen und Ursachen, das Stottern, die mannigfachen Erscheinungsarten des Stammelns, ausführlich geschildert, ätiologisch zum Teil bereits richtig aufgefasst und vor allem in klinischer Hinsicht gründlich untersucht" (H. Gutzmann 1905, 1). Mercurialis gibt explizit Hinweise für die therapeutische Intervention: „Den Körper gilt es auszubilden, so gut wie möglich, besonders aber muss die Stimme ausgebildet werden, und wenn es etwas gibt, was den Stammelnden und Stotterern nutzen kann, dann ist es eine zusammenhängende Art der Aussprache, gründlich und klar" (n. Voigt 1954, 9).
Die Zeit zwischen der Reformation (1517) und der Französischen Revolution (1789) ist durch tiefgreifende geistig-religiöse, wirtschaftlich-soziale und staatlich-politische Strukturveränderungen gekennzeichnet, insbesondere durch die religiöse Spaltung und Konfessionalisierung, die Alphabetisierung und nicht zuletzt durch die wissenschaftliche Revolution im 17. Jahrhundert. Es ist das Zeitalter der wissenschaftlichen Experimente, der Mathematik und der philosophischen Deduktion. F. Bacon (1561–1626) beobachtet beispielsweise das Stotterverhalten

Mercurialis

Bacon

Descartes in Abhängigkeit von Kontextvariablen. R. Descartes (1596–1650) analogisiert die Funktionen der Sprechorgane mit Abläufen aus der Mechanik. Die sprachpathologischen Beiträge der Neuzeit befassen sich nahezu ausschließlich mit der Zunge als dem Sitz gestörter Sprache. Zum einen werden morphopathologische Störungsvorstellungen entwickelt (muskuläre, mechanische oder nervale Verursachung), zum anderen funktionspathologische Konzepte (Schwäche, Krampf, falscher Gebrauch) zur Störungserklärung herangezogen. Bemerkenswert ist, dass unabhängig von der Ursachenhypothese therapeutisch pragmatisch verfahren wird und entweder operativ oder/und didaktisch interveniert wird. Die Überschätzung der Zungenfunktion für Sprechen und Sprache führt zur Herausbildung von zwei kontroversen therapeutischen Entwicklungslinien: einer medizinisch-chirurgischen Linie und einer didaktisch-phonetischen Linie.

2.3 Übergang von medizinischen zu didaktischen Heilverfahren im 19. Jahrhundert

Operative Stottertherapie
Die medizinische Therapie erreicht ihren Höhepunkt in der operativen Stottertherapie im Jahre 1841 durch drei berühmte Chirurgen: J. F. Dieffenbach (1792–1847), J. Z. Amussat (1796–1856) und A. A. L. M. Velpeau (1795–1868), die gezielte Operationen an der Zunge durchführen. Nach scheinbaren Anfangserfolgen stellen sich unleugbare Misserfolge ein, zumal einige Todesfälle bekannt werden. Die medizinische Behandlung des Stotterns gerät in Misskredit. H. Gutzmann resümiert im Jahre 1904: „Dieser (Dieffenbach) glaubte in vollkommener Verkennung des Wesens des Stotterns durch eine schwere Operation an der Zunge eine keilförmige Exzision bis auf den Mundboden das Übel heilen zu können. Und in der Tat stotterten die Patienten nach der Operation nicht mehr – wie sich später herausstellte, weil sie infolge der schlecht beweglichen und noch mehr oder weniger infiltrierten Zunge überhaupt nicht oder doch nur sehr langsam und vorsichtig zu sprechen versuchten. Dieser Scheinerfolg erzeugte einen ungeheuren Enthusiasmus. Die Stotterer kamen in ganzen Scharen, um sich der Operation, die wie mehrere unglückliche Ausgänge bewiesen, lebensgefährlich infolge der schweren Blutstillung war, zu unterwerfen, – ein Beweis dafür, wie schwer sie ihr Übel empfanden" (H. Gutzmann 1905).

Die verhängnisvollen Fehlschläge der operativen Eingriffe lassen Zweifel an der gesamten Medizin aufkommen und lähmen das Interesse der Mediziner an der Sprachtherapie. Taubstummenärzte und Sprachärzte übernehmen nun die Aufgaben der medizinischen Betreuung Sprachgestörter. Sie erkennen den funktionellen Charakter der Sprachstörungen und präferieren didaktische Heilverfahren.

Wissenschaftliche Phonetik
Grundlage der didaktischen Therapie ist die wissenschaftliche Phonetik, die von J. Wallis (1616–1703) begründet und von J. K. Amman (1669–1724) in seiner „Dissertatio de loquela" (1700) zu einer differenzierten phonetischen Systematik entfaltet wird. Seine Schrift stellt den Ausgangspunkt der Lautspracherziehung Gehörloser und Schwer-

höriger dar und hat das Lehrsystem der Taubstummenpädagogik bis in die Gegenwart maßgeblich beeinflusst. AMMAN gibt auch eine Klassifikation der Fehler der Sprache und Anweisungen zur Korrektur. Seine Methode wird von S. HEINICKE (1727–1790), dem Begründer der ersten deutschen Taubstummenschule in Leipzig, übernommen. Am 14.4.1778 eröffnet HEINICKE sein „Kurfürstlich-Sächsisches Institut für Stumme und andere mit Sprachgebrechen behaftete Personen". Nach BECKER und SOVÁK ist dieses Institut die „Keimzelle des öffentlichen Sprachheilwesens in Deutschland" (BECKER UND SOVÁK 1975, 32). „Bis in das siebente Jahrzehnt des vorigen Jahrhunderts hinein" sind die „Anstalten für Taubstumme die einzige bedeutende Einrichtung für gehör- und sprachgeschädigte Kinder" (HANSEN 1929, 13). HEINICKE unterrichtet die gehörlosen Kinder zunächst mit Hilfe der Gebärden- und Zeichensprache, erkennt sodann durch seine Arbeit den Zusammenhang zwischen Artikulation und Sprechbewegungsempfindungen und kommt durch seine Beobachtungen unserer heutigen aerodynamisch-myoelastischen Theorie über die Stimmentstehung sehr nahe, indem er den Zusammenhang zwischen dem Luftstrom und den Artikulationsorganen für die Bildung der Tonsprache erkennt. Er erfindet zahlreiche Sprachmaschinen, die dazu dienen, Luftstöße zu messen, Artikulationsstellen anzuzeigen und um Höhen und Tiefen der Töne fühlbar zu machen. Leider gibt es keine Hinweise darauf, wie viele sprach- und sprechgestörte Kinder und Jugendliche er behandelt hat. Dass er ihnen eine besondere Beachtung schenkte, zeigt der Name seines Institutes.

Eine stürmische Entwicklung der didaktisch-phonetischen Therapie, nämlich artikulations-, stimm- und atemtherapeutischer Methoden sowie sprechrhythmisierender und sprechkoordinierender Verfahren setzt am Anfang des 19. Jahrhunderts ein. Der Taubstummenarzt J. M. G. ITARD macht im Jahre 1817 bereits eine erste Zusammenstellung der sprachdidaktischen Verfahren und Mittel zur Heilung des Stotterns. Besonders Aufsehen erregend ist die teuer gehandelte Stotterheilmethode der Mm. LEIGH, die im Jahre 1825 in New York eine Schule für Stotterer eröffnet und eine spezielle Zungengymnastik anwendet. Durch sie soll die Lage der Zunge verbessert und ihre Beweglichkeit gesteigert werden. Durch die strenge Geheimhaltung gelingt es ihr, ihre Methode interessant zu machen. Der preußische Staat erwirbt im Jahre 1830 für 3000 Taler das Behandlungskonzept und beauftragt den Taubstummenlehrer BANSMANN mit der Ausübung der Therapie. Er erkennt bald, dass die therapeutischen Bemühungen keine Erfolge bringen. Darum entwickelt er Atemübungen, die er in das Programm integriert. Von Bansmann berichtet der Erfurter Taubstummenlehrer F. OTTO, „dass ...ein gewisser Herr BANSMANN aus Westphalen 1830 nach Weißenfels gekommen sei, um auf Befehl eines Königl. Preuß. Hohen Ministeriums für die Geistlichen, Schul- und Medizinalangelegenheiten hier, wie dies in anderen Seminaren schon geschehen war, und in anderen noch geschehen sollte, in einem vierwöchentlichen Lehrkursus die Seminaristen mit der Kunst, Stammelnde zu heilen, bekannt zu machen. Es ist uns ferner die Nachricht erhalten, dass 1830 verschiedene Taubstummenlehrer in Berlin bei GRASSHOFF, dem Direktor der Taubstummenanstalt, sich mit dem Verfahren der Stotterheilung vertraut gemacht haben, wie

Amman

Heinicke

Didaktische Therapie

Itard

Leigh

Bansmann

Graßhoff

es damals der preußische Staat gemäß dem von ihm erworbenen Patente der Madame Leigh ausüben ließ" (HANSEN 1929, 12).

Die begriffliche Unterscheidung und terminologische Festlegung von Stammeln als Störung der Aussprache und Stottern als Störung des Redeflusses, die R. SCHULTHESS im Jahre 1830 vorgenommen hat, setzt sich zunächst nicht durch.

Schulthess

Die praktische Durchführung der didaktischen Heilverfahren erfolgt in erster Linie in Sprachheilanstalten, in denen nahezu ausschließlich Stotternde behandelt werden. Berühmt geworden sind die Heilanstalten von G. GUGGENMOOS in Hallein (1816), F. BLUME in Harzgerode (1841), J. H. KATENKAMP in Delmenhorst (1845), E. DENHARDT in Burgsteinfurt (1869), H. KLENCKE in Leipzig (1844), R. COEN in Wien (1883), E. GÜNTHER in Neuwied (1876), F. KREUTZER in Rostock (1888), A. NEUMANN in Halle a. S. (1893), O. HAUSDÖRFER in Breslau (1905) und G. NAECKEL in Berlin (1905).

Sprachheilanstalten

Die didaktisch-phonetische Therapie wird als einzig richtiger Weg zur Heilung des Stotterns (C. A. HAASE 1846) angesehen. Deshalb wird sie auch im Rahmen der Verallgemeinerungsbestrebungen zur schulischen Behandlung von Kindern mit Sprachstörungen empfohlen und erprobt (z. B. von H. GRÄFE 1850, M. SCHWARZ 1876, H. NICOLAISEN 1886, H. F. TIETJENS 1887, M. MEHNERT 1889 und K. HEUER 1991).

> Aufgrund der fragwürdigen Heilerfolge der Anstaltsbehandlung einerseits und der ungenügenden organisatorischen und qualifikatorischen Voraussetzungen der Volksschule andererseits kommt es gegen Ende des 19. Jahrhunderts zur Einrichtung von öffentlichen Sprachheilkursen für sprachgebrechliche schulpflichtige Kinder.

Gleichsam parallel zur Entwicklung der Stottertheorie und Stottertherapie verläuft die Entwicklung der Aphasietheorie und Aphasietherapie, die nach einer langen Vorgeschichte von den ältesten Zeiten bis ins 19. Jahrhundert durch kasuistische Beiträge belegt wird. Erst gegen Ende des 18. Jahrhunderts gewinnt die Hypothese der funktionellen Beziehungen zwischen Gehirn und Sprache grundsätzliche Bedeutung, nicht zuletzt durch die Phrenologie von FRANZ JOSEPH GALL (1758– 1828). Seine Lokalisationshypothese wird durch die Beobachtungen von M. DAX (1836) und P. BROCA (1861) zum Zusammenhang zwischen motorischer Aphasie und Schädigung der linksseitigen defekten Stirnhirnwindung bekräftigt. Im deutschen Sprachraum werden die Befunde von BROCA (1824–1880) erst gegen Ende der 60er und Anfang der 70er Jahre des 19. Jahrhunderts aufgenommen und zur Grundlage der Aphasiologie. „Es war ein denkwürdiger Tag für unsere Erkenntnis der Lokalisation psychischer Vorgänge im Gehirn, als Broca im Jahre 1861 vor der Société anatomique seine Lehre von der Aphémie vortrug und die beiden Gehirne mit den Herden in der zweiten und dritten Stirnwindung demonstrierte – war doch damit zum ersten Male der Nachweis der Abhängigkeit einer bestimmten psychischen Funktion von der Intaktheit einer bestimmten umschriebenen Hirnpartie erbracht und damit der Anstoß zu einer vollständigen Umwälzung der damals herrschenden Anschauungen über die Funktionen des Gehirns gegeben"(GOLDSTEIN 1910, 1). Mit ein Hauptgrund für die Akzep-

Apasietheorie

Phrenologie/Gall

Broca

Lokalisationshypothese

tanz der Lokalisationshypothese sind die Forschungsbefunde von
G. FRITSCH (1838–1927) und E. HITZIG (1838–1907), die durch eine
zufällige Beobachtung feststellen, dass elektrische Reizung bestimmter
Hirnregionen bestimmte Bewegungen auslöst.

Mit dem Beitrag von C. WERNICKE (1874) beginnt die Trennung der
Aphasien in motorische und sensorische Formen, da der Sprechakt
gegenüber dem Sprachverständnis schwerer betroffen sein kann und
die motorische Aphasie in der Regel mit einer Halbseitenlähmung der
Arme und des Gesichts einhergeht. Brocas Befunde haben dazu geführt,
dass das bis dahin geltende Symmetrie-Gesetz der Hirnhemisphären
von der Lehre der Hemisphärenspezialisierung abgelöst und die linke
Hemisphäre als sprachdominante Hemisphäre erkannt wird.

Wernicke

3 Differentielle Entwicklungen

3.1 Entwicklung der Sprachheilpädagogik

3.1.1 Institutionalisierung

Der Entstehung eines eigenständigen öffentlichen schulischen Sprachheilwesens gehen im Wesentlichen drei heilpädagogische Organisationsformen voraus:

1. Privatunterricht durch Taubstummenlehrer, Sprachlehrer, Sprachärzte und andere praktizierende Therapeuten.
2. Unterrichtung der sprachbehinderten Kinder zusammen mit gehörlosen und
   schwerhörigen Kindern in Taubstummenschulen bzw. -anstalten und Schwer-
   hörigenschulen.
3. Private Sprachheilanstalten bzw. Sprachheilinstitute.
4. Unterrichtung sprachbehinderter Kinder zusammen mit nichtbehinderten Kindern mit dem Anspruch, die Einsichten und Methoden der Taubstummenpädagogik und der didaktischen Sprachtherapie für die allgemeinen Schulen
   fruchtbar zu machen.

Frühe
Organisationsformen

Zunächst sind es Taubstummenlehrer, die sich aufgrund ihrer Arbeit
mit gehörlosen Kindern ebenfalls der sprach- und sprechauffälligen
Kinder annehmen.

„Die Taubstummenlehrer durften sich wegen ihrer Vorbildung für berufen halten, Sprachgebrechliche zu behandeln. Der Artikulations-
unterricht, den sie mit ihren Zöglingen trieben, bot in mancher Hinsicht einen Ausgangspunkt für die Behandlung der Sprachkranken
(HANSEN 1929, 14). Dies dürfte mit ein Grund dafür sein, dass das
Sprachheilwesen erheblich länger als das Hilfsschulwesen mit dem
Taubstummenbildungswesen verknüpft geblieben ist. Die organisatorische Loslösung der Sprachheilpädagogik von ihrem „Quellgebiet der
Taubstummenpädagogik" (SCHUMANN 1940, 622) beginnt mit eigenständigen Behandlungsmaßnahmen in privaten Sprachheilanstalten
oder -instituten, die zum Teil auch von Taubstummenlehrern, in der
Mehrzahl aber von sogenannten Sprachärzten eingerichtet werden.

Entstehung der
Sprachheilpädagogik

Obwohl ihre Behandlungsansätze komplex sind und neben den symptomtherapeutischen Methoden erzieherische Prinzipien und Maßnahmen enthalten, sind ihre Heilerfolge unbefriedigend.

Die Versuche der heilpädagogischen Verallgemeinerung, wie sie einige Vertreter der Taubstummenpädagogik theoretisch und praktisch propagieren, scheitern an den zu großen Klassenstärken (60–80 Kinder pro Klasse), an der heterogenen Zusammensetzung der Schülerschaft und den unzureichenden räumlichen und sächlichen Bedingungen der Volksschulen sowie an der nicht gegebenen fachlichen Ausbildung der Lehrkräfte. Schließlich ist das Wissen über die verschiedenartigen Sprachstörungen und ihre Auswirkungen auf schulisches Verhalten und Lernen zu wenig entwickelt. Generell setzt sich erst gegen Ende des 19. Jahrhunderts die Erkenntnis durch, dass Sprachstörungen auch ein gesellschaftliches, insbesondere wirtschaftliches und militärisches Problem darstellen und öffentliche Maßnahmen notwendig machen. Solange die Volksschule nicht in der Lage ist, weder die didaktische Sprachtherapie noch eine therapeutisch orientierte „allgemeine Lautspracherziehung" (A. GUTZMANN 1884) Erfolg versprechend zu realisieren, sehen engagierte Elementar- oder Volksschullehrer, Taubstummen- und Hilfsschullehrer sowie Ärzte einen möglichen Weg in besonderen Heilkursen, in denen systematische heil- und sprachgymnastische Übungen durchgeführt werden können. Zur schulbehördlichen öffentlichen heilpädagogischen Maßnahme wird die Kursform erstmalig im Jahre 1883 in Braunschweig. Es folgen die Potsdamer Versuchskurse im Jahre 1885 und die Elberfelder Unterrichtskurse im November 1887.

Allgemeine Lautspracherziehung

Sprachheilkurse

Tab. 1: Die ersten öffentlichen Sprachheilkurse

Jahr/Ort	Initiator/Lehrer	Kursform	Methode
1883 Braunschweig	O. Berkhan (Sanitätsrat) G. Schucht (Volksschullehrer) Ch. Anschütz Quinez (Taubstummenlehrer)	4 Vierteljahreskurse als nebenschulischer Sprachheilunterricht 1 Std./Tag	E. Günther „Praktische Anleitung zur vollständigen Heilung des Stotterns" (1873)
1886 Potsdam	Hennig (Hauptlehrer) Fischer (Turnoberlehrer) F. Kirbis (Gemeindeschullehrer)	dreiwöchiger Ferienkompaktkurs (3 Std./Tag) mit vierwöchigem schulischen Nachkurs (1 Std./Tag) als Stotterheilunterricht und Zweig des allgemeinen Volksschulunterrichts	A. Gutzmann „methodisch geordnetes und praktisch erprobtes Verfahren" (1888)
1888 Elberfeld	O. Boodstein (Stadtschulinspektor)	viermonatiger besonderer Sprachheilunterricht als Unterrichtskurs (6 Std./Woche)	A. Gutzmann

Ab dem Jahre 1883 entstehen stets neue bzw. wiedereingerichtete Stotter- oder Sprachheilkurse, so dass sie zu einer eigenständigen sprachheilpädagogischen Organisationsform werden. Als Grundmodelle lassen sich außerschulische und innerschulische, d.h. außerhalb und innerhalb der Schulzeit liegende Kursformen unterscheiden. Außerschulische Kurse werden in Form von zusätzlichen Unterrichtsstunden, während der Schulferien oder/und Schulzeit begleitend durchgeführt. Die innerschulische Kursarbeit erfolgt meist parallel zum planmäßigen Unterricht, seltener als regulärer Klassenunterricht. Die besondere Bedeutung der kursmäßigen Sprachtherapie liegt in der Überwindung der Primärsymptomatik und in der Prävention der Entstehung sekundärer personaler und sozialer Verhaltens- und Entwicklungshemmungen. Die ersten Berichte über die an vielen Orten eingerichteten Stotterheilkurse betonen die hervorragenden Resultate. Nach einer Zusammenstellung der Kursergebnisse aus den Jahren 1886–1895 in 46 Städten von H. GUTZMANN (1904, 53–54) konnten 72,7 % der 1291 stotternden Kinder geheilt, 23,6 % gebessert und nur 3,7 % nicht geheilt und auch nicht gebessert werden. Spätere Statistiken zeigen indessen deutlich niedrigere Erfolgsquoten.

Kursformen

Erfolge und Misserfolge der Heilkurse

> 1928 fasst J. NYDAHL die Erfahrungen der Kursphase mit der Feststellung zusammen, dass sich die Erfolge der Heilbehandlung in der Regel unmittelbar am Ende der Kursarbeit als recht günstig erweisen, leider jedoch nicht vorhalten. Die Zahl der auf Dauer Geheilten ist gering, und die Zahl der Rückfälligen nimmt zu.

Die teilweise heftig geführte Debatte um die Gründe für die Misserfolge der Heilkurse betrifft sowohl konzeptionelle und methodische Mängel als auch organisatorische und praktische Unzulänglichkeiten. Zweifel an den konzeptionellen Voraussetzungen der physiologisch-phonetischen Sprechübungstherapie werden entschieden zurückgewiesen und die Misserfolge mit Durchführungsfehlern und methodischem Formalismus begründet. Als organisatorischer Hauptmangel wird neben dem unregelmäßigen Kursbesuch, den ungünstigen Kurszeiten und der mangelhaften Mitarbeit der Eltern übereinstimmend die zu kurze Kursdauer genannt, die eine Festigung der Ergebnisse nicht zulässt. Die Kinder sprechen in der Schule wenig oder gar nicht, meist symptomfrei nur in entsprechenden therapeutischen Unterrichtssituationen. Im freien Sprechen außerhalb des Unterrichts treten die Symptome wieder auf. Trotz der eingeschränkten Erfolgsaussichten sind Sprachheilkurse bis in die Gegenwart eine bedeutsame sprachheilpädagogische Organisationsform geblieben. Sie sind nicht für alle Formen und Schweregrade von Sprachstörungen die Therapieform der Wahl, wohl aber für die ambulante Behandlung leicht- bis mittelgradiger Sprachstörungen geeignet.

Sprachheilklassen

> Die geringen Heilerfolge und die organisatorischen Mängel der Sprachheilkurse führen zur Einrichtung von Sprachheilklassen, die nach und nach zu Sprachheilschulen vereinigt werden. Sie entstehen aufgrund der Erfahrungen in den stationären Sprachheilanstalten einerseits und den ambulanten Sprachheilkursen andererseits.

Sprachheilschulen

Sie stellen eine Weiterentwicklung beider Organisationsformen dar, indem sie die in beiden Fällen nachteiligen Auswirkungen der Vernachlässigung der Bildungsaufgabe der Schule zu vermeiden versuchen. In ihnen bilden Unterricht, Erziehung und Therapie eine Einheit. Während die älteren Sonderschulen (Blinden- und Taubstummenschulen) nicht im Zusammenhang mit den Elementarschulen, sondern parallel dazu entstanden sind, sind die jüngeren Sonderschulen für Schwerhörige, Seh-, Lern- und Sprachbehinderte von Anfang an stärker mit dem öffentlichen Schulwesen verbunden.

Taube und blinde Kinder bedürfen einer dauernden besonderen Fürsorge, die so stark von medizinischen Gesichtspunkten bestimmt wird, dass ihre heilpädagogische Betreuung aus dem Rahmen des öffentlichen Schulwesens weit herausfällt. Kinder mit Sprachstörungen gestatten demgegenüber eine engere Anlehnung der Bildung an das Normalschulwesen, da sie ein solches Maß an Bildsamkeit mitbringen, das ein dem Normalschultypus entsprechendes Bildungsziel erreichbar erscheinen lässt (s. SPRANGER 1927). Sprachheilschulen entlasten die Lehrer der Volksschule, die in den ersten Jahrzehnten des 20. Jahrhunderts vor dem Hintergrund sehr stark besetzter Jahrgänge im schulpflichtigen Alter und einer zunehmenden Bildungsbeteiligung der Eltern einen expansiven Systemausbau erfährt und erhöhte Leistungsanforderungen zu erfüllen hat. In den Städten entstehen mehrklassige Schulsysteme, die ein höheres Unterrichtsniveau garantieren. Sprachheilschulen ermöglichen eine einheitlicher zusammengesetzte Schülerschaft und damit eine einheitlichere Schule. Sie verbessern nicht nur die Unterrichtssituation der Volksschüler, sondern auch und in besonderer Weise die gesamte schulische Situation der sprachbehinderten Kinder, denen sie durch Differenzierung nach Lernfähigkeit und Spezialisierung der therapeutischen Maßnahmen individuelle Förderung zuteil werden lassen.

Schulärztlicher Dienst

Auch die Verbesserung der schulärztlichen Dienste trägt wesentlich dazu bei, dass in erster Linie diejenigen Kinder mit Sprachstörungen der Sprachheilschule zugewiesen werden, die in der Grundschule oder in einer anderen Sonderschule nicht mit Erfolg unterrichtet werden können und die einer langanhaltenden konsequenten sprachheilpädagogischen Behandlung bedürfen.

> Mehr und mehr setzt sich die in der Kursbehandlung gewonnene Erkenntnis durch, dass Sprachstörungen nicht durch sprechtechnische Übungen allein beseitigt werden können, sondern zugleich eine allgemeine und planmäßig geübte psychologische Beeinflussung verlangen.

Kinder mit Sprachstörungen haben spezielle Erziehungsbedürfnisse, weil sie in ihrer Lebenswelt nicht zurechtkommen und auf erhebliche existenzielle Schwierigkeiten stoßen. Die sprachheilpädagogische Einflussnahme muss demzufolge während des gesamten Unterrichts gewährleistet sein, sie muss Unterrichtsprinzip sein.

Gründungsphase

Barmen

Die Gründungsphase der Sprachheilschule beginnt mit der Einrichtung von zwei Sprachheilklassen (3. bis 5. und 6. bis 8. Schuljahr) im Jahre 1901/1902 in Barmen durch den Rektor J. LOEPER, die allerdings bald wieder zugunsten von Sprachheilkursen für Kinder vorschulpflichtigen

Alters aufgelöst werden. Am 1. April 1902 wird in Königsberg von P. ROGGE eine Versuchsklasse mit 8–10 stotternden Schülern aus höheren Klassen eingerichtet und mit einem zusätzlichen Sprachheilkurs (täglich eine Stunde Übungstherapie) versehen. Einem späteren Bericht von F. BALLA zufolge hat auch diese Art der Sprachheilklasse keinen dauerhaften Bestand. Ähnlich ist es mit der „Sprachklasse", die R. HORNIG im Schuljahr 1909/1910 in Meißen als Elementarklasse mit 27 Schülern (6 stotternde, 13 stammelnde und 8 auffallend nervöse und zu Sprachkrankheiten disponierte Kinder) führt. Einen weiteren Ausbau zu Sprachheilschulen erfahren demgegenüber die ersten Sprachheilklassen in Halle a. S. (1910), Hamburg (1912) und Wien (1912/1913).

Aufgrund der unbefriedigenden Erfolge des im Jahre 1907 eingerichteten Heilkursus für stotternde Vorschulkinder und der darauf folgenden Kurse für stotternde Kinder der ersten und zweiten Volksschulklassen werden durch Verfügung des Magistrats vom 26.1.1910 ab Ostern 1910 in Halle a. S. zwei Sprachheilklassen für Schulneulinge (= VIII. Klassen) und ab Ostern 1911 eine Sprachheilklasse für Kinder des 2. Schuljahres (= VII. Klasse) in drei verschiedenen Volksschulen eröffnet. Die Sprachheilklassen sollen zum einen die Unterrichtsziele der Volksschule, zum anderen die Beseitigung oder Besserung der Sprachstörungen erreichen. Neben den besonderen vier bis acht zusätzlichen sprechtechnischen Stunden, die ausschließlich der Sprecherziehung und Heilarbeit dienen, gilt die Sprachkorrektur als durchgängiges Unterrichtsprinzip.

In der Hamburger Versuchsklasse mit stotternden Schülern wird ebenfalls nach dem allgemeinen Lehrplan der Volksschule unterrichtet und gleichzeitig ein spezielles Stotterheilverfahren in systematischer Weise zur Anwendung gebracht.

Königsberg

Meißen

Halle a. S.

Hamburg

Tab. 2: Die ersten Sprachheilklassen

1901/1902	Barmen	J. Loeper	2 Sprachheilklassen (3.–5. und 6.–8. Schuljahr)
1902	Königsberg	P. Rogge	Versuchsklasse mit 8–10 stotternden Schülern aus höheren Klassen
1909/1910	Meißen	R. Hornig	Elementarklasse mit 27 Schülern (davon 19 sprachgebrechlich)
1910	Halle a. S.	P. Hoffmann R. Schnelle	2 Aufnahmeklassen (= VIII. Klassen) mit 45 sprachgebrechlichen Schülern
1912	Hamburg	W. Carrié	1. Versuchsklasse mit stotternden Kindern aus dem 3. Schuljahr
1913/1914	Wien	K. C. Rothe	Sonder-Elementarklasse für sprachkranke Kinder

Wien

Im Unterschied dazu werden die Schüler der ersten Wiener Sonder-Elementarklasse für sprachkranke Kinder im Ambulatorium für Sprachstörungen der Universitäts-Ohrenklinik sprachärztlich untersucht und sprachtherapeutisch behandelt. Der Klassenlehrer, K. C. ROTHE, überträgt die im Ambulatorium einzeltherapeutisch angebahnten Atem- und Artikulationsübungen in den Unterricht und versucht, vor allem den Lese- und Schreibunterricht in den Dienst der therapeutischen Übungsarbeit zu stellen.

Berlin

In den 20er Jahren des vergangenen Jahrhunderts kommt es zur Gründung weiterer Sprachheilklassen bzw. Sprachheilschulen: in Berlin (1920), Karlsruhe (1921), Weißenfels (1921), Hannover (1924), Frankfurt a. M. (1926), Köln (1926), Magdeburg (1927) u.a., so dass E. HASENKAMP (1928) in einer Übersichtskarte über die „Schuleinrichtungen für sprachleidende Kinder in Deutschland" acht ausgebaute Sprachheilschulen in vier Städten, 150 Sprachheilklassen an 14 Orten und Sprachheilkurse an 95 Orten angibt.

Für die beiden Berliner Sprachheilschulen – I. Sprachheilschule im Bezirk Friedrichshain (1920) und II. Sprachheilschule im Wedding (1923) – gibt es bereits eine Regelung des Aufnahmeverfahrens gemäß den „Bestimmungen über den Unterricht in den Berliner Sonderschulen" vom 3.11.1923. Danach werden Kinder mit Sprachstörungen „auf Grund eines Urteils der Normalschule, des Schularztes, des Rektors der Schule für Sprachkranke und unter Umständen auch eines besonderen heilpädagogischen Gutachtens der Schule für Sprachkranke überwiesen. Die Entscheidung über die Überweisung trifft die Bezirksschuldeputation (S. 6). Das Arbeitskonzept ist im „Lehrplan der Berliner Sprachheilschulen" vom 5.7.1926 festgelegt und richtet sich nach dem bekannten Grundsatz „Aller Unterricht ist Heilung, alle Heilung ist Unterricht" (S. 4).

Lehrplan der Sprachheilschule

Organisatorische Weiterentwicklung

Statistische Angaben zur quantitativen Weiterentwicklung der schulischen Sprachheileinrichtungen 1928 bis 1942 (Tab. 3) zeigen eine rückläufige Entwicklung der Sprachheilkurse bei einer Stabilisierung der Sprachheilschulen bzw. -klassen.

Tab. 3: Entwicklung der schulischen Sprachheileinrichtungen
in den Jahren 1928–1942

	1928	1934	1942
Sprachheilschulen	4 (8)	8 (12)	10 (16)
Sprachheilklasse	14 (150)	14 (140)	11
Sprachheilkurse	95	53	35

Neben der offensichtlichen Erfolglosigkeit der Stotterheilkurse dürften wohl auf dem Hintergrund der Wirtschaftskrise auch Sparmaßnahmen eine Rolle spielen. In den weiterbestehenden Sprachheilkursen werden von nun an Kinder mit leichteren Sprachstörungen behandelt und haben als erfolgreiche Sprachheilambulanz bis heute Bestand.

In der Nazizeit stagniert die sprachheilpädagogische Organisationsentwicklung, wenn auch der Sprachheilschule wegen ihrer Erfolgsaussichten eine Sonderstellung zugeschrieben wird, denn sie allein „erstrebt Heilerfolge und erreicht sie in hohem Maße" (GEISSLER 1910, 190).
Sie ist eine „rechte Erziehungsschule im Sinne des Dritten Reiches" (GEISSLER 1934, 368). Konzeptionell erfährt die Sprachheilpädagogik eine fatale Fehlentwicklung, indem sie sich voll und ganz der faschistischen Erziehungs- und Bildungsideologie verschreibt. Prominente Fachvertreter der medizinischen Sprachheilkunde und führende Sprachheilpädagogen werden aus rassischen Gründen entlassen oder zur Emigration gezwungen, in Konzentrationslagern ermordet oder in den Selbstmord getrieben. Ein großer Teil der Fachliteratur jüdischer Autoren wird verbrannt oder zumindest verboten.

Die ersten zehn Jahre nach dem Krieg 1945 gelten dem Wiederaufbau der früher bestandenen Sprachheilklassen und Sprachheilschulen. Dieser erfolgt zunächst nur in den Großstädten Berlin (West und Ost), Bremen, Halle a. S., Hamburg, Hannover, Karlsruhe, Magdeburg, Mannheim, Nürnberg und Stuttgart. Dabei versucht man, an den Entwicklungsstand der Weimarer Zeit anzuknüpfen. Unter großen Anstrengungen gelingt bis zur Mitte der 50er Jahre die Wiederherstellung des organisatorischen Zustandes bei Beginn des Krieges 1939.
Hauptquellen für die Darstellung der Entwicklung der sprachheilpädagogischen Organisationsformen seit 1945 sind neben regionalen Einzelberichten die seit 1960 von der Deutschen Gesellschaft für Sprachheilpädagogik in neun Auflagen veröffentlichten statistischen Angaben zu den Einrichtungen für Sprachbehinderte.

Die Daten belegen einen sprunghaften Ausbau des Sprachheilwesens mit Beginn der 60er Jahre, wobei die Entwicklung der Sprachheilschulen bis zur Mitte der 70er Jahre eine kontinuierlich verlaufende Zunahme zeigt, gegen Ende der 70er Jahre aufs Doppelte ansteigt und sich bis 1995 verdreifacht.

Zugleich scheint die Einrichtung von Sprachheilheimen in den 70er Jahren ihren Höhepunkt erreicht zu haben, um sich dann mit leicht abnehmender Tendenz wieder auf den Entwicklungsstand der 60er Jahre einzupegeln. Unübersehbar ist der institutionelle Ausbau der Beratung und ambulanten Behandlung.

	1945	1960	1963	1970	1982	1990	1995
BRD							
Beratung und ambulante Behandlung		20	240	309	458	476	736
Sprachheilheime und Heimschulen		6	19	34	31	28	23
Sprachheilschulen und Sprachheilklassen	(18)	32	39	47	202	330	386
DDR							
Sprachheilschulen	(3)		21	24		29	

Empfehlung Deutscher
Bildungsrat 1973

Von den bildungspolitischen Empfehlungen und Gutachten in der Nachkriegszeit hat die Empfehlung des Deutschen Bildungsrates „Zur pädagogischen Förderung behinderter und von Behinderung bedrohter Kinder und Jugendlicher" (1973) besondere Bedeutung, auch für die Sprachheilpädagogik. Sie sieht „eine weitmögliche gemeinsame Unterrichtung von Behinderten und Nichtbehinderten vor" und „stellt sie der bisher vorherrschenden schulischen Isolation Behinderter... entgegen" (1973, 15–16). Das Postulat einer generellen Integration, das zunächst als utopische Vorstellung erscheint, löst viele Debatten und Stellungnahmen aus und rückt erst dann in die Nähe der Realisierbarkeit, wenn entsprechende Voraussetzungen und Bedingungen gegeben sind: Intensivierung der Frühförderung, Öffnung der Grund- und Sprachheilschule zur gegenseitigen Kooperation und entsprechende Einstellung sowie Ausbildung der Lehrerinnen und Lehrer. Angesichts des

Gestuftes Fördersystem

vielfältigen und gestuften sprachheilpädagogischen Fördersystems (Beratungsstelle, Sprachheilambulanz, Vorklasse, Kleinklasse, Sprachheilschule, Sprachheilheim) gerät die Sprachheilschule weniger in die Krise

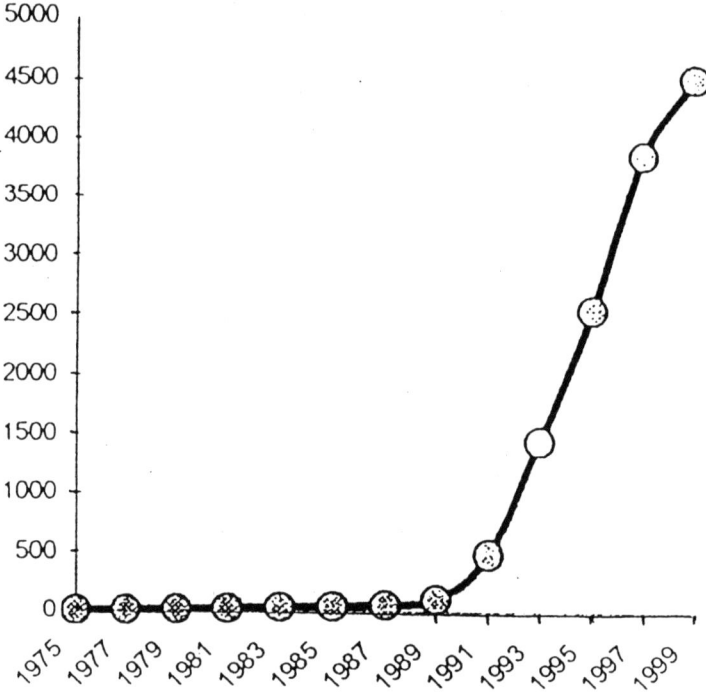

Abb. 1: Entwicklung integrativer Maßnahmen an öffentlichen Schulen in Berlin seit 1975 bis 1999

Zahl der integrierten Schülerinnen und Schüler
von 1989–1999:

1989	105	
1991	483	davon
1993	1437	461 Sprach-
1997	3887	behinderte
1999	4570	

als zum Beispiel die Schule für Lernbehinderte. In den Berichten der Landesgruppen der Deutschen Gesellschaft für Sprachheilpädagogik zur sprachheilpädagogischen Organisationsstruktur und Organisationsentwicklung im Jahre 1992 wird vermittelt, dass die etablierten länderspezifischen Fördersysteme Bestand haben und durch integrative Organisationsformen erweitert werden. Die Entwicklung der Praxis des gemeinsamen Unterrichts sprachbehinderter und nichtbehinderter Kinder, die eine Innovationsphase (von 1975–1985), eine Versuchsphase (1985–1995) und eine Legitimationsphase (um 1990) durchlaufen hat, hat verschiedene Organisationsformen hervorgebracht: Regelklasse mit Ambulanzlehrer, Einzelintegration, integrierte Gesamtschule, integrative Grundschule, Integrationsklasse, Stadtteilklasse, Kleingruppe, kooperative Klasse, kooperative Schule und integrative Sprachheilschule (s. BRAUN 1999).

Integrative Organisationsformen

Vorschläge zur Intensivierung der Kooperation zwischen Sprachheilschule und Grundschule resultieren in der Planung und Einrichtung von sonderpädagogischen Förderzentren für Sprachbehinderte (z. B. 1993 in Berlin), in denen fachliche Kompetenzen gebündelt und Ressourcen effizient eingesetzt werden. Indem sie alle sonderpädagogischen Förderformen in sich enthalten, ermöglichen sie multifunktionales Arbeiten.

Sonderpädagogische Förderzentren

3.1.2 Wissenschaftstheorie und Wissenschaftspraxis

Unter dem Einfluss des Humanismus von J. G. Herder (1744–1803) und J. G. HAMANN (1730–1788) einerseits und des Kritizismus von I. KANT (1724–1804) andererseits kommt es durch S. HEINICKE (1727–1790) zur Begründung der Lautspracherziehung bei Taubstummen und Sprachgestörten. Er gilt als Wegbereiter des Lautsprachprinzips und der Lautsprachmethode. Seine Auffassung von Sprache und ihrer Bedeutung für die Entwicklung, Erziehung und Bildung des Menschen lässt sich in zwei Grundthesen zusammenfassen:

Lautsprachprinzip

1. Die artikulierte Sprache ist das Zeichen, das den Menschen vom Tier unterscheidet. Sie wird über das Gehör erworben und kann sich nicht auf das Sehen oder Fühlen stützen. Das Gehör ist der zwischen den Sinnen vermittelnde, der alleinige Sprachsinn (HERDER). Die Lautspracherziehung erschöpft sich nicht im mechanischen Sprechunterricht.
2. Sprache ist lebendiger Ausdruck des Geistes und göttlichen Ursprungs, Zugangs- und Verbindungsmittel zur Vernunft und zur Wirklichkeit (HAMANN). Nur die Sprache bietet die Möglichkeit eines differenzierten Zugangs zur Welt und zu einem Sprechen zu sich selbst, zum inneren Sprechen. Die Lautsprache ist die Basis für die Begriffsbildung, sie ist Ausdruck der Gedanken. Lautspracherziehung ist Vermittlung von Sprachinhalten, ist Sprachunterricht, der vom Erfahrungskreis, vom Bedürfnis, vom Erlebnis und von der Sachlage des Kindes ausgeht.

Das Ziel der Erziehung und Bildung ist, die Taubstummen und Sprachgestörten zu brauchbaren und verkehrsfähigen Mitgliedern der Gesellschaft zu machen, so dass sie alsdann in ihrem zukünftigen Leben sich selbst überlassen werden können. Damit entspricht Heinicke dem realistischen Bildungsideal der Aufklärung, die das Erziehungsdenken im 18. Jahrhundert, dem pädagogischen Jahrhundert, geprägt hat.

Pädagogische Heilkunde

Im Anschluss daran erklärt H. GRÄFE in seinem Handbuch „Die deutsche Volksschule" (1856) die „pädagogische Heilkunde" für die Behandlung des Stotterns zuständig. Bei richtiger Anwendung der Regeln und Methoden der pädagogischen Heilkunde kann die Bildung der stotternden Kinder in die Bahn des normalen Verlaufs gelenkt werden. Gräfe empfiehlt die didaktischen Heilverfahren, die HAASE (1846) dargestellt hat. Ein weiterer wichtiger Meilenstein auf dem Weg zu einer eigenständigen Sprachheilpädagogik ist die Einführung des Begriffs

Heilpädagogik

Heilpädagogik von J. D. GEORGENS und H. M. DEINHARDT (1861), der medizinisches und pädagogisches Denken mit der Hoffnung der Heilung von Krankheiten, Gebrechen, Schädigungen usw. verbindet. Diesem ersten Grundansatz der Sprachheilpädagogik, nämlich Heilung mit pädagogischen Mitteln, folgt später ein zweiter Grundansatz von H. HANSELMANN (1885–1960), nach dem Erziehung entwicklungsgehemmter Kinder nicht Heilung, sondern Erziehung (Sonderpädagogik)

Sonderpädagogik

ist, was von seinem Assistenten und Nachfolger P. MOOR mit der These „Heilpädagogik ist Pädagogik und nichts anderes!" mit Nachdruck bekräftigt wird.

Der erste Ansatz in Richtung einer Behindertenpädagogik findet sich bei L. v. STRÜMPELL (1812–1899), der in seiner „Pädagogischen Pathologie" (1890) u.a. auch Stottern nennt und als mögliche Störung der

Wissenschaftliche Sprachheilpädagogik A. Gutzmann

Bildsamkeit ansieht. Die Begründung einer eigenständigen wissenschaftlichen Sprachheilpädagogik wird A. GUTZMANN (1837–1910) zugeschrieben. Seit 1897 ist er Direktor der Städtischen Taubstummenschule in Berlin. Zuvor, im Jahre 1879, legt er in seiner Abhandlung „Das Stottern und seine gründliche Beseitigung durch ein methodisch geordnetes und praktisch erprobtes Verfahren" seine in langjähriger privater Einzelbehandlung stotternder Kinder entwickelte Sprech-Übungsmethode vor. Er übernimmt die von dem Straßburger

Kussmaul

Arzt A. KUSSMAUL (1877) gegebene Definition des Stotterns als „spastische Koordinationsneurose (Dysarthria syllabaris)", deren Grund „in einer reizbaren Schwäche des syllabären Sprachzentrums" (KUSSMAUL 1877, 224) zu sehen ist. Sein Sohn HERMANN GUTZMANN (1865–1922)

H. Gutzmann

bleibt als prominenter Spracharzt zunächst der Methode seines Vaters treu, die durch Übungsbehandlung eine normale Sprechkoordination von Respiration, Phonation und Artikulation zu erreichen sucht. In seinem Werk „Des Kindes Sprache und Sprachfehler" (1894) geht er dann weit über die von seinem Vater beschriebenen Grundlagen und Methoden hinaus. Er schwächt seine ursprüngliche lokalisatorische Hypothese weiter ab, indem er den Sitz des Stotterns in das Gesamtgebiet der Sprache verlegt und nicht mehr von der Gutzmannschen Methode sprechen möchte, sondern von Grundprinzipien der Behandlung. Ab dem Jahr 1891 geben A. und H. GUTZMANN zusammen eine eigene Fach-

Medizinisch-Pädagogische Monatsschrift

zeitschrift heraus, die „Medizinisch-Pädagogische Monatsschrift für die gesamte Sprachheilkunde", die bis zum Jahr 1912 in 22 Jahrgängen erscheint. Es entsteht eine große Anhängerschaft, die sogenannte „Berliner Schule". Wissenschaftstheoretisch werden ihre Vertreter als „Organiker" bezeichnet, die in erster Linie anatomische und physiologische Aspekte der Sprache und des Sprechens untersuchen und physiologisch-phonetische Therapiekonzepte favorisieren.

Im Mittelpunkt der Auffassung der „Wiener Schule" steht die Stufentheorie des Stotterns, die T. H. HOEPFNER (1912) aufgrund von Beobachtungen seines eigenen Stotterns und in Weiterführung der Gedanken seines Lehrers R. DENHARDT (1845–1908) entwickelt hat. E. FRÖSCHELS (1884–1972), der Hauptrepräsentant der Wiener Schule, akzentuiert das Konzept des Entwicklungsstotterns dahingehend, dass er das Bewusstsein einer gestörten Sprache für den Angelpunkt des Stotterns hält und dementsprechend therapeutisch ansetzt. Da die Vertreter der Wiener Schule nach psychologischen Begründungskonzepten suchen und vor allem individualpsychologische Theorien heranziehen, werden sie als „Psychiker" bezeichnet. Die Bestimmung des Stotterns als Psychoneurose bedeutet die Verlagerung von der physiologisch-phonetischen Therapie zum heilpädagogisch-psychotherapeutischen Handeln. Stottern beeinflusst in der Regel die gesamte Persönlichkeit des Betroffenen, so dass die Behandlung eine vornehmlich pädagogische Aufgabe darstellt, die in einer „Umerziehung" als „zielbewusster, planmäßig die ganze Persönlichkeit von allen Seiten erfassenden Umprägung eines Menschen" (ROTHE 1929, 9) besteht. dabei ist zweierlei zu leisten: Abbau von Angst und Resignation und Aufbau von Hoffnung und Selbstvertrauen.

> Mit ROTHES Zielsetzung einer ganzheitlichen Umerziehung des stotternden Kindes tritt zum ersten Mal in der Geschichte der Sprachheilpädagogik der pädagogische Aufgaben- und Wirkbereich als umfassender Ansatz der Stottertherapie in den Blickpunkt des theoretischen und praktischen Interesses.

Die günstigste Voraussetzung für die intendierte Umerziehung des Stotternden bietet der Besuch einer Sprachheilklasse oder Sprachheilschule mit angegliedertem Internat. „Seelische Beeinflussung als Kern der Stotterbehandlung – dieser Gedanke klingt aus allen fachpädagogischen Veröffentlichungen der neueren Zeit wieder" (HANSEN 1929, 47). Die Sprachheilpädagogik nach 1945 verfolgt in Weiterführung der Rotheschen Zielvorgabe die Umerziehung der stotternden Schüler in Formen integrierter Psycho- und Sprachtherapie. „Die Therapie erfordert die Umerziehung der Persönlichkeit des Kindes. Um dieses große Ziel zu erreichen, muss behutsam und schrittweise vorgegangen werden" (BRENNER 1967, 53). Die erziehungstheoretische Orientierung knüpft an die geisteswissenschaftliche Pädagogik der Weimarer Zeit an und schlägt sich vor allem in der bildungstheoretischen Didaktik der Sprachheilschule nieder.

In den 60er Jahren sucht die Sprachheilpädagogik die damalige „realistische Wende der Erziehungswissenschaft" (H. ROTH) mitzuvollziehen und lehnt sich sehr stark an die empirische Psychologie an, indem sie deren Konstrukte und Methoden mehr oder weniger übernimmt. Sie entnimmt auch das Theorie-Praxis-Paradigma der Klinischen Psychologie mit dem Diagnose-Therapie-Prinzip. Es werden zunächst Bestands-

aufnahmen von bisherigen empirischen Untersuchungen zu Verhaltensauffälligkeiten und besonderen Persönlichkeitsmerkmalen bei sprachgestörten Kindern und Jugendlichen gemacht, um schul- bzw. lernrele-
vante neue Untersuchungen zu planen und durchzuführen. Die empirischen Untersuchungen, die nach 1960 in größerem Umfang angestellt
werden, schlagen im Wesentlichen zwei Vergleichsrichtungen ein: einmal werden sprachbehinderte Kinder bezüglich bestimmter Verhaltensweisen, Leistungen und Persönlichkeitsvariablen mit nichtsprachbehin-
derten Kindern verglichen, zum anderen wird in verschiedene Untergruppen von Sprachbehinderten differenziert und untereinander
verglichen. Zusammenfassend kann festgestellt werden, dass sprachgestörte Kinder und Jugendliche sowohl im Leistungs- als auch im Sozial-
bereich in den für eine erfolgreiche Schullaufbahn und Ausbildung
wichtigen Funktionen und Eigenschaften je nach Sprachstörung unterschiedliche Auffälligkeiten und Abweichungen gegenüber sprachlich
unauffälligen Kindern und Jugendlichen zeigen. Sie sind lernbeein-
trächtigt und bei nicht entsprechender Förderung lerngefährdet. Nicht
selten resultieren aus der Sprachstörung nur schwer behebbare Lern-
und Verhaltensstörungen, die neben gezielter systematischer logopädischer Behandlung besondere Förderung erforderlich machen.

Didaktische Konzeptbildungen

Diese Befunde werden in den 70er Jahren zur Grundlage der didaktischen Konzeptbildung, deren Orientierungslinie die sprachbehinderten
Schüler mit ihren besonderen Förderbedürfnissen sind. Es kommt zu
mehreren didaktischen Konzeptentwürfen.

Tiefgreifende Veränderungen und Erweiterungen in den Grundlagen-
und Bezugswissenschaften der Sprachheilpädagogik machen neue Positionsbestimmungen notwendig, die in den 80er Jahren versucht werden
und ihren Niederschlag in Grundlagenpapieren (BRAUN, HOMBURG &
TEUMER 1980) und der Herausgabe eines achtbändigen Handbuches
der Sprachtherapie von M. GROHNFELDT (1989–1995) finden.

3.1.3 Professionalisierung

Erste Prüfungsordnung für Sprachheilpädagogik

Als erste Prüfungsordnung, in der Sprachheilpädagogik Prüfungsgegen-
stand ist, gilt die „Preußische Prüfungsordnung für Vorsteher an Taub-
stummenanstalten" vom 27.6.1878, in der der Kandidat gemäß § 20
„mit dem gegenwärtigen Standpunkte der Ohrenheilkunde, mit den
wichtigsten Erscheinungen auf dem Gebiete der Akustik und den
Hauptlehren der Anatomie und Physiologie der Sinnes- und Sprach-
werkzeuge, sowie mit allen Sprachgebrechen, wie Stottern, Stammeln,
Lispeln usw. in dem Maße vertraut sein muss, welches für die erfolgreiche Erteilung und Leitung des Taubstummen-Unterrichts erfordert
wird" (SCHUMANN 1939, 346). Die Begründung einer eigenen Lehrerausbildung für Sprachgestörte erfolgt dann durch die „Lehrerkurse
über Sprachstörungen" von A. GUTZMANN, deren Anfang auf das Jahr
1886 datiert wird, in dem der erste Lehrerhospitant an einem seiner
Berliner Sprachheilkurse teilnimmt. Die Lehrgänge zur Ausbildung von

Lehrerkurse

Sprachheillehrern werden später an die Berliner Taubstummenanstalt
verlegt und sind eine amtliche Einrichtung, die Zeugnisse und Berechti-
gungsscheine ausstellt. Im Jahre 1893 „sind bereits 206 Lehrer, 3 Leh-

rerinnen, 19 Ärzte, ein Geistlicher und ein Zahnarzt... ausgebildet worden" (KOLBERG 1996, 142). Ein Kurs dauert vier Wochen und gliedert sich in einen theoretischen und einen praktischen Teil, so dass die Absolventen in der Lage sind, selbständig Sprachheilkurse für stotternde und stammelnde Kinder durchzuführen. Ähnliche Ausbildungskurse finden in Elberfeld unter der Leitung des Schulinspektors BOODSTEIN (1887) und in Dresden unter der Leitung des Vizedirektors STÖTZNER (1887) an der Königlichen-Taubstummenanstalt statt. J. SCHARR hält im Jahre 1908 in Magdeburg einen „Lehrkursus in der Behandlung von Sprachstörungen" ab, zu dem auch Teilnehmer aus Sachsen und Schlesien kommen. Im Dezember 1911 beginnen in Halle a. S. besondere Kurse für Lehrer, die eine Sprachheilklasse oder einen Sprachheilkurs übernehmen wollen. Ab 1928 werden „Heilpädagogische Studienjahre zur Ausbildung von Hilfsschul- und Sprachheillehrern" eingerichtet, aus denen im Jahre 1932 das „Heilpädagogische Institut Halle-Saale" hervorgeht. Zur gleichen Zeit bildet das Heilpädagogische Seminar der Diesterweg-Hochschule Berlin Spachheillehrer in einjährigen Kursen aus, an denen Universitätsdozenten und Schulpraktiker mitwirken.

Heilpädagogische Studienjahre

> Die erste amtliche „Ordnung der Prüfung für das Lehramt an Sprachheilschulen" erlässt Hamburg am 1.3.1928. Sie fordert zum ersten Mal Hochschulbildung des Sprachheillehrers.

Erste Prüfungsordnung für Sprachheillehrer

„Der Bewerber hat nachzuweisen, dass er die erste und zweite Lehrerprüfung abgelegt, sich mindestens zwei Jahre an einer Hamburgischen Sprachheilschule praktisch vorgebildet und zu seiner wissenschaftlichen Ausbildung in mindestens vier Halbjahren die erforderlichen Universitätsvorlesungen und Übungen besucht hat" (HANSEN 1929, 80). Mit der Begründung der Einheitlichkeit der Arbeitsgebiete wird eine kombinierte Ausbildung der Gehörlosen-, Schwerhörigen- und Sprachheillehrer gefordert und dementsprechend im Jahre 1935 die „Ordnung der Prüfung für das Lehramt an Taubstummen-, Schwerhörigen- und Sprachkrankenschulen" erlassen. Auch nach 1945 wird die Ausbildung der Sprachheillehrer mit der Ausbildung der Gehörlosen- und Schwerhörigenlehrer oder der Hilfsschullehrer verbunden.

Universitäre Ausbildung

So ist zum Beispiel die Ausbildung der Sprachheillehrer in den 60er Jahren in Baden-Württemberg mit der Gehörlosen- und Schwerhörigenlehrerausbildung, in Berlin (West) mit der Hilfsschullehrerausbildung kombiniert. An der Humboldt-Universität zu Berlin (Ost) werden die Sprachheillehrer zunächst in vier Semestern ausgebildet. Die sodann in der DDR eingerichteten sprachheilpädagogischen Studien- und Ausbildungsgänge zum Diplomlehrer für Sprachgeschädigte, Diplomerzieher für Sprachgeschädigte und zum Diplomvorschulerzieher für Sprachgeschädigte werden ab 1990 aufgelöst und durch die Studiengänge Lehramt an Sonderschulen (grundständiges Studium und Ergänzungsstudium) und Diplomstudiengang Rehabilitationspädagogik ersetzt. In anderen Bundesländern qualifiziert der Diplomstudiengang zum Diplom-Pädagogen mit dem Arbeitsschwerpunkt Sprachrehabilitation bzw. zum diplomierten Sprachheilpädagogen.

dgs

Arbeitsgemeinschaft für
Sprachheilpädagogik

Die Standesorganisation der Sprachheillehrer, die „Deutsche Gesellschaft für Sprachheilpädagogik e.V. (dgs)", ist aus der „Arbeitsgemeinschaft für Sprachheilpädagogik in Deutschland" (Gründungsjahr 1927) hervorgegangen. Ihre Arbeit und Funktion erreicht einen ersten Höhepunkt in der Tagung „Das sprachkranke Kind" im Jahre 1929 in Halle a. S. Nach der 1933 erzwungenen Auflösung und Überführung in den Nationalsozialistischen Lehrerbund wird sie erst wieder 1953 in Hamburg neugegründet, wobei die Satzung vom 23.5.1929 mit nur geringfügigen Änderungen übernommen wird. Sie versteht sich nicht als berufsständische Organisation, sondern als Organisation zur Förderung sprachheilpädagogischer Belange, was sie vor allem durch regelmäßige Fachtagungen und Fortbildungsveranstaltungen einlöst. Die berufsspezifischen Interessen der freiberuflichen und angestellten Sprachheilpädagogen werden seit 1999 durch den „Deutschen Bundesverband der Sprachheilpädagogen e.V. (dbs)" vertreten.

dbs

3.2 Entwicklung der Logopädie

3.2.1 Institutionalisierung

Mit der Begründung der klinischen Medizin und der Einführung diagnostischer Untersuchungsmethoden auf der Grundlage der Naturwissenschaften wandelt sich im 18. Jahrhundert die gesamte Heilkunde grundlegend. Institutionen, wie sie sich in den neuen Krankenhäusern herausgebildet hatten, werden nun zu einem unverzichtbaren Bestandteil der medizinischen Praxis und Forschung.

Die rasanten Fortschritte in allen Bereichen der Wissenschaft und Technik gegen Ende des 19. Jahrhunderts schaffen im Bereich der Medizin die besten Voraussetzungen dafür, dass sich ein neues Wissenschaftsgebiet der Medizin, die Stimm- und Sprachheilkunde, später Phoniatrie genannt, entwickelt hat (ZEHMISCH et al. 1979, 13).

Ausbau von Fachkliniken

Mit dem industriellen Aufschwung der Gründerzeit geht nicht nur der Neubau von allgemeinen Krankenhäusern und Universitätskliniken einher, sondern auch die kleineren, noch jungen klinischen Fächer bekommen jetzt Gebäude zur Verfügung gestellt. Häufig beruht die Gründung von Augen- und Kinderkliniken auf dem Engagement privater Stiftervereine oder ärztlicher Initiativen. Erst Ende des 19. Jahrhunderts geht man auch staatlicherseits daran, den Universitäten dem Stand der medizinischen Wissenschaften entsprechende Fachkliniken zu bauen.

Ambulatorium für
Sprachkranke

Vor diesem Hintergrund eröffnet HERMANN GUTZMANN im Jahre 1891 aus privaten Geldern ein Ambulatorium für Sprachkranke. Mit diesem Ambulatorium zieht er 1907 in die Hals- und Nasen-Klinik der Charité um (s. ZEHMISCH et al. 1979, 13 ff.). „Die Universitäten und ihre phonetischen und klinischen Institute übernehmen in den Nachkriegsjahren die Führung und werden Mittelpunkt für die theoretische und praktische Erforschung der logopädischen Probleme. Die zum akademischen Lehrfach erhobene Sprechkunde und die experimentelle Phonetik erweitern das Arbeitsgebiet der Sprachheilkunde; die Ergebnisse der Psychoanalyse und der Individualpsychologie führen zu neuen sprachtherapeutischen Methoden" (DIRR 1930, 69). So entstehen in München (M. NADOLECZNY), Hamburg (G. PANCONCELLI-CALZIA), Freiburg (R. SCHILLING), Frankfurt (M. KICKHÖFEL), Marburg (H. LOEBELL), Königsberg (R. SOKOLEWSKY), Münster (W. BERGER), Erlangen (SCHEIBE, BROCK, GEISSLER) und Heidelberg (J. BERENDES) weitere Ambulatorien für Stimm- und Sprachkranke.

Einen interessanten Hinweis liefert FLATAU, der für die Diagnostik kindlicher Sprach- und Sprechstörungen phoniatrisch geschulte Helferinnen einsetzt und dazu kindergartenähnliche Beobachtungsstationen einrichtet. Solche Stationen empfiehlt er auch den Kinder- und Nervenkliniken (FLATAU 1929, 4). Er gewährt auch einen kurzen Einblick in den ambulanten Therapiebereich. „Wir finden da die Einzelbehandlung und den Unterricht sprachlich zurückgebliebener Kinder des vorschulpflichtigen Alters, phoniatrische Arbeit an schwerhörigen Kindern, Übungsbehandlung bei einigen aphasischen Störungen Erwachsener, bei Kindern mit Littlescher Krankheit und von einigen Seiten die Erzeugung der Ersatzstimme bei Kehlkopflosen" (FLATAU 1929, 68). Diese Einblicke gestatten eine vorsichtige Einschätzung der logopädischen Arbeit im ambulanten Bereich jener frühen Jahre.

Beobachtungsstationen

Störungsbilder

Ambulante Therapie

Die Arbeit auf klinisch-therapeutischem Gebiet ist punktuell, eher ein Einzelfall und auf Großstädte begrenzt. Einer der hervorragendsten Wissenschaftler und Therapeuten ist der Berliner Pädagoge und Sonderpädagoge FRANZ WETHLO (1877–1960), dessen Interessengebiet die menschliche Stimme ist. Er leitet das Phonetische Ambulatorium, das später dem Sonderschulwesen der Humboldt-Universität zu Berlin angeschlossen wird. Für viele Jahrzehnte bleibt eine Versorgung sprach-, sprech- und stimmgestörter Menschen unzureichend.

Die Zahl der ausgebildeten LogopädInnen steigt erst ab den 60er Jahren kontinuierlich an. Allmählich entwickeln sich an den Universitätskliniken Lehranstalten für Logopädie. Mit dem Absolvieren der Ausbildung und einer darauf folgenden klinischen Tätigkeit entstehen die ersten logopädischen Praxen. Am 1.10.1974 tritt das Rehabilitationsangleichungsgesetz (RehaAngGes.) in Kraft, das unter anderem in § 10 Folgendes festlegt: „Die medizinischen Leistungen zur Rehabilitation sollen alle Hilfen umfassen, die erforderlich sind, um einer drohenden Behinderung vorzubeugen, eine Behinderung zu beseitigen, zu bessern oder eine Verschlimmerung zu verhüten, insbesondere (...) 3. Heilmittel einschließlich Krankengymnastik, Bewegungstherapie, Sprachtherapie und Beschäftigungstherapie" (RehaAngGes. 1993, 5).

Logopädenausbildung ab 1962

Rehabilitationsangleichungsgesetz

Mit der Verabschiedung dieses Gesetzes werden die Krankenkassen verpflichtet, die Kosten für die logopädische Therapie zu übernehmen. „Als Folge dieser neuen Regelung bemühen sich seit kurzem die Krankenkassen, mit den Logopäden zu vertraglichen Regelungen zu kommen. Der Bundesverband der Ersatzkassen (VDAK) z.B. ist dringend an einem bundeseinheitlichen Vertrag interessiert" (Spiecker-Henke 1974, 9).

Zum ersten Mal in der Geschichte können niedergelassene LogopädInnen mit den Krankenkassen logopädische Leistungen abrechnen. Vor diesem Hintergrund etablieren sich immer mehr freie logopädische Praxen. In den 60er und 70er Jahren erstellen die Rentenversichungsanstalten neue Rahmen für die Rehabilitation. Einen ganz wesentlichen Bereich bildet dabei die *neurologische Rehabilitation.*

Neurologische Rehabilitation

Fallen in den 60er und Anfang der 70er Jahren die logopädischen Aufgabenbereiche in der Rehabilitation noch Sprachtherapeuten und Sprachheilpädagogen zu, so übernehmen diese in den 80er Jahren des vergangenen Jahrhunderts verstärkt LogopädInnen.

Heute ist die neurologische Rehabilitation „einer der größten, wenn nicht der größte Arbeitgeber angestellter Logopäden" (WALLESCH 1999, 44). Im Bereich der Stimmtherapie und Rehabilitation nach Laryngektomie sind LogopädInnen schon frühzeitig tätig gewesen.

Betrachtet man die vereinzelten Institutsbildungen in der ersten Hälfte des letzten Jahrhunderts und das stetige Anwachsen logopädischer Praxen, Kliniken und Reha-Einrichtungen, in denen LogopädInnen tätig sind, in den letzten Jahrzehnten, so ist der Stellenwert zu erkennen, der der Sprach-, Sprech-, Stimm- und Schlucktherapie beigemessen wird.

3.2.2 Wissenschaftstheorie und Wissenschaftspraxis

Medizinische Sprachheilkunde

Die Logopädie hat sich aus der medizinischen Sprachheilkunde entwickelt. Diese ist im Jahre 1905 von H. GUTZMANN als Universitätsfach an der Friedrich-Wilhelm-Universität zu Berlin etabliert worden. Er ist nicht nur ihr Gründer, sondern auch ihr maßgeblicher Förderer. Dagegen haben sich die pädagogische Sprachheilkunde und die Logopädie als wissenschaftliche Disziplinen nicht durchsetzen können.

Bestehende Theorien über Ätiologie und Therapie haben ihre Wurzeln in der medizinischen Sprachheilkunde und wirken bis in unsere heutige Zeit. Das ärztliche Denken im 19. Jahrhundert ist in Bezug auf die Sprachstörungen sehr eng an die Erkenntnisse über die Topographie und Funktion der Hirnrinde gekoppelt.

So stützen sich die Ärzte KUSSMAUL und H. GUTZMANN auf die Lokalisationstheorie und verorten das Stottern im Zentralnervensystem. Ein gewisser Unterschied zwischen den beiden Medizinern besteht in der Lokalisation der zentralen Mechanismen des Stotterns. KUSSMAUL sieht das Stottern in einer reizbaren Schwäche des syllabären Zentrums, H. GUTZMANN machte das motorische Sprachzentrum für die Redeflussstörung verantwortlich. Seine subtilen Beobachtungen zu den peripheren Elementen wie Respiration, Phonation und Artikulation dienen ihm zur Interpretation der zentralen Prozesse. Psychische Abläufe werden von ihm ebenfalls beobachtet, aber nicht ausreichend erfasst.

Phonetische Therapie

H. GUTZMANN sieht das Stottern als eine phonetische und nicht als eine kommunikative Störung an. Dies hat Auswirkungen auf sein therapeutisches Vorgehen. Unter einer Therapie versteht er Übungsbehandlung. Sie ist „dasjenige Verfahren, welches bisher am rationellsten begründet ist, und das sich physiologisch fortwährend nachkontrollieren lässt" (H. GUTZMANN 1912, 10). Er bezeichnet diese Therapieform auch als

„Phonetische Therapie". Bei dieser therapeutischen Intervention handelt es sich um die Übungskomplexe Atem, Stimme und Artikulation. Der Wissensstand der Hirnanatomie und -physiologie bietet um die Jahrhundertwende keine neuen Erkenntnisse bezüglich des Stotterns. Stärker machen sich in jener Zeit die Fortschritte in den Bereichen Psychologie und Psychiatrie bemerkbar.

Die logopädische Theoriebildung bleibt für Jahrzehnte an die Disziplinen Medizin und Pädagogik gebunden. Ebenfalls bleibt die Phonetische Übungstherapie die therapeutische Intervention.

Grundlegende Veränderungen sind in den 70er Jahren des letzten Jahrhunderts festzustellen. Mit der weiteren Entwicklung der Wissenschaften, insbesondere der Medizin, der Sprachwissenschaft, der Pägagogik und der Psychologie wird die Logopädie um wesentliche theoretische und praktische Ansätze erweitert.

Die Linguistik befruchtet die Logopädie ganz besonders. Im Bereich der Linguistik etabliert sich allmählich die Patholinguistik, zu deren Forschungsinteresse die gestörte Sprache gehört. Einer der Verdienste der Patholinguistik besteht darin, in Ergänzung zur medizinisch-ätiologischen Gliederung von Sprachstörungen eine linguistisch-phänomenologische Qualifikation zu erarbeiten. PEUSER schreibt dazu: „Eine derartige linguistische Aufarbeitung des Gebietes würde u.a. einen wichtigen Beitrag zur Differentialdiagnose von solchen Sprachstörungen leisten, die mittels der diagnostischen Methoden der Medizin und Psychologie nur schwer voneinander abzugrenzen sind" (PEUSER 1977, 159).

Linguistik beeinflusst Logopädie

Die 70er Jahre sind ebenso geprägt durch die allmähliche Hinwendung der Logopädie zur neurologischen Rehabilitation.

Mit der Verabschiedung des „Gesetzes zum Beruf des Logopäden" (1980) ist die Ausarbeitung einer Ausbildungs- und Prüfungsordnung verbunden. URSULA BREUER, LUISE SPRINGER und BRIGITTE WEDEL vertreten bei deren Ausarbeitung die LogopädInnen, außerdem sind Phoniater und Juristen beteiligt. So kann die Ausbildungs- und Prüfungsordnung für Logopäden (LogAPrO) durchgesetzt werden. Sie garantiert eine einheitliche, anspruchsvolle und fundierte Ausbildung in theoretischer wie auch in praktisch-therapeutischer Richtung. Eine im Jahre 1996 durchgeführte europaweite Untersuchung zum Vergleich der Ausbildungen stellt fest, dass „die in der logopädischen Ausbildung- und Prüfungsordnung (LogAPrO) vorgesehenen Inhalte durchaus europäischen Maßstäben gerecht werden. Nach Art und Inhalt entspricht die derzeit geltende LogAPrO den europäischen und auch internationalen (IALP) Mindeststandards an die Ausbildung von Logopäden" (SCHREY-DERN 1999, 63). Daraufhin setzt eine von der logopädischen Lehranstalt Aachen und dem Diplom-Studiengang Lehr- und Forschungslogopädie unter der Federführung von DIETLINDE SCHREY-DERN ausgehende wissenschaftstheoretische Diskussion ein. Dabei geht es um die wissenschaftsthcoretische Einordnung der Logopädie in das System der etablierten Wissenschaften.

Gesetz zum Beruf des Logopäden

Der momentane Diskussionsstand geht von der „Interdisziplinarität als grundlegendes Merkmal des zukünftigen Wissenschaftsgebietes Logopädie" aus. Nur die Zusammenarbeit mit Medizinern, Linguisten,

Wissenschaftstheoretische Einordnung der Logopädie

Psychologen und Logopäden garantiert eine patientenorientierte und damit therapierelevante Forschung (SCHREY-DERN 1999b, 71).

Eine systematische Logopädieforschung gibt es noch nicht.

Grundlagenforschung wird nach wie vor kaum betrieben. Dies hängt wesentlich mit der fehlenden Etablierung der Logopädie als grundständigem akademischen Fachgebiet zusammen.

Historische Forschung Die historische Forschung in der Logopädie, mit der sich augenblicklich JÜRGEN TESAK und HEIDRUN MACHA-KRAU beschäftigen, gewinnt an Bedeutung. Bisherige Arbeitsschwerpunkte sind FRANZ-JOSEF GALL, PIERRE PAUL BROCA, die klassische Lehrmeinung in der Aphasiologie, Therapie der Aphasie im 18. und 19. Jahrhundert, Geschichte der Logopädie und Logopädie im Dritten Reich.

Unterstützung findet die Logopädieforschung von Seiten des Deutschen Bundesverbandes für Logopädie (dbl), in dessen Leitlinien zur Postgraduierten-Förderung es heißt: „Als Auftraggeber vergibt der dbl Projektgelder/Stipendien für die Durchführung logopädie-spezifischer Forschungsprojekte, die sich sowohl auf den Bereich der Grundlagenforschung als auch auf Projekte zur Evaluierung diagnostischer Verfahren und Therapiemethoden beziehen sollen (s. Berufsordnung des dbl). Im Falle von Projektanträgen aus dem Bereich der Grundlagenforschung muss der Antragsteller gesondert den konkreten Anwendungsbezug für die Logopädie darstellen" (dbl extra).

Logopädie relevante Aufarbeitung von Therapieansätzen
Trotz des Fehlens einer Logopädie bezogenen Grundlagen- und Therapieforschung haben LogopädInnen bisher Hervorragendes geleistet. Sie haben Therapieansätze aus den unterschiedlichsten Bereichen Logopädie relevant aufgearbeitet und weiterentwickelt. In Auswahl seien genannt:

- DICKMANN, CHRISTIANE; FLOSSMANN, INA; SCHREY-DERN, DIETLINDE; TOCKUSS, CORDULA: Logopädische Diagnostik von Sprachentwicklungsstörungen
- FRANKE, ULRIKE: Logopädisches Hand-Lexikon
- KITTEL, ANITA: Myofunktionelle Therapie
- NUSSER-MÜLLER-BUSCH, ULRIKE: Therapie neurogener Schluckstörungen
- SPIECKER-HENKE, MARIANNE: Leitlinien der Stimmtherapie
- SCHLENCK, CLAUDIA; SCHLENCK, KLAUS-JÜRGEN; SPRINGER, LUISE: Die Behandlung des schweren Agrammatismus
- STARKE, ANDREAS: Übersetzung „Die Behandlung des Stotterns" von Charles van Riper
- STENGEL, INGEBORG; STRAUCH, THEO: Stimme und Person, Personale Stimmentwicklung

Im Bereich der Stimmtherapie sind zahlreiche Konzepte von LogopädInnen erarbeitet worden, eindrucksvoll dokumentiert in „Sprach-, Sprech-, Stimm- und Schluckstörungen" Band 2: Therapie von G. BÖHME (1998). Auch im Sinne der Wissenschaftspraxis kann die Forderung nach einer Anhebung der Ausbildung auf Hochschulebene erhoben werden. Der Ruf nach einer Therapieforschung verstärkt sich.

Therapieforschung Dazu KLAUS WILLMES: „Die Therapieforschung muss sich in gleicher Weise auf die Behandlung von Schädigungen (Impairments), Fähigkeitsstörungen (Disabilities) und Beeinträchtigungen (Handicaps) sowie deren Beziehungen untereinander beziehen und neue inhaltliche und methodische Entwicklungen anderer medizinischer, kognitions- und sozialwissenschaftlicher Disziplinen berücksichtigen" (WILLMES 1999, 50). Für die Logopädie ist eine eigenständige Therapieforschung ebenso unabdingbar.

3.2.3 Professionalisierung

Übernehmen wir den modernen Berufsbegriff, der sich in der bürgerlichen Gesellschaft herausgebildet hat und der von MAX WEBER charakterisiert wird, soll Beruf „jene Spezifizierung, Spezialisierung und Kombination von Leistungen einer Person heißen, welche für sie die Grundlage einer kontinuierlichen Versorgungs-, oder Erwerbschance ist" (WEBER 1972, 80). Zunächst befassen sich interessierte Mediziner mit der Ätiologie und Therapie von Sprach-, Sprech- und Stimmstörungen. In der Mitte des 19. Jahrhunderts geht der therapeutische Part auf die Taubstummenlehrer über. Aber auch diese Berufsgruppe kann den therapeutischen Bedarf an Fachkräften schon bald nicht mehr abdecken. DIRR schildert die Entwicklung: „Mit der Zeit aber rückte die Logopädie von der Taubstummenwissenschaft ab, weil sie von ihrer eigentlichen Mutter nicht mehr voll gespeist werden konnte" (DIRR 1930, 68).

Zu Beginn des 20. Jahrhunderts befassen sich LehrerInnen und andere Berufsgruppen mit der Therapie von Sprach-, Sprech- und Stimmstörungen. Die praktizierenden SprachtherapeutInnen sind u.a. LehrerInnen mit teilweise akademischer Ausbildung, deren berufliche Bildung in Bezug auf die Logopädie jedoch autodidaktisch oder durch Privatunterricht erfolgt ist. LUISE GUTZMANN schildert ihre Ausbildung: „Damals gab es in Deutschland nur drei Ambulatorien für Stimm- und Sprachkranke: in Berlin, München und Münster. Die leitenden Ärzte dieser Einrichtung bildeten je nach Bedarf Sprachheilpädagoginnen zur Mitarbeit im jeweiligen Ambulatorium aus. Die Ausbildung richtete sich nicht nach irgendwelchen Lehrplänen – die gab es ja bekanntlich erst Jahrzehnte später –, sondern nach den Interessenschwerpunkten des Leiters… Die Dauer der Ausbildung betrug zwei Jahre, an ihrem Ende stand eine Prüfung. Das Abschlusszeugnis hatte keinerlei offiziellen Charakter, war ein rein privates Dokument" (L. GUTZMANN 1984, 10). Bedingt durch den raschen Fortschritt in den Bereichen Medizin, Psychologie und Pädagogik wird der Ruf nach einer fundierten akademischen Ausbildung im Bereich der Logopädie schon in diesen Anfangsjahren immer lauter. Auf dem II. Kongress der Internationalen Gesellschaft für Logopädie und Phoniatrie in Wien 1926 wird folgende Resolution verabschiedet: „Der zweite internationale Kongress für Logopädie und Phoniatrie vertritt die Forderung, dass die künftige Ausbildung der Logopäden eine spezielle und zugleich wissenschaftliche mit akademischer Abschlussprüfung sein muss" (v. DANTZIG 1926, 50). Mit der Machtergreifung der Nationalsozialisten werden der Logopädie durch die Ermordung oder Vertreibung jüdischer oder politisch unbequemer MedizinerInnen und TherapeutInnen ungeheure Werte, Erkenntnisse und Perspektiven genommen.

Berufsbegriff

Taubstummenlehrer

Andere Berufsgruppen

II. Kongress der Internationalen Gesellschaft für Logopädie und Phoniatrie 1926

Nach dem Krieg und bis zum Ende der 50er Jahre ist die Ausbildung zur Logopädin eine spontane Angelegenheit. Auch hier sind es wieder Einzelpersonen, die ein berufliches Interesse zeigen und ihre Ausbildung beginnen. Der Charakter der Ausbildung trägt privatunterrichtliche Züge. Dazu folgen zwei Beispiele. RUTH DINKELACKER schildert ihre Ausbildung bei HELENE FERNAU-HORN: „Wir waren zu zweit, zwei Schülerinnen also, und sie musste das Ausbilden auch erst mal ausprobieren. Vormittags hat sie uns Unterricht gegeben. Anatomie, Physiologie und dann sehr viel über die Störungen, in denen sie auch gearbeitet hat. Wir mussten viel lesen, sie forderte sehr das Selbststudium. Schon vom ersten Tag an therapierten wir selbst Patienten. Jede von uns hatte bis zum Examen, das damals nach zwei Jahren erfolgte, 50 Patienten behandelt" (FRANKE 1985, 54). GABRIELE REICHOW nimmt 1955 in Heidelberg ihre Ausbildung auf. „An der Klinik musste ich mit den anderen Studenten Vorlesungen hören. Außerdem ging ich regelmäßig an das Institut für Psychagogik. Vom ersten Tag an machte ich Therapien. Eine Kollegin aus Münster, HELGA SALZWEDEL, kam und war, sozusagen meine Lehrlogopädin. Behandelt haben wir alle Störungsbilder" (MACHA-KRAU 1994, 15).

In den 60er Jahren des zwanzigsten Jahrhunderts, so ASTRID KAISER, „ist in mehreren Segmenten des Arbeitsmarktes eine Zunahme von Frauen in verschiedenen semiprofessionellen und subakademischen Positionen zu verzeichnen gewesen, allerdings nicht auf akademischem Niveau" (KAISER 1999, 60).

In diese Zeit fällt auch die Gründung der ersten Lehranstalt für Logopädie im Jahre 1962 in Berlin.

Gegenwärtig charakterisiert einen Expertenberuf:

a) ein systematisches und spezialisiertes Wissen, dessen Wert zur Lösung wichtiger gesellschaftlicher Probleme anerkannt ist,
b) die Kontrolle über die zuvor festgelegten Standards hinsichtlich des beruflichen Wissens bzw. Handelns und die damit verbundene Überwachung des Zugangs zum Beruf,
c) das Vorhandensein eines spezifischen Berufsethos und
d) die Organisation der Berufsinhaber/in in Form von Berufsverbänden (BOHLE und GRUNOW 1981, 151).

Zunächst ergibt sich die Frage, wie sich die LogopädInnen ein spezifisches Expertenwissen für die Ausübung ihres Berufs angeeignet haben. Die ersten Generationen von LogopädInnen hat ihre theoretische Ausbildung durch akademisch gebildete Professionelle, in diesem Falle durch Ärzte der verschiedenen Fachdisziplinen, erhalten. Dazu folgende Ausschnitte aus Interviews mit LogopädInnen, die über ihre Ausbildung berichten: „Schwerpunkt waren die medizinischen Fächer Anatomie, Physiologie, Pädiatrie, HNO, da war Phoniatrie mit drin, Audiologie war extra. Dann Psychiatrie und Pädagogik, Geschichte der Pädagogik, Heilpädagogik und Psychologie. Ach ja, und zum Schluss hatten wir dann nochmals Phoniatrie bei Dr. Schilling" (DIETLIND, Ausbildung 1964–1966).

„Wir haben Vorlesungen in Medizin, Sonderpädagogik und Germanistik besucht. Also, die theoretischen Fächer haben wir mit den Studenten zusammen gehört" (DAGMAR, Ausbildung von 1968–1970).

„Auf jeden Fall fehlten Phonetik und Linguistik. Bei den medizinischen Fächern kann ich mich weder an Kinderheilkunde noch an Neurologie erinnern. Der entscheidende Unterschied ist für mich, dass wir nur die Logopädie, die Stimmbildung und die Sprecherziehung für uns als Studierende alleine hörten; ansonsten liefen wir mit den Sonderpädagogen und den Medizinern" (MECHTHILD, Ausbildung von 1970–1972).

„Das waren Frauen, die irgendwie an diesen Beruf gekommen waren, aber keine Ausbildung dafür hatten. Also, die eine war Sängerin, eine war Erzieherin und bei den anderen weiß ich gar nicht so genau, was sie gemacht hatten. Die hatten einfach angefangen, Sprachbehandlungen zu machen, irgendwie im Zusammenhang mit Prof. Gutzmann..
Wir haben ein klein wenig Stimmbildung und Atmung gemacht. Also, da hatten wir auch Unterricht bei dieser Logopädin, bei der Sängerin. Wir haben für uns Übungen gemacht. Das war der Schwerpunkt.
...Natürlich haben wir vorbereitet. Wir haben Spiele gebastelt und solche schönen Sachen gemacht, so dass die Therapien für die Kinder hübsch und schön rund waren. Aber ich kann mich an keine schriftlichen Vorbereitungen erinnern. Nein, glaub ich nicht. Also für die Prüfungsstunde, da ja" (DIETLIND, Ausbildung 1964–1966).

„Wir haben richtig im Ambulatorium gelebt. Wenn ein Kind zur Therapie kam, haben wir zugeschaut. Oder eine Schülerin konnte auch behandeln. Wir haben auch allein behandelt" (DAGMAR, Ausbildung 1968–1970).

„Wie wurde Kindertherapie durchgeführt? Tja, einfach durch Zugucken und Nachmachen, keine Struktur, keine Zielformulierungen, sondern einfach nach den paar Methoden, die im Böhme standen. Positiv war, dass unsere Lehrlogopädin eine hervorragende Kindertherapeutin war; sie war im ersten Beruf Erzieherin gewesen und hatte einen tollen Kontakt zu Kindern. Da konnten wir tatsächlich beim Zuschauen lernen. Ich erinnere mich allerdings nicht, sie mit Aphasikern oder Stotterern arbeiten gesehen zu haben" (MECHTHILD, Ausbildung 1970–1972).

Die Aussagen verdeutlichen, dass an der fachtherapeutischen Ausbildung Frauen aus unterschiedlichen Berufsfeldern beteiligt sind. Die Aneignung des Expertenwissens erfolgt auf autodidaktische Weise in Verbindung mit dem Wissen aus der ersten Berufsausbildung. Insgesamt wird der ersten LogopädInnengeneration ein umfangreiches theoretisches Wissen in den Disziplinen Medizin und Sonderpädagogik vermittelt. Es finden die Vorlesungen gemeinsam mit den MedizinstudentInnen und den Studierenden der Sonderpädagogik statt.

Die LogopädInnen haben eine vage Vorstellung darüber, welches Wissen für ihren Beruf relevant ist oder relevant sein sollte. Aber schon in dieser frühen Phase werden erste inhaltliche Fragen diskutiert. Einigkeit besteht in der Forderung nach einer gründlichen Ausbildung, womit nicht nur die Ausbildung nach der geltenden staatlichen Prüfungsordnung und damit das Zertifikat gemeint ist, sondern auch eine inhaltliche Änderung bezüglich der Ausbildung. Diese tritt 1980 mit der

LogAPrO — Ausbildungs- und Prüfungsordnung für Logopäden (LogAPrO) in Kraft.

In den 70er Jahren des vergangenen Jahrhunderts dauert die Ausbildung für LogopädInnen weiterhin zwei Jahre. In einzelnen Bundesländern wird die Ausbildung von den Lehranstalten auf drei Jahre angehoben. Neben den bekannten medizinischen Fächern werden Psychologie und Pädagogik in den Fächerkanon aufgenommen. Die fachlich therapeutische Ausbildung erfolgt durch die eigene Berufsgruppe. LehrlogopädInnen bringen aus der Psychologie oder Pädagogik neue Inhalte in die Therapien. „Wir haben sehr spielorientiert gearbeitet. Kinderzimmer eingerichtet. Wir durften sehr viel experimentieren. Mit den Kindern musste man handelnd arbeiten. – Außerdem waren wir begeistert von der Verhaltenstherapie. Van Riper wurde übersetzt und handschriftlich weitergegeben, die ‚Familienkonferenz' von Gordon haben wir mit Begeisterung gelesen und diskutiert und in die Therapie eingebracht. Das Kind wurde als gleichwertiger Partner gesehen" (MARIA, Ausbildung 1975–1977).

Praktika werden extern in unterschiedlichen Einrichtungen abgeleistet. In den von der Autorin geführten Interviews wird von den LogopädInnen die Unzufriedenheit über die therapeutische Intervention in den 70er Jahren zur Sprache gebracht. „Viele Logopädinnen waren unzufrieden. Sie suchten nach neuen Wegen" (DAGMAR, Ausbildung von 1968–1970).

LogopädInnen haben erkannt, dass sie in der Therapie stagnieren. Die vorwiegend symptomorientierte Arbeit hat nicht alle Facetten der Sprach-, Sprech- und Stimmtherapie erfassen können. So finden immer stärker psychotherapeutische Ansätze und Methoden der Körperarbeit Eingang in die Therapie und erweitern das Expertenwissen nachhaltig. Die eingangs skizzierten konstitutiven Faktoren einer Profession – Stichworte ExpertInnenwissen, Kontrolle der Standards, Berufsethos und berufsständische Interessen – werden im Folgenden nacheinander behandelt.

Standards des beruflichen Wissens — Die Kontrolle der festgelegten Standards erfolgt über die LogAPrO. Verbandsinterne Qualitätssicherungsmaßnahmen wie die Zertifizierung der/des Lehrlogopädin/Lehrlogopäden (dbl) durch den Nachweis fachdidaktischer Qualifikationen und Supervision zeugen von professionellem Handeln. Im Mai 1998 wird die „Berufsordnung der LogopädInnen" verabschiedet. In der Präambel heißt es: „Die Mitglieder des ‚Deutschen Bundesverbandes für Logopädie e.V.' (dbl) geben sich folgende Berufsordnung:

Berufsethos — Die Bereitschaft seiner Mitglieder, die Würde und Integrität des Individuums zu achten und sich für den Erhalt und Schutz fundamentaler menschlicher Rechte im Bereich der logopädischen Tätigkeit einzusetzen, ist die Grundlage der Tätigkeit des Verbandes. Nicht kurzfristiges Wohlbefinden, sondern Heilung bzw. kompetenter Umgang der PatientInnen mit ihren Schwierigkeiten ist für alle Mitglieder des Verbandes stets die oberste berufliche Verpflichtung" (dbl 1998, 2).

Die Verabschiedung der Berufsordnung bedeutet eine vorläufige Abrundung der Professionalisierung der Logopädie.

Während die ersten LogopädInnen die Lehranstalt verlassen, geht von diesen Frauen die Initiative zur Gründung eines Verbandes, der die beruflichen Interessen der LogopädInnen vertritt, aus.

Berufsverband

> „Im Oktober 1964 schlossen sich zunächst die in Berlin tätigen Logopäden zusammen und nannten sich, 14 Mitglieder stark, Zentralverband für Logopädie" (GUTZMANN, L. 1984, 11). Heute sind im dbl ca. 6300 Mitglieder organisiert. Der Bundesverband vertritt die berufsständischen Interessen seiner Mitglieder gegenüber Politik, Gesetzgeber, Behörden, Krankenkassen, Ärzteschaft und Arbeitgebern. Als eine zentrale Aufgabe sieht der dbl die Qualifikation der Berufsangehörigen durch entsprechende Qualitätsrichtlinien für die Aus-, Fort- und Weiterbildung an.

Heute können wir die Logopädie nicht losgelöst von der europäischen und internationalen Entwicklung betrachten. Die IALPC (International Organisation for Logopedics and Phoniatrics) als auch das CPLOL (Comité Permanent de Liaison des Orthophonistes/Logopédes) haben Mindeststandards für die Ausbildung von Logopäden aufgestellt, „... die am Status des Berufes als akademisch qualifizierte Profession keinen Zweifel lassen" (SCHREY-DERN 1999, 63).

Internationale Entwicklung

Auch zahlreiche verbandsinterne Qualitätssicherungsmaßnahmen und Zertifizierungen tragen zur ständigen Weiterentwicklung des Berufes bei. ASTRID KAISER schreibt dazu: „Auch ohne diese durch verbandsinterne Selbstverpflichtung entwickelte Qualifizierung lässt sich die Arbeit einer Logopädin/eines Logopäden als typisch professionelles Handeln charakterisieren. Denn sie erfolgt methodisch-systematisch begründet, das berufliche Wissen ist personunabhängig kommunizierbar und dokumentiert" (KAISER 1999, 61).

Weiterentwicklung des Berufs

An anderer Stelle heißt es weiter: „Der Logopädie-Beruf umfasst aber auch noch ein weiteres Spektrum als ein bloßer Heilberuf, er ist gleichzeitig auf Rehabilitation und Prävention ausgerichtet und eröffnet somit ein hohes Anforderungsniveau beruflichen Handelns" (KAISER 1999, 61).

Professionalisierung

Trotz dieser sichtbaren Professionalisierung des Berufes steht die Akademisierung der Logopädie noch aus.

4 Entwicklung in der DDR

Infolge der Teilung Deutschlands nach 1945 und der Entstehung zweier deutscher Staaten – am 7. Oktober 1949 Gründung der Deutschen Demokratischen Republik und am 23. Mai 1949 der Bundesrepublik Deutschland – nehmen die beiden Disziplinen Sprachheilpädagogik und Logopädie unterschiedliche Entwicklungen.

In der DDR werden die Begriffe „Logopädie" und „Sprachheilpädagogik" synonym verwendet, ebenso „LogopädIn" und „SprachheilpädagogIn".

Becker und Sovák vertreten den Standpunkt „... dass die Logopädie als Spezialgebiet der Rehabilitationspädagogik (Sonderpädagogik) zu be-

Definition

trachten und diese wiederum der Pädagogik zuzuordnen ist. Andererseits weist die Logopädie, wie alle Teildisziplinen der Rehabilitationspädagogik, viele Berührungspunkte mit der Medizin auf. So gesehen, stellt die Logopädie das pädagogische Pendant zu den medizinischen Vertretungen innerhalb der Sprachheilkunde dar. Die Sprachheilkunde betrachten wir als eine medizinisch-pädagogische Wissenschaft" (BECKER und SOVÁK 1975, 20).

Ausbildungen Ähnlich wie in der BRD entsteht in der DDR die Möglichkeit, durch ein Hochschulstudium oder eine Fachschulausbildung Zugang zu einem sprachtherapeutischen Beruf zu erlangen. Es gibt fünf Ausbildungsgänge, die auf die sprachtherapeutische Tätigkeit vorbereiten. Dabei handelt es sich um folgende Ausbildungen:

- DiplomlehrerIn für Sprachgeschädigte
- DiplomerzieherIn für Sprachgeschädigte
- DiplomvorschulerzieherIn für Sprachgeschädigte
- Diplom-SprechwissenschaftlerIn
- Audiologie- und PhoniatrieassistentIn

Gemeinsam ist den drei erstgenannten Ausbildungen, dass sie Zusatzstudiengänge nach abgeschlossener pädagogischer Ausbildung sind. Das Zusatzstudium erfolgt an der Fakultät für Rehabilitationspädagogik und Kommunikationswissenschaften der Humboldt-Universität zu Berlin. „Die Tätigkeitsfelder der Diplomlehrer sind in erster Linie schulische Einrichtungen für Sprachbehinderte, diejenigen der Diplomerzieher Horte, Heime und Internate für Sprachgeschädigte und der Diplomvorschulerzieher Sprachheilkindergärten und Heime. Alle drei Berufsgruppen sind aber auch in klinischen Einrichtungen beschäftigt. Diplomlehrer und Diplomvorschulerzieher arbeiten darüber hinaus in sonderpädagogischen Beratungsstellen für Stimm-, Sprach- und Hörgeschädigte" (BURMESTER 1991, 25).
Die Ausbildung der Diplom-SprechwissenschaftlerInnen erfolgt nach der Erlangung der Hochschulreife an der Martin-Luther-Universität in Halle a. S. Ihr Tätigkeitsfeld sind die phoniatrischen Abteilungen der HNO-Kliniken an Universitäten, medizinischen Akademien und anderen Gesundheitseinrichtungen. Phoniatrie-Audiologie-AssistentInnen werden an medizinischen Fachschulen ausgebildet. Ausbildungsorte sind Greifswald, Halle a. S. und Jena. „Diese Berufsgruppe wird im wesentlichen in audiologischen und phoniatrischen Abteilungen von klinischen Einrichtungen eingesetzt, wo sie den Facharzt für Hals-, Nasenund Ohrenheilkunde bei seiner diagnostischen Tätigkeit unterstützen, unter seiner Anleitung die Behandlung von Stimm- und Sprachstörungen durchführen sowie in seinem Auftrage Hörgeräte ausgeben und anpassen" (BURMESTER 1991, 25).
Eine gute Darstellung der Ausbildungsinhalte der beschriebenen Professionen gibt das Buch „Ausbildungsvergleich von Sprachtherapeuten" von BIRGIT BURMESTER (1991).

Gesetz über das einheitliche sozialistische Bildungssystem Eingebettet ist die Logopädie/Sprachheilpädagogik der DDR in das Sonderschulwesen und hat ihre gesetzliche Grundlage in der Verfassung der DDR von 1968, Artikel 31 und 32, im Gesetz über das einheitliche sozialistische Bildungssystem, 3. Abschnitt, § 19 und dessen fünfte Durchführungsbestimmung – Sonderschulwesen – vom 20.12.1968 (GBL II Nr. 3, S. 33).

Die klinischen SprechwissenschaftlerInnen und die Phoniatrie-Audiologie-Assistentinnen sind nicht dem Ministerium für Volksbildung unterstellt, sondern dem Gesundheitswesen angeschlossen.

Flächendeckend werden sonderpädagogische Beratungsstellen für Sprach-, Stimm- und Hörgeschädigte eingerichtet. Ihnen obliegt die systematische Erfassung aller sprach- und sprechgestörten Vorschul- und Schulkinder. Weiterhin sichern sie die ambulante Betreuung und Förderung der Kinder oder veranlassen eine Überweisung in den Sprachheilkindergarten oder in die Sprachheilschule.

In den Bezirksstädten der DDR gibt es jeweils eine Sprachheilschule, der häufig ein Internat angegliedert ist.

Die Sprachheilschule Rostock z. B. beschult ihre SchülerInnen bis einschließlich der 3. Klasse. „Im Anschluss daran werden, wenn vorher noch nicht möglich, nahezu alle Schüler in die Regelschule überwiesen oder müssen bei weiterbestehenden gravierenden Sprachstörungen in einer anderen Sprachheilschule, die bis zur 6. oder sogar bis zur 10. Klasse fortgeführt wird, beschult werden (Weimar oder Frankfurt/Oder)" (WEHMEIER 1990, 36).

An den phoniatrischen Abteilungen der HNO-Kliniken werden überwiegend PatientInnen mit Störungen aus dem klinischen Bereich therapiert. Dazu gehören: Stimmstörungen, Aphasien, Dysarthrien, Stottern, Poltern und die Ausbildung der Ösophagus-Stimme.

Institutionen

5 Gemeinsame Gegenwart in Differenz und Annäherung, Weiterentwicklung und Integration

Zum gegenwärtigen Zeitpunkt gibt es in Deutschland weder ein einheitliches klinisch-therapeutisches Berufsbild noch eine allgemein gültige Ausbildungs- und Prüfungsordnung für Berufe, die sich mit der Diagnostik und Therapie von Sprach-, Sprech-, Stimm- und Schluckstörungen befassen. Die Ausbildungen im Bereich der Sprachheilpädagogik sind auf Grund der Kulturhoheit der Länder unterschiedlich geregelt.

Kein einheitliches klinisch-therapeutisches Gesetz

„Gemeinsam ist den Ausbildungen die pädagogische Ausrichtung, der geringe medizinische Anteil sowie ein Schwerpunkt im Bereich von Kindern und Jugendlichen, auch wenn in letzter Zeit verstärkt Bemühungen im Gange sind, das sprachheilpädagogische Ausbildungs- und Tätigkeitsprofil auf das gesamte Spektrum der logopädischen Störungsbilder auszudehnen" (TESAK 1999a, 12).

Die logopädische Ausbildung erfolgt an staatlich anerkannten Lehranstalten und unterliegt bundesweit einer Ausbildungs- und Prüfungsordnung für Logopäden.

Schon seit Jahren versucht der Deutsche Bundesverband für Logopädie, die Ausbildung auf Hochschulebene anzusiedeln. Die Gründe hierfür sind bekannt. BARBARA ENGELL vermerkt dazu: „Ein Prozess der Erneuerung in der Logopädie tut Not. Es gilt im Prozess des Wandels zu bleiben und diesen konstruktiv und verantwortungsbewusst zu gestalten" (ENGELL 1999, 40).

In den einzelnen Kapiteln haben die Autorin und der Autor den Versuch unternommen, zwei Fachdisziplinen historisch zu betrachten und ein Resümee zu ziehen.

Gemeinsame Wurzeln

Sprachheilpädagogik und Logopädie haben gemeinsame Wurzeln in der Medizin und in der Taubstummenpädagogik. Doch die jungen Disziplinen streben schon bald nach Eigenständigkeit und Vervollkommnung. Hoffnungsvoll verläuft die Entwicklung sowohl für die Sprachheilpädagogik als auch für die Logopädie bis 1933. Mit der Machtergreifung der Nationalsozialisten werden diese Hoffnungen jedoch abrupt zerstört. Nach 1945 findet ein mühevoller Aufbau statt; im Laufe der Jahre können sich beide Professionen etablieren. Nun ist die Zeit reif für eine Neuorientierung, besonders im Hinblick auf die europäische Integration.

Einheitliches klinisch-therapeutisches Berufsprofil

In Deutschland gibt es eine ganze Reihe von Berufsgruppen, die sich mit Störungen der Sprache, des Sprechens, der Stimme und des Schluckens beschäftigen. Sinnvoll wäre eine Vereinheitlichung des Berufsprofils der Sprachtherapie/Logopädie.

Dabei sollte eine eigenständige wissenschaftlich fundierte praxisbezogene Berufsausbildung zum Sprachtherapeuten bzw. zum Sprechtherapeuten erfolgen, die nur durch ein wissenschaftliches Hochschulstudium garantiert werden kann.

Orientieren sollte sich die klinisch-therapeutische Sprachtherapie/Logopädie an internationalen Standards, wie sie das CPLOL (Comité Permanent de Liaison des Orthophonistes/Logopédes) und die IACPC (International Organisation for Logopedics and Phoniatrics) vorgeben. Die wissenschaftlich begründete Lehrerbildung in der sonderpädagogischen Fachrichtung Sprachheilpädagogik/Sprachbehindertenpädagogik hat sich ebenfalls an den internationalen Standards auszurichten, zum einen an den Standards der klinischen Sprachtherapie/Logopädie, zum anderen an den erziehungswissenschaftlichen Standards der spezifisch sonderpädagogischen Förderung.

Pädagogik

Reiner Bahr und Ulrike Lüdtke

1 Vergangenes und Gegenwärtiges

Schon immer gab es Menschen, die als *sprachlich beeinträchtigt* galten, und schon immer gab es auch andere Menschen, die versuchten, durch Übungen, Behandlungen, Operationen oder mechanische Hilfsmittel die Betroffenen auf vielfältige Weise zu unterstützen, sie zu heilen – rundum: ihnen zu *helfen. Basisqualifikationen,* die ein Mensch brauchte, um die Sprache eines anderen Menschen fördern zu können, waren dabei – unabhängig von seiner professionellen Zugehörigkeit – von jeher zweifach: zu leisten war und ist die Verknüpfung von sprachspezifischem Sachverstand und pädagogischem Geschick.

Die Bestrebung, diese Hilfsangebote aus einer genuin *pädagogisch* verwurzelten wissenschaftlichen Haltung heraus zu begründen, aufzubauen, durchzuführen und zu reflektieren, ist unter historischem Blickwinkel noch recht neu. Wegweisend für die inhaltliche und parallel dazu auch organisatorische Konstituierung der traditionellen *Sprachbehindertenpädagogik* in den letzten 20 Jahren des vergangenen Jahrhunderts waren die Gedanken KNURAS (1980). Sie skizzierte die vornehmlichen Aufgaben dieser neu gegründeten sonderpädagogischen Fachrichtung in bis zum heutigen Tage relevanter Weise, indem sie den *sprachbehinderten Menschen* zum Mittelpunkt ihrer Betrachtungen machte. Zentrales Anliegen war ihr dabei, ihn als in seiner Persönlichkeits- und Sozialentwicklung, in der Ausformung und Ausnutzung seiner Lern- und Leistungsfähigkeit sowie in seinen umfassenden Lebensbezügen beeinträchtigt und deshalb in besonderer Weise erziehungsbedürftig zu verstehen.

Betrachtet man nun die Publikationen, die seit dieser sprachbehindertenpädagogischen Gegenstandsbestimmung erschienen sind, so stellt man mit Verwunderung fest, dass eine relative Abstinenz bezüglich der Veröffentlichung explizit pädagogischer Themen herrschte. Inhalte, die die sprachheilpädagogische Welt bewegten, kreisten vielmehr überwiegend um didaktisch-methodische, linguistische oder spezifisch sprachtherapeutisch-pragmatische Fragestellungen. Erst die von der allgemeinen Schulpädagogik „herüberschwappende", zum Teil bildungspolitisch gefärbte Diskussion über Qualitätssicherung und -entwicklung, die zudem von Fragen der Kostenübernahme beeinflusst wird (vgl. BAUMGARTNER 1998, GIEL 1999), macht derzeit ein erneutes Überdenken genuin sprachheilpädagogischer Positionen und eine damit einher-

Sprachbehinderten-
pädagogik

Pädagogische Wurzeln

gehende Besinnung auf die ursprünglichen pädagogischen Wurzeln dieser Wissenschaft unumgänglich.

Dieser Druck zwingt zu einer erneuten wissenschaftlichen Standortbestimmung, welche sich nun im Sinne einer permanent weiter zu entwickelnden *sprachheilpädagogischen Theoriebildung* u. a. mit folgenden Aufgaben beschäftigen muss:

Sprachheilpädagogische Theoriebildung

- Angesichts der neuen und sinnbedrohenden Probleme, welche die Grenzen der bisherigen rehabilitativen Realisierung deutlich machen und nach *erziehungsphilosophischer Durchdringung* verlangen – z. B. Gewaltproblematik in Klassenzimmern, Erfolglosigkeit der beruflichen Tätigkeit durch das Erleben von „Therapieresistenz" bei Schülern sowie sich gleichzeitig auflösende, bislang Halt gebende Schulstrukturen –, bedarf es u. a. durch eine explizit und transparent geführte Diskussion um Erziehungsziele der erneuten *Besinnung* auf die *normativen Aspekte* der sprachheilpädagogischen Aufgabenbestimmung.
- Angesichts einer derzeitigen Betonung der technischen Aspekte ihres Aufgabenkanons und einem damit einhergehenden Rückzug auf pragmatische Positionen, die zuweilen eher wie eine Erziehungs- bzw. Therapie*lehre* denn als *wissenschaftliche* Pädagogik anmuten, bedarf es einer erneuten *Stärkung* ihrer Funktion, kritische Instanz für die sprachheilpädagogische Praxis zu sein.
- Angesichts einer derzeit zunehmenden Konzentration auf eine immer größer werdende sprachtherapeutisch orientierte Spezialisierung – wohl mitverursacht durch die zuweilen empfundene Konkurrenz zwischen Diplom-Sprachheilpädagogen und Logopäden –, bedarf es einer *Hinwendung* zu Aufgabenstellungen, die auf die Sprachlichkeit des Menschen hinzielen und somit ganz basal das *pädagogisch Wesentliche* (LÜDTKE 1998) dieser Wissenschaft betonen.

Die Vernachlässigung dieser Aspekte scheint historisch betrachtet zum einen darin begründet zu sein, dass ein stetiges Pendeln zwischen Phasen mit *Profilierungsbemühungen*, gekennzeichnet durch ein Ringen um eigenständige Positionen, und Phasen von *Identitätsverlust* durch Überanpassung und Vereinzelung den Werdegang dieser Wissenschaft bestimmt. Dieser Umstand ist dadurch bedingt, dass sich die Sprachbehindertenpädagogik traditionell zum einen als *Teildisziplin* der Pädagogik bzw. Erziehungswissenschaft versteht, sie zum anderen aber als *Integrationswissenschaft* in starkem Ausmaß die Erkenntnisse ihrer Nachbardisziplinen wie Psychologie, Soziologie und vor allem der Medizin sowie der Linguistik assimiliert.

Bezugswissenschaften

Jenseits von Zeitgeist und Menschenbildern

Zeitgeist

Neben diesen Einflüssen unterliegt die wissenschaftliche Sprachheilpädagogik jedoch gleichzeitig auch den spezifischen *Zeitgeistströmungen* („Zeitgeist" in seiner Prägung nach HERDER, GOETHE und HEGEL) und damit einhergehenden *Menschenbildern*, die, wie GROHNFELDT (1989) – u. a. präzisiert anhand der Variablen „Therapiebegriff", „Selbstverständnis des Therapeuten" und „Zielsetzung des Vorgehens" – herausgearbeitet hat, die verschiedenen sprachtherapeutischen Modelle der einzelnen Epochen nachhaltig bis in die praktische Umsetzung hinein bestimmen.

Ob der Sprachheilpädagoge sich nun jedoch als „Macher" oder als „Begleiter" versteht, ob er die „Korrektur isolierter sprachlicher Defizite mit Hilfe einer Lernübungsbehandlung anstrebt" oder „der professionell-kommunikativen Beziehungsgestaltung in selbsttätig handelnder Auseinandersetzung mit der Umwelt" größte Bedeutung zuspricht, ist aus übergeordneter *wissenschaftstheoretischer Perspektive* aber Kennzeichen für die jeweilige Vorherrschaft eines bestimmten *Paradigmas* (KUHN 1976) und somit ein Beweis für den „normalen" Verlauf einer Wissenschaft.

Paradigma

Die Dominanz „mechanistischer", „ganzheitlicher" oder „qualitätssichernder" Denk- und Handlungsmuster sind somit der Zeit unterliegende *Oberflächenstrukturen* (WILBER 1991), die z.B. durch die *anthropologische Betrachtungsweise* (BOLLNOW 1965) auf überdauernde, zeitlose und damit die einzelnen Positionen verbindende Tiefenstrukturen (WILBER) überprüft werden können: Orientiert am *Prinzip der offenen Frage* und überzeugt von der *Unergründlichkeit des Menschen* (DILTHEY 1890) weist diese Methode die Vorstellung eines wie auch immer gearteten Menschenbildes, von dem sich auch das sprachheilpädagogische begründen ließe, zurück, da ihrer Meinung nach eine derart apriorische Setzung den Blick für die unerschöpfliche Vielfalt der menschlichen Perspektiven verstellen würde (LÜDTKE 1998).

Oberflächen-/Tiefenstruktur

Sprachheilpädagogische Theorie und Praxis auf diese Weise ihrer epochalen Hüllen zu entkleiden und kulturell-historische Verzerrungen ans Tageslicht zu bringen kann erfolgen, indem das *Wesenhafte* des jeweils betrachteten sprachheilpädagogischen Phänomens – also dem, was unabdingbar zu seiner inneren Natur, zu seinem *Sein* (Seinsbegriff im ontologischen Sinne, z.B. HEIDEGGER 1926) gehört – verdeutlicht wird. Durch diese Lenkung des theoretischen Blickes auf das, was jenseits von spezifischen Einflüssen eines Zeitgeistes oder eines Menschenbildes liegt, kann ein Beitrag dazu geleistet werden, den praktischen Anforderungen der Gegenwart gerecht zu werden.

Phänomenologie

Damit die Theoriebildung sich in diesem Sinne ihrer aktuellen Aufgabe stellen kann, adäquate Handlungsmodelle für die sprachheilpädagogische und logopädische Praxis – und zwar in ihren Feldern *Frühfördereinrichtungen, Schulen, Praxen, Kliniken und Ambulanzen* – anzubieten, werden wir im Folgenden versuchen, sieben bedeutsame anthropologische Fragen zu beantworten:

Anthropologische Fragen

- Wie muss der *sprachfördernd wirkende Mensch* sich selbst verstehen, damit er sein sprachförderndes Wirken als positiv erleben kann? (2.1)
- Wie muss der *sprachlich beeinträchtigte Mensch* verstanden werden, damit er bei der Verwirklichung seines Potentials die ihm angemessene Unterstützung erfahren kann? (2.2)
- Wie muss das *sprachfördernde Geschehen* verstanden werden, damit die teilnehmenden Menschen in ihm leben und durch es lernen können? (2.3)

- Wie findet überhaupt *sprachliches Lernen* statt? (3.1)
- Welches wissenschaftlich fundierte Konzept *professionell organisierten Lernens* könnte eine tragfähige Basis für spezifisch sprachliches Lernen liefern? (3.2)
- Welche *Lernbedürfnisse* bringt der sprachlich beeinträchtigte Mensch in den Lernprozess ein? (3.3)
- Welche Rolle spielen die *Lehrenden* im Sprachlernprozess? (3.4)

Nachfolgend werden einige anthropologische Tiefenstrukturen, die wesentliche und elementare *sprachfördernde Grundbedingungen* darstellen, herauskristallisiert (2). Sie werden anschließend in ihrer praktischen Relevanz für die *Gestaltung sprachlicher Lehr- und Lernprozesse* spezifiziert (3). In einem letzten Schritt wollen wir einen kurzen Blick in die Zukunft wagen, der als Impuls für eine *Professionalisierung im Arbeitsfeld sprachlicher Beeinträchtigungen* gelten mag (4). Zu diesem Arbeitsfeld gehören Sprachheilpädagogen wie Logopäden gleichermaßen.

2 Bilden und Erziehen

Pädagogische Kategorien Wir beginnen mit unseren Erörterungen, indem wir innerhalb des großen Bereichs der Pädagogik unseren Blick zunächst einmal auf die Kategorien des *Bildens* und des *Erziehens* richten. Wir legen diese Betrachtung **vor** die Auseinandersetzung mit den Kategorien des Lernens und Lehrens, weil Bilden und Erziehen meist aus zunächst „unsichtbaren" Aspekten wie abstrakten Bildungszielen und inneren Erziehungshaltungen bestehen, die sich dann erst in den Bereichen des Lernens und Lehrens (z. B. in Lernumgebungen und Lehrmitteln) für alle Beteiligten sichtbar manifestieren.

Historisch betrachtet können die Fragen des Bildens und Erziehens, welche also quasi den pädagogischen Hintergrund für daraus erwachsende Lern- und Lehraktivitäten bilden, nie ohne die Berücksichtigung der gesamtgesellschaftlichen Situation (politisch, ökonomisch, ethisch) beantwortet werden, da es sich bei allen inhaltlich zu bestimmenden Teilaspekten (z. B. der Festlegung und Füllung von Bildungs- und Erziehungszielen, -inhalten, -stilen und -mitteln) immer um normative **Normative Werte** Werte handelt, die eine wie auch immer geartete Richtung vorgeben. Zwar schwankt auch die Geschichte der Erziehungswissenschaft zwischen Zeiten, die stark von einem einheitlich vorgegebenen Bildungsideal geprägt waren (Antike, Aufklärung), und Epochen pluralistisch orientierter Gesellschaftssysteme (wie unserer jetzigen), die inhaltliche Leitziele letztlich nur als Mindestübereinstimmung durch den Rückbezug auf das jeweilige Grundgesetz und die jeweilige Verfassung definierten. Die Fragen jedoch, die sich jeder einzelne Pädagoge im Sinne einer werdenden Anthropologie u. U. vielleicht sogar täglich wird stellen müssen, sind und bleiben schon seit Jahrtausenden dieselben:

- Was ist Bildung?
- Welches personale Endergebnis soll am Ende des (lebenslangen) Prozesses des Gebildetwerdens stehen?
- Welche Bildungsinhalte möchte bzw. muss ich vermitteln?
- Wohin erziehe ich?
- Wie erziehe ich? Welchen Erziehungsstil wende ich an? Welcher passt zu mir?
- Welche Erziehungsmittel sind angemessen für dieses Kind/diesen Erwachsenen in dieser Situation?

Wir hoffen deshalb, im Folgenden ein paar Denkanstöße für eine eigene Meinungs-Bildung geben zu können.

2.1 Das Wesen des sprachfördernd wirkenden Menschen

> Wie muss der sprachfördernd wirkende Mensch sich selbst verstehen, damit er sein sprachförderndes Wirken als positiv erleben kann?

Das Wort Wesen, welches all unsere Erörterungen durchzieht, bezeichnet nach anthropologischem Verständnis all diejenigen Aspekte eines Phänomens, die in ihrer Gesamtheit *unabdingbar* zu seiner inneren Natur gehören und ohne die das Bezeichnete nicht in seinem *Sosein* erfasst und erkannt werden kann: Zum Wesen des Feuers gehört die Hitze, zum Wesen der Blüte sich zu entfalten und irgendwann wieder zu verwelken, zum Wesen des Tigers, andere Tiere zu jagen und zu fressen, und zum Wesen des Menschen gehört es, eine Sprache zu erwerben, mit der und über die er sich verständigen kann. Doch was gehört spezifisch zum Wesen des sprachfördernd wirkenden Menschen?

Erleben und Gestalten

Ein grundlegender *Wesenszug* des sprachfördernd wirkenden Menschen besteht darin, dass er zwei pädagogisch wirksame Pole besitzt, welche aus der Doppelfunktion herrühren, zugleich *Voraussetzung* und *Bestandteil* des sprachfördernden Geschehens zu sein: Zum einen ist dies das nahezu immer vernachlässigte *pathische* Element des *Erlebens* (bei MOOR 1960 noch die „pädagogische Zurückhaltung" genannt), zum anderen das *aktive* Element des *Gestaltens* (korrespondierend als „pädagogischer Zugriff" bezeichnet). Das pathische Element kann dem *empfangenden Pol* des pädagogischen Lebens zugeordnet werden und umfasst Nuancen wie Besonnenheit, Hingabe und Absichtslosigkeit, wohingegen der *tätige Pol* aus pädagogischen Facetten wie Geschäftigkeit, Zielstrebigkeit und Begeisterung besteht.

Polaritäten

Bedeutsam für ein derartiges positives Wirken ist, dass der sprachfördernd wirkende Mensch sich im Berufsalltag dieser *beiden* Aspekte bewusst wird, sie als gleichwertig respektiert und weiterentwickelt und im Falle eines Ungleichgewichts den unterentwickelten Pol stärkt.

Da diese „zwei Seelen in der Brust" aufgrund ihrer Polarität *wesenhaft* miteinander verbunden sind – Handeln – Geschehenlassen, Sprechen – Zuhören, Tatkraft – Hingabe, Streben – Sich-Ergreifen-Lassen, Tat – Begegnung –, sollte er zudem anstreben, sie zu einer in sich ausgewogenen *pädagogischen Grundhaltung* (LÜDTKE 1998), z. B. zum achtsamen Vertrauen, zu verschmelzen. Die so im Idealfall entstehende harmonische Wesenheit bildet dann die *pädagogische Grunddisposition*, aus deren Potential – so wie bei einer entspannten, aber zum Sprung bereiten Katze – eine situativ adäquate Antwort auf das erwachsen kann, was der sprachlich beeinträchtigte Mensch (2.2) und das sprachfördernde Geschehen (2.3) in der Begegnung (BUBER 1965) an Aktualisierung bedürfen. Wie erkennen aber Sprachheilpädagogen und Logopäden diesen Bedarf? Und davon ausgehend: Wodurch fühlen sie sich zum Wirken aufgerufen?

Pädagogische Grundhaltung (margin note)

Befindlichkeit und Empfänglichkeit

Ein frisch operierter, nun kehlkopfloser Mann, der im Krankenhausbett liegend auf einen Zettel schreibt, dass er Angst hat vor dem, was jetzt kommt. Ein sechzehnjähriger Schüler, der in einem Rollenspiel im Berufsvorbereitungsunterricht versucht, ein Vorstellungsgespräch zu führen, ohne zu sehr zu stottern. Ein Mädchen im vierten Schuljahr, das viele Buchstaben spiegelverkehrt in ihr Heft schreibt. Und ein Junge, der wütend den Tisch mit den Bauklötzen umstößt, weil die anderen Kindergartenkinder ihn wegen seiner „Hasenscharte" schon wieder ausgelacht haben. All dies sind atmosphärische *Eindrücke* (SCHMITZ 1992), die Sprachheilpädagogen und Logopäden wahrnehmen, in sich aufnehmen und die in ihnen *Empfindungen* auslösen. Warum aber lassen sie diese Situationen nicht „kalt"?

Gefühle und Stimmungen (margin note)

Empfindungen, als anthropologische Kategorie, umfassen das *Reich der menschlichen Gefühle und Stimmungen* (LÜDTKE 1998) – wobei Gefühle kurzfristiger, Stimmungen längerfristiger zeitlicher Natur sind. Menschen empfinden in der Kommunikation mit ihrer belebten (andere Menschen, Tiere, Pflanzen, organische Stoffe) wie unbelebten Umwelt (Kunststoffe, anorganische Materie) „etwas", da sie von ihrem Wesen her auf verschiedenen Kanälen zum einen die eigene emotionale *Befindlichkeit* mittelbar und unmittelbar ausdrücken (das Phänomen der *Ausstrahlung*) und sie zum anderen eine *Empfänglichkeit* für die ihnen begegnenden affektiven Eindrücke besitzen (das Phänomen der *Einstrahlung*).

Im Gegensatz zur herkömmlichen Meinung, die Gefühle und Stimmungen als etwas *Inneres* ansieht, das quasi abgeschieden und verschlossen hinter den dicken, hohen Mauern des Individuums ein für andere unsichtbares Eigenleben führt, lehrt uns das anthropologische Verständnis, dass die affektiven Phänomene von ihrem Charakter her *atmosphärische Mächte* (SCHMITZ 1992) sind, die nicht an den Grenzen ihres ursprünglichen „Trägers" Halt machen, sondern sich aufgrund ihrer *Autorität* (SCHMITZ) in die Umgebung *ausdehnen*, dabei alle darin befindlichen Lebewesen *durchströmen* und sie in der gleichen emotionalen Befindlichkeit *färben*: Ein fröhlicher Mensch kann so mit seiner

Atmosphärische Mächte (margin note)

Heiterkeit, ein bedrückter Mensch hingegen mit seiner Niedergeschlagenheit seine Mitmenschen „anstecken" – ein Phänomen, das z. B. zwischen Lehrern und Schülern häufig zu beobachten ist.

Eine derartige emotionale „Ansteckung", die in uns zu einer spezifischen positiven oder negativen Empfindungslage führt, wird phänomenologisch dadurch verursacht, dass sich der Mensch in seinem ursprünglichen Wesen in einer gewissen *Empfangsbereitschaft* für die atmosphärischen Energien in seiner Umgebung befindet, so dass in ihm beim Kontakt mit bestimmten affektiven Schwingungen – ähnlich dem akustischen Phänomen – eine *mitschwingende Resonanz* (SCHMITZ) entsteht. Eine derartige Einwirkung ist möglich, da die Gefühlsatmosphären eine leibliche Basis haben, sie leiblich ergreifende Mächte (SCHMITZ) sind, die im Einzelfall dazu führen können, dass wir z. B. in unbekannten oder bedrohlich wirkenden schulischen und therapeutischen Situationen ganz „klein" vor Angst werden, wir etwa in der Begegnung mit einem kehlkopflosen Menschen nach einer Weile einen „Kloß im Hals" haben oder in einer Therapiesitzung, in der ein „Durchbruch" gelungen ist, sich unser „Herz" vor Erleichterung und Freude „weitet".

> Mitschwingende Resonanz

Dass die Gefühle und Stimmungen des Anderen den sprachfördernd wirkenden Menschen so nachhaltig „ergreifen", sie so „Besitz von ihm nehmen", führt zu einem nachhaltigen *Beeindruckt-Sein*: Ich spüre den Anderen, ich spüre seine emotionale Befindlichkeit so, als ob es meine eigene wäre. Und dieses *quasi-eigene Erleben* ist der Schlüssel dazu, die *Wesensbedürfnisse* – in Abgrenzung zum Terminus der Förderbedürfnisse (vgl. 2.2) – des „kehlkopflosen Patienten", des „stotternden Schülers", des „Mädchens mit Lese-Rechtschreib-Schwäche" und des „Kindergartenkindes mit Lippen-Kiefer-Gaumen-Spalte" auf einer tiefen Seins-Ebene zu erkennen.

> Quasi-eigenes Erleben

Aufgegebenes und Verheißenes

Auf abstrakter, von außen betrachteter Ebene ist *Bedarf* das Fehlende, was aus der Spannung zwischen dem, was ist, und dem, was sein könnte, entsteht. Im anthropologischen Zusammenhang ist ein wesentliches *Bedürfnis*, das Sehnen eines Menschen nach etwas oder nach jemandem, das oder der ihn darin unterstützt, jenes Vakuum aufzufüllen, welches durch die offen gebliebenen höchsten Möglichkeiten seines ihm innewohnenden *Wesenspotentials* entstanden ist (vgl. 2.2).

Der Pädagoge, der dieser offen gebliebenen höchsten Möglichkeiten *gewahr* wird, indem er die Sehnsucht des Anderen „am eigenen Leibe spürt", kann sie von seinem Wesen her in einem zwingenden nächsten Schritt nicht *unbeantwortet* lassen, denn so wie, physikalisch gesehen, beim Kontakt eines Vakuums mit einem luftgefülltem Raum ein Sog entsteht, so impliziert anthropologisch betrachtet das Gewahrwerden eines „klaffenden atmosphärischen Loches" in Form eines „pädagogischen Vakuums" (LÜDTKE) eine Aufforderung an ihn, diesen „Ruf" nicht im luftleeren Raum verhallen zu lassen, sondern mit einen „Widerhall" in Form einer wie auch immer gearteten *sprachfördernden Zuwendung* (vgl. 2.2) zu antworten.

> Pädagogischer Widerhall

Der Schmerz, den er bei den Eltern eines sprachentwicklungsverzögerten, geistig behinderten Kindes *spürt,* die Verzweiflung, die er bei einem schwerkranken Patienten mit globaler Aphasie *sieht,* und den stummen Schrei, den er bei einer in sich gefangenen, mutistischen Schülerin *hört,* stellen für den Sprachheilpädagogen wie Logopäden das ihm in seiner Profession *Aufgegebene* (MOOR 1960) dar, dem er versucht, durch seine Berufung (nicht Beruf!) zu dieser Tätigkeit gerecht zu werden. Dies bedeutet, dass er nun umgekehrt mit all seinen höchsten Möglichkeiten in die Verantwortung gestellt ist, das dem sprachlich beeinträchtigten Menschen von seinem Wesenspotential her *Verheißene* (MOOR) auszuschöpfen und damit dessen wahrem Wesen zur *Erfüllung* und *Vervollkommnung* zu verhelfen. Aber wie macht er das?

Trennung und Verbindung

Phänomenologische Grundspannung

Das Aufgegebene und das Verheißene manifestieren sich im Kontext von Sprachförderung aus der phänomenologischen Grundspannung zwischen der durch „Ganzheits"-Postulate immerfort angestrebten, aber äußerst selten eintretenden Empfindung des *Eins-Seins,* des *Sich-Ganz-Fühlens* und zum anderen der häufig erlebten Alltagsempfindung des *Getrennt-Seins.*

Grenzen

Diese *Trennung* äußert sich für den sprachfördernd wirkenden Menschen in der schmerzhaften Empfindung einer scharfen *Grenze,* die sein ursprüngliches Erleben einer Einheit des sprachfördernden Geschehens in eine diesseitige und eine jenseitige Sphäre teilt und die damit ihren grundsätzlich *dualen Charakter* offenbart. Diese *Grenz-Erfahrung* (JASPERS 1938) tritt in drei verschiedenen, durchaus interdependenten Erscheinungsformen auf, welche unabhängig vom Alter des sprachbeeinträchtigten Menschen oder der Art und Schwere seiner Sprachstörung sind, nämlich als *Anders-Sein* (durch die Trennung vom sprachlich beeinträchtigten Menschen), als *Gescheitert-Sein* (durch die Trennung vom eigenen pädagogisch-therapeutischen Handeln) und als *Aus-der-Mitte-gefallen-Sein* (durch die Trennung von sich „Selbst").

Erste Schritte, sich in Richtung auf das verheißene Eins-Sein zuzubewegen, können unter dem etwas bescheideneren, aber nicht minder we

Verbunden-Werden

sentlichen und bedeutsamen Phänomen des *Verbunden-Werdens* subsummiert werden und beruhen – wie nachfolgende Beschreibungen exemplarisch zeigen – im Einzelnen alle darauf, dass Sprachheilpädagoge und Logopäde kreative Wege finden, *Verbindung, Anbindung* oder *Rückverbindung* zu den als abgespalten erlebten Aspekten ihres professionellen Daseins herzustellen:

• **Verbindung** – hier verstanden als „Band" zwischen zwei Wesen – kann angebahnt werden, indem der Pädagoge die *Zweiweltigkeit* (SIEGENTHALER 1983) des pädagogischen Verhältnisses, die er aufgrund des aus seiner Perspektive wahrgenommenen wesenhaften Anders-Seins des sprachbeeinträchtigten Menschen empfindet, in eine *Einweltigkeit* überführt. Grundlage hierfür bildet ein *Sich-Einstimmen* in den Anderen, um so zu einem *unmittelbaren Ausdrucksverständnis* (SCHMITZ) der wahrgenommenen Eindrücke und damit zu einem *ganzheitlichen Verstehen* (LÜDTKE) zu gelangen. Von hier aus kann die Einstimmung allmählich in eine *Übereinstimmung* der Gefühlsatmosphären übergehen, so dass sich die atmosphärische Grenze zwischen den Beteiligten langsam verflüchtigt und so Ganz-Sein als das erfahren werden kann, was SIEGENTHALER (1983, 144) „punktuelles Aufgehobensein der Behinderung im Erziehungsverhältnis" nannte.

Eine weitere Möglichkeit, ein solches Band zu „knüpfen", besteht in der *konsequenten, vorbehaltlosen und einseitigen Öffnung* des Pädagogen und zwar auch oder gerade dann, wenn er öfter oder immer wieder erlebt, dass bei seinem pädagogischen Versuch, eine Brücke zu der Welt des Anderen zu schlagen, ihm statt des erhofften *Zugangs* zum sprachbeeinträchtigten Menschen Ablehnung oder Misstrauen entgegenschlagen. So wie sich schon ROTHE (1929) in einem ganzen Kapitel Gedanken über den „Weg zum Herzen" des „renitenten" Kindes machte, muss er stets überlegen, wie er in sich Zuneigung, Zutrauen und Zuversicht erhalten kann, damit – trotz zeitweilig „verschlossener" Tür – seine *Zuwendungsbereitschaft* (vgl. 2.2) und vor allem seine *Zuwendungsfreudigkeit* (BOLLNOW 1965) nicht „erlahmt".

Da die Trennung vom sprachbeeinträchtigten Menschen auch dadurch erlebt werden kann, dass das Gefühl der beiderseitigen Verbundenheit von seinem Wesen her äußerst augenblickhaft, flüchtig und instabil ist und sich dies auch immer neu wiederholt, benötigt die *Brüchigkeit* des pädagogischen Verhältnisses *Halt* (MOOR). Derjenige Aspekt, der die Kraft hat, dieser zwischenmenschlichen Verbindung *Zusammenhalt* und damit *Tragfähigkeit* zu geben, ist das *uneingeschränkte, bedingungslose und (erneut) einseitige Vertrauen*, das durch eine *Vorleistung* des Sprachheilpädagogen bzw. Logopäden entsteht: Der Wert seines Wirkens liegt hier – im Gegensatz zu „qualitätsbewusstem" Effizienzdenken – in der Größe seiner *Gabe*, d.h. wie viel Vertrauen *schenkt*, nicht gibt er dem sprachbeeinträchtigten Menschen – ohne eine Gegenleistung dafür zu erwarten. **Sich-Schenken**

• Der Pädagoge kann eine weitere elementare Grenze erfahren, indem er beim Versuch, die Kluft zwischen sich und dem sprachbeeinträchtigten Menschen zu überwinden, *scheitert* (BOLLNOW 1959), und er so sein pädagogisch-therapeutisches Handeln auf Dauer als abgespalten und damit getrennt von sich erlebt. Da Scheitern immer *Sinnverlust* (FRANKL 1978, YALOM 1989) nach sich zieht, impliziert die erneute Anbindung an das eigene Handeln, dem beruflichen Sein wieder Sinn zu geben. Dies kann durch eine *sprachheilpädagogische/logopädische Identitätsbildung* (vgl. LÜDTKE) geschehen, welche beispielsweise aus den Spannungen erwächst, in einer Welt des Habens – Anwalt für die Werte des Seins (FROMM 1967) zu sein, oder umgeben von Egoismus und Leidverleugnung – Altruismus und Mitgefühl zu leben. In einem solchen Heranreifen zwischen *Formung* und *Bewährung* in der alltäglichen Erziehungswirklichkeit ermöglicht sie dann, jedes Scheitern im Detail als konstitutive Voraussetzung für immer erneutes *Sich-Wagen* (BOLLNOW) und *Sinn-erfüllt-Sein* zu verstehen. **Sich-Wagen**

• Beide vorangegangenen Formen der atmosphärischen Grenz-Erfahrung führen in ihrem Zusammenspiel zum viel-„schichtigen" Erleben der dritten und fundamentalsten Möglichkeit der Trennung, nämlich der Trennung von seinem Selbst (im Sinne JUNGS 1968), denn die Empfindung der Dualität wirkt auf alle *Seinssphären* (LÜDTKE) des Sprachheilpädagogen und Logopäden zurück und hinterlässt dort Spuren von *Verbitterung* (transpersonale), *Vergiftung* (existenzielle), *Trübung* (mentale), *Beengung* (energetische) und/oder *Erkrankung* (leibliche Sphäre). Das aufgegebene *Aus-der-Mitte-gefallen-Sein* kann jedoch seiner Verheißung – dem *Zentriert-Sein* – zugeführt werden, indem individuell passende Möglichkeiten der Rückverbindung entdeckt werden.

Sich-Wiederfinden Ein solches *Sich-Wiederfinden* verlangt anthropologisch gesehen ein *transpersonales Bezugsmoment* und kann beispielsweise unterstützt werden durch ein Entspannt-Sein mittels introspektiver meditativer Techniken (TAUSCH/TAUSCH 1963) und einem daraus folgenden Getragen-Sein vom Ewigen Du (BUBER). Durch das eventuell damit einhergehende Erlebnis der *Selbstauslöschung* (BOPP 1958) kann – um es in den Worten zweier heilpädagogischer Klassiker zu beschreiben – ein sprachheilpädagogisches Wirken entstehen, das vom *pädagogischen Eros* (MOOR) durchdrungen ist und das – als *Technik der Liebe* (MONTESSORI 1932) verstanden – daseinsumfassend ist, denn: „Indem man dem Kind dient, dient man dem Leben" (MONTESSORI 1960).

Wie diese Beispiele angedeutet haben, kann dies in komplexer Weise in den drei zuvor genannten sprachfördernden *Wirkbereichen* durch verschiedene, interdependente *Wirkmomente* realisiert werden.

2.2 Das Wesen des sprachlich beeinträchtigten Menschen

> Wie muss der sprachlich beeinträchtigte Mensch verstanden werden, damit er bei der Verwirklichung seines Potentials die ihm angemessene Unterstützung erfahren kann?

Diese nächste von uns gestellte Frage nach dem Wesen des sprachlich beeinträchtigten Menschen mag auf den ersten Blick ganz normal und im Verlaufe unserer Erörterungen auch ganz folgerichtig erscheinen. Auf den zweiten, etwas genaueren Blick wird jedoch deutlich, dass **Anthropologische** diese Frage eine ganze Reihe von Annahmen enthält, die anthropologi-**Vorentscheidung** schen *Vorentscheidungen* gleichkommen:

– Sprache bzw. Sprachlichkeit kann beeinträchtigt sein.
– Verständigung zwischen zwei Menschen ist auch im besonderen Fall der sprachlichen Beeinträchtigung möglich.
– Der sprachlich beeinträchtigte Mensch sollte Zuwendung erfahren.
– Der sprachlich beeinträchtigte Mensch trägt die Möglichkeit einer aufsteigenden Entwicklung in sich.
– Der sprachlich beeinträchtigte Mensch bedarf der angemessenen Unterstützung.

Diese Implikationen, die den meist unbewussten Hintergrund für die vielfältigen Bildungs- und Erziehungsbemühungen des sprachheilpädagogischen und logopädischen Alltags bilden, einer Reflexion zu unterziehen, ist unser Anliegen in diesem Abschnitt, denn nur durch ein persönliches, immer neu ansetzendes Bewusstmachen und Hinterfragen kann der wissenschaftliche Anspruch der Sprachheilpädagogik und Logopädie im einzelnen sprachfördernd wirkenden Menschen verankert werden und so den sprachbeeinträchtigten Menschen zugute kommen.

Freiheit und Norm

Die erste in unserer Frage verborgene Annahme – *Sprache bzw. Sprachlichkeit kann beeinträchtigt sein* – führt uns in das Spannungsfeld von ontologischer und linguistischer Sprachbetrachtung und gipfelt in der Antinomie von „Freiheit" und „Norm":

Sprachbetrachtung

- Nach ontologischem Verständnis gehört die Sprache zu den fundamentalsten *Existenzialien*, denn: „Das Dasein hat Sprache" und „Der Mensch zeigt sich als Seiendes, das redet" (HEIDEGGER 1926, 165). Sprachlichkeit als universeller Seins-Aspekt trägt dabei zum einen das Merkmal der *Freiheit* in sich, da sie den Sprachbenutzer von Zeit, Raum und seinen Instinkten unabhängig macht. Zum anderen beinhaltet sie jedoch auch das Merkmal der *Teilhabe* und zwar im „Mitsein mit anderen" (HEIDEGGER 1926, 118).
- Nach linguistischer Auffassung ist demgegenüber Sprache ein System sozial bedingter, d.h. durch Konvention der Sprachgemeinschaft gesetzter *Zeichen* (statischer Sprachbegriff) bzw. ein System von *Regeln* zur Erzeugung beliebig vieler Sätze (dynamischer Sprachbegriff) (SCHOLZ 1980, 621).

Ein Nachdenken über eine mögliche Beeinträchtigung von Sprache und Sprachlichkeit muss deshalb folgende intrapersonale Wechselverhältnisse zwischen diesen beiden Betrachtungsebenen berücksichtigen: Entspricht – aus welchem Grund auch immer – die Sprache eines Kindes, Jugendlichen oder Erwachsenen nicht den Normen einer Sprachgemeinschaft, so muss sich dieser Mensch selbst zunächst nicht als unnormal erleben. Erst durch die Reaktionen oder gar *Sanktionen* der personalen wie gesellschaftlichen Umwelt (auch die des Sprachheilpädagogen oder Logopäden!) werden dem Betroffenen Merkmale wie „anders", „falsch", „abweichend" oder „auffällig" zugeschrieben. Diese *Attribuierungen* stellen den Sprachbenutzer jedoch nicht nur im linguistischen Sinne außerhalb der sprachlichen Norm, sondern beschränken auch auf den verschiedenen kognitiven, emotionalen wie ästhetischen Ebenen sein Dazu-Gehören-Wollen an den gesamtgesellschaftlichen Lebensvollzügen.

Intrapersonales Wechselverhältnis

Diese partikulare oder gar fehlende Teilhabe wirkt darüber hinaus noch tiefer gehend auf die ontologische Ebene zurück, denn sie macht dort das Subjekt unfrei. Der Mensch mit einer „Sprachstörung" oder „Sprachauffälligkeit" wird so *wesenhaft* zum sprachlich beeinträchtigten Menschen.

Infolgedessen lautet ein erstes Bildungs- und Erziehungsziel, das sich hieraus unseres Erachtens ergibt:

> Ziel sprachfördernden Wirkens ist es, dem sprachlich beeinträchtigten Menschen Teilhabe und Freiheit (zurück)zugeben, indem man ihn darin unterstützt, seine Sprachlichkeit durch das Erlernen der Sprache – entsprechend den Normen seiner Sprachgemeinschaft – zu entwickeln.

Ausdruck und Verständigung

Die zweite Annahme – *Verständigung zwischen zwei Menschen ist auch im besonderen Fall der sprachlichen Beeinträchtigung möglich* – vermittelt uns zunächst ein recht angenehmes Gefühl der Sicherheit. Doch der Schein trügt: Begegnen uns im „normalen" sprachlichen Alltag schon häufig „Missverständnisse", „Unverständnis" oder gar „Verständnislosigkeit", so ist erst recht unter den besonderen Bedingungen der sprachlichen Beeinträchtigung, z. B. bei einem Menschen mit einer Stimmstörung oder einer Aphasie, eine gewisse Unsicherheit in der Verständigung zu erwarten. Doch was heißt eigentlich genau „Verständigung"?

Ebenen sprachlicher Phänomene

Hierzu ist es nötig, zunächst aus anthropologischer Sicht die verschiedenen, hierarchisch aufeinander aufbauenden und miteinander verknüpften Ebenen sprachlicher Phänomene genauer zu betrachten, an deren Spitze als komplexeste Erscheinungsform die Verständigung steht:

– Sprache kann zu allererst die Form einer Aussage annehmen: Aus-sage im Sinne einer Heraus-sage dessen, was sich da infolge innerer Auseinandersetzung an Erkenntnis oder Emotion herausgebildet hat, herangereift ist und nun dem Drang nicht mehr widerstehen kann, sich durch sprachliche Zeichen auszudrücken – als Wort, Satz, Gedicht, Brief, Roman. Wesentlich für die Aussage ist, dass ihr ihr reiner Ausdruck genügt: Die quasi-kathartische Befreiung aus der Innenwelt und die sprachliche Manifestation in der Außenwelt ist Erfüllung genug, so dass das Gedicht zerrissen, der Brief nie abgeschickt oder das Romanmanuskript verbrannt werden kann.

– Anders hingegen verhält es sich bei der Sprache in Form einer Mitteilung: Hier ist das Gegenüber – derjenige, mit dem ich etwas teilen möchte – wesentlicher Bestandteil des sprachlichen Miteinander-Seins: Ohne ihn verliert der Sog meines Mitteilen-Wollens (vgl. 3) seine Kraft und lässt mich in der Einsamkeit erschlaffen.

– Hatte die Mitteilung noch eine einseitig justierte sprachliche Richtung, so ist Wesensmerkmal der sprachlichen Verständigung die Gegenseitigkeit der personalen Bezüge. Verständigung ist sprachlicher Aus-Tausch und beinhaltet die konstitutiven Möglichkeiten des Hörens (vgl. 3) und des Schweigens: „Das Hören auf ... ist das existenziale Offensein des Daseins als Mitsein für den Anderen." (HEIDEGGER 1926, 163).

Veränderungen sprachlicher Phänomene

Wie verändern sich nun aber diese drei sprachlichen Phänomene unter den besonderen Daseinsbedingungen des sprachlich beeinträchtigten Menschen?

- Auf der ersten Ebene kann das sprachliche Phänomen auftreten, dass der sprachbeeinträchtigte Mensch keine sprachliche Aussage machen *kann* (z.B. bei globaler Aphasie, akutem postoperativem Status nach Laryngektomie) oder – zumindest unbewusst – *will* (z.B. bei psychogener Aphonie, totalem Mutismus, schwerer Depression), und er so die kognitiven oder emotionalen Inhalte seines Bewusstseins in seiner Innenwelt verschließen muss oder will. Doch obwohl die übergeordnete sprachliche Leistung der Verständigung dann bereits auf dieser basalen Ebene blockiert ist, sucht sich der Drang nach Ausdruck u.U. nichtsprachliche Kanäle: Das mutistische Kind „erzählt" in seinen Zeichnungen und der laryngektomierte Mann „spricht" mit Gestik und Mimik.
- Auf der zweiten Ebene kann es geschehen, dass der sprachlich beeinträchtigte Mensch zwar der Aussage fähig ist, aber dennoch den Adressaten gar nicht oder anders als beabsichtigt erreicht, da die Welten des verwendeten sprachlichen Zeichenrepertoires und/oder der durch sie kodierten Inhalte gar nicht (z.B. bei einem Menschen mit akuter Psychose) oder nur teilweise (z.B. bei Broca-Aphasie oder bei einem geistig behinderten Menschen) identisch sind. Die hieraus resultierenden Missverständnisse erschweren nicht nur auf dieser mittleren Ebene die Verständlichkeit, sondern auch nachfolgend die Verständigung.
- Auch wenn die beiden vorangehenden Sprachebenen „intakt" sind, können sich auf dieser dritten Ebene bei beiden Sprachbenutzern Beeinträchtigungen des sprachlichen Austausches in Form eines Nicht-Offen-Seins für das Mitsein und/oder Nicht-Austauschen-Wollens für die durch die sprachlichen Zeichen vermittelten Daseinsinhalte finden. Dies geht oft einher mit nicht-sprachlichen Phänomenen eines Nicht-zu-Hören- und/oder Nicht-Schweigen-Könnens oder -Wollens. Zirkulär betrachtet können dann dadurch auch nicht-sprachliche Aussagen und Mitteilungen – z.B. *leiblicher, vokaler, ästhetischer* oder *verhaltenssymbolischer* Art –, welche oft trotz eines Verlustes der sprachlichen Mittel zum Aufbau der Verständigung eingesetzt werden, aufgrund eines mangelnden personalen Gegenübers nicht verstanden werden.

Da Beeinträchtigungen einer untergeordneten Sprachebene also unausweichlich Beeinträchtigungen auf der oder den übergeordneten, komplexeren Sprachebenen nach sich ziehen, wird somit als zweites Bildungs- und Erziehungsziel von uns definiert:

> Ziel sprachfördernden Wirkens ist es, unter Einbeziehung der sprachlichen und/oder nichtsprachlichen Ausdrucks- und Mitteilungsebenen letztendlich die komplexeste Form des Austausches, nämlich die sprachliche und/oder nichtsprachliche Verständigung zwischen zwei Menschen, auch im besonderen Fall der sprachlichen Beeinträchtigung, zu ermöglichen.

Dies bedeutet konkret, dass auch bei irreversiblem Verlust der sprachlichen Ausdrucks-, Mitteilungs- und Verständigungsmittel angestrebt werden sollte, die höchste zwischenmenschliche Qualität – nämlich Verständigung – u.U. auch auf nicht-sprachlichem Weg zu erreichen.

Nicht-sprachliches Handlungsrepertoire

Dies würde implizieren, dass zum Handlungsrepertoire des sprachheil-
pädagogisch wirkenden Menschen unbedingt auch Methoden zum
Auf- und Ausbau der *nichtsprachlichen* Kommunikationskanäle gehören müssten (vgl. das „Ankern" in 3.3), so z. B. das gemeinsame Malen
mit dem mutistischen Mädchen, das von stimmlichem Ausdruck beglei-
tete „Herumtoben" mit einem geistig behinderten Schüler oder die gemeinsame Entwicklung einer „privaten" Zeichensprache mit dem von
globaler Aphasie betroffenen Mann und seiner Ehefrau.

Anruf und Aufbruch

Zuwendungs-
bedürftigkeit

Die dritte eingangs von uns formulierte Annahme – *Der sprachlich beeinträchtigte Mensch sollte Zuwendung erfahren* – führt uns in das
klassische (heil)pädagogische Thema der Zuwendungsbedürftigkeit.
Was verbirgt sich jedoch menschlich und inhaltlich hinter dem Begriff
„Zuwendung"? Bedürfen bestimmte Menschen einer größeren oder anderen Form der Zuwendung als ihre Mitmenschen? Welcher Art kann,
soll, ja muss diese Zuwendung sein, die der sprachbeeinträchtigte
Mensch erfahren soll?
Zuwendung bedeutet zunächst einmal Zu-Wendung: Ich als Sprachheilpädagoge oder Logopäde wende mich dem sprachlich beeinträchtigten Menschen zu. Und dann?
Im positivsten Fall kommt der Zuwendung des Pädagogen eine gewisse
Offenheit und Empfänglichkeit entgegen, auf die sich eine Intensivierung der Zuwendungsbemühungen aufbauen lässt. In vielen Fällen ist
diese Zuwendungsbereitschaft jedoch nur augenblickhaft – z. B. im Falle eines „Nicht-Anders-Können" – oder gar nicht – im Falle eines wie
auch immer begründeten „Anders-Bleiben-Wollen" – vorhanden, so
dass der pädagogische Anspruch nicht oder kaum verwirklicht werden
kann (2.1).
Diese Blockierung der pädagogischen Absicht fordert uns dazu auf,
dem Phänomen „Zuwendung" genauer auf den Grund zu gehen. Nach
MOOR (1960/1965) basiert jede erzieherische Zuwendung, also auch
diejenige im Bereich Sprachförderung, auf dem Wechselverhältnis von
„*Anruf*" – als „Sich-Ansprechen-Lassen" von inneren und äußeren Impulsen – und „*Aufbruch*" – als zu gebende Antwort an die innere und
äußere Welt. Für den Sprachheilpädagogen und Logopäden ist dieses
breit gefächerte Phänomen von zentraler Wichtigkeit, denn bei jedem
einzelnen ihm anvertrauten sprachbeeinträchtigten Menschen und in
jeder einzelnen Sprachfördersituation muss er sich fragen: „Ist der
Anruf vernommen worden?" und „Ist der Aufbruch erfolgt?" (vgl.
LÜDTKE 1998, 308 ff.) Da die Antwort darauf oft ungewiss sein wird
(z. B. bei einem sehr kleinen Kind mit einer Dysphagie) oder manches
Mal sogar verneint werden muss (z. B. bei einem schwer depressiven
aphasischen Menschen, den der Schlaganfall aus seiner Lebensmitte ge-
rissen hat), wird er quasi gezwungen, sich auch den weiterführenden
Fragen zu stellen, nämlich: „Von welch möglicher Art müsste mein An-
ruf sein?" und „Wie drückt sich der Aufbruch möglicherweise aus?"
Hilfreich kann hier sein, bei der Suche nach Anknüpfungspunkten oder
Anzeichen von Veränderung das ganze Wesen des sprachbeeinträchtig-

ten Menschen aufmerksam zu beobachten und zu erspüren, denn oft zeigen sich die subtilsten Momente von Öffnung und Berührtsein in Wesensdimensionen weit vor jeglicher Sprache.

Letztendlich ist unabdingbare anthropologische Grundlage dieses Zusammenspiels von Anruf und Aufbruch, von Zuwendungsbedürftigkeit und Zuwendungsbereitschaft das Miteinander-Stehen im personalen pädagogischen Verhältnis, denn: „Der Mensch wird am Du zum Ich" (BUBER 1965). Unsere hierin liegende pädagogische Verantwortung ist jedoch groß, denn: „Er wird zu dem Ich, dessen Du wir ihm sind!" (FEUSER 1999).

Infolgedessen wird als drittes Bildungs- und Erziehungsziel von uns formuliert:

Du und Ich

> Ziel der sprachfördernden Zuwendung ist es, dem sprachlich beeinträchtigten Menschen ein Du zu sein, an dem er zu seinem wahren Ich werden kann.

Bedürfnisse und Bedarf

Eng verknüpft mit der letzten Thematik ist unsere vierte, zu Beginn herausgearbeitete Implikation – *Der sprachlich beeinträchtigte Mensch trägt die Möglichkeit einer aufsteigenden Entwicklung in sich* –, denn ich wende mich als Pädagoge ja dem sprachbeeinträchtigten Menschen zunächst zu, da ich ihm zur Verwirklichung seines sprachlichen wie personimmanenten Potentials verhelfen möchte.

Die erziehungswissenschaftliche Thematik, die sich hinter dieser Absicht verbirgt, ist die der *Bildbarkeit*. Betrachtet man in diesem Zusammenhang einmal das erziehungswissenschaftliche Spektrum, so stellt man fest, dass an seinem einen Ende – der Allgemeinen Pädagogik – die Bildbarkeit vornehmlich von Klassikern der Pädagogik bzw. Philosophie (z. B. SCHELER 1947, HUMBOLDT 1959, ADORNO 1967) überdacht wurde und in heutigem Diskurs fast völlig an Bedeutung verloren hat. Ganz anders dagegen am anderen Ende dieser Wissenschaft, nämlich bei unserer heilpädagogischen Nachbardisziplin, der Geistigbehindertenpädagogik, und hier vor allem bei jenen Wissenschaftlern und Praktikern (SIEGENTHALER 1983, FEUSER 1995), die sich mit den Daseins- und Förderbedingungen schwerstmehrfachbehinderter Menschen beschäftigen.

Bildbarkeit

Doch sind Fragen wie: „Ist jeder Mensch bildbar?" oder „Bedeutet Bildbarkeit zwingend eine Aufwärtsentwicklung zum ‚Licht', ein Aufblühen gleich einer ‚Blüte', ein ‚schmetterlingsartiges' Entfalten der Persönlichkeit?" nicht auch für unsere Fachwissenschaft bedeutsam?

Wir meinen ja, denn im Zuge einer sich verändernden Erziehungswirklichkeit stoßen dem Zeitalter der pädagogischen Romantik verwandte pädagogische Wachstums- und Aufwärtsparadigmata (vgl. Diskurs über „organologische Erziehungsauffassungen" bei BOLLNOW 1959) zunehmend an ihre Grenzen: Laryngektomierte Patienten sterben an einem Rezidiv, Menschen mit Aphasie erleiden einen zweiten Schlaganfall, der dysgrammatisch sprechende Schüler der Lernbehindertenschule stößt mit seinem Intelligenzquotienten von 70 allmählich an die

Grenzen seiner Wortschatzerweiterung und der kaum noch stotternde Jugendliche erleidet durch neue traumatisierende Ereignisse eine Verschlimmerung seiner Symptomatik.

All diese Beispiele zeigen, dass auch *innerhalb* der Sprachheilpädagogik Stillstände, Rückschritte oder Abbauprozesse in unsere Vorstellung von der Bildbarkeit des sprachbeeinträchtigten Menschen einfließen müssen (vgl. LÜDTKE 1998, 309), wollen wir nicht in einer fortschrittsgläubigen pädagogischen Illusion leben und arbeiten.

Bedarf – Bedürfnis

Weiterhin illusionär ist es, in diesem Zusammenhang davon auszugehen, dass der Bedarf an Bildung, der dem sprachbeeinträchtigten Menschen personell oder institutionell von außen – z. B. beim Verfahren zur Feststellung des sonderpädagogischen Förderbedarfs – zugeschrieben wird, sich mit dem Bedürfnis nach Bildung, das sich im Inneren des sprachbeeinträchtigten Menschen befindet, deckt. Dieser Grundwiderspruch zwischen normorientiertem, gesellschaftlich determiniertem Bedarf und personimmanentem Bedürfnis eines Menschen (vgl. 3) kann nur im Einzelfall aufgelöst werden, indem die Diskrepanz zwischen diesen beiden Bestrebungen möglichst gering ist oder gar in eine pädagogische *Deckung* überführt wird.

Unser viertes Bildungs- und Erziehungsziel lautet deshalb:

> Ziel sprachfördernden Wirkens ist es, Bildungsziele im Einklang von personimmanenten Bedürfnissen und gesellschaftlich bestimmtem Bedarf zu formulieren und ihre Verwirklichung unabhängig von der Person unangemessenen Bildungsidealen zu unterstützen.

Konstruktion und Instruktion

Die letztgenannte Annahme – *Der sprachlich beeinträchtigte Mensch bedarf der angemessenen Unterstützung* – führt uns innerhalb der Sprachheilpädagogik und Logopädie zum speziellen Bereich der Erziehung, und zwar seitens des sprachlich beeinträchtigten Menschen zum

Erziehungsbedürftigkeit

Aspekt der *Erziehungsbedürftigkeit* (vgl. KNURA 1980) sowie auf Seiten des sprachfördernd wirkenden Menschen zu den Aspekten der *Erziehungsstile* und *Erziehungsmittel*.

Mag die Terminologie zunächst altmodisch erscheinen und dem Bewusstsein zunächst Assoziationen wie „negative Erziehung" (ROUSSEAU 1762: Emile), „anti-autoritärer Erziehungsstil" (NEILL 1965: Summerhill) oder „Belohnung", „Strafe" und „Nichtbeachtung" als klassische Erziehungsmittel (im Sinne Pawlowscher Konditionierungsmethoden) aufdrängen, so ist eine Auseinandersetzung mit dieser Thematik jedoch unumgänglich, da die persönliche Auffassung des Pädagogen von Erziehung als *Ganzem* den kleineren Rahmen dafür absteckt, wie er dem sprachbeeinträchtigten Menschen ganz konkret Unterstützung zukommen lässt und welche Auffassung von (sprachlichem) Lernen (vgl. 3) er dabei zugleich vertritt.

Die Auseinandersetzung, die in diesem Zusammenhang geführt werden muss, berührt dabei unweigerlich sehr schnell einen weiteren historischen Grundwiderspruch innerhalb der Erziehungswissenschaft, nämlich den zwischen der *Autonomie* des Subjektes sowie der gezielten *Einflussnahme* von außen (vgl. 3), welche sich im spezifischen Bereich des Lernens manifestiert als Gegensatz zwischen Selbstorganisation des Individuums und Instruktion durch die Umwelt.

Autonomie
Einflussnahme

Die Angemessenheit dieser unterschiedlichen paradigmatischen Auffassung von Lernen und Erziehung – auf der einen Seite das *selbstbestimmte* Individuum, das sich durch handelnde Auseinandersetzung mit der Umwelt seine Wirklichkeit konstruiert (3); auf der anderen Seite das *unmündige* Individuum, das der kausalen Einflussnahme anderer Personen bedarf – kann anthropologisch gesehen nicht durch ein ideologisches Bekenntnis auf der Meta-Ebene, sondern nur in seiner Konkretisierung an beiden im sprachfördernden Geschehen miteinander verbundenen Menschen beurteilt werden: Nicht alle Schüler und Lehrer kommen mit einer vorbereiteten Lernumgebung zurecht, nicht alle Patienten und Therapeuten fühlen sich in einem selbstbestimmten Lernprozess wohl, und nicht alle Jugendlichen brauchen es, Grenzen gesetzt zu bekommen, und nicht alle Erwachsenen können Grenzen setzen.

Wesentlich für eine Einschätzung scheint uns jedoch unsere, durch den staatlichen Erziehungsauftrag gegebene Verantwortung für die im Grundgesetz festgeschriebene, jedoch nicht immer aktualisierte Achtung vor der *Würde des Menschen*, hier vor dem Wesen des sprachlich beeinträchtigten Menschen, zu sein: Bereite ich wirklich immer zuerst behutsam seine *Lernbereitschaft* vor? Frage ich ihn – z. B. durch einen Blick – um seine *Interventionserlaubnis*? Oder aber verletze ich sein Wesen, indem ich zu den unzähligen Korrekturen seiner Sprache und Persönlichkeit eine weitere Verbesserungsbemühung hinzufüge?

Erziehungsauftrag

Das fünfte Bildungs- und Erziehungsziel muss unserer Meinung nach deshalb im Sinne eines Konsenses lauten:

> Ziel ist es, dem sprachlich beeinträchtigten Menschen diejenige Unterstützung zukommen zu lassen, die er und ich gemeinsam als angemessen empfinden.

2.3 Das Wesen des sprachfördernden Geschehens

> Wie muss das *sprachfördernde Geschehen* verstanden werden, damit die teilnehmenden Menschen in ihm leben und durch es lernen können?

Diese dritte von uns gestellte Frage nach dem Wesen des sprachfördernden Geschehens verbindet die beiden vorangegangenen Erörterungen und gibt ihnen einen gemeinsamen Bezugsrahmen. Hierauf können dann alle weiteren Erörterungen über den Sprachlernprozess (vgl. 3) aufbauen.

Verhältnis und Situation

Das sprachfördernde Geschehen – also all die vielfältigen und unzähligen Handlungen und Begegnungen des sprachheilpädagogischen und logopädischen Alltags – konstituiert sich aus den beiden wesentlichen Grundelementen des „pädagogischen Verhältnisses" (DILTHEY) und der „pädagogischen Situation" (PETERSEN 1937):

– Das *pädagogische Verhältnis* bezieht sich dabei auf den dual-personalen Modus des zwischenmenschlichen Bezuges und bezieht Momente wie Interaktionsformen, emotionale Bindungen, pädagogische Einstellungen, Haltungen und Grundstile (vgl. 2.2) mit ein.
– Der Begriff der *pädagogischen Situation* übersteigt diesen bipersonalen Charakter und berücksichtigt auch gruppendynamische, soziale und sachlich-gegenständliche Aspekte.

Pädagogischer Raum

Da der Mensch an sich ein „Raum bildendes und Raum aufspannendes Wesen" (BOLLNOW 1964) ist, spannen beide Elemente in ihrem facettenreichen Zusammenspiel den *pädagogischen Raum* – hier speziell den *sprachfördernden Raum* – auf.

Vakuum und Atmosphäre

Pädagogische Atmosphäre

Dieser sprachfördernde Raum – verstanden als besondere Ausprägung des „gestimmten Raumes" (BINSWANGER 1933, 1942) und des „gelebten Raumes" (DÜRCKHEIM 1932) – ist bei näherer Betrachtung durchdrungen von der pädagogischen Atmosphäre (BOLLNOW 1965), welche auf das in ihm stattfindende Geschehen einen förderlichen (z. B. Lerneifer, Aufmerksamkeit, Geduld) oder einen hindernden Einfluss (z. B. Unkonzentriertheit, Misstrauen, Aggressivität, Langeweile) haben kann. Dieses Phänomen der pädagogischen Atmosphäre ist für obige Fragestellung deshalb so bedeutsam, da erst die synergistische Wirkung ihrer nachfolgend beschriebenen *Einzelfunktionen* (LÜDTKE 1998, 302) die unerlässlichen *Grundvoraussetzungen* für wahrhaft sprachheilpädagogisches und logopädisches Leben und Arbeiten bildet:

– Die pädagogische Atmosphäre spannt in ihrer raumbildenden Funktion eine einheitliche Hülle der Gestimmtheit um alle am Erziehungs-, Unterrichts- oder Therapiegeschehen beteiligten Menschen auf, in der sich das sprachheilpädagogische/logopädische Leben und Lernen entfalten und vollziehen kann.
– Die pädagogische Atmosphäre bietet in ihrer *schützenden Funktion* dem gesamten sprachheilpädagogischen/logopädischen Leben einen abgeschlossenen, bergenden Raum und hält zugleich nachteilige Einflüsse von ihm fern.
– Die pädagogische Atmosphäre eint in ihrer *verbindenden Funktion* alle sich im sprachfördernden Raum befindlichen Menschen durch sich ausbreitende, kohäsiv wirkende atmosphärische Schwingungen.
– Die pädagogische Atmosphäre ist in ihrer *tragenden Funktion* das Basismedium für alle im sprachfördernden Raum ablaufenden atmosphärischen Prozesse, wie z. B. Vertrauen fassen, Sprechfreude entwickeln oder selbstkritisch und ehrlich über den aktuellen Therapie-

stand sprachlich zu reflektieren. Sie ermöglicht so durch den Austausch von gesendeten und empfangenen atmosphärischen Impulsen – d. h. durch die emotional gefärbte Einstrahlung und Ausstrahlung der beteiligten Menschen – das sprachfördernde Kontaktgeschehen.

– Die pädagogische Atmosphäre beeinflusst einheitlich in ihrer auf atmosphärischer Autorität basierenden *formenden Funktion* sowohl die atmosphärische Befindlichkeit aller am sprachfördernden Geschehen beteiligten Menschen als auch deren Selbst- und Welterschließung.

Daraus ergibt sich: So wie das Leben auf der Erde nicht unter den lebensfeindlichen Bedingungen des Weltraumes existieren kann, so kann auch lebendiger sprachheilpädagogischer/logopädischer Vollzug – sei es in Erziehung, Therapie oder Unterricht sprachbeeinträchtigter Menschen – nicht im „luftleeren Raum" geschehen; denn wenn die pädagogische Atmosphäre – durchaus mit ihren zuweilen hinderlichen „atmosphärischen Störungen" – fehlt, so stirbt sprachförderndes Leben im „pädagogischen Vakuum". | Pädagogisches Vakuum

Daheim-Sein und Zusammenarbeit

Grundstimmungen einer besonders positiven und förderlichen pädagogischen Atmosphäre sind das Daheim-Sein und die Zusammenarbeit. Sie sind Kennzeichen für eine „wiederverzauberte" (WILBER) pädagogische Welt, die entstehen kann, wenn sich die Gefühlsatmosphären der „zerbrochenen" pädagogischen Welt – wie Angst (KIERKEGAARD 1957), Gleichgültigkeit (SARTRE 1952) und Sorge (HEIDEGGER) – verflüchtigen. Doch wie geschieht eine solche atmosphärische Transformation? Wesentlich hierfür ist zunächst die Erkenntnis, dass sich der wandelbare Charakter pädagogischer Räume bei ihren „Bewohnern" bzw. „Benutzern" durch eine veränderte *Raumerfahrung* und eine verändert erlebte *Räumlichkeit* bemerkbar machen (LÜDTKE 1998, 232). Der als zerbrochen charakterisierte pädagogische Raum ist atmosphärisch zunächst primär gekennzeichnet von Sorge um das alltägliche Dasein. Die Arbeit wird hier als Mühe und Last empfunden, und die innere Unruhe und Unzufriedenheit wird mit hektischer Betriebsamkeit, Aufregung und Lärm betäubt. Der pädagogische Raum verkommt somit zum rein äußerlich-manifesten Raum, den man einerseits verlassen und vergessen, andererseits durch Bilder, Schmuck oder Dekorationen verschönern kann. | Raumerfahrung

Neben diesen Tendenzen der *Veräußerlichung* des sprachfördernden Raumes erlebt sich der Sprachheilpädagoge bzw. Logopäde gleichzeitig in seinem Wirken nur von seinem tätigen Pol (2.1). Der so entstehende Raum der Intentionalität, der Ratio, ist phänomenologisch gesehen ein Raum von Kampf, Macht und Neid (HEIDEGGER), ein Raum der Expansion, der quantitativen Ausdehnung und des feindlichen Gegeneinanderseins (BOLLNOW) – eine Sphäre von Mein und Dein, in der in Rivalität und Konkurrenz jeder den anderen verdrängt, um ihm Plätze und Positionen streitig zu machen (MOOR). | Veräußerlichung

Zugleich stellt sich dieser pädagogische Raum in seiner Ausprägung als intentionaler Handlungsraum oft als ein Raum der Enge dar, in dem jeder einen möglichst großen Eigenraum für sich erobern möchte. Eine derartige Abgrenzung von Besitzraum findet z. B. manchmal im Kampf zwischen Kindern, zwischen Lehrern und Schülern und auch zuweilen zwischen Kollegen statt und kann sich in vielfältigen Formen der Gewalt – physisch, psychisch, strukturell – äußern (BRÜNDEL/HURREL-MANN 1994). Auf Seiten des schulisch tätigen Sprachheilpädagogen kann sich dabei beispielsweise als wiederholtes Motiv zeigen, sich auf Kosten der positiven Atmosphäre den pädagogischen Raum durch autokratische Erziehungsstile (vgl. 2.2) und minutiöse Verplanung des Unterrichtsablaufes (vgl. 3) beherrschbar und damit vermeintlich einfacher und sicherer zu machen.

Zwar erkannte schon MOOR: „Ordnung schaffen und die Gesellschaft im Zügel halten, das kann man immer. Aber durch solches Herrschen entsteht kein Daheim" (1965, 427). Doch wie kreiert man es dann? Auch hier gibt er – an die Adresse des Heilpädagogen – gleich eine Antwort: „Wo beginnen wir, wenn wir ein Daheimsein möglich machen wollen? Vor allem beginnen wir bei uns selbst" (1965, 425). Mit der Erziehungsarbeit muss der Pädagoge also im Sinne einer Vorbild- bzw. Vorreiterfunktion bei sich ansetzen, denn nur dort – und nicht bei den Eltern, Schülern, Patienten und Kollegen – kann er die Raumerfahrung sowie die Räumlichkeit und damit die pädagogische Atmosphäre verändern.

Transformationen des pädagogischen Raumes können dabei zum einen entstehen, indem den obigen Veräußerlichungstendenzen Momente der *Verinnerlichung* an die Seite gestellt werden, z. B. durch ein Verweilen bei an sich „unwichtigen" Dingen oder zu warten und erst dann sprachfördernd zu agieren, wenn Mitmenschen sich mitteilen (2.2) wollen. Aus dieser Wiederbelebung des empfangenden Pols (2.1) kann dann die Räumlichkeit des „liebenden Miteinanderseins" (BINSWANGER) entstehen, welche phänomenologisch durch grenzenlose Weite und unerschöpfliche Fülle (MOOR) bzw. durch Teilen und qualitative Ausdehnung (BOLLNOW) gekennzeichnet ist. Da es hier keine Plätze und Positionen gibt, sondern „gerade dort, wo du bist, ein Ort für mich entsteht", können die Menschen sich im Sich-Verschenken „gegenseitig unaufhörlich Raum, Weite und Freiheit erzeugen" (RILKE, zit. n. BOLLNOW 1964).

Gleichzeitig entsteht so zwischen Schülern und Lehrer, zwischen Therapeut und Patient oder zwischen Kollegen ein atmosphärischer Raum der „Teilnahme" (BINSWANGER) bzw. der „freundlichen Zusammenarbeit" (BOLLNOW 1964, HAEBERLIN 1992), in der „kein Erfolg des einen auf Kosten des anderen geht, sondern jeder am gemeinsamen Erfolg mit gewinnt" (BOLLNOW 1964, 270).

Räume und Brücken

Wie kann dies nun alles für die Bildungs- und Erziehungsbemühungen des Sprachheilpädagogen und Logopäden nutzbar gemacht werden?

Erstens sollte er sich immer bewusst machen, dass das sprachfördernde Geschehen sowohl durch einen *pädagogischen Außenraum* als auch durch einen *pädagogischen Innenraum* aufgespannt wird (LÜDTKE

Beherrschbarkeit

Verinnerlichung

Außenraum – Innenraum

1998) und er im Sinne des Postulats „Störungen haben Vorrang"
(COHN 1975) immer erst atmosphärische Störungen und ihre Ursachen
in beiden Räumen zu einer der Sprachlichkeit dienenden Atmosphäre
transformieren muss, bevor er mit seinen konkreten sprachtherapeutischen und persönlichkeitsbildenden Bemühungen fortfahren kann.

Zweitens muss er darauf achten, dass dieses Phänomen des Atmosphärischen – ebenso wie z. B. das Leibliche in leiborientierten sprachtherapeutischen Ansätzen (vgl. ECKERT 1988) – zwar den Hintergrund für
die Bildungs- und Erziehungsbestrebungen abliefert, es sich aber nicht
in sich erschöpfen darf, sondern immer im Hinblick auf seine *Brücken-* | Brückenfunktion
funktion zur Sprache (LÜDTKE) betrachtet und von dort aus – wie im
nachfolgenden Teil erläutert werden wird – fruchtbar für die sprachtherapeutischen Prozesse des Lernens und Lehrens gemacht werden
muss.

3 Lernen und Lehren

Mit dem Bezug auf die Kategorien des Lernens und Lehrens richten wir
nun die Aufmerksamkeit auf zwei Tätigkeitsbereiche, die in ihrem Zusammenspiel den sprachheilpädagogischen und logopädischen Alltag
in jeder Hinsicht bestimmen. Prozesse des Lernens und Lehrens sind
aus *pädagogischer* Perspektive nicht wirklich von denen des Bildens
und Erziehens zu trennen. Wenn wir eine solche Trennung dennoch
vornehmen, so geschieht das mit der Absicht, in der Darstellung zwischen den eher anthropologischen Grundlegungen und ihren praktischen Auswirkungen unterscheiden zu können.

Traditionellerweise wird die Diskussion um Fragen des Lernens und
Lehrens in der deutschsprachigen Fachliteratur unter der Bezeichnung
Didaktik geführt. Die Herkunft dieses Begriffes vom griechischen Verb | Didaktik
didaskein (d. h. *lehren*) deutet darauf hin, dass es in diesem Zusammenhang immer in erster Linie um die Planung und Steuerung des Lernprozesses durch *Lehrende* ging. Im Zentrum der Lehrbemühungen kann
einerseits die möglichst genaue Analyse des Lehrstoffes stehen, andererseits können sie bei den Voraussetzungen der Lernenden anknüpfen.
Merkmale der Lernenden wurden beispielsweise als sog.
anthropogene Voraussetzungen in der Didaktik der Berliner Schule
(HEIMANN, OTTO, SCHULZ 1965) berücksichtigt, jedoch fragte diese
Analyse nicht nach individuellen Lern*bedürfnissen* (vgl. 2.2) oder dem
Wesen des Lernprozesses aus der Sicht der Lernenden, sondern sie
schrieb ihnen von außen jeweils einen *Bedarf* auf verschiedenen Ebenen
zu, die im Planungsprozess in einen Bezug zu den Lerninhalten zu brin-
gen waren. Der Lehrende schließlich als Person mit Empfindungen und
Vorlieben, mit Vorurteilen und subjektiv adaptierten Theorien war und
ist auch heute noch ein Stiefkind der Didaktik. Aus unserer in diesem
Beitrag entwickelten Sicht werden damit Unzulänglichkeiten offenbar,
die es gerade deswegen bewusst zu machen gilt, weil in nahezu allen
Ausbildungsverhältnissen ein Primat des (fremdgesteuerten) Lehrens

Methodenvielfalt

über das (selbstfindende) Lernen vorherrscht. Dies zeigt sich in der Schule im traditionellen Frontalunterricht, dessen Qualitäten in Bezug auf einzelne Lehrinhalte hier aber nicht in Abrede gestellt werden sollen. Selbstfindendes Lernen benötigt eine große Methodenvielfalt und verlangt vom Lehrenden die Auseinandersetzung mit einem veränderten Selbstverständnis (Wechsel von der Rolle des Übermittlers von Wissen zum Lernanreger). In jüngerer Zeit wird verstärkt auf die Bedeutung einer Erweiterung des Methodenrepertoires hingewiesen, und zumindest in Sonderschulen werden nach unseren Beobachtungen bereitstellende, das autonome Lernen fördernde Angebote („offene Unterrichtsformen", z. B. Freiarbeit, Wochenplan, Werkstattarbeit, vgl. WIECHMANN 1999) auch berücksichtigt. Darin finden sich vielfach Einflüsse der Reformpädagogik der zwanziger Jahre des 20. Jahrhunderts wieder. Analog zu den Ausführungen in Kapitel 2 soll hier nun nach einigen Wesensmerkmalen gefragt werden, die Impulse für das alltägliche sprachfördernde Handeln in Therapie und Unterricht geben wollen.

3.1 Das Wesen sprachlichen Lernens

Wie findet überhaupt sprachliches Lernen statt?

Sprachlichkeit

Im Sinne unserer oben eingenommenen anthropologischen Orientierung beziehen wir uns im Folgenden nicht auf Ansätze, die sich mit der Entwicklung sprachstruktureller Kenntnisse und Fertigkeiten beschäftigen (siehe dazu den Beitrag von DANNENBAUER in diesem Band), sondern stellen einige Überlegungen zur *Sprachlichkeit des Menschen* an. Wir finden hier einen passenden Bezugspunkt für die sprachheilspezifischen Aspekte von Bilden und Erziehen, Lernen und Lehren.

Freiheit und Struktur

Wie lauten nun die wesentlichen Gedanken einer anthropologischen Sprachtheorie?
Ein Ausgangspunkt soll hier die Feststellung sein, dass nur der Mensch die Fähigkeit besitzt, über Sprache reflektieren zu können. Er hat darüber hinaus sogar die Fähigkeit, über die Reflexion selber wieder reflektieren zu können. Sprachlichkeit als Status ist eine spezifisch menschliche Kategorie; mit ihrem Besitz haben wir einerseits die Möglichkeit, uns durch Benutzung konventionell festgelegter, spezifischer Zeichen mündlich wie schriftlich zu *verständigen*, und andererseits *wissen* wir darüber hinaus, dass wir eine Sprache haben. Wie ist das möglich? Und warum beginnt ein Kind überhaupt um die Vollendung des ersten Lebensjahres herum, Wörter zu gebrauchen, die von seinem Umfeld als sinnvoll angesehen werden? Wie also kommt sprachliches Lernen als Prozess in Gang?

Sprachdisposition

Beantworten lassen sich diese Fragen, wenn man dem Menschen eine organische Sprachdisposition unterstellt, mit anderen Worten: Wir gehen davon aus, dass die Sprachfähigkeit dem Menschen angeboren ist. Anscheinend erreicht das Kind im Verlauf des ersten Lebensjahres einen Reifezustand, der es zu einer Sprachbereitschaft führt, die zunehmend Struktur annimmt. LENNEBERG (1972, 457) hat in diesem Zusammenhang von einem „Prozess der Aktualisierung" gesprochen: Latente Struktur wird in realisierte Struktur transformiert. Dabei wirken Natur und Kultur zusammen, d.h., der von Natur aus sprachbegabte Mensch muss mit Sprache in Berührung kommen oder anders: Nur in der Gesellschaft von Menschen entfalten sich die biologischen Voraussetzungen zur Sprache, wobei natürlich nicht einzelne konkrete Worte oder grammatische Regeln einer bestimmten Sprache angeboren sind, sondern die universelle Sprachfähigkeit. Das Erstaunliche der menschlichen Sprachfähigkeit besteht darin, dass dadurch kognitive und kommunikative Leistungen vermittels ein und desselben Systems möglich sind, mit anderen Worten: Durch Sprache wird Wissen repräsentiert, das durch die einzelsprachlich verschiedenen Regeln der Kombination von Lauten, Wörtern und Sätzen weiter gegeben werden kann (vgl. TRABANT 1998).

Es erscheint uns sinnvoll, Motive anzunehmen, die das Kind dazu bewegen, mit dem Sprachgebrauch zu beginnen. Bei zunehmender biologischer Reifung, einhergehend mit der zunehmenden Ausdifferenzierung sinnlicher Wahrnehmungen, merkt es, vorausgesetzt es liegen keine Beeinträchtigungen vor, dass seine Bezugspersonen sich ihm immer und immer wieder auch sprachlich zuwenden. Offenbar kann diese Art der Zuwendung schon bald verstanden werden, und zwar lange bevor die eigenen Produktionen denjenigen der Erwachsenen entsprechen. Im Kind erwachen offenbar allmählich Beweggründe, sich ebenfalls dieses Mediums zu bedienen. Dabei spielt die wechselseitige Hinwendung zum sprechenden Gegenüber und zu den bezeichneten Dingen eine ebenso zentrale Rolle wie das Hören und das Hinhören (vgl. BUTZKAMM & BUTZKAMM 1999, ZOLLINGER 1995). Überdies ist die Bedeutung emotionaler Qualitäten in diesem Zusammenhang nicht zu unterschätzen. Mit anderen Worten: Ohne Zuwendung, ohne Blickkontakt und ohne die gemeinsame Ausrichtung der Aufmerksamkeit auf das, was mit Sprache bezeichnet wird, ist Spracherwerb nicht denkbar! (Diese Ausführungen dürfen allerdings nicht dahingehend missverstanden werden, dass Gehörlose keine Sprache entwickeln könnten: Sie bilden jedoch „nicht die phonetische Artikulation nach, etwa indem sie jedem Phonem eine visuell wahrnehmbare Bewegung entsprechen lassen" [TRABANT 1998, 33], sondern verwenden andere visuelle, teils ganzen Wörtern entsprechende Zeichen, die ihnen dazu dienen, geordnete sprachliche Zusammenhänge herzustellen.)

Die Sprachlichkeit des Menschen führt also dazu, dass Menschen Wissen repräsentieren und sich vermittels zunehmender Strukturausbildung verständigen können. Damit geht nun etwas Einzigartiges, dem Menschen Wesentliches einher: Sprache nämlich versetzt ihn in den Zustand der Freiheit. Sie macht ihn unabhängig von Instinkten, lässt ihn weltoffen werden und bringt ihn in die Lage, Erfahrungen dauerhaft zu bewahren. Im Gegensatz zum Tier kann der Mensch über das Gestern und das Morgen sprechen. Er kann über Orte Mitteilungen

Bezugspersonen

Freiheit

machen, selbst wenn er sich gerade nicht dort befindet. Sprache macht den Menschen also zeitlich und räumlich unabhängig. Dieses Merkmal von Sprachlichkeit ist, genauso wie die oben erwähnten Leistungen der Sprachfähigkeit, universell, das heißt, es ist völlig unabhängig von der jeweiligen Primärsprache („Muttersprache"), die ein Mensch spricht. Die Primärsprache bildet lediglich die Norm ab, an die ein Sprache erwerbender Mensch sich in seinen Produktionen zunehmend anzupassen hat. Diese Norm ist überindividuell, also jeweils gültig für eine Sprachgemeinschaft.

Einzelsprachen sind in einem ständigen Wandel begriffen, vor allem hinsichtlich ihres Wortschatzes. So benutzen wir heute Wörter, die noch vor wenigen Jahren niemand kannte. Bei solchen Wörtern handelt es sich sehr häufig um Übernahmen und Neubildungen aus anderen Sprachen (z. B. „online", „E-mail"), aber auch um Erfindungen, die nicht selten suggestiv beschönigende Wirkung haben sollen (z. B. „Solidaritätszuschlag" für eine bestimmte Form der Steuererhöhung). Solche sprachlichen Veränderungen deuten auf ein weiteres Freiheitspotential einer Sprache und ihrer Benutzer hin: Dieses Freiheitspotential zeigt sich insbesondere auf der Ebene des Wortschatzes: Hier kann der Einzelne bis zu einem gewissen Grade selbst bestimmen, welche Besonderheiten er übernehmen möchte und welche nicht. Im Syntaktischen ist er hingegen im Wesentlichen an die Strukturen seiner Primärsprache gebunden. Offenbar bedarf es eindeutiger syntaktischer Bedingungen, um die Vieldeutigkeit der Wörter im Gleichgewicht zu halten (vgl. MESSELKEN 1968).

Aus diesen Gedankengängen lässt sich nun unmittelbar eine wesentliche Aufgabe des Sprachheilpädagogen und Logopäden ableiten: Er ist derjenige, der sich der Herausforderung stellt, Impulse zur Auslösung von Freiheit unter Beachtung der strukturellen sprachlichen Bedingungen zu geben. Dieses Postulat entspricht dem ersten, oben formulierten Bildungs- und Erziehungsziel (2.2).

Mit unseren Bezügen auf anthropologische Aspekte der Sprache finden wir schlüssige Erklärungen für die Sprachlichkeit des Menschen und damit auch für das Verstehen beeinträchtigter Sprachlichkeit. Die Erklärungen folgten im Wesentlichen einem nativistischen Grundverständnis, ohne bisher andere Sichtweisen des Spracherwerbs zu berücksichtigen. Gleichwohl halten wir solche anderen Sichtweisen, namentlich Gedanken zur Bedeutung von Interaktionen (z. B. BRUNER 1987) und zur kognitiven Repräsentation (s. u.) für wichtig, denn das nativistische Verständnis beantwortet die pragmatische Frage danach, *wie* denn nun der junge Mensch in die Sprache hinein wächst, im Grunde nicht. Um nun einer Beantwortung dieser Frage näher zu kommen, beziehen wir uns im Folgenden auf den kognitivistischen Erklärungsansatz des Spracherwerbs.

Symbol und Repräsentation

Kognitivistischer Erklärungsansatz

Der kognitivistische Erklärungsansatz fußt in den Forschungen PIAGETS (1969) zur Entwicklung der Symbolfunktion beim Kind: Dieser Theorie zufolge lernt das Kind bereits im Säuglingsalter durch senso-motorische Funktionsspiele, seine Handlungen zu koordinieren und die Objekte, mit denen es umgeht, in Beziehung zueinander und zu sich selbst zu setzen. Bereits der Säugling konstruiert seine Wirklichkeit; es entstehen Strukturen auf der Grundlage einer unauflöslichen Wechselwirkung von Subjekt und Objekt, von Handlung und materieller Erfahrung. Die sog. Symbolfunktion taucht erstmals in der zweiten Hälfte der senso-motorischen Entwicklungsphase, etwa ab dem 10. Lebensmonat, auf: Sie lässt sich daran erkennen, dass das Kind nun eine Vorstellung von Objekten hat, die nicht unmittelbar präsent sind, mit anderen Worten: Das Kind weiß, dass etwas weiter existiert, auch wenn es nicht mehr in seinem Gesichtsfeld vorhanden ist (sog. Objektpermanenz). Spracherwerb ist nun dem Erwerb dieser Symbolfunktion untergeordnet, denn ein Begriff, welcher ja die Abstraktion eines Gegenstandes darstellt, kann erst dann zielgerichtet vom Kind verwendet werden, wenn es eine Vorstellung, eine Repräsentation des damit Bezeichneten erworben hat. Auch hier zeigt sich, wie oben bereits heraus gearbeitet, dass Spracherwerb letztlich zweierlei bedeutet: den Erwerb sprachlichen Wissens und den Erwerb der Fähigkeit, dieses Wissen unabhängig von Zeit und Raum kommunizieren zu können, und zwar unter Anwendung spezifischer Regeln, die das Kind allmählich auf der Grundlage seiner biologischen Ausstattung und unter Einfluss seiner mit ihm sprechenden Bezugspersonen er-findet. Die entwickelte Sprache, so AHRBECK, SCHUCK und WELLING (1992, 290), ist „als individuelles, mehr oder weniger veränderbares Produkt der konstruierenden Aktivität des Kindes, das in der Auseinandersetzung mit der sprachlichen Umwelt steht, anzusehen".

Diese Sichtweise hat erheblichen Einfluss darauf, wie wir als Lehrende sprachliches Lernen pädagogisch fördern können: Sie unterstellt nämlich, dass der Sprachlernprozess zum einen an die aktive Person-Umwelt-Auseinandersetzung gebunden ist und zum anderen eine Verwendungsdimension beinhaltet, der zufolge das Bestreben stets auf einen sinnvollen Sprachgebrauch gerichtet ist. Wir unterstellen, dass dieses Grundprinzip als allgemein menschliches Charakteristikum sprachlichen Lernens und sprachlichen Gebrauchs bei Personen mit sprachlichen Beeinträchtigungen nicht anders ist als bei Personen ohne derartige Auffälligkeiten. Wenn wir als Pädagogen diese Prämisse für uns akzeptieren, kann daraus letztlich nur folgen, dass die Unterstützung sprachlichen Lernens vernünftig nur als Anregung zu sprachlichem Wissenserwerb in für die Betroffenen subjektiv sinnvollen Situationen unter Beachtung kommunikativer Bedingungen anzulegen ist. Übergeordnetes Ziel ist dabei die Ermöglichung von Verständigung, wie sie oben im zweiten Erziehungs- und Bildungsziel herausgestellt wurde (2.2).

Symbolfunktion

3.2 Das Wesen professionell organisierten sprachlichen Lernens

Welches wissenschaftlich fundierte Konzept professionell organisierten Lernens könnte eine tragfähige Basis für spezifisch sprachliches Lernen liefern?

Professionalität

Sprachheilpädagogen und Logopäden greifen mit ihrer Tätigkeit in einen an sich natürlich verlaufenden Prozess ein. Ihre Aktivitäten sind in einem professionellen Rahmen organisiert und somit nicht wesensgleich mit denjenigen, die Eltern und andere Bezugspersonen von sprachlich beeinträchtigten Menschen ausüben. Die Professionalität ist Herausforderung und Begrenzung zugleich, denn die Rahmenbedingungen von Sprachtherapie und Unterricht lassen eine *dauerhafte* Einflussnahme nicht zu. Die Möglichkeiten sprachheilpädagogischer und logopädischer Tätigkeit sind also zeitlich begrenzt und beruhen auf einer Beziehungsgestaltung, die deutlich mehr Distanz aufweist (und aus unserer Sicht auch aufweisen sollte) als diejenige zwischen Kindern und Eltern oder – etwa im Falle von Aphasien – als diejenige zwischen Ehepartnern. Somit ergibt sich die Verpflichtung, der Intervention eine wohl begründete, wissenschaftlich fundierte Basis zu verschaffen.

Eine solche Basis für professionell organisiertes sprachliches Lernen, gleich ob in therapeutischen oder in unterrichtlichen Handlungsfeldern, finden wir in den pädagogischen und didaktischen Ausgestaltungen der Systemtheorie und des Konstruktivismus (vgl. BAHR 2000).

Was bedeutet es, systemisch und konstruktivistisch zu denken und welche Konsequenzen folgen daraus für professionell organisiertes sprachliches Lernen?

Selbstorganisation und Anstoß

Systemtheorie

Zunächst ist festzustellen, dass die beiden Denkmodelle – das systemische und das konstruktivistische – miteinander verwandt sind. Die konstruktivistische Philosophie bildet dabei die erkenntnistheoretische Grundlage systemischen Denkens (vgl. VON SCHLIPPE & SCHWEITZER 1997). Eine zentrale Frage der *Systemtheorie* war ursprünglich diejenige nach der Aufrechterhaltung von Gleichgewicht (Homöostase) in technischen Zusammenhängen, konkretisiert in Überlegungen dazu, wie ein Ist-Zustand durch Zuführung von Information (Feedback) in einen Soll-Zustand überführt werden kann. Dieser Prozess wurde, auch in seiner Anwendung im Bereich lebender Systeme (insbesondere in der Familientherapie), als von außen plan- und steuerbar angesehen. In Bezug auf den Schulunterricht gipfelte diese Sichtweise in der Ausformulierung einer systemtheoretischen Didaktik (KÖNIG & RIEDEL 1971), die den Lernprozess als in jeder Hinsicht konstruier- und damit auch kontrollierbar darstellte, so dass im Grunde artifizielle Konstrukte entstanden, denen der Blick auf den konkreten, lernenden Menschen verloren gegangen war (BÖNSCH 1996, 88).

Mit zunehmender Kritik an den mit der systemischen Position einher gehenden normativen Vorstellungen über das, was funktional, was

„gut" sei, geriet nun die *Selbstorganisation* (Autopoiese) von Systemen in das Zentrum der Aufmerksamkeit; mit anderen Worten: Der inneren, autonomen „Selbstorganisationslogik" lebender Systeme, ihrer operationalen Geschlossenheit wurde verstärkt Beachtung geschenkt und die Grenzen einer Einflussnahme von außen wurden anerkannt. Therapeuten verstanden sich nicht mehr als diejenigen, die die Macht haben, Veränderungen in Systemen Schritt für Schritt vorher zu planen, sondern als diejenigen, die ein System anstoßen oder auch „verstören" können, damit es sich selbst neu organisiert (vgl. VON SCHLIPPE & SCHWEITZER ebd., 51).

Selbstorganisation

Therapeuten und Lehrer, die in diesem Sinne systemisch denken, finden sich damit explizit in der Rolle von *Beobachtern* lebender Systeme wieder. Als solche bestimmen sie letztlich auch, was sie als System betrachten wollen (z. B. eine Familie, eine Schulklasse, ein Kollegium, eine einzelne Person), wo sie Grenzen zwischen Systemen sehen und welche Regeln sie in den beobachteten Systemen erkennen. In jedem Falle schließt systemisches Denken die Überzeugung mit ein, dass Menschen zwar auf andere Systeme einwirken, diese sich aber nur autonom regulieren können und dies auch tatsächlich tun. Dahinter steht die erkenntnistheoretische Idee des *Konstruktivismus*, die nun erläutert werden soll:

Beobachter

Der Mensch schafft sich seine Wirklichkeit selbst, indem er eine Anpassung von Wissen und Wirklichkeit vornimmt. Wirklichkeit ist in diesem Sinne abhängig von dem, was subjektiv als passend erfunden wird, sie entsteht aufgrund individueller Erfahrungen der Wechselwirkung zwischen erkennendem Subjekt und seiner Umwelt. Neue Strukturen entstehen dadurch, dass Unterscheidungen vorgenommen werden, d. h., Lernen findet immer dann statt, wenn etwas als neu – im Unterschied zum bereits vorhandenen Wissen – aktiv vom lebenden Organismus angenommen wird. Wirklichkeit kann aus konstruktivistischer Sicht nicht „objektiv" sein, weil es eben individuell sehr unterschiedliche Wege zum Erkennen gibt.

Konstruktivismus

Beziehen wir diese Grundidee auf den Umgang mit sprachlich beeinträchtigten Menschen, so ergibt sich eine Sichtweise, wonach ich als professioneller Sprachheilpädagoge und Logopäde mein Gegenüber zunächst einmal in seiner Sprachlichkeit so anzunehmen habe, wie es ist, denn sein individuelles Sprachvermögen ist Ergebnis seiner sprachlichen Wirklichkeitskonstruktion. Diese weicht zwar von meiner eigenen ab, ist aber als solche nicht „richtiger" oder „falscher", sondern schlichtweg „anders" als meine. Ein Problem entsteht nun überhaupt erst dadurch, dass das, was wir als Sprachbeeinträchtigung benennen, mit beeinträchtigtem gegenseitigen Verstehen einher geht und somit Auswirkungen auf die Bewältigung der sozialen, gesellschaftlich determinierten Anforderungen hat.

Sprachliche Wirklichkeitskonstruktion

In der praxisorientierten Ausgestaltung der vorgestellten Theorien zeichnet sich die Tendenz ab, dass das rein *konstruktivistische* Denken sich eher im Bereich von Unterricht und Schulentwicklung zu etablieren scheint (z. B. BARSCH 1998, KRÜSSEL 1998, REICH 1997, VOSS 1999), während Therapie und Beratung eher *systemtheoretisch* begründet werden (siehe dazu die fundierende Darstellung von VON SCHLIPPE

& SCHWEITZER 1997 sowie mit expliziten Bezügen zur Sprachtherapie z.B. GROHNFELDT 1995a). Konstruktivismus und Systemtheorie werden aber keinesfalls immer deutlich voneinander abgegrenzt; in der pädagogischen Übernahme dieser Theorien scheint sich eine Durchdringung der damit grundlegend verbundenen Gedanken durchzusetzen (z.B. REICH 1997).

Angewandt auf den Gegenstandsbereich organisierten sprachlichen Lernens ergibt sich nunmehr die Schlussfolgerung, dass Sprachheilpädagogen und Logopäden in der Gestaltung von Unterricht und Sprachtherapie die Aufgabe übernehmen,

– den Sprachlernprozess eher horizontal als vertikal zu organisieren und
– Lernbedingungen zu schaffen, die dem Einzelnen wie der Gruppe Anstöße geben, das bereits vorhandene sprachliche Wissen um Neues anzureichern, um es auf der Grundlage erkannter Unterschiede neu zu ordnen.

Wenn Sprachheilpädagogen und Logopäden nach dem hier entwickelten Verständnis zunächst Beobachter sich autonom entwickelnder, sinnvoll handelnder Systeme sind, können sie sich bei ihrer Tätigkeit an folgender Leitfrage orientieren: Welche sprachlichen Anstöße benötigen die mir anvertrauten Personen, um etwas sprachlich Neues als für sich bedeutsam erkennen zu können? Analog zum oben formulierten dritten Erziehungs- und Bildungsziel (2.2) ist diese Frage insofern eine *pädagogische* Frage, als sie ein bestimmtes Verhältnis zwischen Lehrendem und Lernendem impliziert, nämlich das Verhältnis zwischen Ich und Du, das die Achtung vor dem Individuum pointiert, und sie ist eine auf *Sprach*förderung bezogene pädagogische Frage, weil sie *sprachliches* Lernen ins Zentrum der Aufmerksamkeit rückt.

3.3 Das Wesen sprachlichen Lernens aus der Perspektive der Lernenden

Welche Lernbedürfnisse bringt der sprachlich beeinträchtigte Mensch in den Lernprozess ein?

Nachdem oben bereits das natürliche Hineinwachsen eines Menschen in die Sprache dargestellt wurde, geht es hier ausschließlich um die an sich künstlichen Situationen sprachlichen Lernens in professionell bestimmten Zusammenhängen. Kinder wie Erwachsene, die als sprachlich förderbedürftig gelten, sind zumeist über einen längeren Zeitraum hinweg auffällig. Ihre jeweils aktuelle Sprachlichkeit steht mithin in einem Kontext erfahrungsabhängigen So-Geworden-Seins. Ein als sprachbeeinträchtigt geltendes Kind etwa dürfte durchaus erlebt haben, dass es trotz seiner normabweichenden sprachlichen Eigengesetzlichkeiten verstanden wird und kommunikativ erfolgreich sein kann. Zu seinem Erfahrungsschatz dürften aber zugleich Erlebnisse des Widerstands in der Begegnung mit anderen Menschen zählen: Ich werde verbessert, zur Wiederholung angehalten, nicht oder missverstanden. Dabei beziehen sich die Verbesserungsbestrebungen in aller Regel auf die sprachlichen und sprecherischen Fähigkeiten (also auf strukturelle Aspekte der Sprache und deren wahrnehmbare Umsetzung) bzw. im schulischen Kontext auch auf die Schriftsprache und den Schreibprozess. Lehrende – Eltern, Erzieher, Lehrer, Therapeuten – halten es für selbstverständlich, dass ein Kind bereit ist, die angebotenen Korrekturen anzunehmen und sprechen gar von „Therapieresistenz", wenn sie im Entwicklungsprozess Verzögerungen und Stagnationen beobachten, die ihren normativ bestimmten Erwartungen nicht entsprechen. Aber ist es aus Sicht des Kindes so selbstverständlich, sich zu „verbessern"?

Bedürfnis und Anspruch

Aus pädagogischer Sicht befindet sich der sprachlich beeinträchtigte Mensch in der paradoxen Situation, gleichzeitig sich einerseits seinen individuellen Bedürfnissen gemäß entwickeln zu wollen und andererseits von außen gesetzten Ansprüchen genügen zu sollen. Dieser Grundwiderspruch pädagogischen Denkens, der sich als Gratwanderung zwischen Wachsenlassen und Eingreifen pointieren lässt, ist sowohl innerhalb der Sprachheilpädagogik als auch innerhalb der Logopädie prinzipiell nicht auflösbar. Die Anerkennung der intra- und interindividuell variablen *Bedürfnisse* des sprachlich beeinträchtigten Menschen bleibt jedoch dessen ungeachtet eine pädagogische Forderung, vermittels derer sich jeglicher von außen zugeschriebener *Bedarf* relativiert.

Welche Lernbedürfnisse hat der sprachlich beeinträchtigte Mensch? Zunächst ist festzuhalten, dass Antworten auf eine solche Frage im Grunde *Vermutungen* sind, weil wir als Lehrende uns in aller Regel an *Modellen* orientieren. Wir gehen in der Regel von der Wissenschaftlichkeit von Modellen aus, d. h., wir unterstellen, dass Modelle bis zu einem gewissen Grade objektiv „wahr" sind. Aus konstruktivistischer Perspektive handelt es sich bei Modellen aber im Grunde um generalisierte Vereinfachungen wissenschaftlich *konstruierter* Wirklichkeit. In der Sprachheilpädagogik und Logopädie ziehen wir beispielsweise psychologische Entwicklungstheorien und linguistisch belegte Sprachentwicklungsverläufe als Norm heran. Wir stellen uns vor, andere Menschen damit tatsächlich abbilden, ihr Wesen beschreiben und Aussagen darüber, wer oder was sie sind, machen zu können. Solche Aussagen sind aber letztlich Imaginationen, Vorstellungen (vgl. REICH 1997). Sie sind hilfreich und im Interesse einer wissenschaftlichen Profilierung wohl unverzichtbar, jedoch sollten wir anerkennen, dass professionelle Alltagserfahrungen, die den Prozess persönlicher Besinnung durchlaufen haben, im Interesse unserer pädagogischen Handlungsfähigkeit ebenso wertvoll sind.

Grundsätzlich sind die Bedürfnisse sprachlich beeinträchtigter Menschen zunächst keine anderen als diejenigen von Menschen ohne besondere Auffälligkeiten. Das individuelle Begehren ist unter anderem

Grundwiderspruch pädagogischen Denkens

Modelle

gekennzeichnet durch den Wunsch nach Akzeptanz, Anerkennung, körperlichem und emotionalem Wohlbefinden, nach Autonomie, Entwicklung, Selbstausdruck und Verstanden-Werden. Der sprachlich beeinträchtigte Mensch wünscht sich dementsprechend zu allererst die Befriedigung dieser Bedürfnisse; spezifisch sprachliche Hilfe erwartet er

Störungsbewusstsein

erst dann, wenn sich bei ihm selbst ein „Störungsbewusstsein" eingestellt hat, wenn also der Druck normativer Erwartungen so stark (geworden) ist, dass er diesen für sich selbst als lebensbedeutsam angenommen hat. Das ist beispielsweise bei Menschen mit Aphasien oder mit ausgeprägter Stottersymptomatik viel eher der Fall als etwa bei Kindern mit spezifischen Sprachentwicklungsstörungen. Immer dann, wenn trotz sorgfältiger Planung von Unterricht und Therapie sich Lernfortschritte nicht oder nach Empfinden der Lehrenden zu langsam zeigen, beklagen sich diese, dass den Betroffenen die nötige Einsicht fehle, dass die Metaebene der sprachlichen Reflexion nicht nutzbar gemacht werden könne. Die Neigung, solche Feststellungen durch nachgehende Konstruktionen neuer Problemkategorien („Wahrnehmungsstörung", „eingeschränkte Merkfähigkeit", „Hyperaktivität" etc.) zu rationalisieren, sollte aus pädagogischer Sicht dem Bemühen um einen

Verstehender Zugang

verstehenden Zugang zum sprachlich beeinträchtigten Menschen weichen. Ist ein sprachentwicklungsverzögertes Kind wirklich in der Lage, unseren Abstraktionen zu folgen? Ist es nicht allzu verständlich, dass aus Sicht des Kindes bei der Kuh das Maul „vorne" ist und nicht etwa das „k"? Hat das Kind vielleicht häusliche Erfahrungen zu verarbeiten, die es daran hindern, gerade in diesem Moment offen zu sein für sprachliches Lernen?

Motive

Sprachlich Lernende werden immer dann Fortschritte machen, wenn sie im Lernprozess einen Sinn erkennen können, wenn sie Motive (Beweggründe) haben, die dem Wesen des sprachlichen Miteinanders entsprechen. Sprache wird benutzt, weil man und wenn man anderen etwas zu sagen hat. Der Sog des Mitteilen-Wollens fördert den sprachlichen Austausch, d.h., dem Sprachlerner ist der Gebrauch und die Bedeutung wichtiger als die Struktur. Er vermag in aller Regel selbst zu bestimmen, wann er wem etwas mitteilen möchte und greift dabei auf die ihm verfügbaren kommunikativen und sprachstrukturellen Mittel zurück. Ihm diese in ihrer korrekten Form plausibel zu machen, ist Aufgabe der Lehrenden. Damit die Formen angenommen werden kön-

Lern-Anker

nen, benötigt der Lernende Anker, mit denen er neue Strukturen festmachen kann. Dabei ist zu bedenken, dass immer schon eine Basis, ein Gerüst von Konzepten und Begriffen vorhanden ist. Diese gilt es zu erkennen und nutzbar zu machen, wobei anzuerkennen ist, dass die Grundlagen im Einzelfalle sehr verschieden sind. So benötigt ein Kind mit der tiefgreifenden Entwicklungsstörung „Autismus" vielleicht den Blickkontakt als ersten Anker, um seinen bisher in erster Linie selbstbezogenen Welthorizont zu erweitern, während dem Schüler mit abweichendem phonologischen Regelsystem Elemente der Schriftsprache zu phonologischen Aha-Erlebnissen verhelfen können. Ein drittes Kind schließlich, dem die normgerechte Artikulation des s-Lautes nicht gelingt, vermag vielleicht der bildgestützte Hinweis auf die angemessene Zungenlage als Anker zu genügen. Diese Beispiele sollen darauf hinweisen, dass je nach Lernvoraussetzung sowohl kommunikative (Blickkontakt herstellen, Fragen stellen, Erzählen, um etwas Bitten etc.) als auch sprachstrukturelle als auch sprecherische Fähigkeiten Gegenstand des Lernens in sprachheilpädagogischen und logopädischen Zusammenhängen sind.

Das zuvor benutzte Bild des Ankers, den der Lernende braucht, um neue Formen für sich annehmen zu können, ist auch dann passend, wenn man Lernen im übergeordneten Kontext lebenslanger Entwicklung betrachtet. Es geht bei Sprachtherapie und sprachförderndem Unterricht ja keinesfalls bloß um Einzelereignisse, die dem Lernenden kurzfristig zu sprachlich-kommunikativen Erfolgserlebnissen verhelfen wollen, sondern letztlich auch um seine Lernfähigkeit im Allgemeinen. Spätestens mit dem Eintritt in die Schule beginnt für ein Kind das Kreisen um den Ausgleich zwischen der Befriedigung individueller Bedürfnisse und gesellschaftlichen, institutionell herangetragenen Anforderungen. Möglicherweise wird einem Kind in der Schule erstmals bewusst, dass zwischen seiner bisher erworbenen Sprache und derjenigen, die nun von ihm erwartet wird, ein Unterschied besteht. Die Anker, die es nun benötigt, beziehen sich auf die in erster Linie sprachlich vermittelten Bildungsinhalte und auf Strategien zu deren Aneignung. Viele Kinder mit Sprachbeeinträchtigungen haben Erschwernisse auch im schulischen Lernen. Lern-Anker können und sollen den Kindern selbstverständlich zugeworfen werden, jedoch werden sie erst dann halten, wenn das Kind sie auch festzurren kann. Im Idealfalle schafft es sich seine Anker selbst, indem es sich als konstruktiv lernend erfährt, um dabei zunehmend unabhängiger von der Lehre zu werden. Das wird in erster Linie dann gelingen, wenn die Lehrenden sich flexibel in der Ausgestaltung ihrer vielfältigen Aufgaben zeigen, wenn sie personale Bedürfnisse und gesellschaftliche Ansprüche in ein ausgeglichenes Verhältnis bringen, um somit die Angemessenheit zu erreichen, welche oben im vierten und fünften Bildungs- und Erziehungsziel zur Sprache kam (2.2).

Lebenslanges Lernen

3.4 Das Wesen sprachlichen Lehrens

Welche Rolle spielen die Lehrenden im Sprachlernprozess?

Die Lehrenden wurden im vorliegenden Text bereits mehrfach erwähnt und hinsichtlich ihrer besonderen Aufgaben, die sie als Sprachheilpädagogen und Logopäden zu erfüllen haben, näher gekennzeichnet. In diesem Abschnitt sollen sie nun in den Vordergrund der Betrachtung gerückt werden.

Lehrende sind es gewohnt zu diagnostizieren und zu planen, zu steuern, Impulse zu geben, Medien bereit zu stellen, zu helfen, zu beraten, zu kooperieren. Letztlich sind sie überdies gefordert, im gesamtgesellschaftlichen Zusammenhang auch zu innovieren und somit Entwicklungen mit zu initiieren. Lehrende waren und sind immer auch selber

Lehrende und Lernende

Lernende, denn bevor Lehrende lehren dürfen, müssen sie von Lehrenden das Lehren lernen. Nach den obigen Überlegungen zum Konstruktivismus stellt sich jedoch die Frage, ob man als Ausbilder von Sprachheilpädagogen und Logopäden das Lehren überhaupt sinnvoll lehren
kann, wenn doch Lernende sich ihr Wissen individuell erfinden. Umgekehrt bedeutet diese Frage: Kann ich als Lernender (z. B. als Leser dieses Lehrbuchs) überhaupt erwarten, eine gültige, verbindliche Lehre zu
bekommen, wenn sich meine spätere Handlungskompetenz letztlich
erst aus der konstruierenden Verarbeitung meiner subjektiv gemachten
Erfahrungen ergibt?

Welche Konsequenzen ergeben sich unter konstruktivistischen Vorzeichen für das Selbstverständnis der Lehrenden in sprachfördernden Zusammenhängen?

Instruktion und Konstruktion

Wenn – wie oben ausgeführt – eine übergeordnete Aufgabe von Sprachheilpädagogen und Logopäden darin besteht, mit der Förderung
sprachlich beeinträchtigter Menschen diesen Freiheit zu geben, indem
man ihnen hilft, sich in ihrer Sprachlichkeit zu entwickeln, taucht zunächst ein fundamentales pädagogisches Problem auf: „Wie ist ein kau-

Einwirken auf Freiheit   sales Einwirken auf Freiheit überhaupt zu denken?" (KRÜSSEL 1998,
106). Versteht man den Menschen grundsätzlich als autonomes und
autonom lernendes Wesen, wird man sich zunächst jeder Forderung
nach gezielter Instruktion entgegen stellen. Nun besteht die Legitima-
tion des professionell sprachfördernd wirkenden Menschen (wie etwa
die des Arztes auch) aber gerade darin, dass er konkrete und, wenn
möglich, auch schnelle, wirksame, ökonomische Hilfe geben kann. Tatsächlich spricht die Erfahrung, dass Lehrende durch mehr oder weniger
direkte Anweisungen etwas beim Lernenden „bewirken" können, *für*
ihre Rolle als Instruktionen gebendes Modell. Andererseits stellen erfahrene Praktiker aber auch fest, dass sie längst nicht immer so wirken,
wie geplant, dass es anscheinend deutliche Grenzen der Wirksamkeit
geben kann. Woran liegt das? Warum gibt es Misserfolge im sprachlichen Lerngeschehen? Beim Versuch, diese Fragen zu beantworten,
kommt man nicht darum herum, auch die eigene Methodik infrage zu
stellen. Eine Lösung bei Misserfolgen könnte z. B. darin bestehen, die
Wirksamkeit einer direkten Intervention beim jeweiligen Gegenüber zu
bezweifeln und sich der konstruktivistischen Annahme zuzuwenden,
wonach der Lernende immer nur das in seinen Wissenshorizont auf-

Individuelle   nehmen kann, was jeweils individuell bedeutsam und passend für ihn
Bedeutsamkeit des   ist. Ein Lernender, so KRÜSSEL (ebd., 109), „bildet nicht in linearer
Lerngegenstandes   Weise Repräsentationen des Dargebotenen, sondern gestaltet fortwährend Eigenes". Wendet man diese Sicht beispielsweise auf die Therapie
mit dysgrammatisch sprechenden Kindern an, so stößt diese schnell an
ihre Grenzen, wenn die Betroffenen ausschließlich Sätze „richtig" wiederholen sollen. Kinder, die dysgrammatisch sprechen, benötigen vielmehr Impulse, die es ihnen ermöglichen, Teile ihres grammatischen Systems neu zu organisieren.

Der Wissenserwerb des Lernenden kann dessen ungeachtet aber durchaus auch sinnvoll gesteuert werden (s.o.), nämlich dann, wenn über gezielte Vorgaben, z.B. im Rahmen der myofunktionellen Therapie, eine schnelle, sichere und dauerhafte Annahme des „Lernstoffes" erfolgen kann. Wie der Wissenserwerb erfolgt, ob eher gelenkt oder eher autonom, ist abhängig von der Form der intendierten Wissens-„Vermittlung" durch den Lehrenden. Sie zeigt sich im Methodenrepertoire, auf das er gemäß seinem persönlichen Selbstverständnis zurückgreift. In *unterrichtlichen* Zusammenhängen wird in jüngerer Zeit vielfach für sog. „offene Unterrichtsformen" plädiert, die das autonome Lernen verstärkt unterstützen wollen (s.o.). In Bezug auf die *Sprachtherapie* lässt sich die Einbeziehung der Eigenverantwortung des Lernenden gut am Beispiel der Generalisierung von Phonemen unter Einbeziehung der Frage nach der Rolle des Lehrenden erläutern (vgl. ERTMER & ERTMER 1998, BAHR 2000):

Methodenrepertoire

Motivation und Bewusstheit

Bereits 1957 wies ROTH in seiner Psychologie des Lehrens und Lernens auf die Bedeutung der Motivation für den Lernprozess hin. In unserem Zusammenhang bedeutet Motivation, dass der Lehrende den Lernenden dabei unterstützt, Motive für sich zu entdecken, die das Lernen einen phonologischen Unterscheidung für ihn subjektiv bedeutsam machen. Solch ein Motiv kann etwa dadurch entstehen, dass ein vom Lernenden im Vergleich zum Lehrenden unterschiedlich verwendetes Phonem zu einem Missverständnis führt. Wenn beispielsweise ein Schüler freudig erzählt, er verkleide sich zu Karneval als „Panther", die Lehrerin daraufhin fragt, ob er dann auch ein richtiges Fell habe und der Schüler schließlich antwortet, nein, er habe eine Weste und eine „taputte Hose" an, so wird erst im weiteren Dialog klar, dass hier offenbar ein „Punker" zu Karneval erscheinen wird (Quelle des Beispiels: TE WILDT 1998, vgl. BAHR 2000). Das Motiv, das Phonem /k/ zukünftig passend zu verwenden, entsteht dadurch, dass der Schüler genau darin *Vorteile* für sich zu erkennen lernt. Eine Aufgabe des Lehrenden kann es nun durchaus sein, kleine Missverständnisse absichtlich zu provozieren, wobei selbstverständlich die Verwendung des je anderen Lautes sogleich als Alternative anzubieten ist. ERTMER & ERTMER (1998) schlagen vor, das Kind dahingehend schon von Anfang an an der Therapieplanung zu beteiligen, indem es selber festlegen soll, bei welchen Wörtern und in welchen Situationen es noch den „alten" und schon den „neuen" Laut verwenden möchte (man beachte den Verzicht auf eine Unterteilung in „richtig" und „falsch").

Motivation

Provokation von Missverständnissen

Neben der Aktualisierung von Motiven besteht die Aufgabe des Lehrenden in der Folge in einer Erhöhung der Bewusstheit für die Anwendung des entsprechenden Phonems. Dies kann durch Fragen geschehen, die deutlich machen, dass man als Lehrender den Lernenden sehr ernst in seinem Bemühen um eine Angleichung nimmt: Wann ist es schwierig für dich, den neuen Laut anzuwenden? Was machst du, wenn du etwas behalten willst? Neben den weithin bekannten Spielformen (insbesondere mit Minimalpaaren) bieten sich dann kleine Präsentationen zur

Bewussheit

Anwendung des neuen Lautes in geplanten, überschaubaren Kontexten an (z. B. den Eltern oder Klassenkameraden einen Witz erzählen, ein kleines Gedicht vortragen). Darüber hinaus weisen ERTMER & ERTMER auf die modellierende Bedeutung der Sprache hin. Gemeint ist damit nicht allein die Vorbildfunktion des Lehrenden, sondern insbesondere auch die Möglichkeit des Lernenden, sich selbst Modell sein zu können: Wenn er seine alten und neuen Sprachverwendungen auf Ton- oder Videocassette hört, lernt er, die Angemessenheit der Verwendung einzuschätzen. Alle genannten Schritte dienen insbesondere der Ausbildung einer metasprachlichen Bewusstheit. Sie zielt auf die überlegte Einschätzung, Planung und Steuerung der Sprachverwendung.

Im Alltag dürfte sich der sprachliche Hintergrund und der Verlauf einer Therapie selten so schlicht und geradlinig darstellen wie hier idealtypisch und exemplarisch vorgestellt. Deutlich gemacht werden sollte die Haltung des Lehrenden, sein Gegenüber als aktiv beteiligten, den Lernprozess mit steuernden Lerner anzusehen. Diese Haltung ist in konkretes Handeln umzusetzen, das sich in unterschiedlichen Handlungsfeldern und Organisationsformen realisiert (vgl. BORBONUS & MAIHACK in diesem Band).

Diagnostik, Therapie und Unterricht

Wir greifen an dieser Stelle die traditionellen Handlungsfelder Diagnostik, Therapie und Unterricht exemplarisch heraus, um die *pädagogische* Sicht zum Abschluss des 3. Kapitels zu pointieren. In Bezug auf

Diagnostik als Rekonstruktion

das *Diagnostizieren* ergibt sich in diesem Zusammenhang insbesondere die Frage nach der Art und nach der Auswertung des Erkannten. Ohne Zweifel gehört die möglichst genaue Rekonstruktion vorhandener sprachlicher und außersprachlicher Gegebenheiten an den Beginn der professionellen pädagogischen Einflussnahme (z. B. Spontansprachdiagnostik, Verhaltensbeobachtung). Diese Rekonstruktion unterliegt – und dessen sollte ich mir als sprachlich Lehrender stets bewusst sein – Kategorien, die als solche immer Abstraktionen darstellen (s. o.). Aus pädagogischer Sicht interessiert vor allem auch die Frage, welche Aus-

Auswirkungen sprachlicher Abweichungen

wirkungen die festgestellten sprachlichen Abweichungen im zwischenmenschlichen Umgang haben. Dieser Umgang bezieht sich einerseits auf das individuelle, alltägliche Lebensumfeld des sprachlich beeinträchtigten Menschen: Wird er verstanden? Muss er mit Stigmatisierungen leben? Zeigt er Flucht- oder Vermeidungstendenzen? Wie gut bewältigt er seine Lebenssituation? Andererseits wirken sich die Abweichungen auch auf den Umgang des Sprachheilpädagogen oder Logopäden mit dem sprachbeeinträchtigten Menschen aus: Je nach eigenem Standort, gegebenen Sachzwängen und persönlicher Betroffenheit wird er entweder eher auf eine schnelle, instruktionale Korrektur oder eher auf einen längeren Entwicklungsprozess setzen. Als Pädagoge wird er seine Diagnostik aber in jedem Falle auch an der Frage nach vorhande-

Ressourcenorientierung

nen Ressourcen orientieren, bei deren Beantwortung er sich selbst genauso mit einbezieht wie das Umfeld: Welche sprachlichen Fähigkeiten kann die sprachbeeinträchtigte Person nutzen? Welche Hilfen können Bezugspersonen geben? Welche spezifischen Kompetenzen bringe ich als Sprachheilpädagoge bzw. Logopäde ein? Diagnostik wird nach diesem Verständnis zur Zustands- und in der Folge zur Prozessbeschreibung sowohl normorientierter Leistungsfähigkeiten als auch subjektiv erlebter Bedürfnisse, Beschränkungen, Kapazitäten und Fortschritte. Diagnostik ist in diesem Sinne eine sich stets verändernde Einschätzung (dynamic assessment, vgl. MERRITT & CULATTA 1998 und SCHOOR in diesem Band).

Therapie und *Unterricht* schließlich fordern den Lehrenden nicht allein in Bezug auf seine fachlichen Kompetenzen im Sinne vorhandener inhaltlicher und methodischer Kenntnisse heraus, sondern versetzen ihn als Pädagogen in die *mehrperspektivische* Rolle des Beobachters hinein. Das meint, dass sich Beobachtung nicht ausschließlich auf den Lernenden zu richten hat, sondern genauso auf einen selbst, damit das Atmosphärische als Wesentliches, die Gesamtheit der professionellen Beziehung bestimmendes Element erfasst werden kann (vgl. 2). Gerade die Besinnung auf das, was atmosphärisch stimmig ist, aber auch auf das, was als störender Einfluss empfunden wird, vermag Aufschluss über Stagnationen und notwendig werdende Änderungen im sprachlichen Lernprozess zu geben. Gefordert ist hiermit Authentizität, womit zum Ausdruck gebracht wird, dass der sprachlich Lehrende unseres Erachtens nur dann erfolgreich tätig sein kann, wenn er zu sich und seinem Handeln steht. Die tiefgehende Beschäftigung mit möglichst vielen Konstituenten in der Lehr-Lern-Beziehung wird dabei hilfreich sein. Diese Lehr-Lern-Beziehung wird stark von Emotionen beeinflusst; sie konstituiert sich aber auch auf der Basis genauer Sachkenntnisse. Diese beziehen sich auf die jeweiligen sprachlichen Gegebenheiten und im Unterricht überdies auf die Inhalte, die dem Schüler angeboten werden. Authentizität und Sachkompetenz verhelfen dem Lehrenden zu Sicherheit und Empathie.

Mehrperspektiven

Authentizität

4 Sicherung und Entwicklung

Im vorliegenden Beitrag wird das sprachfördernde Wirken als *gemeinsame* Aufgabe für Sprachheilpädagogen und Logopäden begründet. Tatsächlich jedoch bestehen nach wie vor durchaus Unterschiede in den jeweiligen Aufgabenstellungen: So sieht sich die Sprachheilpädagogik heute mit der verstärkten Forderung nach integrativer Beschulung „sprachbehinderter" Kinder und deren Umsetzung in unterschiedlichen Organisationsformen konfrontiert. Und mit dem Streben nach Qualitätssicherung sowohl in sprachtherapeutischen als auch in schulischen Handlungsfeldern geht in den letzten Jahren eine Neubesinnung auf die Zielgruppe und die Methodik sprachheilpädagogischen Handelns einher. So wie es für die Logopädie selbstverständlich ist, dass ihre Zuständigkeit im Bereich sprachlicher Beeinträchtigungen jedweder Herkunft angesiedelt ist, wird sich die Sprachheilpädagogik als eine Spezialdisziplin zu profilieren haben, deren Gegenstand sprachliches Lernen nicht allein dort ist, wo Menschen außer der sprachlichen keine

Qualitätssicherung

dominante andere „Behinderung" aufweisen. Eine zentrale Aufgabe der Sprachheilpädagogik ist die Entwicklung von Modellen für den Umgang mit sprachbeeinträchtigten Menschen, egal an welchem Förderort sie sich befinden und auf welcher Ursache die sprachliche Beeinträchtigung jeweils beruhen mag. Damit müssten auch Denkrichtungen zugelassen werden, die gewisse Einseitigkeiten – wie sie sich in der Konzeption der Sprachheilschule als Durchgangsschule mit Grundschulrichtlinien oder in den Effizienz- und Effektivitätsbeweisen der Sprachtherapie äußern – etwas ausgleichen könnten. Diese Modelle werden sich zu bewähren haben in

– sprachtherapeutischen Settings (1:1-Verhältnis von Therapeut und Kind oder Kleingruppe),
– unterrichtlichen Settings mit Menschen, die verschiedenartige Sprachbeeinträchtigungen aufweisen (traditionelle Sprachheilschule),
– unterrichtlichen Settings mit „Behinderten", deren Lernerschwernisse unter anderem in einem Zusammenhang mit sprachlichen Beeinträchtigungen stehen (prinzipiell in jeder Sonderschulform vorkommend) und in
– unterrichtlichen Settings mit Regelschülern, die gemeinsam mit „Behinderten" lernen (sog. Gemeinsamer Unterricht bzw. inclusive settings).

Die genuin pädagogische Begründung des Gegenstandsbereiches stellt eine Herausforderung nicht allein für die Sprachheilpädagogik, sondern auch für die Logopädie dar. Eine zentrale Forderung des beginnenden 21. Jahrhunderts kreist dabei um die Begriffe der Qualitätssicherung und der Qualitätsentwicklung (vgl. BAUMGARTNER & GIEL in diesem Band). Aus pädagogischer Sicht stellt sich mit dieser Forderung
Qualifikation insbesondere die Frage nach der Qualifikation der *Menschen*, die professionell sprachfördernd wirken. Während der Erwerb von grundlegenden Kenntnissen in dieser Hinsicht nahe liegt und hier nicht weiter ausgeführt werden soll, gehört unseres Erachtens die permanente Auseinandersetzung mit sich selbst unverzichtbar in einen qualitätsbetonten Ausbildungskanon. Pädagogische Sicherung und Entwicklung bedeuten, zukünftig wirkenden Sprachheilpädagogen und Logopäden Möglichkeiten der Selbsterfahrung und Besinnung zu eröffnen. Dazu gehört die Auseinandersetzung mit den individuellen Bedingungen des So-Geworden-Seins genauso wie diejenige mit der aktuellen Selbstwahrnehmung in übergeordneten gesellschaftlichen Zusammenhängen und in der Begegnung mit Menschen im unmittelbaren Umgang. Lehrer und Therapeuten werden sich, genauso wie deren Ausbilder in den unterschiedlichen Ausbildungsstätten (Hochschulen wie Logopädenlehranstalten) darüber Klarheit zu verschaffen haben, welche Orientierung sie in Bezug auf den Wissenserwerb einnehmen können und wollen, ob sie sich als Übermittler von Wissen, als Unterstützer beim Lernen und/oder als gleichberechtigte Mit-Lerner sehen (vgl. BRODY 1998).
Die dem Menschen zur Verfügung stehende Sprache reicht im Grunde nicht aus, um die Komplexität menschlicher Beziehungen zu beschreiben. Folglich sind wir uns bewusst darüber, dass Bilden, Erziehen, Leh-

ren und Lernen, welche hier zu zentralen Kategorien des Pädagogischen im Kontext sprachheilpädagogischen und logopädischen Wirkens erhoben wurden, immer nur elementhaft und somit punktuell erfasst werden können. Blicken wir in die Zukunft, so werden wir diese Kategorien in einen Zusammenhang mit den Anforderungen einer Informationsgesellschaft stellen müssen. Wir nehmen wahr, dass beispielsweise das Internet innerhalb kürzester Zeit zu einem Medium geworden ist, das uns bisher ungeahnte Möglichkeiten des Wissenstransfers eröffnet hat. Die virtuelle Welt wird für Lehrende und Lernende zu einem essenziellen Lebensbestandteil werden. Um die darin liegenden Chancen nutzen zu können, wird *die Lernfähigkeit selbst* immer stärker in das Zentrum der Aufmerksamkeit rücken. Es wird eine zentrale Aufgabe für Pädagogen sein, Menschen dazu zu befähigen, Informationen in Wissen umwandeln zu können, um auf der Grundlage exemplarisch erworbener Kenntnisse immer umfangreichere Vernetzungen herstellen zu können – so wie die Leser dieses Beitrags dessen Inhalt mit den Inhalten der anderen Beiträge des Lehrbuches und mit ihrem sonstigen Wissen vernetzen müssen, um zumindest eine ungefähre Vorstellung von der Komplexität des Aufgabenfeldes Sprachheilpädagogik/ Logopädie zu bekommen!

Zukünftige Anforderungen

Übertragen wir diese Gedanken abschließend auf das sprachfördernde Wirken, so werden wir zurück geworfen auf die eingangs angestellten Überlegungen zu Zeitgeiststörmungen und Menschenbildern. Die Tiefenstrukturen, welche im vorliegenden Beitrag durch Besinnung auf Wesentliches in der Gestaltung des sprachfördernden Geschehens akzentuiert wurden, werden nämlich auch die Zukunft überdauern und Bestandteil qualitativ hochwertiger Arbeit sein, ja sie können geradezu als qualitätssichernd angesehen werden, weil sie unabhängig von modernistischen Tendenzen auf die Kraft der Beziehung setzen und sprachliches Lernen in den Kontext menschlichen Seins stellen.

Sprachwissenschaftliche Grundlagen
Friedrich Michael Dannenbauer

1 Vorbemerkung

Die Fachdisziplinen, die sich mit den Strukturen und Funktionen von Sprechen und Sprache beschäftigen, gehören zu den wichtigsten Bezugswissenschaften von Sprachheilpädagogik und Logopädie. In einem begrenzten Beitrag ist es allerdings nicht möglich, einen Einblick in die enorme Fülle der Erkenntnisse und Perspektiven zu geben, die im Rahmen einschlägiger Problemstellungen relevant werden können. Eine Beschränkung auf elementare Grundlagen ist somit erforderlich. Die folgenden Ausführungen konzentrieren sich auf Vorgänge des Sprechens, durch die Sprache eine physiologische, physikalische und perzeptuelle Manifestation erfährt, sowie auf die wesentlichen Komponenten oder Ebenen des abstrakten sprachlichen Systems, das dem sprachlichen Handeln von Menschen zu Grunde liegt.

2 Sprachebenen

2.1 Ebene der Sprachlaute

Doppelte Gliederung

Zunächst ist vorauszuschicken, dass alle menschlichen Sprachen eine doppelte Gliederung aufweisen. Jede Sprache enthält ein Inventar an kleinsten *bedeutungstragenden* Einheiten (*Morpheme*, siehe 2.2.1.), die aus kleinsten *bedeutungsdifferenzierenden* Einheiten – den Lauten der Sprache – aufgebaut sind. Diese bedeutungsdifferenzierenden Einheiten sind abstrakte Kategorien des Sprachsystems (*Phoneme*). Die Lautinventare verschiedener Sprachen können sehr unterschiedlich sein. Das Deutsche hat 16 Vokale und 20 Konsonanten, die alle mit Ausatmungsluft gebildet werden. Von anderen Möglichkeiten der Lauterzeugung (z. B. Schnalzlauten) macht das Deutsche – im Gegensatz zu anderen Sprachen – keinen Gebrauch.

2.1.1 Phonetik

Zu den Schwerpunkten der Phonetik gehört die Erforschung der Abläufe, die an der Erzeugung und Rezeption von Sprachlauten beteiligt sind (TILLMANN & MANSELL 1980). Dies sind in erster Linie die Sprechbewegungen und ihre Kontrolle (artikulatorische Phonetik), das akustische Sprachsignal und seine physikalischen Eigenschaften (akustische Phonetik) und die Verarbeitung des Sprachsignals durch den Hörer (perzeptive Phonetik).

2.1.1.1 Artikulatorische Phonetik

Bei der Hervorbringung von Sprachlauten wirken folgende drei Teilsysteme zusammen: Die Sprechatmung (*Respiration*) liefert die primäre Energie, mit der Klänge und Geräusche erzeugt werden, das Ventil des Kehlkopfs, die Glottis, produziert den Stimmklang (*Phonation*), und durch die Muskeltätigkeit des Ansatzrohres werden dieser Rohschall moduliert bzw. die Geräuschquellen geformt (*Artikulation*).

Sprechatmung
Die Sprechatmung unterscheidet sich von der Ruheatmung. Sie stellt eine kontrollierte, zentral gesteuerte Form der Atmung dar. Die Einatmungskurve ist steiler und höher und die Ausatmungskurve ist stark verlängert. Bei der Ruheatmung wird der Brustkorb durch die Einatmungsmuskulatur wie ein Blasebalg aufgezogen, so dass durch den entstehenden Unterdruck Luft in die Lungen einströmt. Die Ausatmung geschieht in Ruhe *passiv* durch die Rückstellkräfte und Elastizität der Gewebe des Brustkorbs. Für das Sprechen wäre diese Ausatmungskurve zu kurz und der Atemdruck zu ungleichmäßig. Die Sprechatmung sorgt also für eine verlängerte Ausatmungskurve und einen ungefähr gleichbleibenden Atemdruck dadurch, dass wichtige Teile der *Ein*atmungsmuskulatur dem Zusammensinken des Brustkorbs während der *Aus*atmungsphase entgegenwirken, bis der neutrale Punkt erreicht ist. Da häufig darüber hinaus gesprochen wird, müssen nun die Ausatmungsmuskeln den Brustkorb *aktiv* verkleinern und den Atemdruck aufrechterhalten.

> Diese sehr kontrollierte Atmung ist erforderlich, damit der Stimmklang nicht ungewollte Veränderungen in der Lautstärke erfährt. Die Kontrolle der Sprechatmung ist aber nicht nur von diesen Erfordernissen beeinflusst, sondern auch von linguistischen und paralinguistischen Aspekten der Äußerung. Pausen, Akzent, Intonation, Sprechrate und Gefühlslage wirken sich auf die Sprechatmung aus. Sie trägt dazu bei, die Mitteilung zu gliedern, Wichtiges hervorzuheben und Emotionen auszudrücken oder zu verbergen.

Phonation
Der Kehlkopf ist ein Ventil mit einem komplizierten Aufbau (CLARK & YALLOP 1990). Seine ursprünglichen Primärfunktionen waren es, das Eindringen von Fremdkörpern in Bronchien und Lunge zu verhindern, durch Husten und Räuspern störende Substanzen zu entfernen oder durch Unterstützung der Bauchpresse das Heben schwerer Lasten und anderes zu erleichtern. Die beweglichen Strukturen im Kehlkopf, die die Stimmritze oder *Glottis* bilden, können zu einem bemerkenswert kraftvollen Verschluss zusammengeführt (adduziert) werden. Bei der Atmung müssen sie dagegen auseinandergeführt (abduziert) werden. Die für die Stimmbildung besonders wichtigen Teile sind die Stimmlip-

Kontrollierte Ausatmung

Glottis

pen. Diese sind Muskeln mit kompliziertem Faserverlauf und einem Deckgewebe, das zur Glottis hin eine bänderartige Verstärkung aufweist.

Phonationszyklus Bei der Phonation werden die Stimmlippen adduziert und der Luftstrom aus der Lunge unterhalb der Glottis (subglottisch) aufgestaut. Der subglottische Luftdruck hebt die Stimmlippen an und presst sie auseinander, so dass ein Luftstoß entweichen kann. Dies bewirkt nicht nur einen momentanen Druckabfall, sondern durch die hohe Fließgeschwindigkeit in der Engstelle der Glottis eine nachfolgende Sogwirkung, die die Stimmlippen von unten her wieder zusammenzieht (Bernoulli-Effekt). Diese Öffnungs- und Schließbewegung verläuft beim Muskel- und Deckgewebe der Stimmlippen unterschiedlich (WEISMER 1988). Nach der Schließung der Stimmlippen baut sich erneut der subglottische Luftdruck auf und der Vorgang (Zyklus) wiederholt sich immer wieder (periodische Schwingung).

Frequenz Dies geschieht mit einer enormen Häufigkeit (Frequenz): Beim Mann etwa 100mal pro Sekunde. Ein Mann spricht also mit einer Grundfrequenz von etwa 100 Hertz (Hz). Da Frauen kürzere Stimmlippen haben, schwingen diese mit der deutlich höheren Grundfrequenz von durchschnittlich 250 Hz. Die Grundfrequenz von Kinderstimmen liegt etwa bei 350 Hz und darüber. Dies bedeutet: Je höher die Grundfrequenz, desto höher ist die Stimmlage. Die Höhe der Stimmlage hängt aber – ähnlich wie bei einer Gitarrensaite – nicht nur von der Länge, sondern auch von der Spannung der Stimmlippen ab. Sowohl die Länge als auch die Spannung können in beträchtlichem Ausmaß durch Muskelaktionen verändert werden. Ebenso können der subglottische Luftdruck und der Grad der Stimmlippenadduktion variiert werden.

Die Stimmlippenschwingung besteht nicht nur aus einfachen Hin- und Herbewegungen. Wird eine Gitarrensaite angezupft, so schwingt sie in ganzer Länge hin und her (Grundfrequenz). Diese Schwingung ist aber überlagert durch eine Fülle von zunehmend kleineren und schwächeren Teilschwingungen, die dadurch entstehen, dass einzelne Abschnitte der Saite (die Hälften, Drittel, Viertel usw.) ihrerseits in Schwingung geraten. Die periodische Schwingung ist also eine sehr komplexe Bewegung. Als Folge davon erzeugt die Saite keinen Ton (im Sinne einer einfachen Sinusschwingung), sondern einen *Klang*, der aus der Grundfrequenz und aus den akustischen Resultaten der anderen Teilschwingungen, den Obertönen, besteht. Die annähernd periodischen Stimmlippenschwingungen funktionieren zwar anders, aber auch hier erzeugen komplexe Bewegungen einen Stimmklang mit einem Grundton und

Obertöne ganzzahligen Vielfachen des Grundtons als Obertönen, deren Energie (Lautheit) mit steigender Frequenz annähernd linear abnimmt. Bei einer Grundfrequenz von 100 Hz erstreckt sich die Reihe der Obertöne über 200, 300, 400 usw. Hz, bis sie nicht mehr hörbar sind.

Artikulation
Die in menschlichen Sprachen unterscheidbaren Lautklassen der Vokale und Konsonanten werden nach bestimmten Prinzipien zu Silben gruppiert. Vokale (bzw. *Diphthong* oder Doppellaut) sind stets der

Nukleus oder Sonoritätsgipfel einer Silbe, während Einzelkonsonanten oder Konsonantengruppen im *Ansatz* und in der *Coda* der Silbe vorkommen.

Vokale

> Vokale sind reine Stimmlaute. Sie entstehen dadurch, dass der Stimmklang in den supraglottischen Hohlräumen des Ansatzrohrs gefiltert wird. Jeder Hohlraum hat bestimmte Resonanzen, die von seiner Form und Größe abhängen. Obertöne, die diese Resonanzeigenschaften ansprechen, erfahren eine Verstärkung. Zum Zweck der Vokalartikulation wird das Ansatzrohr durch Muskeltätigkeit in seinen Länge- und Querschnittseigenschaften verändert, so dass unterschiedliche Resonanzen entstehen.

Beispielsweise wird das [ɑ]* dadurch artikuliert, dass die Zunge sich flach nach unten zum Mundboden und gleichzeitig leicht nach hinten bewegt. Dadurch entsteht ein verengter Rachenraum und ein weiter Mundraum. Das [i] wird dagegen mit hoher Zunge im vorderen Bereich des Mundraums und gespreizten Lippen gebildet. Durch diese Vorverlagerung ergeben sich ein erweiterter Rachenraum sowie ein enger und leicht verkürzter Mundraum.

Man nennt die *akustischen* Eigenschaften, die sich durch die Gesamtkonfiguration sämtlicher Abschnitte des Ansatzrohrs ergeben, die Transferfunktion (SHOUP et al. 1988). Diese umfasst eine Vielzahl von Frequenzbereichen, in denen entsprechende Teiltöne zur Resonanz angeregt werden. Wenn also der Stimmklang mit seinem Obertonspektrum das Rohr passiert, verändern sich die Energieverhältnisse seiner Obertöne. Diejenigen, die in Frequenzbereiche fallen, die durch die Transferfunktion begünstigt werden, erfahren eine Verstärkung ihrer Energie (Lautheit). Andere werden nicht verstärkt bzw. abgedämpft. Die Folge ist, dass aus dem ursprünglichen Obertonspektrum des Stimmklangs einige Frequenzzonen als Energiegipfel hervorgehoben werden, während bei anderen ein Energieverlust erfolgt (Quelle-Filter-Theorie). Diese Energiegipfel oder *Formanten* prägen den charakteristischen Klang der einzelnen Vokale (LIEBERMAN & BLUMSTEIN 1988). Von der Grundfrequenz aus nach oben gezählt hat beispielsweise das [ɑ] einen ersten Formanten (F1) bei etwa 750 Hz und einen zweiten (F2) bei ca. 1200 Hz, das [i] dagegen einen F1 von 300 Hz und einen F2 von 2300 Hz. Die Zahl der Formanten ist bei den einzelnen Vokalen nach oben offen (bis sie akustisch zu schwach werden). Es werden mindestens die beiden ersten, am besten F1 bis F3, benötigt, um einen Vokal eindeutig identifizieren zu können.

An der Vokalartikulation sind viele Teile des Ansatzrohrs beteiligt wie Lippen, Kiefer, Gaumensegel, Rachen usw. Beispielsweise muss das Gaumensegel den Nasenraum abschließen, da es im Deutschen keine Vokale mit Nasenresonanz gibt. Durch Anheben oder Absenken des Kehlkopfs sowie Rundung und Spreizung der Lippen kann die Länge

Transferfunktion

Formanten

---

* Lautsymbole für phonetische Einheiten werden in eckige Klammern, phonologische Einheiten zwischen Schrägstriche gesetzt.

des Ansatzrohrs verändert werden. Der wichtigste Artikulator bei Vokalen ist jedoch die Zunge. Durch ihre Verlagerungen werden die Hohlräume und damit die Lage der Formanten ganz entscheidend beeinflusst. Infolgedessen wird die Vokalartikulation meist nach den Parametern der Zungenlage *hoch-tief* und *vorne-hinten* beschrieben. Das [i] ist demnach der Vokal mit der höchsten und vordersten, das [u] mit der höchsten und hintersten Zungenposition. Das [ɑ] wird mit der tiefsten Zungenposition im Vergleich zur Zungenruhelage gebildet. Diese drei Vokale stellen Extreme des Vokalsystems dar. Am besten lässt sich dieses als sogenanntes Vokalviereck abbilden, das sich an der Zungenlage im Mundraum orientiert (mit den Lautsymbolen des internationalen phonetischen Alphabets IPA):

Zungenlage (margin)

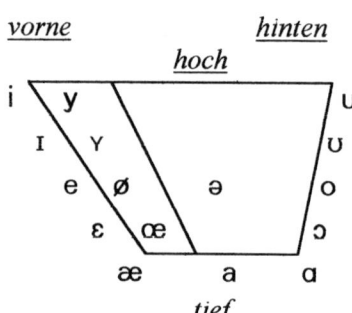

Beispielwörter

bieten fühlen Mut

bitten füllen Mutter

beten Höhle Ofen

Betten Hölle offen

wählen Wall Wahl

Die linke innere Reihe stellt von oben nach unten die mit Lippenrundung (d.h. verlängertem Ansatzrohr) und etwas weiter hinten produzierten Vokale des Deutschen dar. Die hinteren Vokale werden – mit Ausnahme des [ɑ] – ebenfalls mit Lippenrundung artikuliert. Der Zentralvokal „Schwa" [ə] ist weder vorne noch hinten, weder hoch noch tief und ungerundet. Er wird sehr häufig benutzt, vor allem in unbetonten Silben und als Auslaut (z.B. ab*e*r, *v*ergessen, Nas*e*).

Konsonanten

Bei der Bildung von Konsonanten wird dem Luftstrom an irgendeiner Stelle des Ansatzrohrs ein Hindernis meist mit Hilfe der Zunge entgegengestellt, das er überwinden muss. Auf welche Weise der Luftstrom behindert wird, kann verschieden sein. Weiterhin werden einige Konsonanten mit schwingenden Stimmlippen produziert, andere dagegen mit geöffneter Glottis. Damit sind schon die wichtigsten Parameter der Konsonantenartikulation gegeben: Artikulationsstelle, Artikulationsmodus, artikulierendes Organ und Stimmhaftigkeit/-losigkeit.

Artikulationsstellen (margin)

Für die Konsonanten des Deutschen werden Hindernisse an folgenden Stellen gebildet (TILLMANN & MANSELL 1980): 1. Lippe (labial), 2. obere Zahnreihe (dental), 3. obere Zahntaschen (alveolar), 4. vorderster Teil des harten Gaumens (alveopalatal), 5. harter Gaumen (palatal), 6. weicher Gaumen oder Gaumensegel (velar), 7. Zäpfchen (uvular) und 8. Stimmritze (glottal). Zum Beispiel werden die Konsonanten [p, b, m] mit einem Verschluss beider Lippen gebildet (bilabial). Die Laute [f] und [v] (wie in *Wiese*) werden mit der Unterlippe als artikulierendem Organ an den oberen Schneidezähnen produziert (labiodental). Die Alveolen (Zahntaschen) sind eine im Deutschen stark benutzte Artikulationsstelle. Der Luftstrom wird an dieser Stelle bei [t, d, n, s, l, r] behindert. Dabei ist die Zungenspitze (Apex) bzw. der vordere Teil des Zungenblatts (Lamina) das artikulierende Organ. Das Zungenblatt artikuliert auch das [ʃ] (wie in *Schnee*) an der alveopalatalen Artikulationsstelle. Mit dem vorderen Zungenrücken (prädorsal) werden die Konsonanten [j] und [ç] (wie in Bü*ch*er) am harten Gaumen (palatal) realisiert. Die Laute [k, g] sowie [ŋ] (wie in si*n*gen) und [χ] (wie in Bu*ch*) werden mit dem hinteren Zungenrücken (postdorsal) am Gaumensegel (velar) gebildet. Nahe dem hinteren Zungenrücken wird das [R] mit Hilfe des Gaumenzäpfchens (uvular) gerollt. Das [h] entsteht als Hauchlaut in der geöffneten Stimmritze (glottal).

Artikulierendes Organ

Übersicht:

Laute	Artikulationsstelle	artikulierendes Organ
p, b, m	labial (bilabial)	Unterlippe (labial)
f, v	dental (labiodental)	Unterlippe (labial)
t, d, n, s, l, r	alveolar	apikal/laminar
ʃ	alveopalatal	laminar
j, ç	palatal	prädorsal
k, g, ŋ, χ	velar	postdorsal
R	uvular	postdorsal
h	glottal	glottal

Diese Beschreibung bzw. Klassifikation der Konsonanten ist aber nicht ausreichend. Bei genauerer Betrachtung erkennt man sofort, dass mit Hilfe des artikulierenden Organs an der jeweiligen Artikulationsstelle der Luftstrom auf sehr unterschiedliche Weise (lat. *modus*) behindert wird:

Artikulationsmodus

1. Bei [p, b, t, d, k, g] wird er kurzzeitig völlig blockiert und durch eine plötzliche Verschlusslösung wieder freigegeben, die zu einem sehr kurzen Lösungsgeräusch (engl. *burst*) führt (Verschlusslaute bzw. *Plosive*).
2. Bei [f, v, s, ʃ, ç, χ, h] wird der Luftstrom durch eine Engstelle gezwungen, wodurch die Luft in aperiodische Schwingungen versetzt wird und ein Frequenzgemisch mit hohen Frequenzanteilen entsteht. Dies ergibt – wie der Name (Reibelaute bzw. *Frikative*) schon sagt – jeweils ein mehr oder weniger helles Zischen bzw. Rauschen.
3. Weiterhin gibt es im Deutschen die Laute [m, n, ŋ], bei denen die orale Passage an verschiedenen Stellen verschlossen wird und der Luftstrom durch die Nase umgeleitet wird (*Nasale*). Diese Laute,

die mit Phonation gebildet werden, erhalten durch die Nasenresonanz eine besondere akustische Filterung.

4. Die Behinderung des Luftstroms erfolgt bei [r, R] durch Vibrationen der Zungenspitze vor den Alveolen oder des Zäpfchens gegen den Zungenrücken (*Vibranten*).

5. Das [l] hat im Deutschen insofern eine Sonderstellung, als es der einzige nichtsagittale Laut ist. Die Luftführung erfolgt nicht entlang der Mittellinie des Ansatzrohrs, sondern wird auf beiden Seiten um die an die Alveolen angelegte Zungenspitze herumgeleitet (*Laterallaut*). Vibranten und Laterallaut werden oft zusammengefasst zu einer Lautklasse (*Liquide*).

6. Der Modus des [j] ist schwieriger zu beschreiben. Die Engstelle zwischen Zungenrücken und Gaumen wird nicht gehalten, sondern verläuft als Bewegung (*Gleitlaut*). Da bei diesem Konsonanten der Luftstrom kaum behindert wird und er sehr stark einem Vokal ähnlich ist, wird er auch als Halbvokal oder *Approximant* bezeichnet. Er ist deshalb kein Vokal, weil er nicht Nukleus einer Silbe ist.

7. Eine besondere Konsonantenklasse stellen auch die *Affrikaten* dar. Hierbei handelt es sich um Laute, die dadurch entstehen, dass ein Verschluss an der gleichen Stelle und bei gleichem artikulierenden Organ (homorgan) in eine Enge übergeht, d.h. ein Plosiv in einen Frikativ gelöst wird. Im Deutschen kommt dafür eigentlich nur [ts] (wie in *Kerze*) in Frage. Manchmal wird auch [pf] und [tʃ] dazugerechnet.

Demnach können folgende Artikulationsmodi zusammengefasst werden:

Modus	plosiv	frikativ	nasal	gerollt	lateral	approximant
Laute	p, b, t, d, k, g	f, v, s, ʃ, ç, χ, h	m, n, ŋ	r. R	l	j

Stimmhaftigkeit

Schließlich muss auch der Gesichtspunkt der Stimmhaftigkeit bei der Beschreibung und Klassifikation der Konsonanten berücksichtigt werden. Ein Teil der Konsonanten wird mit durchgehender Phonation produziert und weist Formanten auf. Diese nennt man Sonoranten (*sonare* lat. tönen). Dass bei den Sonoranten die Stimme beteiligt ist, kann man als Vibrationen am Kehlkopf gut erfühlen. Zu den Sonoranten gehören die Nasale [m, n, ŋ], Liquide [r, l] und der Gleitlaut [j]. Neben dem Stimmklang enthalten fast alle (ausgen. j) auch eine Geräuschkomponente.

Geräuschlaute

Alle anderen Konsonanten sind Geräuschlaute. Sie werden als Obstruenten bezeichnet (von *obstruere* lat. versperren). Zu ihnen gehören die Plosive, Frikative und Affrikaten. Bei den Plosiven gelten [b, d, g] als stimmhafte Laute. Damit ist gemeint, dass die Schwingungen der Stimmlippen für den folgenden Vokal (oder Sonoranten) schon mit der Verschlusslösung oder unmittelbar danach einsetzen. Obwohl diese drei Laute stimmhaft sind, sind sie keine Sonoranten.

2.1.1.2 Akustische Phonetik

Die akustische Phonetik befasst sich mit den physikalischen Bedingungen der Entstehung und den Eigenschaften des Sprachschalls. Hier sollen jedoch nur einige Gesichtspunkte zu den akustischen Merkmalen der Sprachlaute angeschnitten werden, so weit sie nicht schon im Zusammenhang mit der artikulatorischen Phonetik erwähnt wurden (z.B. Quellen-Filter-Theorie). Bei Sonoranten, speziell bei Vokalen, ist demnach die Formantstruktur ein charakteristisches Merkmal.

Wenn man nun die Formanten der Vokale in der Reihenfolge des Vokalvierecks von [i] zu [ɑ] bis zu [u] ausmisst, so stellt man fest, dass der F1 von [i] bis [ɑ] beständig ansteigt und danach bis zu [u] wieder abfällt. Dadurch wird eine inverse Beziehung erkennbar: Je höher die Zungenlage, desto tiefer ist F1. Bei F2 ist die Verlagerung anders. Von [i] über [ɑ] zu [u] nimmt der F2 (fast) gleichmäßig ab. Daraus lässt sich folgende Beziehung erschließen: Je weiter vorne sich die Zunge befindet, desto höher ist F2. Natürlich ist dies nur eine Merkhilfe. Die Formanten sind nur indirekt von der Zungenstellung abhängig. Ausschlaggebend ist die gesamte Konfiguration des Ansatzrohrs. Es sind auch nicht absolute Frequenzwerte, die die Formanten zu wichtigen Erkennungsmerkmalen machen; denn diese variieren von Sprecher zu Sprecher. Es sind eher relative Beziehungen oder Proportionen, auf die es ankommt.

Lage der Formanten

Da bei der Produktion von Sprachlauten die Sprechbewegungen für verschiedene Segmente fließend ineinander übergehen und sich z.T. über mehrere Laute hinweg beeinflussen (Koartikulation), tragen Formanten nicht nur zur Identifikation von Vokalen bei. Bei den Silben [ba], [da], [ga] muss das [ɑ] jeweils von einer anderen Ausgangsposition angegangen werden. Dies wirkt sich in der Formantstruktur durch kurze (20–40 msec) Formantübergänge (Transienten) aus, bevor gleichbleibende stabile Formantwerte erreicht werden (*steady-state*). Bei [ba] zeigen F1 und F2 einen Anstieg von unten, bei [da] und [ga] zeigt jeweils F1 einen Anstieg von unten, F2 einen Abfall von oben, wobei letzterer bei [ga] etwas steiler ist. Dies bedeutet, dass in den Transienten wichtige Information über benachbarte Laute enthalten ist. In diesem Fall über die Artikulationsstelle der Plosive.

Transienten

Bei Plosiven treffen als weitere akustische Merkmale zusammen: Die Verschlussphase ist akustisch durch eine Lücke im Sprachschall repräsentiert. Bei der Verschlusslösung entsteht ein sehr kurzes Lösungsgeräusch (*burst*, 5–15 msec), das sich über ein breiteres Frequenzband erstrecken kann, jedoch ein variables Energiemaximum aufweist, das von der Artikulationsstelle des Plosivs und seinem Nachbarvokal abhängt. Bei stimmlosen Plosiven [p, t, k] im Anlaut kommt als weiteres Merkmal hinzu, dass sie nach den phonologischen Regeln des Deutschen aspiriert werden, d.h. dass auf die Verschlusslösung ein kurzer Luftstoß folgt. Stimmhafte [b, d, g] und stimmlose Plosive unterscheiden sich zudem durch das Merkmal der Stimmeinsatzzeit (*voice onset time* = VOT). Damit ist die Zeitspanne zwischen der Verschlusslösung (burst) und dem Einsetzen der Stimmlippenschwingungen des Folgevokals gemeint. Bei stimmhaften Plosiven beträgt die VOT meist zwischen 0 und 30 msec, bei stimmlosen 40 msec und mehr.

burst

voice onset time

Aperiodisches Geräusch

Die akustischen Merkmale von Frikativen sind ein nicht zu abrupt einsetzendes aperiodisches Geräusch mit vielen Frequenzanteilen und einer durchschnittlichen Dauer von etwa 100 msec. Sowohl durch die Reichweite der Frequenzbereiche als auch durch die unterschiedliche Energieverteilung unterscheiden sich die Frikative. Bei [ʃ] entwickelt beispielsweise das Friktionsgeräusch bei ca. 2.500 Hz einen Energiegipfel. Obwohl sein Frequenzbereich noch sehr viel weiter nach oben reicht, lässt die Energie in den höheren Bereichen immer mehr nach. Das [s] dagegen hat in den niedrigeren Frequenzbereichen ziemlich schwache Geräuschanteile. Erst bei 4 bis 5 Kilohertz (kHz) fängt es an, Kraft zu entfalten, die nach oben noch zunimmt und ab 12 kHz schwächer wird. Frikative unterscheiden sich also vor allem durch die unterschiedliche Verteilung ihrer Energiemaxima.

Nasalkonsonanten

Nasale Sonoranten sind besonders gekennzeichnet durch ein nasales „Rauschen" mit einem ersten Energiegipfel bei ca. 250 Hz und schwächeren Resonanzen oberhalb von 700 Hz. Durch die besonderen Resonanzbedingungen des abgeschlossenen Mundraums und des geöffneten Nasenraums kommt es zu Antiformanten, der selektiven Absorption akustischer Energie (annähernd) bis zu null. Das nasale Rauschen ist zwar nicht bei allen Nasalkonsonanten gleich und variiert mit der Artikulationsstelle. Aber die wichtigsten Merkmale für die Identifikation der Artikulationsstelle sind – wie bei den Plosiven – die Formantübergänge des Nachbarvokals.

Bei Liquiden und Gleitlaut sind die Formantübergänge ebenfalls kritische Merkmale. Vor allem Aspekte der Dauer sind wichtig. So sind hier die Formantübergänge länger als 40 msec. Auch können die Einsatzfrequenzen der Formantübergänge etwa 30 msec dauern, bevor sich der Transient zu den steady-state-Formantfrequenzen des Vokals zu bewegen beginnt.

Schallausbreitung

All diese hier genannten und weitere akustische Merkmale des Sprachsignals werden in einer sehr komplexen Schallwelle abgestrahlt. Diese breitet sich kugelförmig von der Schallquelle mit einer bestimmten Geschwindigkeit aus. Das Prinzip der Schallausbreitung besteht darin, dass die Moleküle des Mediums Luft mit wechselnder Häufigkeit und Energie aus ihrer Ruhelage ausgelenkt werden und um diese zu schwingen beginnen (Trägheit). Dadurch wiederum übertragen sie diese Auslenkung auf ihre Nachbarmoleküle, die nun ebenfalls um ihre Ausgangslage zu schwingen beginnen usw. Auf diese Weise pflanzt sich die Energie (nicht die Moleküle) im Medium fort, wobei es mit wachsender Entfernung von der Schallquelle zu Energieverlusten kommt (LIEBERMAN & BLUMSTEIN 1988). Das Wesen der Schallwelle besteht also in Luftdruckschwankungen (Verdichtung und Verdünnung), durch die das Trommelfell des Hörers in Bewegung gesetzt wird.

Die Zusammenhänge zwischen sprechphysiologischen Abläufen, akustischen Resultaten und der Art, wie Hörer das Sprachsignal wahrnehmen und Sprachlaute erkennen, sind auf Grund der Tatsache kompliziert, dass sich sowohl in den Sprechbewegungsabläufen als auch im Sprachsignal kaum abgrenzbare Einheiten finden lassen. Beide sind sehr variabel und kontinuierlich mit vielen Überlagerungen und wechselseitigen Beeinflussungen ihrer jeweiligen Komponenten. Es gibt eigentlich keine eindeutigen Entsprechungen zwischen ihnen. Auch die Zusammenhänge zwischen Merkmalen des Sprachsignals und seiner Wahrnehmung durch den Hörer sind variabel und komplex.

2.1.1.3 Perzeptive Phonetik

Das Sprachsignal ist ein zeitlich strukturiertes Phänomen von hoher Flüchtigkeit. Der Hörer muss unter Zeitdruck relevante Lautkategorien identifizieren. Im Kontext einer bedeutungsvollen Konversation helfen ihm viele psychische Prozesse (z. B. Erwartungen, Schlussfolgerungen), auch Wahrnehmungslücken zu schließen. Für die perzeptive Phonetik stellt sich unter anderem die Frage, welche akustischen Hinweise (*cues*) ein Hörer benötigt, um verschiedene Sprachlaute zu erkennen. Häufig wird bei dieser Frage mit synthetisiertem Sprachmaterial (z. B. Silben) experimentiert, bei dem man einzelne akustische Merkmale systematisch variieren kann.

Akustische Hinweise

Einige bei der akustischen Beschreibung der Sprachlaute bereits genannte Merkmale sind auf diese Weise überprüft worden: z. B. dass die ersten beiden Formanten zur Vokalerkennung genügen. Gleichermaßen wurde festgestellt, dass allein der Transient des zweiten Formanten ausreichend ist, um die Artikulationsstellen der Plosive in den Silben [ba, da, ga] zu unterscheiden. Dabei trat ein interessantes Phänomen zu Tage. Als nämlich der synthetisierte Formantübergang in 15 gleichmäßigen Schritten von steil abfallend über flach bis ansteigend variiert wurde, überhörten die Versuchspersonen viele der kontinuierlichen Veränderungen, bis an einer kritischen Grenze ihre Wahrnehmung gewissermaßen umschlug. Sie gruppierten die 15 synthetischen Silben in die drei Klassen [ga, da, ba]. Innerhalb der Klassen war die Wahrnehmung nicht sehr sensitiv für die objektiv vorhandenen Unterschiede. Aber an bestimmten Grenzen spitzte sich die Wahrnehmung zu (GOLDSTEIN 1997). Hier waren gleich große akustischen Unterschiede plötzlich ausschlaggebend. Dieses Phänomen nennt man *kategoriale* Wahrnehmung.

Kategoriale Wahrnehmung

Auch an einem anderen Beispiel lässt sich kategoriale Wahrnehmung demonstrieren. Für die Unterscheidung von stimmhaften und stimmlosen Plosiven [ba, pa] ist das zeitliche Intervall zwischen Verschlusslösung und Einsatz der Phonation (VOT) ein wichtiger akustischer Hinweis. Auch hier wurden Wahrnehmungsklassen mit einer kritischen Grenze dazwischen entdeckt. Während Variationen der VOT im Bereich von 0 bis 25 msec unbemerkt blieben, kippte die Wahrnehmung bei ca. 35 msec VOT ziemlich schlagartig um. Vor dieser Grenze wurde nur [ba] gehört, danach nur [pa]. Auch wenn das Energiemaximum des Friktionsgeräuschs von [s] schrittweise auf 2500 Hz abgesenkt wird, lässt sich ein relativ plötzliches Umschwenken der Wahrnehmung von [s] auf [S] feststellen.

Mit raffinierten experimentellen Verfahren konnte die Fähigkeit zur kategorialen Wahrnehmung schon bei Säuglingen festgestellt werden (JUSCZYK 1997). Wenn beispielsweise Babys entspannt und völlig an ihre Reizumgebung gewöhnt am Schnuller saugen, dann lässt sich eine charakteristische Nuckelrate beobachten (Habituation). Wird nun ein Reiz plötzlich geändert, so steigt die Nuckelrate sofort an, sofern das Baby die Änderung bemerkt. Mit Aufzeichnungsgeräten wurde nun gemessen, über welche lautsprachlichen Differenzierungsfähigkeiten Babys bereits verfügen, nachdem sie an ein Sprachsignal aus dem Lautsprecher habituiert waren. Mit dieser und anderen Methoden (z.B. konditionierte Kopfdrehung, Herzschlagrhythmus) wurden erstaunliche Ergebnisse erzielt.

Wenige Wochen oder Monate alte Babys können nicht nur ihre Muttersprache von einer Fremdsprache, die Stimme der Mutter von der einer anderen Frau, an Kinder gerichtete Sprache (sog. *baby talk*) von der an Erwachsene unterscheiden, sondern auch eine Fülle von rhythmisch-prosodischen Merkmalen wie steigende oder fallende Intonation, korrekte oder willkürliche Phraseneinschnitte und feine Grenzmarkierungen (z.B. *nitrate* [Nitrat] versus *night rate* [Nachttarif]). Vor allem konnten sie auch Änderungen der VOT [ba, ba, ba ... zu pa, pa ...] bemerken, wobei auch hier kontinuierliche Veränderungen erst an der kritischen Grenze bemerkt wurden. Kategoriale Wahrnehmung zeigte sich ebenso bei Silbenpaaren wie [da] versus [ga] oder [ba] (Transient von F2).

Aber das ist noch nicht alles. Bei den Untersuchungen zur Stimmhaftigkeit von Plosiven wurde entdeckt, dass Kinder nicht nur zwei Kategorien der VOT wahrnahmen, sondern drei. Sie unterschieden nämlich auch stimmhafte Plosive von solchen, bei denen die Stimmlippenschwingung bereits einige Zeit *vor* der Verschlusslösung einsetzt (*prevoicing*). Diese VOT-Kategorie ist zwar in ihrer Muttersprache nicht relevant, wohl aber in anderen Sprachen (z.B. Hindi, Thai). Inzwischen hat man festgestellt, dass Kleinkinder eine Fülle weiterer phonetischer Merkmale gut wahrnehmen können, auch wenn sie nicht muttersprachlich sind (WERKER & PEGG 1992).

Anfangs hat man daraus geschlossen, dass die Kinder mit sehr feinen „Merkmalsdetektoren" auf die Welt kommen, die sie befähigen, sehr unterschiedliche Lautsprachen zu erwerben. Allerdings hat man auch bei Tieren (Chinchillas, Makaken) kategoriale Wahrnehmung von Sprachlauten festgestellt. Daher wird diese Fähigkeit eher als eine Eigenschaft des Wahrnehmungssystems verstanden und nicht als art- und sprachspezifische Ausrüstung. Zwischen etwa 6 bis 10 Monaten tritt die Sensitivität für nicht muttersprachliche Merkmale in den Hintergrund, und die Orientierung an der phonetischen Struktur der Muttersprache zeigt sich jetzt in überlegenen Differenzierungsfähigkeiten für deren Merkmale.

Kategoriale Wahrnehmung gibt es nicht bei allen Lauten mit gleicher Deutlichkeit. Einige werden eher kontinuierlich wahrgenommen (z.B. Vokale). Außerdem sind die Kategoriengrenzen bei der Lautwahrnehmung nicht starr. Sie können unter bestimmten experimentellen Bedingungen verändert werden (POMPINO-MARSCHALL 1995). Insgesamt gesehen ist das Thema der kategorialen Wahrnehmung nach wie vor ein repräsentativer Bereich der perzeptiven Phonetik.

2.1.2 Phonologie

2.1.2.1 Das Lautinventar

Das Gebiet der Phonologie ist eine hoch spezialisierte Teildisziplin der Linguistik. Ihre Schwerpunkte sind die abstrakten Kategorien und Regelhaftigkeiten, die lautsprachlichen Systemen zu Grunde liegen. Die Phonologie hat sich in viele Richtungen und Spezialgebiete differenziert. Daher können hier nur einige exemplarische Auszüge angeschnitten werden.

Eine grundlegende Fragestellung der Phonologie ist zunächst die, welche Lautkategorien in menschlichen Sprachen bzw. in einer bestimmten Einzelsprache bei der Übermittlung von Bedeutungen eine *Funktion* haben, womit die Bedeutungsdifferenzierung gemeint ist. Diese kann man am besten mit Hilfe von Minimalpaaren demonstrieren. Das sind Wortpaare, die sich nur durch ein Segment unterscheiden:

Bedeutungsdifferenzierende Funktion

Na*d*el	*S*ahne	R*ie*sen	To*d*	
Na*g*el	*F*ahne	R*a*sen	To*n*	usw.

Aber nicht alle Laute, die beim Sprechen benutzt werden, haben bedeutungsunterscheidende Funktion und damit den Status eines *Phonems* des Deutschen. Dass beispielsweise die Wörter *dich* [ç] und *doch* [χ] mit palatalem bzw. velarem Frikativ realisiert werden, ist zwar phonetisch interessant, für die Phonologie stellen sie aber nur zwei Varianten einer Lautkategorie dar. Es gibt nämlich im Deutschen kein Minimalpaar von Wörtern, das nur aufgrund dieses Kontrastes unterschiedliche Bedeutungen repräsentiert. Das abstrakte Phonem /x/ kann also in Form zweier „Allophone" auftreten, die komplementär verteilt sind. Wo das eine erscheint ([ç]nur nach Vorderzungenvokalen), kann das andere nicht auftauchen und umgekehrt ([χ] nur nach Hinterzungenvokalen). Auch andere Phoneme können durch verschiedene Allophone vertreten sein. Ob wir beispielsweise das Phonem /r/ als apikales [r] oder als uvulares [R] realisieren, ist phonologisch belanglos, da sie keine bedeutungsunterscheidende Funktion haben. In diesem Fall gibt es keine komplementäre Verteilung der Allophone, sondern es handelt sich um freie Variation. Phonologisch gesehen sind es die Phoneme, die das Lautinventar einer Sprache bilden. In anderen Sprachen als der deutschen gibt es natürlich andere abstrakte Lautklassen und ihre allophonischen Varianten. So stellen beispielsweise im Japanischen [r] und [l] Allophone eines Phonems dar, da sich keine Bedeutungsunterschiede ergeben, wenn Wörter mit der einen oder anderen Lautvariante gebildet werden.

Phonem

Allophone

Phoneme werden im allgemeinen durch phonetische Merkmale charakterisiert, die als Merkmalslisten, seit einiger Zeit jedoch eher als hierarchische Merkmalsgeometrien, dargestellt werden. Die Merkmale wie [± stimmhaft, ± konsonantisch, ± gerundet usw.], die meist binär angege-

Phonetische Merkmale

ben werden (d. h. vorhanden oder nicht [±]), charakterisieren die Lautklassen und ermöglichen die nähere Kennzeichnung systematischer Beziehungen zwischen diesen. Es handelt sich dabei um distinktive Merkmale, d. h. um solche, durch die sich jedes Phonem von jedem anderen
unterscheidet. Ein kleiner Auszug des Konsonantensystems des Deutschen kann dies illustrieren.

	t	d	n	s	l
sonorant	−	−	+	−	+
alveolar	+	+	+	+	+
stimmhaft	−	+	+	−	+
kontinuant	−	−	−	+	+
nasal	−	−	+	−	−
usw.					

Anmerkung: [± kontinuant] für Dauerlaute ohne Blockade des Luftstroms durch
den Mund

Mit relativ wenigen derartigen Merkmalen sind Phoneme eindeutig bestimmbar. Dabei kommt es auch zu Redundanzen. Laute mit dem
Merkmal [+ sonorant] haben stets auch das Merkmal [+ stimmhaft].
Letzteres ist dadurch redundant und braucht bei Sonoranten nicht angegeben zu werden. Trotzdem wird das Merkmal benötigt. Es wird bei
Lauten angegeben, die keine Sonoranten sind (stimmhafte Obstruenten). In der Regel wird ein Phonem nur durch das absolute Minimum
derjenigen Merkmale spezifiziert, die nicht vorhersagbar sind. Über die
genaue Art und Zahl der Merkmale gibt es unterschiedliche Meinungen.

Die Beschreibung phonologischer Lautkategorien als Kombinationen
phonetischer Merkmale hat Vorteile für die Formulierung von Lautregeln mit möglichst weitem Gültigkeitsbereich (siehe unten). Außerdem

Natürliche Klassen lassen sich so verschiedene „natürliche Klassen" von Lauten kennzeichnen, deren Mitglieder über ein oder mehrere übereinstimmende
Merkmale verfügen und somit artikulatorische Gemeinsamkeiten aufweisen. Die Lautregeln menschlicher Sprachen beziehen sich hauptsächlich auf solche natürlichen Klassen. Dadurch sind sie leichter lernbar, als wenn sie jeweils für Einzellaute ohne phonetischen Zusammenhang erworben werden müssten.

Wie bereits erwähnt, sind die einzelnen Phoneme in Silbenstrukturen
mit bestimmten Bauprinzipien organisiert. Diese unterliegen Beschränkungen, die sprachspezifisch geregelt sind:

a) Mlima   b) Zille   c) Kluter

Sprecher des Deutschen erkennen meist sofort, dass b) und c) Wörter
ihrer Sprache sind oder sein könnten. Tatsächlich ist b) die selten ge-
brauchte Bezeichnung für ein meist mit einer Stange angetriebenes
Holzboot. Dagegen ist c) ein Pseudowort. Es entspricht den Beschränkungen für den Aufbau deutscher Silben, existiert aber nicht im Wortschatz. Aber a) ist unschwer erkennbar als Wort, das nicht deutsch sein
kann. Die Lautfolge [ml] kann es im Ansatz einer deutschen Silbe nicht

geben, während sie in anderen Sprachen durchaus möglich ist (Mlima, *Suahili*: Berg). Die Beschränkungen, denen der Aufbau von Silben-strukturen unterliegt, werden *phonotaktische* Beschränkungen ge-nannt. Wenn beispielsweise mit den Phonemen /t, l, b, a/ alle möglichen Kombinationen zusammengestellt werden, so ergibt sich eine große Zahl von Lautsequenzen, von denen allerdings nur wenige eine Silbe des Deutschen sind oder sein könnten: /blat/ („Blatt"), /labt/ („labt"), /balt/ und /talb/. Für eine andere Sprache würde das Ergebnis anders ausfallen, da andere phonotaktische Beschränkungen gelten.

Phonotaktische
Beschränkungen

Neben dem Phoneminventar enthalten also menschliche Sprachsysteme auch ein begrenztes Silbeninventar, das für Wörter benutzt wird. Dabei gilt für mehrsilbige Wörter, dass nur solche Konsonantengruppen, die im Silbenansatz stehen können, auch am Wortanfang vorkommen. Ebenso können nur solche Konsonantengruppen ein Wort beenden, die in der Coda möglich sind. Konsonantengruppen im Wortinneren wie etwa /tsl/ oder /rstʃtr/ können unschwer in korrekte Silbencoda und Sil-benansatz untergliedert werden wie in *plötzlich* /plœts#lɪx/ oder *Erst-strafe* /ɛrst#ʃtrafe/. Dagegen ist *eintlag* kein mögliches Wort des Deut-schen, da die zweite Silbe mit einem unzulässigen Ansatz /tl/ beginnt. Dies verdeutlicht, dass Silben wichtige phonologische Einheiten sind. Darüber hinaus sind sie die entscheidenden Träger der Prosodie (Into-nation, Betonung, Rhythmus).

2.1.2.2 Phonologische Repräsentationen und Regeln

Eine wichtige Unterscheidung der Phonologie betrifft die Repräsenta-tion und die Ableitung (Derivation) der Lautformen von Wörtern. Vor allem nach den Vorstellungen der klassischen generativen Phonologie wurde angenommen, dass die Repräsentationen von Wortformen im mentalen Lexikon anders beschaffen sein können als das, was beim Sprechen realisiert wird. Um dies zu verstehen, ist die Unterscheidung von idiosynkratischen (besonderen, nicht vorhersagbaren) und syste-matischen Lauteigenschaften zu betrachten.

Idiosynkratische Eigenschaften von Wortrepräsentationen betreffen die einzelnen Phoneme, die in einer den phonotaktischen Beschränkungen entsprechenden Form vorkommen. Dass die Wortbedeutung von *Kind* ausgerechnet durch diese bestimmte Phonemsequenz /kɪnd/ repräsen-tiert ist und nicht durch *Kild* oder *Flund*, ist als eine Konvention des Deutschen hinzunehmen. Es handelt sich um idiosynkratische, wortge-bundene Eigenschaften, die im Lexikon gespeichert werden müssen. Dass aber diese Repräsentation beim Sprechen in der Form [kʰɪnt] er-scheint, ist auf phonologische Regeln zurückzuführen, die für das System des Deutschen gelten. Die Eigenschaften der phonologischen Repräsentationen von einzelnen Wörtern werden gewissermaßen er-gänzt durch Eigenschaften, die von allgemein gültigen Regeln geliefert werden.

Idiosynkratische
Eigenschaften

Im Falle unseres Beispiels wird zunächst das Merkmal der Aspiration (Behauchung nach der Verschlusslösung) eingefügt; denn im Deutschen gilt – unabhängig von bestimmten Wörtern –, dass stimmlose Plosive als Einzelsegmente im Silbenansatz aspiriert werden. Dieses Merkmal

Systematische
Eigenschaften

braucht also in der phonologischen Repräsentation nicht enthalten zu sein, da es regelhaft und vorhersagbar ist. Ebenso ist es mit der Realisierung des Phonems /d/ als [t]. Die phonologische Repräsentation des Wortes *Kind* enthält als letztes Phonem sicher zu Recht das Phonem /d/, da viele Ableitungen des Wortes wie *Kinder* oder *kindisch* dieses Phonem als das zu Grunde liegende ausweisen. Der stimmhafte Plosiv wird aber als stimmlos realisiert, da eine allgemeine phonologische Regel des Deutschen das Vorzeichen des Merkmals verändert. Sie besagt, dass stimmhafte Obstruenten am Silbenende stimmlos werden („Auslautverhärtung").

Man kann sich also die Derivation der endgültigen Lautform von Wörtern folgendermaßen vorstellen:

$$\text{phonologische Repräsentation} \rightarrow \text{phonologische Regeln} \rightarrow \text{phonetische Repräsentation}$$

> Die zu Grunde liegenden phonologischen Repräsentationen, die nur idiosynkratische Lautinformation enthalten, werden durch allgemein gültige Regeln des Deutschen mit systematischen Eigenschaften ergänzt. Dadurch entsteht eine phonetische Repräsentation, die den Input in den Artikulationsprozess darstellt.

Phonologische Regeln

Phonologischen Regeln werden nach dem folgenden allgemeinen Format geschrieben: A → B/ X ___Y. Dies ist zu lesen als: A wird ersetzt durch B unter der Bedingung, dass X vorausgeht und Y nachfolgt. Der waagrechte Strich symbolisiert die Stellung des fraglichen Segments im Lautkontext. Wendet man dieses Format auf die so genannte „Auslautverhärtung" an, so wird die entsprechende Regel so geschrieben:

$$\begin{bmatrix} + \text{ kons} \\ - \text{ son} \end{bmatrix} \rightarrow [-\text{ stimmh}]/ \underline{\qquad}\#$$

Auslautverhärtung

Diese Formalisierung ist so zu lesen: Ein nicht sonoranter Konsonant (d. h. ein Obstruent) wird stimmlos, wenn ihm irgendetwas vorausgeht (freie Stelle vor dem waagrechten Strich) und die Silbengrenze (#) nachfolgt. Regeln wie diese werden möglichst umfassend formuliert. In diesem Fall gilt sie sogar für die stimmlosen Obstruenten, für die sie gar nicht erforderlich wäre. Phonologische Regeln dieser Art können Merkmale einführen (z. B. Aspiration) oder Merkmalswerte verändern (z. B. Auslautverhärtung). Darüber hinaus können sie Segmente tilgen, umstellen oder hinzufügen. Häufig müssen bei der Derivation der Lautgestalt eines Wortes (phonetische Repräsentation) mehrere phonologische Regeln angewendet werden. In solchen Fällen ist deren sukzessive Operation in bestimmter Weise geordnet. Beispielsweise muss vor der Nasalassimilation bei *hacken* /haken/ → [hakŋ] eine Schwa-Tilgung erfolgen.

Sprachspezifische Regeln

Phonologische Regeln sind sprachspezifisch. Die Aspirationsregel bei stimmlosen Plosiven im Ansatz gilt zwar im Deutschen und Englischen, aber nicht im Französischen. Die Auslautverhärtung wiederum gilt im Deutschen und Russischen, aber nicht im Englischen usw. Dennoch wenden sehr viele Sprecher die phonologischen Regeln ihrer Muttersprache auch auf Fremdsprachen an. Es fällt deutschen Sprechern ausgesprochen schwer, die Auslautverhärtung im Englischen bzw. die Aspiration im Französischen zu vermeiden. Phonologische Regeln werden auch auf Pseudowörter übertragen: Eine Segmentfolge wie *Tild* /tɪld/ wird als [tʰɪlt] realisiert. Dies zeigt, dass phonologische Regeln unabhängig von bestimmten Wörtern existieren.

Werden nun für eine Sprache sehr viele solcher phonologischer Regeln formuliert, so ist die Folge davon, dass die phonologischen Repräsentationen immer abstrakter werden; d.h. dass sie immer weiter von dem entfernt sind, was beim Sprechen konkret produziert wird. In der Tat hat es innerhalb der Phonologie heftige Debatten darüber gegeben, dass sich diese Disziplin immer weiter von der phonetischen Realität entferne und dass die Annahme allzu abstrakter phonologischer Repräsentationen eine Fehlentwicklung darstellen könnte.

Abstraktheit

2.1.2.3 Nicht lineare Phonologie

Die Phonologie, die sich bis in die siebziger Jahre entwickelt hat, wird heute als lineare Phonologie bezeichnet. Der Grund dafür ist der, dass man sich bis dahin die phonologischen bzw. phonetischen Repräsentationen als lineare, durch Grenzsymbole (z.B. für Silben) strukturierte Ketten von Segmenten „wie Perlen auf einer Schnur" vorstellte. Die Segmente selbst wurden als nicht geordnete Mengen von binären (±) Merkmalen betrachtet. Trotz der Annahme von Interaktionen zwischen Merkmalen benachbarter Segmente galten die Segmente meist als diskrete, statische und kontextunabhängige Einheiten. Allerdings wurde immer deutlicher, dass mit linearen Repräsentationen wichtige Eigenschaften der Lautgestalten von Wörtern nicht angemessen zu erfassen waren.

Segmentketten

Die so genannten bedeutungsunterscheidenden „Töne", die zwar nicht in europäischen Sprachen, aber in vielen asiatischen und den meisten afrikanischen Sprachen als Ebenen- oder Konturtöne (verschiedene Tonhöhen bzw. steigend/fallend) vorkommen, waren oft nicht eindeutig einem bestimmten Segment zuzuordnen. Auch für andere „suprasegmentale" Phänomene wie Intonation oder Akzent spielen Aspekte eine Rolle, die der Segmentebene übergeordnet sind (GREWENDORF et al. 1989). Ferner fand auch die Silbe als phonologisch relevante Einheit immer mehr Beachtung. So wurde z.B. deutlich, dass phonologische Regeln wie Aspiration oder Auslautverhärtung erst nach einer Syllabifizierung (Silbengliederung) der Repräsentation operieren können. Die Silbe wiederum hat eine eigene Struktur, in der vor allem der Nukleus (Kurz- oder Langvokal bzw. Diphthong) das *Gewicht* einer Silbe in der Wortbetonung bestimmt. Weiterhin müsste der Wortakzent (primäre Betonung), der von der Stärke der Silben abhängt, in der phonologischen Repräsentation berücksichtigt sein.

Silbe

Daher wird im Rahmen der nicht linearen Phonologie angenommen, dass z.B. metrische und tonale Eigenschaften auf eigenständigen Ebenen (oder Lagen, *tiers*) repräsentiert sind, die mit anderen Lagen nach bestimmten Prinzipien assoziiert sind. Insgesamt gesehen stellt sich demnach eine Wortrepräsentation als eine hierarchische Struktur dar, die von den metrischen „Füßen" (im Deutschen überwiegend *trochä-*

Mehrschichtige Repräsentation

isch, d.h. stark-schwach) über die Ebene der Silbengewichte, die silbische Binnenstruktur, die sich in ein CV-Skelett verzweigt (abstrakte Platzhalter für Konsonanten [Ç]und Vokale [V]) und bis zu den Wurzelknoten reicht, die den einzelnen Segmenten entsprechen (vgl. BERN-HARDT & STOEL-GAMMON 1994, 127). In einer solchen Repräsentation ist beispielsweise die Wortbetonung, die abhängig ist vom Silbengewicht, enthalten. Das gleiche gilt für die Binnenstruktur der Silbe, wobei die CV-Einheiten zwar auf Konsonanten und Vokale hinweisen, jedoch in einem abstrakteren Sinn eher als Zeiteinheiten verstanden werden können, die mit dem Gewicht oder der Stärke einer Silbe (ihrem Zeitmaß) zu tun haben.

Merkmalsbeziehungen

Die Wurzelknoten oder traditionellen Segmente werden nun nicht mehr als Merkmalslisten gekennzeichnet, da erkannt wurde, dass zwischen den einzelnen Merkmalen bestimmte Abhängigkeitsbeziehungen bestehen. Beispielsweise ist das Merkmal [rund] nur möglich, wenn auch das sich auf den Artikulator beziehende Merkmal [labial] vorhanden ist. Das Merkmal [rund] ist also eine Differenzierung des Merkmals [labial]. Solche hierarchischen Beziehungen zwischen den Merkmalen spiegeln eine artikulatorische Sachlogik wieder, die sich in verschiedenen menschlichen Sprachen wiederfindet und auch für phonologische Regeln bedeutsam ist. Zur Darstellung der Beziehungen artikulatorischer Merkmale in Merkmalsbäumen oder „Merkmalsgeometrien" sind recht unterschiedliche Lösungen vorgeschlagen worden (vgl. KENSTOWICZ 1994). Die sehr vereinfachte Darstellung von MILLER (1993, 95, leicht geändert) verdeutlicht das Wesentliche:

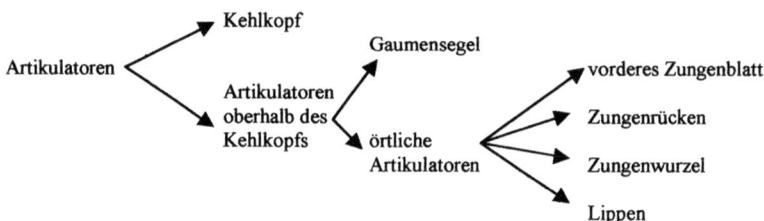

Vergleicht man nun die Knoten der Hierarchie mit „An/Aus"-Schaltern, so stünden z.B. bei einem [m] die Schalter der Linien zum Kehlkopf und zu den Artikulatoren oberhalb des Kehlkopfs auf „An", ebenso die Schalter zum Gaumensegel (gesenkt) und zu den örtlichen Artikulatoren. Ferner wären die Lippen angeschaltet, während die Schalter der Zungenartikulatoren auf „Aus" stünden. Nur solche artikulatorischen Merkmale können aktiv sein, deren übergeordnete Merkmale ebenfalls aktiv sind. In dieser Darstellung fehlen die Merkmale des Artikulationsmodus. Sie sind nicht an die einzelnen Artikulatoren gebunden.

Die nicht lineare Phonologie eröffnet neue Perspektiven für die Analyse von Lautsprache. Im Zentrum steht dabei die Frage der Repräsentation. Diese ist viel reichhaltiger konzipiert als in der linearen Tradition. Verschiedene systematische Lauteigenschaften können nun bereits als Ergebnis der Interaktion verschiedener Ebenen der Repräsentation erklärt werden. Seit Anfang der neunziger Jahre wird die nicht lineare Phonologie auch zur Analyse abweichenden kindlichen Sprechens herangezogen. Es deuten sich interessante neue Interpretationsmöglichkeiten an (vgl. BERNHARDT & STOEL-GAMMON 1994).

2.2 Grammatische Ebene

Traditionell werden unter dem Begriff der Grammatik die morphologischen und syntaktischen Aspekte der Sprachstruktur zusammengefasst.

2.2.1 Morphologie

Im Allgemeinen werden Morpheme als die kleinsten bedeutungstragenden Einheiten der Sprache definiert. Dabei ist der Begriff „bedeutungstragend" sehr weit gefasst. Vielleicht wäre es besser, Morpheme als die kleinsten nicht phonologischen Funktionseinheiten des Sprachsystems zu betrachten. Viele von ihnen sind Wörter; aber viele Wörter bestehen aus mehreren Morphemen. Daher wird auch gesagt, dass der Gegenstand der Morphologie die innere Struktur von Wörtern sei. Zum Beispiel besteht das Wort *Licht* aus einem Morphem, das für sich alleine stehen kann. Es lässt sich nicht in kleinere Einheiten (ausgenommen Phoneme) zerlegen, die noch „Bedeutung" tragen. Das Wort *Ver+un+sicher+ung* dagegen ist aus vier Morphemen aufgebaut, von denen eines ebenfalls allein vorkommen kann, während die drei anderen nur in Verbindung mit anderen Morphemen sprachliche Funktion haben.

Bedeutungstragende Einheiten

Dementsprechend unterscheidet man „freie" und „gebundene" Morpheme (FROMKIN & RODMAN 1993). *Licht* und *sicher* sind als freie Morpheme Einheiten des mentalen Lexikons (innerer Wortschatz) und werden deshalb als „Lexeme" bezeichnet. Zu diesen gehören auch Wortstämme bzw. Wurzelmorpheme wie *schreib-* (aus *schreib+en, be+schreib+bar* usw.), an die zumindest noch eine Endung kommen muss. Die Morpheme *ver-, un-, -ung* und viele andere können nicht selbstständig vorkommen. Sie werden an andere Morpheme angeheftet (lat. *affigere*). Man bezeichnet sie daher kollektiv als „Affixe". Ihre „Bedeutung" ist manchmal nicht mehr eindeutig zu erkennen. Dass *un-* eine Verneinung bedeutet, ist klar. Das Morphem *-ung* hat die Bedeutung bzw. die Funktion der Substantivierung: Das Adjektiv *sicher* wird durch *-ung* in ein Nomen umgewandelt. Dagegen ist *ver-* ein Affix mit vielfältiger Bedeutung.

Freie und gebundene Morpheme

Affixe

Manche gebundenen Morpheme werden vorne, andere hinten an das Lexem oder den Wortstamm angefügt. Dementsprechend werden sie als „Präfixe" bzw. „Suffixe" bezeichnet. Andere Varianten, Affixe zu platzieren, gibt es im Deutschen kaum. Manchmal wird das Fugenmorphem -s- (wie in *Amt+s+raum*) auch als „Infix" bezeichnet. Ob das Prä- und Suffix der Perfektbildung (z. B. *ge+hol+t*) als „Zirkumfix" (lat. darum herum) zusammengefasst werden kann, ist fraglich. Solche Affixe gibt es aber häufig in anderen Sprachen. Wichtiger als die Unterscheidung nach dem Ort ihres Vorkommens ist die nach der Funktion von Affixen: Ein Teil von ihnen dient der Ableitung von weiteren Wörtern aus Lexemen (*Derivation*), der andere zur Markierung grammatischer Merkmale wie Tempus (Zeit), Numerus (Plural), Person, Kasus usw. (Beugung, Deklination/Konjugation bzw. *Flexion*). Daher werden sie auch in „Derivative" und „Flexive" unterteilt (CRYSTAL 1993).

Bevor auf diese Funktionen eingegangen wird, soll an zwei Beispielen (einem Derivativ und einem Flexiv) die Tatsache verdeutlicht werden, dass Morpheme abstrakte Einheiten des Sprachsystems darstellen, die durch ihre Bedeutung bzw. Funktion charakterisiert sind, nicht durch ihre konkrete Erscheinungsform. Das Suffix *-ling* wird z. B. in Wörtern benutzt wie Schwäch*ling*, Kümmer*ling*, Dichter*ling*, Misch*ling* usw., die eindeutig pejorativ, d. h. abwertend sind. Es gibt also ein gebundenes Morphem mit pejorativer Bedeutung, das durch das Suffix *-ling* realisiert wird. Andererseits sind Wörter wie Säug*ling*, Prüf*ling*, Lieb*ling*, Täuf*ling* usw. keineswegs pejorativ. Was hier durch das Suffix *-ling* als Bedeutungskomponente beigesteuert wird, ist eher eine Art passivischer Beziehung (z. B. wird der Täufling getauft, der Liebling geliebt usw.). In diesem Fall handelt es sich um ein anderes Morphem mit passivischer Bedeutung, das ebenfalls durch das Suffix *-ling* ausgedrückt wird.

Wir haben also zwei unterschiedliche gebundene Morpheme vor uns, die bei der Derivation von Wörtern ihre spezifischen Bedeutungskomponenten ins Spiel bringen. Es gibt mindestens noch ein weiteres Derivativ *-ling* (z. B. Eindring*ling*, Schmetter*ling*). Die Suffixe, durch die sie realisiert werden, sind lediglich gleich klingend (homophon). Ein weiteres Beispiel für homophone Affixe ist das Verbpräfix *ver-*, durch das verschiedene Morpheme als abstrakte Bedeutungskategorien vertreten werden, z. B. im Sinne von „verkehrt, falsch" (verlaufen, versalzen), „fort, woanders hin" (verlegen, vertreiben) oder „zumachen" (vernageln, verstopfen). Das bedeutet, dass Morpheme als abstrakte Einheiten des Sprachsystems von ihren konkreten Erscheinungsformen, den Allomorphen, zu unterscheiden sind.

Dies zeigt auch das zweite Beispiel des Flexivs zur Markierung des grammatischen Merkmals Numerus (Zahl). Im Gegensatz zu anderen Sprachen, die z. T. kompliziertere Markierungssysteme für Numerus haben (Singular, Dualis, Trialis, Paucalis), bildet das Nomen im Singular die Grundform. Der Plural („mehr als eines") wird markiert. Hierfür werden eine Reihe von Suffixen mit oder ohne Umlautung des Wortstamms benutzt.

Trotz dieser verschiedenen Möglichkeiten, den Plural zu markieren, hat das Deutsche eigentlich nur ein Pluralmorphem. Diese abstrakte Kategorie des Sprachsystems tritt lediglich in Form der verschiedenen Allomorphe in Erscheinung. Daneben gibt es aber auch die Auffassung, dass Morpheme immer mit einer bestimmten Lautung (ein oder mehrere Segmente) verbunden sein müssen. Daher wird die Unterscheidung

(Marginalien:)
Derivation und Flexion

Abstrakte Kategorien

Homophonie

Allomorph

zwischen Morphem und Allomorph terminologisch nicht immer streng eingehalten (GREWENDORF et al. 1989).

Plural-markierung	Maskulina	Feminina	Neutra
-e	Fisch – Fische	Hindernis – Hindernisse	Jahr – Jahre
-(e)n	Bauer – Bauern	Tür – Türen	Auge – Augen
-er	Geist – Geister	nicht vorhanden	Auge – Augen
-s	Park – Parks	Mutti – Muttis	Auto – Autos
∅	Adler – Adler	nicht vorhanden	Fenster – Fenster
Umlaut	Vater – Väter	(Mutter – Mütter)	(Kloster – Klöster)
Umlaut + -e	Sohn – Söhne	Kuh – Kühe	(Floß – Flöße)
Umlaut + -er	Wald – Wälder	nicht vorhanden	Volk – Völker

Anmerkung: a) Das Zeichen ∅ steht für Nullaffix.
b) Bei Einklammerung gibt es nur ein oder zwei Beispiele im gesamten Lexikon. (nach Köpcke 1998, 307)

2.2.1.1 Flexion

Wie in sehr vielen Sprachen wird auch im Deutschen die Form von Wörtern verändert, um grammatische Merkmale wie Genus, Kasus und Numerus (Nomina, Pronomina, Adjektive) bzw. Person, Numerus, Tempus, Modus, Aspekt (Verben) zu markieren. Dabei werden bestimmte Beziehungen zwischen Konstituenten des Satzes verdeutlicht. Das Adjektiv erhält z.B. die Merkmale des Nomens zugewiesen, das es modifiziert. Es muss mit diesem übereinstimmen. Ebenso muss die Form des Artikels mit dem Nomen übereinstimmen. In dem Satz *Ich habe einen großen Bären gesehen* stimmen die Elemente der Konstituente *einen großen Bären* in Genus (masc.), Kasus (Akkusativ) und Numerus (Sing.) überein. Durch solche Kongruenzphänomene werden die grammatischen Beziehungen innerhalb eines Satzes bzw. seiner Untereinheiten geregelt. In vergleichbarer Weise stimmen auch die Konstituenten *ich* und *habe* überein. Das Subjekt des Satzes (das Pronomen *ich*) überträgt seine grammatischen Merkmale (1. Person, Singular) auf das Verb, das dementsprechend mit dem Flexiv -*e* markiert wird. Die Subjekt-Verb-Kongruenz ist ein wichtiges grammatisches Prinzip vieler Sprachen.

Mit Hilfe der Flexion werden zudem die Rollen der Konstituenten in einem Satz verdeutlicht. Der Satz *Den Bären hat das Kind gesehen* ist aufgrund der Kasusmarkierung unmissverständlich. Es ist klar, wer wen gesehen hat. Das Englische mit seinem geringen Inventar an Flexiven bestimmt solche Rollen eher aufgrund der Wortstellung. In *The bear has seen the child* kann es nicht das Kind sein, das den Bären gesehen hat, denn in einem Satz mit dieser Wortstellung steht das Subjekt mit der Rolle „Agens" am Anfang. Dass ein gewisser Zusammenhang besteht zwischen der Reichhaltigkeit grammatischer Morphologie und

Grammatische Merkmale

Kongruenz

Rollen

Flexibilität der Wortstellung zeigt das Beispiel des Lateinischen: Je deutlicher die Zusammenhänge zwischen den Satzkonstituenten durch morphologische Markierungen (Kongruenz) ausgedrückt werden, desto variabler kann die Wortstellung sein.

Flektierende Sprachen Es gibt Sprachen, die keine Flexive kennen wie das Chinesische („isolierende" Sprachen). Das Deutsche wird – wie alle indoeuropäischen Sprachen – zu den „flektierenden" Sprachen gerechnet (VATER 1994). Es verfügt sowohl über Wörter, die nicht flektiert werden (z. B. Präpositionen, Konjunktionen) als auch über Wörter, die Flexive enthalten müssen. Dabei markieren einzelne Flexive mehrere grammatische Merkmale. In Ausdrücken wie *den Bauern, den Frauen* usw. sind die Artikelformen oder Suffixe, die Informationen über Genus, Kasus, Numerus enthalten, oft mehrdeutig. Das zeigt ein Blick auf die definiten Artikelformen des Deutschen. Sie sind in die Zellen der Tabelle nach den Merkmalen Genus, Kasus und Numerus eingeordnet.

	Genus					
	masc.		*fem.*		*neutr.*	
Numerus → ↓ **Kasus**	*Sing.*	*Plur.*	*Sing.*	*Plur.*	*Sing.*	*Plur.*
Nominativ	der	die	die	die	das	die
Genitiv	des	der	der	der	des	der
Dativ	dem	den	der	den	dem	den
Akkusativ	den	die	die	die	das	die

Morphologisches Paradigma Eine solche Darstellung von Wortformen, die zusammen ein Flexionsmuster bilden, nennt man ein „morphologisches Paradigma". Es ist für deutsche Kinder nicht einfach, im Verlauf des Spracherwerbs solche morphologischen Zusammenhänge zu rekonstruieren, da durch die Markierung mehrerer Merkmale durch eine Flexionsform und die Mehrdeutigkeit vieler Formen (siehe Artikel) die Abstraktion der Paradigmen erschwert ist. Das ist in „agglutinierenden" (lat. *agglutinare* anleimen) Sprachen anders. Hier sind die Flexive stets nur mit einer Funktion versehen. Das führt dazu, dass z. B. im Türkischen mehrere hintereinander angereiht werden müssen. Das verlängert natürlich die Wörter z. T. erheblich. Aber es führt zu einer größeren Durchsichtigkeit des Flexionssystems. Tatsächlich erwerben türkische Kinder das Kasusparadigma ihrer Sprache leichter und deutlich früher als deutsche Kinder das ihre.

Geschlossene Klasse Flexive werden oft mit grammatischen Funktionswörtern zusammengefasst zu den sogenannten „Einheiten der geschlossenen Klasse" (*closed class items*). Das bedarf einer Erläuterung. Im Gegensatz zu den Inhaltswörtern (Nomina, Vollverben, Adjektive), die auf außersprachliche Sachverhalte verweisen (Referenzbezug), nehmen Funktionswörter lediglich innersprachliche Funktion wahr. Zu diesen „kleinen" Wörtern gehören Artikel, Präpositionen, Konjunktionen, Auxiliare usw. Sie bilden zusammen mit den Flexionen den grammatischen „Mörtel" (AITCHISON 1994), mit dem die lexikalischen Bausteine zusammengefügt werden, selbst wenn sie keine sind wie in *Den Mipseln ist der Klort gefriebelt worden.* Die „Satzartigkeit" kommt durch die „Fügungsmittel" der Einheiten der geschlossenen Klasse zustande, obwohl alle Inhaltswörter durch Pseudowörter ersetzt wurden.

Von geschlossener Klasse wird deshalb gesprochen, weil sich im Lauf der Sprachgeschichte hier am wenigsten Veränderungen ergeben haben. Diese Klasse enthält erheblich weniger Einheiten als die offene Klasse der Inhaltswörter; allerdings kommen diese wesentlich häufiger in der Sprache vor. Unter den 20 am häufigsten verwendeten Wörtern der englischen Sprache befindet sich nur ein Inhaltswort (*know*). Im Gegensatz zur geschlossenen Klasse befindet sich die offene Klasse der Inhaltswörter in ständiger Veränderung. Zu einem relativ gleichbleibenden Bestand von Alltagswörtern kommen immer wieder neue hinzu, alte gehen außer Gebrauch.

Offene Klasse

2.2.1.2 Derivation

Das Deutsche hat sehr viele Möglichkeiten zur Wortbildung wie zum Beispiel Komposition (*Holzhaus*), Konversion (*Fang-fangen, weit-weiten*), Amalgamierung (*Kurlaub, schluckzessive*) oder Abkürzungen (*Prof, Nato, Alki*), die hier nicht zur Sprache kommen sollen. Es wird hier lediglich die Wortableitung angesprochen, die hauptsächlich mit Hilfe gebundener Morpheme (Derivative) funktioniert. Mit Derivativen und Ableitungsregeln werden neue Wörter aus bereits bestehenden Wörtern, Wortstämmen oder Wurzeln erzeugt. Insofern ist es berechtigt zu sagen, die Wortableitung sei generativ. Im Gegensatz zur Flexion ist sie aber nicht direkt von der Syntax abhängig.

Manche der mit Hilfe von Präfixen vorgenommenen Wortableitungen ändern die Wortklasse (*syn.* Wortart, Wortkategorie) nicht, sondern modulieren die Grundbedeutung in einer semantisch beschreibbaren Weise. Dies gilt vor allem für Verbpräfixe wie *ver-, be-, zer-, ent-, er-*, oder *ge-* (z.B. *be*schließen, *er*denken, *ge*ziemen). Auch neue Nomina können mit Hilfe von Suffixen und Präfixen gebildet werden, ohne dass sich die Wortklasse ändert (z.B. Paten*schaft*, Gärtner*ei*, Musik*er*, *Miss*stand, *Un*kraut). Ferner werden auch Adjektive ohne Veränderung der Wortklasse durch Prä- und Suffixe modifiziert (z.B. süß*lich*, *miss*launig, *ur*alt, *un*klug). Auf diese Weise wird es beim Sprachgebrauch möglich, einen oft sehr weiten Bereich von Bedeutungsnuancen auszuschöpfen, die sich um ein Wort oder einen Stamm gruppieren.

Modulation der Bedeutung

Darüber hinaus gibt es eine Vielzahl von Möglichkeiten, durch Änderungen der Wortklasse mit Hilfe von Suffixen zu neuen Wörtern zu gelangen. Der Satz „*Die* gestr*ige* Sitz*ung* der Verein*igung* der Untern*ehmer* endete ergebn*islos*" besteht überwiegend aus Wörtern, die aus anderen abgeleitet sind, wobei die ursprüngliche Wortklasse (Verb, Adjektiv, Nomen, Adverb) jeweils wechselt. Der Wechsel der Wortklasse kann sogar mehrfach erfolgen. Z.B. wird das Verb *geben* modifiziert zu *ergeben*, dann in das Nomen *Ergebnis* und schließlich in das Adverb *ergebnislos* umgewandelt. Viele der zur Verfügung stehenden

Änderung der Wortklasse

Derivative sind spezialisiert auf ganz bestimmte Wortklassenwechsel. Das Suffix *-er* aus *Unternehmer* hat die Bedeutung *„Jemand tut etwas"* und hat somit als Personenbezeichnung zwangsläufig ein Nomen zur Folge. Ebenso ist es mit dem Suffix *-bar*, das mit *„Etwas kann getan werden"* umschrieben werden kann und zu Möglichkeitsadjektiven führt (z. B. liefer*bar*). Wichtig ist, dass auf Grund der Spezialisierung solcher Affixe angenommen werden kann, dass sie selbst schon bestimmten Wortklassen angehören. Demnach gehören Suffixe wie *-bar*, *-lich*, *-isch*, *-ig* zur Wortklasse der Adjektive (A), *-er*, *-ung*, *-heit* usw. zur Klasse der Nomina (N), *-ier(+en)*, *-ig(+en)*, *-el(+n)* zur Klasse der Verben (V). Das äußerste rechte Glied ist jeweils für die Kategorie des Gesamtworts verantwortlich. Bei Präfixen ist die Annahme des Status einer Wortkategorie eher unplausibel. Sie werden daher mit „X" als kategorial unbestimmt notiert (VATER 1994).

Beispiele: $[[fahr]_V[er]_N]_N$
$[[freund]_N[lich]_A]_A$
$[[[eigen]_A[tüm]_N]_N[lich]_A]_A$
$[[un]_X[[gläub]_V[ig]_A]_A]_A$

Die Symbole für die Wortkategorien N, A, V können durch ein hochgestelltes *af* für Affix markiert werden (z. B. N^{af}) bzw. durch ein $\varnothing$ als „freie" (selbstständige) Kategorie. Dementsprechend kann eine Derivation auch durch ein Baumdiagramm veranschaulicht werden:

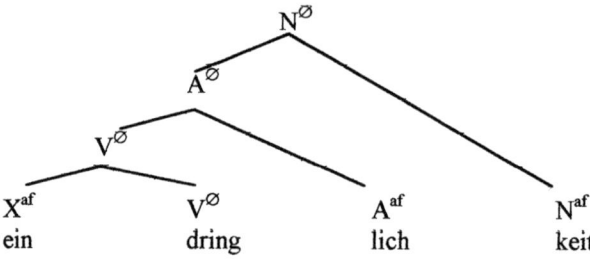

Erst nachdem durch das rechte Suffix die Wortkategorie (und bei N^{af} meist auch das Genus) festlegt, kann das entstandene Gesamtwort (Derivat) flektiert werden. Demnach befinden sich Flexive stets außerhalb des Derivats. Aber auch innerhalb eines Derivats ist eine bestimmte Reihenfolge der Affixe einzuhalten. Man kann beispielsweise nicht sagen *Einlichkeitheit* oder *Einkeitlichheit*. Die Möglichkeiten der Anordnung von Affixen unterliegen Beschränkungen, die – im Gegensatz zum Englischen – für das Deutsche nicht mit einem relativ einfachen Schema zu beschreiben sind (MILLER, 1993). Auf Grund der Regeln der Wortableitung wissen aber Sprecher des Deutschen, dass das Wort *Einheit* die Basis für die Ableitung von *einheitlich* bilden muss und erst dann das Suffix *-keit* angefügt werden kann. Dieses bestimmt Wortkategorie (N) und Genus (Fem.). Aufgrund dieses besonderen Status wird das rechte Suffix auch als „Kopf" des Derivats bezeichnet.

Eine letztlich ungelöste Frage ist die, welche Einheiten in unserem mentalen Lexikon eingetragen sind. Sind beispielsweise Ableitungen von *sicher* wie *Sicherung, Sicherheit, sicherlich, versichern* wie selbstständige Wörter im Lexikon einzeln aufgeführt? Wenn es einen Eintrag für *Versicherung* gibt, existiert dann auch einer für *Verunsicherung*? Existiert im Lexikon neben der Menge der gebräuchlichen Wörter auch eine Zusammenstellung der Morpheme, aus denen diese Wörter gebildet sind bzw. weitere Wörter gebildet werden könnten? Hierzu gibt es sehr unterschiedliche Meinungen. Nach AITCHISONs (1994) Ansicht sind vermutlich die meisten gebräuchlichen Ableitungen eigenständige Lexikoneinträge. Daneben existiert wahrscheinlich eine Art Sonderspeicher, der Informationen enthält, die eine Zergliederung und Interpretation weniger geläufiger Bildungen ermöglicht, (z. B. *Vierung* als Abschnitt eines Doms) sowie ein „lexikalischer Werkzeugkasten", mit dem neuartige Ableitungen konstruiert werden können.

Lexikalischer Status

2.2.2 Syntax

> Das griechische Wort *syntassein* bedeutet „zusammenstellen, ordnen, zu einem Ganzen vereinigen". Damit ist der Gegenstand der Syntax recht gut gekennzeichnet: Es geht um die Prinzipien und Regeln der Anordnung von Wörtern zu größeren Einheiten, zu funktional zusammengehörigen Wortgruppen (Satzgliedern bzw. so genannten Phrasen), zu einfachen Sätzen und zu komplexen Sätzen, die aus mehreren Teilsätzen bestehen.

2.2.2.1 Der Satz als lineare Anordnung

Wenn man sich zunächst an den traditionellen Satzgliedern mit der Funktion Subjekt (S), Verb (V) und Objekt (O) orientiert, die in sehr vielen Sprachen enthalten sind, so kann man feststellen, dass es recht unterschiedliche Grundordnungen dieser Elemente in einfachen Aussagesätzen geben kann:

Grundordnung

SVO: z. B. Englisch, Französisch
SOV: z. B. Türkisch, Japanisch
VSO: z. B. Irisch, Althebräisch

Diese drei basalen Ordnungen der Satzgliedstellung sind die häufigsten in den Sprachen der Welt. Es gibt auch die anderen Möglichkeiten (OVS, OSV und VOS), aber sie kommen sehr viel seltener vor.
Mit diesen Grundordnungen verbunden sind ausgeprägte Trends für bevorzugte Stellungen weiterer Satzkomponenten. Ist eine Sprache von dem Typ „VO", das heißt, dass das Verb vor dem Objekt erscheint, dann gehen meist auch die Hilfsverben (*Auxiliare*) dem Vollverb voraus (z. B. *hat ... geholt*), folgen die Adverbien dem Verb (z. B. *schreibt demnächst*) und *Prä*positionen werden vor das Nomen gestellt (z. B. *im Haus*). Das Englische weist alle diese Tendenzen auf, das Deutsche ebenfalls, aber nicht immer. In „OV"-Sprachen dagegen (überwiegend SOV) kann man die gegensätzliche Tendenz beobachten: Auxiliare folgen auf das Verb, Adverbien gehen dem Verb voraus und es gibt *Post*positionen, die nach dem Nomen stehen. Natürlich muss betont wer-

Sprachtypen

den, dass die Korrelationen zwischen Sprachtyp und der Anordnung syntaktischer Kategorien (Wortarten) in Sätzen „Tendenzen" sind und nicht unverletzliche Regeln. Die verschiedenen Sprachen halten sie in einem mehr oder weniger hohen Ausmaß ein (FROMKIN & RODMAN 1993).

Sonderstellung der Deutschen

In diesem Zusammenhang hat das Deutsche eine gewisse Sonderstellung mit interessanten Konsequenzen. Zunächst ist einmal festzustellen, dass die deutsche Sprache zum SVO-Typ zu gehören scheint, wenn wir einen Satz wie *Der Bauer melkt die Kuh* betrachten. Auch die oben genannten Merkmale der VO-Sprachen sind zu beobachten. Jedoch gibt es die so genannte Verbzweitstellung nur im Hauptsatz. Im Nebensatz, der mit Konjunktionen wie *dass, weil, nachdem* usw. eingeleitet wird, gilt die Verbfinalstellung, also die Grundordnung SOV (*... [weil] der Bauer die Kuh melkt*). Das Deutsche ist also kein eindeutiger Fall von SVO-Stellung. Manche Linguisten nehmen sogar an, dass die SOV-Stellung des Nebensatzes die grundlegende Ordnung des Deutschen sei, von der die SVO-Stellung des Hauptsatzes abgeleitet werde.

Verbstellung

Darüber hinaus finden sich auch im deutschen Hauptsatz Verbteile häufig in der Finalstellung: Bei allen Verbkonstruktionen mit mehr als einem Verbelement erhält eines die Markierung für Person, Numerus und Tempus und rückt an die zweite Stelle (finites Verb), die infiniten Verben (Infinitiv, Partizip), Verbpräfixe und prädikativen Adjektive stehen dagegen in der Finalstellung. Beispiele:

1. Ich *hätte* dich das nicht *tun lassen dürfen*. (Aux + V_{inf})
2. Jetzt *hast* du es endlich kaputt *gemacht*. (Aux + Partizip)
3. Ihr *dürft* heute alle *essen*, so viel ihr wollt. (Modal + V_{inf})
4. Die Titanic *geht* im Film stundenlang *unter*. (V + Präfix)
5. Die Zuschauer *waren* aus gutem Grund *stocksauer*. (Kopula + präd. Adj)

Die Besonderheiten der deutschen Verbstellung bringen es mit sich, dass Kinder im frühen Spracherwerb (oder mit gestörter Sprachentwicklung) einige Zeit Verben in der Finalstellung verwenden. In anderen Sprachen wie Italienisch oder Englisch gibt es dieses Phänomen nicht.

Stellungsfelder

In der Grundordnung der Positionen im deutschen Satz hat das Verb eine herausgehobene Stellung; denn wie die obigen Beispiele (1–5) zeigen, bilden die Teile des Verbkomplexes eine Klammer, vor, nach und innerhalb derer sich Stellungsfelder auftun. Das Vorfeld vor der linken Klammer, das Mittelfeld zwischen den beiden Klammerteilen und das Nachfeld nach der rechten Satzklammer (VATER 1994; GREWENDORF et al. 1989). Auch nebensatzeinleitende Konjunktionen sind an der Satzklammer beteiligt (z.B. *weil* Hans gegangen *ist*). Dieses sogenannte „topologische" Modell für die lineare Strukturierung des Deutschen demonstriert die folgende Tabelle an einigen Beispielen.

Sätze mit Spitzenstellung des finiten Verbs (Imperative, Entscheidungsfragen) oder Finalstellung haben kein Vorfeld. Alle Satztypen haben ein Mittelfeld, auch wenn es bei sehr einfachen Sätzen (z.B. *Opa schläft*) nicht belegt sein muss. Alle Sätze haben ein Nachfeld, das oft unbesetzt bleibt. Eine solche Topologie des deutschen Satzes hat sich als sehr

Vorfeld	linke Klammer	Mittelfeld	rechte Klammer	Nachfeld
Der Bote	hat	das Buch	gebracht.	
Der Herr	sei	seiner Seele	gnädig.	
Das	haut	den stärksten Mann	um	nicht wahr?
Wann	können	wir endlich wieder	heimgehen?	
	Leih	mir doch eben mal fünf Mark	aus!	
	Hat	er immer schon	gesoffen	wie ein Loch?
	Nimm	den Hund	mit	ins Freie!
Wer		den Unfall wohl	verschuldet hat?	
(...)	ohne	einen Tropfen	zu trinken	
(...)	obwohl	alle Welt	weiß,	dass er pleite ist.

nützlich erwiesen, die sequenzielle Ordnung der Positionen im deutschen Satz zu beschreiben.

2.2.2.2 Der Satz als hierarchische Struktur

Aber Sätze sind als sequenzielle Ordnungen nicht ausreichend charakterisiert. Sie haben nämlich auch eine hierarchische Struktur, die in der Abfolge der Wörter selbst nicht enthalten ist, sondern gewissermaßen hinter ihr steht. Aber sie bestimmt unsere Interpretation maßgeblich. Dies kann ein einfaches Beispiel zeigen.

a) Er schrieb *wenig aussichtsreiche Bewerbungen*.
b) Er schrieb *wenige aussichtsreiche Bewerbungen*.

Die fast identischen Ausdrücke in a) und b) haben aber sehr unterschiedliche Bedeutung. Nach a) werden möglicherweise viele Bewerbungen geschrieben, aber sie haben alle wenig Aussicht auf Erfolg. Nach b) werden wenige Bewerbungen geschrieben, aber diese sind durchaus aussichtsreich. Innerhalb des Ausdrucks *wenig(e) aussichtsreiche Bewerbungen* sind also unterschiedliche Untereinheiten verborgen: In a) bezieht sich das *wenig* direkt auf *aussichtsreich* und bildet mit diesem eine engere Verbindung gegenüber *Bewerbungen*. In b) sind *aussichtsreich* und *Bewerbungen* eine Einheit, während *wenige* außerhalb bleibt. Man kann dies graphisch so darstellen:

Untereinheiten

a)

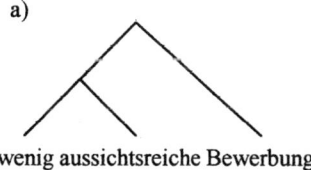

wenig aussichtsreiche Bewerbungen

b)

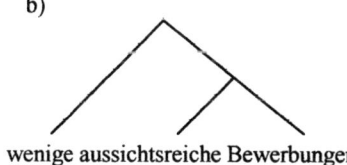

wenige aussichtsreiche Bewerbungen

Daran wird ersichtlich, dass Wörter Bestandteile (Konstituenten) größerer Einheiten sind, die wiederum Konstituenten noch größerer Einheiten sind usw. bis zum Satz als umfassendster Einheit. Diese „Einschachtelung" kommt in der Reihenfolge der Wörter nur indirekt zum Ausdruck. Dass diese hierarchische Struktur aber existiert, kann man bei echten Ambiguitäten (Doppeldeutigkeiten) erleben:

Ambiguität

Der Gatte erwischte den Liebhaber im Schlafanzug.

Die Ambiguität ist sofort klar, wenn man sich fragt, wer den Schlafanzug trug. Es kann entweder der Liebhaber oder der Gatte sein. Im ersten Fall bilden *der Liebhaber im Schlafanzug* eine Konstituente, die dann mit *erwischen* eine übergeordnete Kostituente ergibt. Im zweiten Fall besteht eine direkte Beziehung zwischen *erwischte* und *im Schlafanzug*; die Konstituente *im Schlafanzug* modifiziert das Verb *erwischen*.

> Solche Doppeldeutigkeiten kommen nur dadurch zustande, dass einem Satz zwei unterschiedliche abstrakte Strukturmuster zugeschrieben werden können, in denen die hierarchischen Beziehungen zwischen den Konstituenten verschieden geregelt sind. Ist nur eine Strukturzuschreibung möglich, so haben wir kein Erlebnis der Ambiguität.

Zwar haben Mitglieder einer Sprachgemeinschaft ziemlich sichere Intuitionen darüber, welche Konstituenten Untereinheiten eines Satzes bilden, sonst käme es zu Missverständnissen. Aber es gibt explizite sprachwissenschaftliche Kriterien, nach denen diese Möglichkeiten geprüft werden können. In dem Satz *Der Schüler schreibt einen Aufsatz* scheint es klar zu sein, dass *der Schüler* und *schreibt einen Aufsatz* die größten unmittelbaren Konstituenten darstellen, die ihrerseits dann in

Prüfverfahren

weitere Konstituenten zerlegt werden können. Als Beispiele für einschlägige Prüfverfahren wären zu nennen (GREWENDORF et al. 1989):

- Fragetest: Was sich erfragen lässt, ist eine Konstituente (z.B. *Wer schreibt einen Aufsatz? Was tut der Schüler?*).
- Pronominalisierungstest: Was sich durch „Proformen" ersetzen lässt, ist eine Konstituente (z.B. *Er schreibt einen Aufsatz* bzw. *Der Schüler „handelt"*).
- Koordinationstest: Was sich koordinieren lässt, ist eine Konstituente

Konstituentenstruktur

(z.B. *Der Schüler schreibt einen Aufsatz und malt ein Bild*).

Jedes dieser Prüfverfahren hat gewisse Vorzüge, aber auch Schwächen. Besonders aussagestark scheinen vor allem Pronominalisierungs- und Koordinationstest zu sein. In problematischen Fällen ist es aber nötig, mit Hilfe vieler Prüfverfahren Argumente zu sammeln, um den Status einer Konstituente zu bestätigen oder zu widerlegen.

Für das obige Beispiel ergibt sich eine relativ einfache Konstituentenstruktur durch die weitere Zerlegung der beiden Hauptkonstituenten in die jeweils weiteren unmittelbaren Konstituenten:

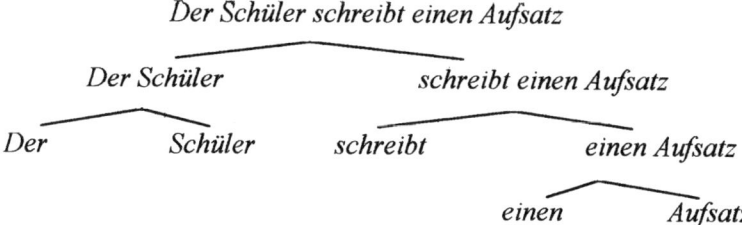

Hinter der sequenziellen Anordnung der Wörter im Satz ist also eine hierarchische Struktur anzunehmen, in der die Beziehungen der Konstituenten geregelt sind. Und genau diese Beziehungen sind, wie das Beispiel der Ambiguität gezeigt hat, für die Interpretation der Bedeutung wichtig. Als Baumdiagramm lässt sich unser Beispielsatz dann so darstellen:

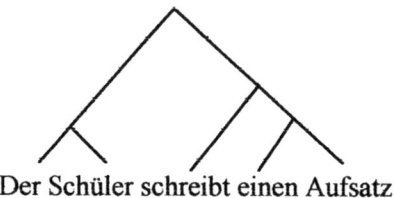

An dieser Darstellung kann man erkennen, dass sich die einzelnen Wörter zu höheren Einheiten – so genannten Phrasen – verbinden, die schließlich einen Satz ergeben. Aber es sind nicht einzelne Wörter, die für die Syntax von Belang sind, sondern nur deren Wortkategorien. Die obige Struktur könnte nämlich für eine Fülle von Sätzen stehen wie z. B.:

Phrasen

Der Lehrer liest ein Buch.
Der Autor zerreisst sein Manuskript.
Der Affe isst die Banane ... usw.

Statt konkreter Einzelwörter könnte man in die abstrakte Struktur nur die Wortkategorien aufnehmen, denn syntaktische Regeln beziehen sich nur auf Kategorien wie Nomen (N), Verb (V), Adjektiv (A) oder Präposition (P). Für die Syntax ist an dem Wort *Schüler* vor allem seine Eigenschaft wesentlich, ein Nomen zu sein. Aus diesem Grund werden Wortkategorien (Wortklassen, Wortarten) auch *syntaktische Kategorien* genannt (RADFORD 1997). Die Wörter gehören diesen Kategorien an, weil sie sich grammatisch gleich verhalten, d. h. in grammatischen Zusammenhängen gleiche Distribution haben. Die Kategorien müssen, sofern sie über wichtige unterschiedliche syntaktische Eigenschaften verfügen (z. B. Transitivität bei Verben), subkategorisiert werden. Aber nicht nur die Einzelwörter gehören syntaktischen Kategorien an, sondern auch die höheren Einheiten der Phrasen, die in dem Baumdiagramm als Knoten erscheinen. Im Folgenden sind einige Beispiele für solche Phrasenstrukturen mit Bezeichnung der Kategorien dargestellt:

Syntaktische Kategorien

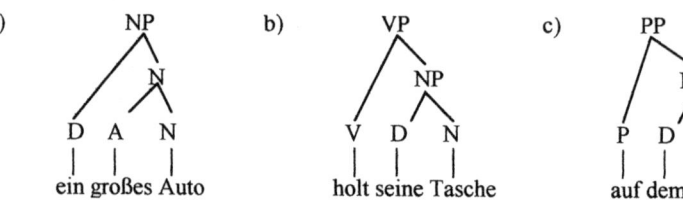

Die Struktur in a) stellt eine Nominalphrase (NP) dar, die aus einem Determinator (Artikel, Demonstrativ- oder Possessivpronomen) und einem Nominalausdruck besteht, der sich wiederum aus einem Adjektiv und einem Nomen zusammensetzt. Die Verbalphrase in b) setzt sich aus einem Verb und einer Nominalphrase (mit der Funktion Objekt) zusammen. Und die Präpositionalphrase in c) besteht aus einer Präposition und einer NP. Aus solchen Teilstrukturen sind Sätze aufgebaut. Die Phrasen, aus denen unser Beispielsatz besteht, sollen nun dargestellt werden, wobei diesmal nicht die Form des Baumdiagramms, sondern die gleichwertige Veranschaulichung der Klammerung gewählt wird. Der Index neben jeder geöffneten Klammer bezeichnet die jeweilige syntaktische Kategorie (S für Satz):

$[_S[_{NP}[_D \text{ der}][_N \text{ Schüler}]][_{VP}[_V \text{ schreibt}][_{NP}[_D \text{ einen}][_N \text{ Aufsatz}]]]]$

oder vereinfacht: $[_S[_{NP} \text{ der Schüler}][_{VP} \text{ schreibt einen Aufsatz}]]$

Strukturerzeugende Regeln

Angesichts solcher Strukturen liegt es nahe, anzunehmen, dass Sätze durch strukturerzeugende Regeln gebildet werden, die zu solchen hierarchischen Beziehungen bzw. Einschachtelungen führen. Eine solche Regel würde für den Beispielsatz lauten: S → NP VP. Man liest dies so: Das Symbol S wird ersetzt durch die Kategorien NP und VP. Weitere Regeln wären: NP → D N, VP → V NP, D → *der, einen*, N → *Schüler, Aufsatz* usw. Durch solche Phrasenstrukturregeln lassen sich Sätze erzeugen (generieren), die grammatisch wohlgeformt sind, auch wenn sie nicht unbedingt sinnvoll sein müssen (z. B. *Farblos grüne Ideen schlafen wütend*). Außerdem können solche Regeln auch unbegrenzt viele und lange Sätze generieren, da einige der Regeln rekursiv sind, d. h. wieder und wieder durchlaufen werden können: z. B. S → NP VP, VP → V S; *Hans weiß, dass Peter meint, dass Maria denkt … usw.*

2.2.2.3 Das X-bar-Schema

Seit den Anfängen der generativen Grammatik, als man mit Hilfe von solchen Phrasenstrukturregeln und einer Reihe zusätzlicher Transformationsregeln die Kompetenz der Mitglieder von Sprachgemeinschaften zu erklären versuchte, hat diese Sprachtheorie eine bemerkenswerte Entwicklung durchgemacht. In deren Verlauf zeigte es sich, dass die anfangs formulierten Regeln nicht genügend restriktiv waren. Außerdem wurden sie zunehmend komplizierter, so dass sie für Kinder immer unlernbarer erschienen. Ferner berücksichtigten sie zu wenig die universellen Eigenschaften der Struktur menschlicher Sprachen. Daher wurden die Phrasenstrukturregeln des ursprünglichen Typs aufgegeben, und man suchte nach möglichst wenigen und einfachen Prinzipien, aus denen sich die Variation und Komplexität von Sprachen ableiten lassen.

Aus vielen empirischen und theoretischen Gründen, die hier nicht angeschnitten werden können, wird von der generativen Sprachtheorie angenommen, dass der Aufbau von Phrasen aller Art (NP, VP, AP, PP)
nach einem weitgehend einheitlichen Schema erfolgt. Demnach hat jede
Phrase einen „Kopf", an dem die morphologischen Merkmale markiert   Kopfprinzip
werden, die die gesamte Phrase bestimmen. Das Nomen als Kopf der
Nominalphrase hat beispielsweise die Merkmale Genus, Kasus und
Numerus. Diese werden vererbt oder hochprojiziert auf die gesamte
Phrase. Zwischen der obersten Ebene einer Phrase (maximale Projektion) und der Ebene der Wortkategorien gibt es (mindestens) eine Zwischenebene.
Das Schema, nach dem die Phrasen gebaut sind, nennt man „X-bar-
Schema". X steht für irgendeine Kategorie (N, V, P usw.); bar (*engl.*
Strich) leitet sich von dem Querstrich ab, den man früher über das X
als Kopf der Zwischenebene setzte. Heute benutzt man X'' als Markierung. Das allgemeine X-bar-Schema kann graphisch so dargestellt werden (FANSELOW & FELIX 1987):

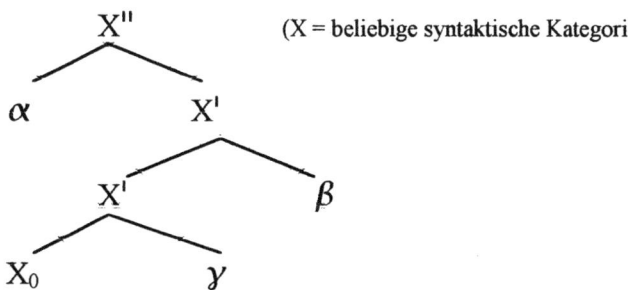

$(X = \text{beliebige syntaktische Kategorie})$

In dieser Darstellung ist X_0 die lexikalische Ebene von X (z.B. N) und   Ebenen
X'' die phrasale Ebene von X (oder maximale Projektion, z.B. NP).
Dieses Schema verdeutlicht, dass Phrasen in ihrer Komplexität ge-
schichtet sind. Anders ausgedrückt: Eine XP oder X'' ist ein X von höherer Komplexität. Das heißt, dass der Kopf einer Konstituente vom
selben syntaktischen Typ ist wie die Konstituente selbst. Daher spricht
man von einer „endozentrischen" Konstruktion.
Ganz oben, dominiert vom Maximalknoten, befindet sich der „Spezifizierer" (α = specifier), ein phrasentypisches modifizierendes Element.
Diese Position kann auch unbesetzt sein. Auf der Zwischenebene wird
„X quer" unter Umständen verbunden mit so genannten „Adjunkten"
(β). Das sind „freie Angaben", die in einem lockeren Verhältnis zum
Kopf stehen. Meist handelt es sich um temporale, lokale, modale usw.
Adverbiale (Umstandsangaben). Ganz unten, nahe am Kopf, werden
die „Komplemente" (γ) angesetzt (RADFORD 1997). Das sind diejeni-
gen Ergänzungen oder „Argumente", die auf Grund der Valenz eines
Kopfes erforderlich sind (z.B. *Kenner des Weins*, *stolz* auf seinen
Sohn, *auf* einem Baum). Nach dem X-bar-Schema kann die Nominal-
phrase *ein Kenner des Weins mit sehr großer Erfahrung* so dargestellt
werden:

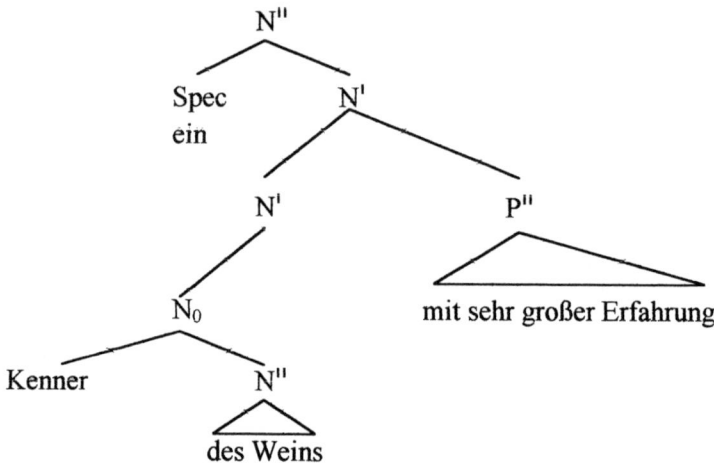

Diese Darstellung ist allerdings vereinfacht. Das Baumdiagramm enthält nämlich noch zwei maximale Projektionen, eine NP oder N" (*des Weins*) und eine PP bzw. P" (*mit sehr großer Erfahrung*). Innerhalb der letzteren befindet sich zusätzlich noch eine AP bzw. A" (*sehr großer*). Diese sind hier nicht im Detail strukturiert. Natürlich könnte das unter Verwendung des X-bar-Schemas in aller Ausführlichkeit nachgeholt werden. Man müsste nur an den entsprechenden Stellen neue Teilstrukturen „einklinken". Dann ergäbe sich für die Konstruktion eine ausgedehnte Konfiguration von Ebenen und Dominanzbeziehungen, bei der nur einige Positionen besetzt sind. Aber das entscheidende Merkmal könnte dabei deutlich werden: Die nach einem einheitlichen Schema aufgebauten Phrasenstrukturen können – gewissermaßen wie Legosteine – kombiniert werden zu Strukturbäumen von großer Komplexität (JACKENDOFF 1993).

Satzstruktur   Ursprünglich passte das Konzept des Satzes nicht in das X-bar-Schema, da er nicht zur selben Formklasse bzw. Kategorie zu gehören schien wie eine seiner Konstituenten (NP VP) und somit ohne Kopf geblieben wäre (exozentrische Konstruktion). Im Laufe der Entwicklung der generativen Grammatik wurde jedoch auch der Satz in das Schema einbezogen und als Phrase mit einem abstrakten Kopf aufgefasst. Hierzu wurde die Kategorie INFL (von engl. *inflection* = Flexion) oder kurz „I" eingeführt. Dabei handelt es sich um den Kopf einer selbständigen Phrase (IP oder I"). Im Gegensatz zu den „lexikalischen" Kategorien (N, A, V usw.), deren Kopf ein Lexem bildet, ist I eine „funktionale" Kategorie, die nur die vom Verb abgetrennten morphologischen Merkmale Tempus sowie Person und Numerus enthält. Demnach wäre der Satz eine IP bzw. I", INFL (oder I_0) der Kopf des Satzes, das Subjekt der Spezifizierer von IP und VP das Komplement von I_0.

Nach neueren Versionen wurde aber die INFL-Phrase in zwei weitere funktionale Phrasen aufgelöst, von denen eine die Kongruenzmerkmale Person und Numerus (AGRP oder AGR" von engl. *agreement phrase*), die andere das Merkmal Tempus enthält (TP oder T"), wobei TP das

Komplement von AGRP bildet. Außerdem wird das Subjekt als Spezifizierer von VP betrachtet. Demnach sieht die zu Grunde liegende D-Struktur (früher Tiefenstruktur) eines einfachen deutschen Satzes folgendermaßen aus (unter Auslassung vieler nicht benötigter Verzweigungen und Zwischenebenen):

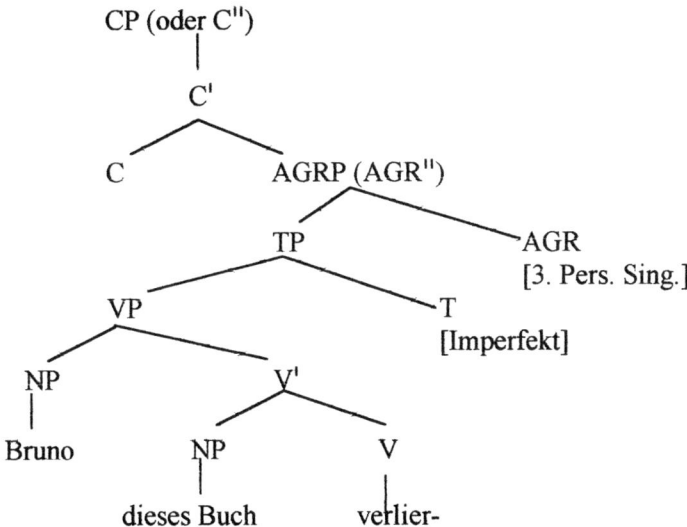

In dieser Struktur, die jeweils für Haupt- und Nebensatz gilt, ist C (von engl. *complementizer* = Satzverknüpfer) der Kopf. Diese funktionale Kategorie kann bei Nebensätzen durch Konjunktionen wie *dass, ob* oder *weil* realisiert werden. In Hauptsätzen bleibt diese Position oft unbesetzt, kann aber zu einem wichtigen „Landeplatz" für Konstituenten werden, die bei der Ableitung verschiedener Satztypen durch Bewegungsregeln (*move α*) aus ihrer ursprünglichen Position in der D-Struktur bewegt werden. Innerhalb dieser umfassenden Struktur ist der einfache Satz eine AGR-Phrase.

Wie das Beispiel zeigt, wird angenommen, dass in der zu Grunde liegenden Struktur des deutschen Satzes das Verb in der Finalstellung steht. Durch Bewegungen des Verbs und der Subjekts-NP wird nun die tatsächliche Wortordnung der Satzoberfläche hergestellt. In diesem Fall wird das Verb zuerst nach T und AGR bewegt, wo es seine morphologischen Markierungen erhält; dann landet es bei C (der Verbzweitposition oder V2). Dies ist deshalb der angemessene Landeplatz, weil sowohl das finite Verb als auch nebensatzeinleitende Konjuktionen im Deutschen die linke Satzklammer bilden. Das Subjekt wird in die Spec-Position von C" (od. CP) bewegt, womit sich die deutsche Wortstellung des Hauptsatzes ergibt. Dabei hinterlässt jede Konstituente in jeder Position, aus der sie wegbewegt wird, eine Spur, die mit „t" (von engl. *trace*) und einem Index markiert wird, damit der Weg jeder Konstituente verfolgt werden kann. Außerdem sind Spuren syntaktische Elemente, die in den (Rektions- und Bindungs-)Beziehungen der Konstitu-

Bewegungen

enten eines Satzes mitwirken und daher für seine Interpretation wichtig sind. Das Ergebnis der Bewegungen (früher Transformationen) ist dann folgende Struktur:

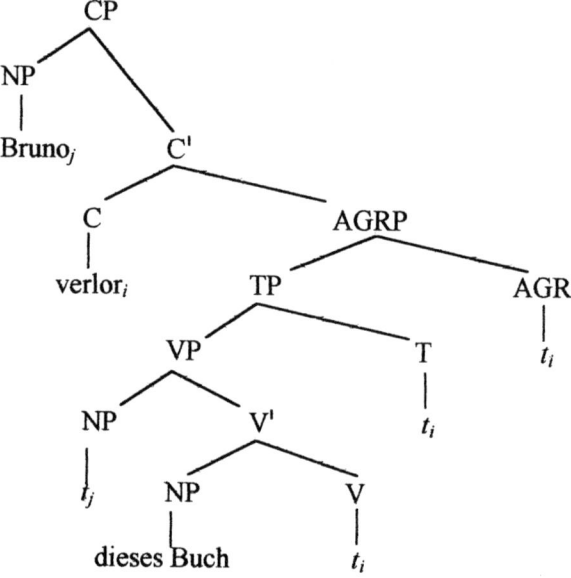

Wenn der Satz ein Auxiliar enthält (... *hatte* ... *verloren*), dann ist es das Verbelement, das bewegt wird. Ist aber die C_0-Position durch eine Konjunktion besetzt, wie das bei untergeordneten Nebensätzen der Fall ist, dann ist die Bewegung des finiten Verbs blockiert und es bleibt in der Finalstellung. Das ergibt folgende Struktur:

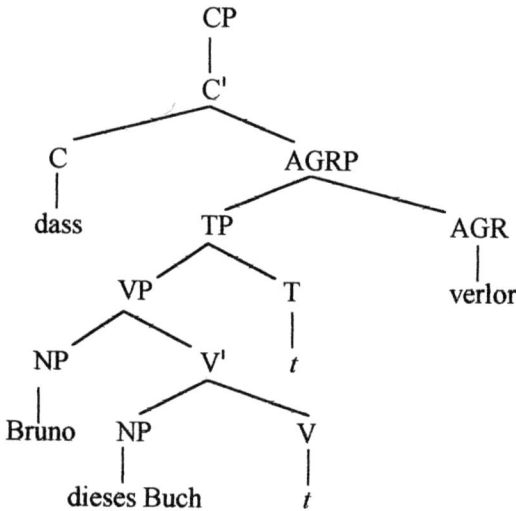

Dieses recht einfache Beispiel (COOK & NEWSON 1996, 219ff.) sollte einen Eindruck davon vermitteln, wie durch das X-bar-Schema und Bewegungsregeln die Oberflächenform von Sätzen erzeugt wird. Weitere Bewegungen von Konstituenten innerhalb einer Satzkonfiguration fallen an, wenn beispielsweise das Fragepronomen in die Spitzenstellung rückt (z.B. *Welches Buch verlor Bruno?*) oder wenn – bei Topikalisierungen – eine andere Konstituente als das Subjekt zum „Thema" (engl. *topic*) wird und auf die C_0-Position gelangt (z.B. *Heute morgen verlor Bruno dieses Buch*). In beiden Fällen ist zudem eine Inversion von Subjekt und Verb erforderlich. Man kann sich leicht vorstellen, dass bei komplexen Sätzen die syntaktischen Operationen äußerst kompliziert werden können. Dabei sind hier noch viele Differenzierungen gar nicht angeschnitten worden. Zum Beispiel unterliegen die Bewegungen, die Konstituenten in einer Satzkonfiguration vornehmen können, einer Fülle von Beschränkungen, die damit zu tun haben, welche Dominanzbeziehungen herrschen. Damit ist gemeint, dass beispielsweise zwei Konstituenten von einer gemeinsamen maximalen Projektion dominiert werden oder dass zwei Konstituenten „Schwestern" bzw. „Tante" und „Nichte" sind usw. Davon hängen wiederum besondere Beziehungen ab (z.B. c-Kommando), die ausschlaggebend dafür sind, welche Konstituente welche andere „regiert". Von solchen Beziehungsgeflechten innerhalb von Satzkonfigurationen hängt es unter anderem ab, welche Konstituente wohin bewegt werden kann (FANSELOW & FELIX 1987).

Die generative Sprachtheorie ist eine vielschichtige und abstrakte Wissenschaft, die aus vielen Prinzipiensystemen besteht (Theta-, Kasus-, Bindungstheorie usw.). Außerdem ist sie in ständiger Bewegung. Derzeit ist es das Bestreben der generativen Sprachtheorie, die Grammatik radikal zu reduzieren auf die kleinstmögliche Zahl von Annahmen über die Struktur von Sprache („Minimalismusprogramm"). Es ist gut möglich, dass sich dabei viele ihrer bisherigen Konstrukte als verzichtbar erweisen werden, während gleichzeitig ihre Erklärungsstärke wächst (RADFORD 1997).

Topikalisierung

Dominanzbeziehungen

Ein generelles Ziel dieser Sprachtheorie ist es, die Prinzipien zu rekonstruieren, die den möglichen Bau aller menschlicher Sprachen bestimmen bzw. beschränken („Universalgrammatik"). Was zum universalgrammatischen „Wissen" gehört, wird als Bestandteil der biologischen Prädisposition des Menschen für Sprache betrachtet. Sonst kaum lernbar erscheinende abstrakte Strukturprinzipien brauchen demnach vom Kind im Spracherwerb nicht eigens gelernt werden (z.B. X-bar-Schema).

2.3 Bedeutungsebene und mentales Lexikon

2.3.1 Zeichen, Referenz, Bedeutung

Die Wörter einer Sprache sind Zeichen oder Symbole mit einer Inhalts- und einer Ausdrucksseite. Zwar gibt es keinen bestimmten Grund, dass eine Klasse von Objekten des Pflanzenreichs ausgerechnet als *Baum* bezeichnet wird; sie könnte genauso gut *arbre* oder *tree* heißen. Signifikant (Bezeichnendes) und Signifikat (Bezeichnetes) sind jedoch als Ergebnis einer unausgesprochenen Konvention der Sprachgemeinschaft aufeinander bezogen.

Das heißt, dass die Bedeutung von Wörtern keine Privatsache ist, sondern Ergebnis der sprachschaffenden Kräfte der Sprachgemeinschaft.

Lexikalisierung Sie „lexikalisiert" entsprechend ihrer regionalen, wirtschaftlichen, kulturellen, gesellschaftlichen Bedingungen und Bedürfnisse. In einem Indianerdialekt Kolumbiens bedeutet z. B das Wort *eto'kapa* das Ausbrüten von Eiern, das Begehen von Selbstmord und das Herstellen von Maiskuchen. Diese drei Bedeutungen, die für uns zusammenhanglos erscheinen, sind für die Sprecher dieser Sprache nur drei Möglichkeiten, das gleiche Wort zu benutzen. In dieser Gesellschaft wird der Leichnam eines Menschen vor der Beerdigung in eine fötale Hockstellung gebracht. Infolgedessen wird Selbstmördern unterstellt, sie brächten sich in diese eiförmige Haltung. Und bei der Herstellung von Maiskuchen wird der Teig zu eiförmigen Klumpen geformt. Ohne gründliche Kenntnis dieser Kultur wäre es nicht möglich, einen einzelnen kohärenten Begriff aus den Übersetzungen des Wortes *eto'kapa* abzuleiten (MILLER 1981, 101).

Sprachliche Symbole weisen auf etwas hin (sie „be-deuten"), das nicht sie selbst sind. Zumeist beziehen sie sich auf einen außersprachlichen Sachverhalt. Nach dem englischen Wort *refer* (verweisen, zuschreiben,

Außersprachliches einen Bezug haben) nennt man den Bezug auf Außersprachliches den Referenzbezug oder kurz die *Referenz*, den außersprachlichen Sachverhalt selbst den *Referenten* eines Wortes. Bei vielen Wörtern ist der Referent konkret und abbildbar (z.B. *Stuhl, Haus, essen*). Bei anderen Wörtern ist er schwer zu bestimmen und abstrakt (z.B. *gerecht, Vernunft, gelten*). Trotz möglicher Schwierigkeiten der Definition sind es vor allem die Inhaltswörter, die über Referenz verfügen. Bei vielen Funktionswörtern und Partikeln ist es kaum möglich, einen Referenzbezug zu bestimmen (z.B. *sehr, so, um, also, bevor, doch*). Sie können nur mit sprachlichen Mitteln charakterisiert werden, indem ihre innersprachliche Funktion beschrieben wird.

Die Referenz von Wörtern ist etwas Stabiles. Daher haben sie eine kontext- und situationsunabhängige, konstante Grundbedeutung, über die bei den Mitgliedern einer Sprachgemeinschaft hohe Übereinstimmung

Denotation besteht. Diese nennt man *Denotation* (lat. *denotare* bezeichnen). Der sachliche Inhalt oder das Denotat des Begriffs „Mond" wäre demnach der um die Erde kreisende Himmelskörper, der durch das von ihm reflektierte Sonnenlicht manche Nächte erhellt (HÖRMANN 1977). Die Existenz denotativer Bedeutung ist für das Funktionieren der Kommunikation unerlässlich; aber sie kann sie doch nicht völlig sicher stellen.

Konnotation Es gibt nämlich auch sogenannte *konnotative* Bedeutungen. Hierbei handelt es sich um subjektiv variable, emotional gefärbte Nebenbedeutungen (das „Mitgemeinte"), die die denotative Bedeutung überlagern. So mag für eine Person bei dem Wort *Mond* das Folgende anklingen: Nacht, Sehnsucht, Romantik; für eine andere dagegen: Kälte, Unruhe, Angst. Unterschiedliche Konnotationen können unter Umständen zur Ursache von Missverständnissen werden, selbst wenn über die denotativen Bedeutungen kein Zweifel besteht (z. B. auch bei politischen Verhandlungen).

Bisher wurde mit dem Ausdruck Referent eines Wortes der außersprachliche Sachverhalt bezeichnet, auf den sich ein Wort bezieht. Damit sind Wörter aber nicht auf den Typus von Eigennamen begrenzt. Ein Ausdruck wie *Bett* bezieht sich nicht nur auf den Gegenstand, in dem eine Person gewöhnlich ihre Nächte verbringt, sondern auf eine große Klasse von Objekten der Gegenwart und Vergangenheit, die sich durch ihre „Bettartigkeit" auszeichnen. Aber selbst das genügt noch nicht. Es muss auch noch ein Wissen darüber bestehen, was dieser Referent mit den Referenten anderer Wörter gemeinsam hat und was ihn zugleich gegenüber diesen abgrenzt (z. B. *Nachtlager, Schlafplatz, Couch*). Wortbedeutungen können somit als begriffliche Strukturen oder Konzepte verstanden werden, die sich von anderen Wortbedeutungen mehr oder weniger klar unterscheiden lassen.

Konzepte

Ihre genauere Beschaffenheit ist sehr unterschiedlich diskutiert worden. Einige Zeit wurde ihre Beschreibung mit Hilfe der Komponentenanalyse versucht. Nach diesem Ansatz wurde die Bedeutung eines Wortes in semantische Merkmale mit Plus- oder Minuswerten zerlegt und der Wortschatz von Sprachbenutzern als nach diesen Dimensionen gegliedert aufgefasst. Das Wort *Mann* erscheint demnach als [+ physisches Objekt, + belebt, + tierisch, + menschlich, + erwachsen, + männlich]. Beispielsweise hat H. CLARK (1970) die häufigsten Antworten auf Assoziationsversuche (*Was fällt Ihnen als erstes Wort ein zu* MANN?) dadurch zu erklären versucht, dass Versuchspersonen einfach das letzte semantische Merkmal dieser Liste in [-männlich] abändern. Dadurch ergibt sich die häufigste oder Primärantwort *Frau*. Bei der Antwort *Junge* wird das Vorzeichen des vorletzten Merkmals zu minus. Folgt die Antwort *Mädchen*, so wurden die Vorzeichen der beiden letzten Merkmale verändert. Bei der Antwort *Mensch* wurde das letzte Merkmal ganz gestrichen.

Semantische Merkmale

Bei Kindern wurde der Erwerb von Wortbedeutungen in vergleichbarer Weise als sukzessiver Aufbau von Merkmalslisten betrachtet, die von allgemeinen zu immer spezifischeren Merkmalen fortschreitet. Dabei leiten sich die semantischen Eigenschaften vornehmlich aus perzeptuellen Eigenschaften der Referenten ab. Solange die Listen noch unvollständig sind, neigt das Kind zu Übergeneralisierungen der Wörter (z. B. *wauwau* für Kuh). Allerdings blieb dieser Ansatz der Beschreibung von Wortbedeutungen in der Linguistik und Spracherwerbsforschung unbefriedigend. Er wurde nie überzeugend empirisch verifiziert. Außerdem sind die Herkunft, die Auswahl und der psychologische Status solcher semantischer Merkmale zweifelhaft. Meist entstanden sie aus der Intuition von Untersuchern bzw. aus „Wunschdenken" (AITCHISON 1997).

Ein anderer Ansatz der Erfassung von Wortbedeutungen ist die so genannte Prototypentheorie. Mit einem Prototypen ist gewissermaßen die „ideale" oder typischste Ausprägung eines Referenten gemeint. Diese beste Gestalt ist der innere Bezugspunkt, nach dem die Zugehörigkeit eines Vertreters der Kategorie bewertet und im Zweifelsfall entschieden wird. Bei der Untersuchung von Probanden zeigte sich häufig eine hohe

Prototypen

Übereinstimmung hinsichtlich einfacher Begriffe bzw. Konzepte wie *Haus, Baum* oder *Vogel*. Das Konzept *Vogel* ist z. B. für die meisten Personen am besten repräsentiert durch die Vorstellung eines Singvogels (z. B. *Amsel* oder *Spatz*), während andere Arten wie *Ente* oder *Pinguin* eher am Rande des Gültigkeitsbereichs des Konzepts liegen. Die genauen Grenzen eines Prototypenfelds, d. h. der Übergang zu einem anderen Prototypenbereich (z. B. von *Tasse* zu *Schale*), sind fließend.

Zu manchen Wortbedeutungen kann der Prototypenansatz sicher einen konstruktiven Beitrag leisten. Allerdings ist dieser begrenzt. Gerade bei mehrdeutigen oder relationalen Wörtern gerät er in Schwierigkeiten. Am besten funktioniert er bei basalen Alltagskonzepten, bei denen sich durch zahllose Begegnungen mit Exemplaren einer Kategorie (z. B. *Vogel*) bestimmte häufige Merkmale herauskristallisieren (*Federn, Schnabel, fliegen, singen* usw.), deren Assoziation zu charakteristischen Kombinationen immer stärker wird. Man kann diese gut in Kinderzeichnungen erkennen, in denen z. B. ein Haus oder eine Blume dargestellt sind. In mancher Hinsicht repräsentieren Prototypen internale Theorien: „Menschen konstruieren unbewusst für sich selbst mentale Modelle, um mit der Vielfalt des Lebens zurechtzukommen. Diese Modelle sind eine unentwirrbare Verbindung von scharfer Beobachtung, kultureller Prägung, Gedächtnisspuren und einem Schuss Einbildung" (AITCHISON 1997, 68).

Multimodale Konzepte Nach einem neueren Ansatz kann man sich Wortbedeutungen als multimodale Konzepte vorstellen, die einen zeitweiligen Zusammenschluss von Markenkomplexen auf der Basis von gemeinsamer Aktivation darstellen. Darunter ist Folgendes zu verstehen: Konzepte sind die innerlich repräsentierten Wissenselemente über Dinge, Ereignisse, Sachverhalte usw. Sie bilden Komplexe aus vielfältig untereinander vernetzten Komponenten oder *Marken*. Diese können verschiedenen Modalitäten angehören. *Abstrakt-kognitive* Marken repräsentieren das abstrakte Wissen über einen Referenten, wie es zum Beispiel in einer Definition bzw. Beschreibung zum Ausdruck kommt. *Sensorische* Marken repräsentieren Informationen, die Sinneseindrücken entsprechen (visuell, akustisch, taktil usw.). *Motorische* Marken repräsentieren Bewegungsvorstellungen und *emotiv-bewertende* Marken repräsentieren Erlebnisqualitäten und emotionale Einschätzungen.

Marken-Mix Ein Konzept wie *Fußball* wäre demnach ein temporärer Zusammenschluss von unterschiedlich stark miteinander assoziierten Marken zu einem „Marken-Mix", die durch externe Reize oder kognitive Prozeduren aktiviert werden. Die Konzeptkomplexe sind flexibel und können sich von Situation zu Situation in gewissem Ausmaß verändern (vgl. HERRMANN & GRABOWSKI 1994, 89). Dieser Ansatz widerspricht der Grundüberzeugung nicht, dass Kategorisierungsvorgänge und Invarianzbildung eine fundamentale Eigenschaft des geistigen Lebens von Menschen darstellen, die gerade im Bereich des Sprachlichen zum Tragen kommen. Schließlich sind mehrfach generierte Konzept-Markenkomplexe in der Tat ähnlich, enthalten invariante Teilmuster oder Schnittmengen aktivierter Marken. Diese Ähnlichkeiten können vom kognitiven System verwendet und repräsentiert werden.

Die bisherigen Auszüge dürften bereits deutlich gemacht haben, dass die Frage, was das Wesen von Wortbedeutungen ausmacht, komplizierte Probleme aufwirft. (Was bedeutet bereits das Wort Bedeutung?) Die linguistischen, philosophischen und psychologischen Dimensionen hierzu sind enorm vielfältig. Bisher gibt es sicher keine allgemein akzeptierte Lösung, die jedem Erklärungsbedarf gerecht werden könnte.

Vom WITTGENSTEIN (1971, 35) stammt der Satz: „Die Bedeutung eines Wortes ist sein Gebrauch in der Sprache." Man kann dies so auslegen, dass ein Sprachbenutzer, der ein Wort so verwendet, wie es den Gepflogenheiten der Sprachgemeinschaft entspricht, seine Bedeutung kennt.

Beispielsweise kann man das Wort *Erbe* sowohl im Hinblick auf genetische Eigenschaften als auch auf vererbten Besitz gebrauchen, das Wort *Erbschaft* dagegen nur im letzteren Fall. Solches Wissen über die Kontexte (sachliche wie gesellschaftliche), in denen ein Wort angemessen ist, macht einen wesentlichen Teil der Information aus, der mit einer Wortform verbunden ist. Nur wenn die Privilegien und Beschränkungen der Wortverwendung zusammen mit den begrifflichen Strukturen, die den Kern der Wortbedeutung ausmachen (wie auch immer sie beschaffen sein mögen), kognitiv repräsentiert sind, kann man davon ausgehen, dass eine Person ein Wort kennt (MILLER 1999).

2.3.2 Das mentale Lexikon

Wörter und ihre Bedeutungen sind eingebunden in umfassendere Organisationsstrukturen mit anderen Wörtern. Man nennt jene Teilbereiche des Langzeitgedächtnisses, in denen das Wortwissen gespeichert ist, das „mentale Lexikon". Zum Wortwissen gehören Informationen über die Wortform, d.h. die phonologischen und orthografischen Eigenschaften sowie den morphologischen Aufbau. Ferner sind einige grammatische Informationen über die einzelnen Wörter eingetragen. Die wichtigste davon ist die syntaktische Kategorie. Weitere Informationen betreffen evtl. Herkunft und Aspekte des Stils. Hier soll es jedoch vor allem um Bedeutung gehen, und damit spielen Fragen der Beziehungen zu anderen Wörtern eine Rolle, da die begrifflichen Strukturen der Wortbedeutungen (Konzepte) durch diese Relationen mitbestimmt werden. Außerdem beeinflussen sie die Stärke der Speicherung von Wörtern.

Wortwissen

Grundsätzlich ist davon auszugehen, dass Wortbedeutungen und Wortformen im mentalen Lexikon zwar miteinander assoziiert, aber getrennt voneinander gespeichert sind. Dabei kann man sich Wortbedeutungen als gemeinsam aktivierte Neuronenverbände vorstellen, die sich über weite Bereiche des Kortex beider Hemisphären erstrecken, während sich phonologische Wortformen als Neuronenverbände eher um die linke perisylvische Region gruppieren (PULVERMÜLLER 1999). Im aktuellen Sprachgebrauch sind Wortform und Wortbedeutung normalerweise sofort zusammengebracht. Aber es kann durchaus vorkommen, dass die Wortbedeutung aktiviert ist, eine Person also genau weiß, was sie sagen möchte, aber der Abruf der entsprechenden Wortform

Speicherung

blockiert ist. Solche alltäglichen Erfahrungen des „Auf-der-Zunge-Liegens" belegen die getrennte Speicherung.

Lemma Wahrscheinlich ist die syntaktische Kategorie aber so eng mit der Wortbedeutung verbunden, dass sie eine Einheit bilden. Selbst wenn eine Wortform momentan nicht abgerufen werden kann, wissen die Betroffenen, ob sie z.B. nach einem Nomen, Verb oder Adjektiv suchen. Auch bei dem nicht ungewöhnlichen „Vergreifen" beim Wortabruf (Versprecher) kommt es nicht vor, dass Menschen z.B. ein Adverb statt eines Nomens verwenden. Es scheint geradezu einen Aspekt der Wortbedeutung auszumachen, dass sie durch eine bestimmte syntaktische Kategorie repräsentiert wird. Der Psycholinguist LEVELT (1989) fasst deshalb Wortbedeutung und syntaktische Kategorie zu einer Einheit unter der Bezeichnung „Lemma" zusammen.

Netzwerke Die Lemmata sind in unserem mentalen Lexikon in sehr komplexe Netzwerkstrukturen integriert, in denen sich Wörter gegenseitig aktivieren. Eine solche Organisation ist notwendig, da in Sekundenbruchteilen aus einer großen Menge aktivierter Kandidaten das der Äußerungsintention entsprechende Lemma ausgewählt werden muss. Dieser Suchprozess besteht nicht in einem seriellen Durchmustern einzelner Kandidaten. Eine solche Verarbeitung wäre viel zu langsam für die Erfordernisse der Kommunikation. Man muss sich den Vorgang eher so vorstellen, dass im lexikalischen Netzwerk eine sich ausbreitende Aktivierung entsteht, durch die eine Vielzahl möglicher Lemmata (und mit ihnen assoziierte Wortformen) vorbereitet wird. Deren Kreis wird durch Hemmung bzw. Summierung von Aktivation zunehmend eingeengt, bis nur noch der Kandidat übrig bleibt, der die meisten Aktivierungsimpulse auf sich vereinigt (GLÜCK 1998). Dass wir – obwohl es dem Bewusstsein nicht zugänglich ist – in der Tat in rapider Parallelverarbeitung aus mehreren simultan aktivierten Kandidaten selektieren, zeigen Versprecher, die in der letzten Phase entstehen, wenn ein falscher Kandidat am meisten Aktivation erhält oder sich zwei konkurrierende Kandidaten vermengen:

(1) Das kann man Kindern nicht zutun. (zumuten, antun)
(2) Damit hab ich mich gründlich beschafft. (beschäftigt, befasst)
(3) Wo ist der Aschenbecher ... äh Papierkorb?
(4) Was für ein exzellenter Architekt! (statt Dirigent)

In den Netzwerken des mentalen Lexikons sind Lemmata umso „näher" beieinander, je höher die Wahrscheinlichkeit und der Grad der Aktivierung ist, die ein seinerseits aktiviertes Lemma jeweils an andere weitergibt. Die vernetzenden Beziehungen sind zu einem großen Teil se-
Semantische Relationen mantischer Art. Die folgende Tabelle zeigt einige der wichtigsten Relationen, durch die Wörter in Verbindung stehen und sich wechselseitig aktivieren können.

Nicht alle dieser Relationen sind für alle Wortkategorien von gleicher Bedeutung. Vor allem die Nomina stehen untereinander in taxonomischen Beziehungen. Ein *Stuhl* ist z.B. ebenso wie ein *Tisch* Bestandteil der semantischen Kategorie *Möbel*. Daher ist *Stuhl* ein Hyponym des Hyperonyms *Möbel*. Das Wort *Tisch* ist in dieser Beziehung sein Kohyponym. Die Relation der Kohyponymie scheint bei Nomina besonders

Relation	Erläuterung	Beispiele
Antonymie	Gegensatz	nass-trocken, Mann-Frau
Synonymie	Bedeutungsähnlichkeit	rasch-schnell, Pferd-Gaul
Hyponymie	Unterordnung	Tier-Hund, Sport-Fußball
Kohyponymie	Gleichordnung	Apfel-Birne, Jacke-Hose
Hyperonymie	Überordnung	Spinat-Gemüse, Tisch-Möbel
Meronymie	Teil-Ganzes-Beziehung	Finger-Hand, Lehne-Sessel
Troponymie	eine Art von...	wandern-gehen, verrecken-sterben
Kollokation	miteinander vorkommen	Hopfen-Malz, Perlen-Kette
Derivative	Ableitung	tief-Tiefe, Kälte-erkälten
Prädikation	Aussage über...	Hund-bellt, Schlange-giftig

Quelle: nach Miller 1951, 1993

stark zu sein (im Sinne der Aktivierung). Sie zeigt sich beispielsweise in Lernexperimenten, wenn Versuchspersonen vermischte Listen von Wörtern aus verschiedenen semantischen Kategorien (Möbel, Kleidungsstücke, Tiere usw.) sich einprägen und wiedergeben sollen. Meist zeigt sich dann, dass die Wörter in Gruppen von Kohyponymen zu den einzelnen Kategorien wiedergegeben werden.

Zu ähnlichen Ergebnissen kam man auch in *priming*-Experimenten (engl. *prime* scharfmachen, anlassen). In solchen Versuchen wird den Probanden ein Stichwort vorgegeben und sie sollen möglichst rasch entscheiden, ob es sich um ein ihnen bekanntes Wort handelt (z.B. Tisch) oder nicht (z.B. Tork). Wird ihnen kurz vor der Darbietung des Stichworts ein Kohyponym (z.B. Stuhl) als *prime* präsentiert, so verkürzt sich die Latenzzeit ihrer Entscheidung über das Wort *Tisch* signifikant (HARLEY 1995). · priming

Die Organisation von Nomina in Taxonomien funktioniert mit Hilfe unterscheidender Merkmale, die die Kohyponyme und Hyperonyme unterscheiden. In einer Hierarchie wie *Tier-Vogel-Amsel bzw. Strauß* gibt es unterschiedliche Attribute („ist klein", „ist dunkel"), Teile („hat einen langen Hals", „hat Haut") und Funktionen („singt", „kann fliegen"), die als Merkmale auf den verschiedenen Ebenen der Hierarchie gespeichert sind. Merkmale wie „hat Haut" oder „atmet" sind eher bei dem Hyperonym *Tier* gespeichert als bei *Amsel*. „Hat Federn", „kann fliegen" ist der Ebene von *Vogel* zugeordnet. Hierüber geben Experimente zur „semantischen Verifikation" Aufschluss. Dabei müssen Versuchspersonen so schnell wie möglich entscheiden, ob ein vorgegebener Satz zutreffend ist oder nicht. Beim obigen Beispiel wurde der Satz *Ein Kanarienvogel kann singen* viel rascher verifiziert als *Ein Kanarienvogel hat Haut*, da das entsprechende Merkmal erst von einer höheren · Taxonomien

Ebene „heruntergeholt" werden musste. Allerdings darf man sich die Verteilung der Merkmale in einer Hierarchie von Konzepten nicht starr vorstellen: Merkmale können in Abhängigkeit von der Aufgabenstellung flexibel nach unten vererbt werden (MILLER 1993).

Während bei der Vernetzung von Nomina die Relationen Hypero- bzw. Hyponymie, Kohyponymie und Meronymie eine hervorstechende Rolle spielen, sind Verben vorrangig über die Relation Troponymie verbunden, die z. B. *spazieren, schlendern, latschen* jeweils als „eine Art von" *gehen* zueinander in Beziehung setzt. Bei den Adjektiven wiederum dominieren die Relationen Antonymie (z. B. *trocken-feucht*) und Synonymie (z. B. *feucht, klamm, nass* ...), wobei sich die Synonyme jeweils um die beiden Antonyme gruppieren (MILLER 1993). Natürlich gibt es noch viele andere Relationen, durch die Lemmata miteinander vernetzt sein können. Perzeptuelle und funktionale Eigenschaften der Referenten können z. B. zu wechselseitiger Aktivation der Konzepte führen. Auch die Lernbiographie und Aspekte der individuellen Lebensbedeutsamkeit prägen die Organisation des mentalen Lexikons. Dennoch ist seine Grundstruktur relativ einheitlich.

Verbale Assoziationen Das zeigt sich unter anderem auch in den Assoziationsexperimenten, in denen die Versuchspersonen auf ein Stimuluswort möglichst rasch mit dem nächstbesten Wort antworten sollen, das ihnen in den Sinn kommt. Beispielsweise reagieren die meisten Erwachsenen („paradigmatisch") auf Stichwörter wie *Nadel* bzw. *Tisch* mit einem Wort aus der gleichen syntaktischen Kategorie (z. B. *Faden* bzw. *Stuhl*), was Kinder unter 6 Jahren noch nicht tun (HÖRMANN 1977). Diese assoziieren meist syntagmatisch und antworten mit einem Wort, das zusammen mit dem Stimuluswort in einer Äußerung vorkommen könnte (z. B. *spitz* bzw. *sitzen*). Außerdem hat die Primärantwort von Erwachsenen einen hohen Kommunalitätsgrad, d. h. dass sie von der überwiegenden Mehrheit der Versuchspersonen gegeben wird. Man kann sich natürlich fragen, ob durch Assoziationsversuche bereits vorhandene Verbindungen zwischen semantischen Konzepten aufgedeckt werden oder ob diese im aktuellen Versuch erst hergestellt werden. Wahrscheinlich sind aber die bei großen Stichproben ermittelten Daten für die Organisation des mentalen Lexikons einzelner Personen repräsentativ, da sich analoge Primingeffekte finden lassen (MILLER 1993, 184).

Semantische Generalisierung Auch ein weiteres Phänomen lässt Verbindungen zwischen semantischen Konzepten deutlich werden. Es handelt sich um die so genannte „semantische Generalisation" (vgl. HÖRMANN 1977, 108). Konditioniert man beispielsweise mit Hilfe eines kalten Luftstroms einen Lidschlagreflex auf das Wort „Geige", so kann nach einigen Durchgängen der Lidschlag allein durch das Wort hervorgerufen werden. Aber nicht nur das Wort *Geige* kann den Reflex auslösen, sondern auch das Wort *Violine* oder – wenngleich schwächer – die Wörter *Noten* oder *musizieren*. Ein phonetisch ähnliches Wort (z. B. *zeige*) bewirkt keinen derartigen Effekt. Priming, Assoziationen, semantische Generalisierung, Versprecher und etliche andere Phänomene zeigen, dass sich Wortbedeutungen nicht in der zweiseitigen Beziehung von Bezeichnendem und Bezeichnetem erschöpfen, sondern dass sie sich auch aus verzweigten Zusammenhängen konstituieren.

Eine möglichst vielfältige Einbettung einzelner Lemmata in die lexikalischen Netzwerke ist ein wichtiger Faktor für ihre Verfügbarkeit. Je mehr eine Person über die Wörter in ihrem Lexikon weiß, je mehr die Wortbedeutungen „elaboriert" sind, desto mehr Verknüpfungen entstehen, über die Aktivation an das einzelne Lemma gelangen kann. Unter Elaboration versteht man in der Gedächtnispsychologie das In-Beziehung-Setzen von Information, durch das ein zu speichernder Inhalt gesichert sowie sein Wiederauffinden und Abruf erleichtert wird.

2.3.3 Satzsemantik

Die Semantik ist ein weites Feld, das man auch als „Dschungel" bezeichnen könnte (VATER 1994, 147). Dies gilt ganz besonders auch für die Semantik des Satzes, die im Grunde als Teildisziplin der Philosophie betrachtet werden kann. Sie arbeitet mit den Mitteln der Formallogik, um ihre Analysen zu präzisieren. Im Kern geht es dabei um die Wahrheitsbedingungen der wörtlichen Bedeutung sprachlicher Aussagen. Wenn sie einem Sachverhalt der Welt entsprechen, sind sie wahr, ansonsten falsch. Dieser Ansatz der Satzsemantik gipfelt in dem Lügnerparadoxon: *„Dies ist ein falscher Satz" ist ein wahrer Satz, wenn und nur wenn es ein falscher Satz ist* (MILLER 1993, 175).
Ich will auf diesen Ansatz sowie auf viele Einzelheiten sematischer Analyse (z.B. den Skopus von Quantoren), die für die Sprachpathologie ohne Bedeutung geblieben sind, nicht weiter eingehen, sondern nur auf einen Aspekt Bezug nehmen, der hier von Interesse sein könnte. Ausgangspunkt ist die Tatsache, dass durch das Zusammenwirken von Wörtern in der Bedeutung eines Satzes manche Wortbedeutung erst ihre entscheidende Spezifizierung erfährt. Wie das mehrdeutige Wort *Note* zu interpretieren ist, erfährt man erst im Zusammenhang von Äußerungen über Diplomatie, Bankwesen oder Musik. Viele Bedeutungsnuancen, die in Wörterbüchern nie auftauchen, erschließen sich erst im Satzzusammenhang, ebenso Metaphern. In diesem Sinne sind Satzbedeutungen mehr als die Summe einzelner Wortbedeutungen. Dies kann ein drastisches Beispiel verdeutlichen:
Wie könnte aus den Wörtern *wuchten, Kreuz, tanken, Leder, Matthäus* ein sinnvoller Satz gebaut werden? Für eine auflagenstarke Boulevardzeitung war dies kein Problem:
Matthäus tankte sich durch und wuchtete das Leder ans Kreuz.
Die einzelnen Wörter dieser metaphorischen Formulierung erhalten ihre Bedeutung durch die Vorstellung einer Gesamtsituation, die durch diesen Satz hervorgerufen wird. In einem anderen Satz können sie durch den Kontext eine neue Bedeutung erhalten: *Der Mechaniker tankte voll und wuchtete den Reifen aus.* Die Zusammenhänge zwischen Satzbedeutung und Bedeutungen von Einzelwörtern können also variabel sein. Was aber in unserem Beispiel für die Bedeutung des Satzes besonders wichtig ist, sind die Rollen, die die einzelnen Konstituenten im Gesamtszenario spielen: Wer tut was womit wohin usw. (DÜRR & SCHLOBINSKI 1994). Im obigen Satz ist Matthäus der Verursacher der Handlung, die er zunächst an sich selbst verübt, indem er sich durch die Reihen der Gegenspieler zwängt. Ferner ist er Verursacher der

Wahrheitsbedingungen

Wort und Satz

Thematische Rollen

Handlung, die den Ball zum Gegenstand hat und ihn an einen Ort befördert. Man bezeichnet diese Rollen als „thematische Rollen".
Im Beispielsatz wurden folgende Rollen vergeben:

Konstituente	Rolle	Erläuterung
Matthäus	Agens	Verursacher der Handlung
sich	Patiens	von der Handlung Betroffener
Leder	Thema	direktes Objekt
ans Kreuz	Ziel	Endpunkt einer Handlung

Verbvalenz

Die entscheidende Instanz, die die thematischen Rollen für Konstituenten bereitstellt, ist das Verb. Das Verb *geben* weist z. B. drei Rollen zu: Agens (jemand, der gibt), Thema (etwas, das gegeben wird), Ziel (jemand, an den gegeben wird). Es ist semantisch „dreistellig". Das transitive Verb *holen* weist zwei thematische Rollen zu, das intransitive Verb *weinen* dagegen nur eine. Meist legt man sich nicht auf eine genaue Beschreibung der Arten von thematischen Rollen fest, da es mehr auf ihre Anzahl ankommt. Auf jeden Fall ist ihre Art und Zahl von der Stelligkeit oder „Valenz" der Verben abhängig. Diese muss in der Struktur des Satzes nicht nur erfüllt, sondern auch „richtig" erfüllt sein, sonst kommt es zu Anomalien (... *wuchtete das Kreuz ans Leder*). Mit der Theorie der thematischen Rollen wird eine wesentliche Verbindung zwischen Syntax und Semantik geschaffen (GREWENDORF et al. 1989).
In Anlehnung an die Formallogik nennt man diejenigen Elemente, welche die Valenz eines Verbs erfüllen, auch „Argumente" des Verbs. Als Konstituenten kommen unter anderem Nominalphrasen, Präpositionalphrasen oder Sätze in Frage:

Der Sportler *bricht* [NP den Rekord]
Der Lehrer *erwartet*, [S dass die Schüler abschreiben]
Das Kind *springt* [PP ins Wasser]

Selbstverständlich sind in diesen Beispielen auch die Phrasen mit den Agens-Rollen (Sportler, Lehrer, Kind) Argumente des Verbs. Aber nicht nur Verben haben Argumente, auch Adjektive, Präpositionen und Nomina können Argumente haben:

Er war *stolz* [auf seinen Sohn]
Das Geld war *in* [seiner Tasche]
Er war *der Urheber* [des Übels]

Argumentstrukturen

Derartige Argumentstrukturen werden in bestimmten Phasen der Erzeugung (wie auch der Interpretation) von Sätzen bedeutsam. Sie werden nach der Auswahl der auszudrückenden Information und deren Linearisierung (zeitliche Reihenfolge) relevant. Die Erzeugung der syntaktischen Struktur eines Satzes ist dann insofern lexikalisch gesteuert, als zunächst die Lemmata abgerufen werden, deren syntaktische Kategorie und Argumentstruktur für den weiteren Fortgang der grammatischen Encodierung bestimmend werden. Die spezifischen Eigenschaften der Lemmata müssen dann in der hierarchischen Organisation der syntaktischen Phrasen berücksichtigt werden. Dabei werden Argumente oder thematische Rollen „übersetzt" in syntaktische Funktionen (z.B. Subjekt, Objekt). Beim Verstehen von Sätzen erfolgt dies umgekehrt (LEVELT 1993).

2.4 Die Ebene der Pragmatik

Gegenstand der Pragmatik ist der Sprachgebrauch im Rahmen zielgerichteten Handelns in sozialen Situationen. Bezeichnenderweise heißt ein klassisches Werk, das der linguistischen Pragmatik den Weg ebnete: „How to do things with words" (AUSTIN 1972). Unter dem Aspekt der Pragmatik werden soziale, kognitive und sprachliche Kompetenzen aktualisiert. Eine sehr knappe, aber brauchbare Definition der Pragmatik stammt von BATES (1976, 420): Es geht dabei um die Konventionen, „die den Gebrauch von Sprache im Kontext bestimmen".

Um eine systematischere Annäherung zu ermöglichen, ist es sinnvoll, den Begriff Kontext etwas zu differenzieren. Es sind zumindest drei Dimensionen des Kontexts zu unterscheiden, die den Sprachgebrauch bestimmen:

1. Der Sozialkontext: Der Status der Beteiligten (Symmetrie, Dominanz) und ihre Beziehungen zueinander wirken darauf ein, welche sprachlichen Mittel als angemessen erachtet werden.
2. Der Sachkontext: Die gegenständlichen Bedingungen und räumlich-zeitlichen Aspekte der Situation haben Einfluss darauf, welche Sachverhalte versprachlicht oder vorausgesetzt werden.
3. Der Sprachkontext: Die Wahl sprachlicher Formen hängt unter anderem davon ab, welche Äußerungen vorangegangen oder noch geplant sind.

Nach diesen funktional miteinander zusammenhängenden Kontextebenen sollen im Folgenden einige Grundzüge der Pragmatik skizziert werden.

2.4.1 Sozialkontext

Dass die Wahl sprachlicher Mittel von sozialen Gesichtspunkten beeinflusst wird, ist ein stilles Abkommen unter Kommunikationspartnern. Alle Beteiligten erwarten, dass sich die Einschätzung des sozialen Status von Sprecher und Adressat in der Art und Weise niederschlägt, wie sie den sprachlichen Austausch regeln. Die Äußerung *Darf ich Ihnen den Mantel abnehmen, Herr Schmidt?* lässt beispielsweise erkennen, dass der Sprecher den Adressaten für höher gestellt betrachtet, ihm zumindest Respekt entgegenbringt oder sich ihm andienen möchte. Wird sie von einem Vorgesetzten gegenüber einem Untergebenen gebraucht, besteht für diesen vielleicht Anlass zur Beunruhigung. Wird sie gegenüber einem Dreijährigen verwendet, handelt es sich um ein Spiel oder einen Scherz. Das heißt, dass ein und dieselbe Äußerung in variierendem So-

Abkommen

zialkontext mit sehr unterschiedlichen Intentionen und Wirkungen verbunden sein kann.

Eine pragmatische Grundeinheit der Sprachverwendung im sozialen Kontext ist der *Sprechakt*, der verschiedene Funktionen erfüllen kann wie Feststellen, Fragen, Begrüßen, Versprechen, Befehlen, Berichten, Warnen usw. Er ist aus mehreren simultanen Teilakten aufgebaut (VATER 1994):

Sprechakte

- Der lokutionäre Akt (lat. *locutio* das Reden) besteht in der lautlichen Äußerung (Artikulation) von Wörtern in bestimmten grammatischen Strukturen.
- Der propositionale Akt (lat. *propositio* Satzinhalt) besteht aus Referenz und Prädikation (Bezugnahme auf und Aussage über „die Welt"), z. B. *giftig (Pilz)*.
- Der illokutionäre Akt gibt an, wie die Proposition aufzufassen ist. Dadurch wird die kommunikative Funktion des Sprechakts (behaupten, fragen, warnen usw.) angezeigt.
- Der perlokutionäre Akt bezeichnet die intendierten Wirkungen des Sprechakts auf die Gedanken und Handlungen des Kommunikationspartners.

Performative Verben

Unter bestimmten Bedingungen gelingen Sprechakte; d. h. dass die perlokutionären Effekte so eintreten, wie sie der Sprecher beabsichtigt hat. Manchmal werden die Sprechakte von „performativen" Verben eingeleitet; das sind Verben, die die Art des Sprechakts (manchmal auch als Performativ bezeichnet) explizit angeben: *Hiermit taufe ich dich ... Ich ernenne Sie ... Ich segne euch ... Ich schwöre Ihnen ...* usw. Allerdings sind solche angekündigten Sprechakte eher selten. Meist müssen Intonation, Betonung, Satzmodus, Adverbien usw. als illokutionäre Indikatoren dienen.

Höflichkeitspostulat

Ein wichtiges Postulat der Konversation bringt es häufig mit sich, dass Sprechakte verwendet werden, bei denen wörtlich indizierte und tatsächliche Illokution nicht übereinstimmen. Dieses Postulat, das gerade im Hinblick auf den Sozialkontext bedeutsam ist, lautet:

SEI HÖFLICH!

Es wirkt sich speziell auf die Sprechakte, die den Charakter einer Forderung enthalten, dahingehend aus, dass „indirekte" statt direkte Sprechakte verwendet werden. Wer beispielsweise sein Gegenüber fragt *Können Sie mir sagen, wie viel Uhr es ist?* hat lediglich eine Frage, die mit ja oder nein zu beantworten ist, gestellt und keinen Befehl erteilt, wie z. B. *Sagen Sie mir, wie viel Uhr es ist*. Solche indirekten Sprechakte sind sehr häufig und können ungemein nuancenreich eingesetzt werden.

Indirekte Sprechakte

Aufgrund des Höflichkeitspostulats scheuen sich Sprecher, Forderungen direkt zu stellen und dadurch sich und andere bei einer eventuellen Zurückweisung in eine unangenehme Lage zu bringen. In der Verwendung indirekter Sprechakte spiegelt sich die Berücksichtigung des sozialen Kontexts häufig in sehr differenzierter Weise. Schon Kinder mit 3 bis 4 Jahren können plausible Urteile fällen, welche indirekt formulierten Sprechakte mit Aufforderungscharakter bei einer „alten Lady"

Beispiel	indizierter Sprechakt	intendierter Sprechakt
Hier zieht's	Behauptung	Aufforderung
Mögen Sie etwa kalten Kaffee?	Frage	Aufforderung
Geht es nicht schneller?	Frage	Aufforderung
Würde es Ihnen etwas ausmachen, zur Seite zu gehen?	Frage	Aufforderung
Ich würde hier langsamer fahren.	Feststellung	Aufforderung
Eigentlich ist es schon lange her, dass ich ein Bonbon bekommen habe.	Feststellung	Aufforderung

(Handpuppe) mehr oder weniger erfolgreich sein dürften (BATES 1976). Indirekte Sprechakte als Möglichkeit der Berücksichtigung sozialer Beziehungen können allerdings nur funktionieren, wenn ein weiteres zentrales Prinzip von den Beteiligten eingehalten wird:

SEI KOOPERATIV!

Das Kooperationsprinzip verlangt, dass der Kommunikationspartner den indizierten Sprechakt missachtet und den intendierten erschließt. Wer auf die Frage *Können Sie mir sagen, wie viel Uhr es ist?* mit *Ja* antwortet, weil dies der Frage und der Wahrheit entspricht, war zwar aufrichtig, aber nicht kooperativ. Diese Reaktion würde übrigens auf die meisten Menschen einen recht absonderlichen Eindruck machen, da sie gegen die Konventionen gerichtet ist. Das Kooperationsprinzip liegt jeder effektiven Kommunikation zu Grunde. Das beginnt schon bei äußerlichen Dingen. Man spricht mit hörbarer Stimme und in einer Sprache, die der Hörer versteht. Man hält sich an Phonologie, Syntax und Semantik dieser Sprache. Und Sprecher und Hörer beachten die Konventionen zu dem, was gesagt wird und wie es gesagt wird. Genauer gesagt: Sprecher versuchen informativ, wahrheitsgemäß, relevant und klar zu sein; und Hörer interpretieren das Gehörte in der Annahme, dass sich die Sprecher an diese Ideale halten (CLARK & CLARK 1977).

Das Kooperationsprinzip kann durch vier Maximen oder Konversationspostulate an den Sprecher konkretisiert werden:

1. Maxime der Quantität: Gestalte deinen Beitrag so informativ, wie es verlangt wird, aber nicht informativer als erforderlich.
2. Maxime der Qualität: Versuche deinen Beitrag wahrheitsgemäß zu gestalten. Das heißt: Sage nichts, was du für falsch hältst oder wofür du keine Anhaltspunkte hast.
3. Maxime der Relevanz: Gestalte deinen Beitrag so, dass er sich auf den Zweck der laufenden Konversation bezieht.
4. Maxime der Art und Weise: Sei klar. Vermeide Unklarheit, Zweideutigkeit, Weitschweifigkeit und Zusammenhanglosigkeit in deinem Sprachgebrauch.

Kooperationsprinzip

Solche Annahmen über die Kooperation haben eine hohe Plausibilität. Die Kommunikation würde schnell zusammenbrechen, wenn die Beteiligten sich nicht an solche „Übereinkommen" hielten. Andererseits gibt es „einvernehmliche" Verletzungen von Konversationspostulaten. Wie schon verdeutlicht wurde, kann eine Aufforderung als Frage formuliert werden. Ein Satz wie *Du bist aber liebenswürdig* kann offensichtlich unwahr sein und wird infolgedessen als ironisch interpretiert. Wichtig ist, dass das Kooperationsprinzip indirekte Sprechakte und implizite Bedeutungen als kommunikative Mittel möglich macht.

Implikaturen
Auf Seiten des Hörers zeigt sich das Kooperationsprinzip vor allem auch in den „konversationellen Implikaturen". Darunter sind die Schlussfolgerungen zu verstehen, die über das Gesagte hinaus gezogen werden. Man versucht, das Gemeinte zu erfassen und darauf zu reagieren. Das zeigt der folgende Dialog: A: *Mein Benzin geht zu Ende.* B: *Um die Ecke ist eine Tankstelle.* B hat lediglich die Nähe einer Tankstelle konstatiert. Aber per Implikation hat er mehr übermittelt. Er erwartet, dass A die Einhaltung der Maxime der Relevanz bemerkt. Wenn A dies tut, wird er annehmen, dass B meint, dass die Tankstelle geöffnet ist. Obwohl B. nicht geäußert hat, dass die Tankstelle geöffnet ist, hat er dies „impliziert". Wenn A die Äußerung von B nach ihrer Intention erfassen soll, so muss er diese Implikatur konstruieren als Teil dessen, was B zu übermitteln meinte (CLARK & CLARK 1977).

> Sprachliches Handeln ist also notwendigerweise eingebunden in einen sozialen Kontext und von diesem geprägt. Es verlangt, dass man sich auf sein Gegenüber einstellt und konstruktiv in den Austausch eintritt. Die Konventionen zur Abstufung von Sprechakten, die Prozesse der Schlussfolgerung vom Gesagten auf das Gemeinte, die Respektierung des Kommunikationspartners als konstruktiv Beteiligter usw. verlangen eine soziale Grundorientierung als Basis des Gelingens von Kommunikation. Das Höflichkeitspostulat und das Kooperationsprinzip mit ihren vielfältigen Konsequenzen und Effekten erweisen sich in diesem Zusammenhang als tragende Grundpfeiler.

2.4.2 Sachkontext

Äußerungen sind häufig in Sachkontexte eingebettet, auf die sie sich beziehen. Das führt meist dazu, dass Aspekte der Situation auf die Auswahl der sprachlichen Mittel Einfluss nehmen. Beispielsweise sind die räumlich-zeitlichen Verhältnisse des Sachkontexts sehr bedeutsam für die Interpretation eines Satzes wie *Ich war gestern dort.* Der Sprecher
Deixis
macht davon Gebrauch, dass die „deiktischen" Ausdrücke *gestern* und *dort* relativ zu seiner derzeitigen Position in Zeit und Raum zu interpretieren sind. Zum Zeitpunkt der Äußerung lag seine Anwesenheit an einem anderen Ort einen Tag zurück. Ebenso ist klar, dass der Sprecher nicht am gleichen Ort wie bei der Äußerung gewesen sein kann, denn sonst hätte er das deiktische Wort *hier* verwendet. Der Begriff „Deixis" (von griech. zeigen) wurde von Karl BÜHLER wiederbelebt und als genereller Terminus für alle lexikalischen und grammatischen Mittel benutzt, durch welche Äußerungen auf die räumlich-zeitlichen Situationen bezogen werden, in denen man sie verwendet (z. B. *vor, nachdem, morgen, jenseits* usw.). Der Satz *Ich war gestern dort* wäre ohne den

Bezug zur aktuellen Sprechsituation nicht mehr interpretierbar (DÜRR & SCHLOBINSKI 1994).

Auch in anderer Hinsicht ist der Sachkontext der Sprachverwendung von Bedeutung, wie das folgende Beispiel zeigt: Eine Gruppe von Menschen steht an der Bushaltestelle. Nach einiger Zeit fährt der Bus vor. Einer der Wartenden wendet sich an seinen Nachbarn mit den Worten: „Heute mal nicht zu spät". An diesem Beispiel ist das Zusammenwirken von Äußerung und Sachkontext in zweierlei Hinsicht zu erkennen. Zunächst einmal ist die Äußerung unvollständig; es fehlen das Subjekt und das Verb. Aber in pragmatischer Hinsicht kann sie durchaus ihre Funktion erfüllen. Beispielsweise kann die Äußerung bedeuten, dass der Bus normalerweise zu spät kommt, aber an diesem Tag ausnahmsweise nicht. Natürlich könnte auch gemeint sein, dass der Nachbar oder der Sprecher selbst heute einmal pünktlich waren. Viele Äußerungen beziehen Aspekte des Sachkontexts ein und ersparen sich dadurch sprachliche Anteile wie z.B. das Subjekt, das durch die Situation als gegeben angenommen werden kann. Im weitesten Sinne könnte man sie als Ellipsen oder Satzfragmente bezeichnen, die pragmatisch funktional sind.

Situationsbezug

Ferner setzt eine derartige Äußerung voraus, dass der Hörer über die Informationen verfügt, die erforderlich sind, um zur korrekten Interpretation zu gelangen. In diesem Fall wäre denkbar, dass die Beteiligten schon seit längerem um die gleiche Zeit einen Bus derselben Linie benutzen, der normalerweise zu spät kommt. Der Sprecher unterstellt also, dass dem Hörer das Wissen über den entsprechenden Sachkontext verfügbar ist. In der Pragmatik nennt man diese Unterstellung eines Informationsstands „Präsupposition" (BATES 1976). Bei der Planung einer Äußerung spielen Präsuppositionen eine sehr wichtige Rolle.

Präsupposition

Der Sachkontext kann auch eine Rolle spielen bei der Entscheidung darüber, welche Information als Thema eines Satzes gewählt wird. In pragmatischer Hinsicht weisen die meisten Sätze eine funktionale Zweiteilung auf, die aus „Thema" (*topic*) und „Kommentar" (*comment*) besteht. Das Thema bezieht sich auf eine Information, von der angenommen werden kann, dass sie der Hörer auf Grund seines Wissens eindeutig identifizieren kann. Oft ist sie im Sachkontext der Redesituation gegenwärtig (z.B. *dieses Buch*). Über dieses Thema wird nun ein Kommentar gegeben (z.B. *hat mir meine Frau geschenkt*). Der Kommentar enthält die Information, die dem Hörer (vermutlich) noch unbekannt ist (CLARK & CLARK 1977). Das Thema belegt die erste Position im Satz. Häufig ist es mit dem Subjekt identisch. Wenn eine andere Konstituente in diese Position gebracht und dadurch zum Thema gemacht wird (Topikalisierung), tritt das Subjekt hinter das Verb. Bei einem Krankenbesuch wären z.B. folgende Äußerungen möglich:

Thema und Kommentar

a) Hier wurde ich auch schon vom Chefarzt operiert.
b) Der Chefarzt hat mich hier auch schon operiert.

Äußerung a) wäre pragmatisch plausibler. Mit dem Thema *hier* wird auf die augenblickliche Situation des Adressaten Bezug genommen (gegebene Information), während der nicht anwesende *Chefarzt* als Thema weniger geeignet wäre. Der Sachkontext legt es auch nahe, den

Kommentar eher im Passiv zu formulieren (*wurde ... operiert*) als im Aktiv (*hat ... operiert*), da die Rolle des Operierten typischerweise eine passive ist. Obwohl beide Sätze den gleichen (propositionalen) Inhalt haben (*operieren [Chefarzt, Sprecher]*), beziehen sie sich in sehr unterschiedlicher Weise auf den Sachkontext und setzen dadurch jeweils andere Akzente.

2.4.3 Sprachkontext

Die Thema-Kommentar-Gliederung eignet sich als Übergang zu den Aspekten des Sprachkontextes, da diese funktionale Zweiteilung oft weniger vom unmittelbaren Sachkontext als vielmehr vom Zusammenhang mit den vorausgegangenen Äußerungen abhängt. Sehr häufig hat eine Konversation nicht die unmittelbar gegebene Sachsituation oder Aspekte davon zum Inhalt, sondern Vergangenes, Zukünftiges, Hypothetisches usw. Es ist eines der markantesten Merkmale menschlichen Sprachgebrauchs, dass dadurch die Kommunikation von der Bindung an das Hier und Jetzt befreit wird. Mit sprachlichen Mitteln ist es jederzeit möglich, Kontexte zu schaffen, auf die dann die wirklich informativen Äußerungen Bezug nehmen können. Selbst wenn ein Sprecher nur die Absicht hat, mitzuteilen: *Der Junge liest ein Buch*, muss erst ein angemessener Kontext herbeigeführt werden, durch den das Thema etabliert wird.

Kontext herstellen

A: Übrigens, Axel, erinnerst du dich an den Jungen, nach dem du gefragt hattest?
B: Na klar.
A: Also, er ist drüben in der Bibliothek.
B: Im Ernst?
A: Ja, er liest ein Buch. (vgl. MILLER 1981, 125)

Die Einleitungsfloskel „übrigens" ist eines der typischen konventionellen Signale für die Eröffnung eines neuen Themas. Die namentliche Anrede bestimmt den nächsten Sprecher. Die folgende Frage führt das Thema ein und erfordert eine Antwort. Viele solcher Themeneröffnungen enthalten zudem Hinweise darauf, warum der Hörer daran interessiert sein könnte (*nach dem du gefragt hattest*). Durch die Antwort *Na klar* wird das Thema gebilligt und die Initiative an A zurückverwiesen. Jetzt folgt aber noch nicht der entscheidende Kommentar, sondern eine Art Zwischenkommentar, der erst einen sachlogischen Kontext dafür schaffen soll (*Bibliothek*). Mit der Äußerung *Im Ernst?* gibt B gewissermaßen eine Empfangsbestätigung für die Aussage und zugleich ein konventionelles Signal für den Sprecher fortzufahren. Schließlich ist der Boden vorbereitet für den Kommentar, den A ursprünglich geben wollte.

Ellipsen

Manche Äußerungen sind nur bei entsprechendem Sprachkontext als akzeptabel anzusehen. Zu diesen gehören die Ellipsen (griech. *elleipsis* Auslassung). So gehört es zur korrekten Form der Beantwortung einer Ergänzungsfrage, dass das in der Frage vorerwähnte Material ausgelassen wird: z.B. *Wo sind die Äpfel? (Die Äpfel sind ...) Im Korb.* Die Frage bildet hier den Sprachkontext für die Antwort. Es wäre unkorrekt oder zumindest auffällig, auf solche Fragen nicht elliptisch zu antworten.

Manchmal liefert bereits ein Teil einer Äußerung den erforderlichen Sprachkontext, um einen anderen Teil der gleichen Äußerung elliptisch formulieren zu können (oder zu müssen). Eine solche Form der Ellipse liegt vor, wenn koordinierte Teilsätze reduziert werden: z.B. *Der Vater spielte Klavier, die Mutter (spielte) Gitarre und der Sohn (spielte) Saxophon.* Oder: *Hans holte die Decke und (Hans) legte sich schlafen.* Bei manchen Ellipsen wird anscheinend die Valenz des Verbs verletzt, aber durch den Sprachkontext bleibt die Äußerung korrekt: z.B. *Endlich war die Suppe fertig. Also aß er (die Suppe).* Während diese Ellipsen nicht unbedingt obligatorisch sind, sondern aus stilistischen Gründen wünschenswert, gibt es obligatorische Ellipsen von Subjekten z.B. in Infinitivkonstruktionen und in Imperativen: z.B. *Petrus fing an (Petrus) zu weinen. Gib (du) mir den Ball!*

Stark vom Sprachkontext abhängig ist der Gebrauch der Artikel. Aus pragmatischer Sicht geht es dabei nur um das Merkmal der Definitheit, durch die die Referenz des begleiteten Nomens eingegrenzt wird. Mit dem definiten (bestimmten) Artikel drückt der Sprecher aus, dass etwas bereits bekannt ist oder als bekannt vorausgesetzt werden kann: z.B. *Das Buch ist spannend.* Falls das gemeinte Buch nicht schon durch den Sachkontext vorgegeben ist, muss es zuerst sprachlich eingeführt worden sein oder die Verwendung der Artikelform *das* wäre nicht korrekt. Mit dem indefiniten (unbestimmten) Artikel hebt der Sprecher einen Sachverhalt hervor und drückt aus, dass er als unbekannt angesehen wird: z.B. *Manche Menschen lesen nie ein Buch.* Im Plural wird die Unbestimmtheit durch den Wegfall des Artikel ausgedrückt: z.B. *Ich lese gerne Bücher.* Auf jeden Fall muss sehr häufig der Sprachkontext berücksichtigt werden, um entscheiden zu können, wann die Verwendung einer definiten oder indefiniten Artikelform angemessen ist.

Besonders ausgeprägt zeigt sich die Abhängigkeit vom Sprachkontext bei der Verwendung von Pronomina. Dabei handelt es sich nämlich meist um sprachliche Einheiten, die zu einem anderen Ausdruck im vorangehenden Kontext, dem so genannten Antezedens, in einer anaphorischen Beziehung steht (griech. *anaphorein* hinaufbewegen). Die Referenz eines Pronomens ist nur durch Bezug auf ein Antezedens bestimmbar: z.B. *Die Mutter und der Lehrer kamen herein. Zuerst begrüßte er die Klasse.* Das Nomen *Lehrer* und das Pronomen *er* beziehen sich auf dieselbe Person (Koreferenz). In diesem Fall besteht Klarheit bei der Interpretation des Pronomens. Ist kein eindeutiges Antezedens zu identifizieren, so ist die Verwendung eines Pronomens nicht angemessen: z.B. *Der Polizist und der Lehrer kamen herein. Zuerst begrüßte er die Klasse.* Pronomina können aber auch kataphorisch (hinabbewegen) verwendet werden: z.B. *Als er zurücktrat, war Jelzin ein Wrack.* In diesem Fall wird das Pronomen auf den folgenden sprachlichen Kontext bezogen.

Solche Beispiele der kontextangemessenen Sprachverwendung zeigen, wie sehr sich Sprecher bei der Wahl ihrer sprachlichen Mittel auf die Bedürfnisse des Hörers einzustellen versuchen. Dabei spielt die Überlegung eine zentrale Rolle, welche Information bereits als gegeben ange-

Artikel

Pronomina

nommen werden kann und welche erst noch eingeführt werden muss. Wenn A an B die Äußerung adressiert *Es hat schon wieder nicht geklappt*, so muss er Grund zu der Annahme haben, dass B weiß, was mit *es* gemeint ist. Es muss sich auf eine Handlung oder ein Ereignis beziehen, das gelingen oder misslingen kann. Ferner muss B wissen, dass A selbst oder ein anderer Akteur das Ereignis mindestens schon einmal erfolglos herbeizuführen versuchte (*schon wieder*). Wenn das Informationsmaterial, das dieser psychologischen Präsupposition zu Grunde liegt, aber nicht vorausgesetzt werden kann, dann muss ein Sprachkontext geschaffen werden, in dem diese Information explizit enthalten ist: z. B. *Gestern habe ich zum dritten Mal versucht, den Führerschein zu machen.*

2.4.4 Weitere Themen der Pragmatik

Das Gebiet der Pragmatik ist schwer abzugrenzen. Es bestehen unterschiedliche Vorstellungen darüber, wie eng oder weit der Pragmatikbegriff zu fassen sei. Einerseits gibt es Bemühungen, Pragmatik auf diejenigen Fragestellungen zu beschränken, die für eine Theorie der Grammatik relevant sind; andererseits kann man sich auch für alle Konventionen interessieren, die für das Gelingen von Sprachhandlungen bedeutsam sind. Hierzu gehören beispielsweise die für die Organisation einer Konversation sehr wichtigen Konventionen des Sprecherwechsels (*turn taking*). Wie signalisiert beispielsweise ein Sprecher, dass er mit seinem Beitrag noch fortfahren möchte, dass irgend jemand oder eine ganz bestimmte Person seinen Beitrag aufgreifen und weiterführen soll? Wie reisst man die Sprecherrolle an sich, ohne in der Konversation destruktiv zu wirken, bzw. wie lässt sich eine solche Unterbrechung verhindern?

turn taking

Nicht nur für solche Bedingungen gibt es implizite Konventionen des „richtigen" Verhaltens, sondern auch für die Art und Weise, wie man ein Thema eröffnet, wechselt oder abschließt (z. B. *Ja, das ist ein weites Feld*). Besonders beim Telefonieren kann man regelrechte Rituale bei der Beendigung eines Gesprächs beobachten. Ebenso gibt es Strategien der „Reparatur" oder Revision (*repairs*), wenn eine Konversation gestört wird oder ins Stocken gerät. Besonders wenn ein Kommunikationspartner signalisiert, dass er eine Äußerung nicht verstanden hat, sind solche Revisionsstrategien nötig. Sie können beispielsweise darin bestehen, dass das ursprünglich Gesagte lediglich (lauter) wiederholt wird. Es kann aber dabei auch zusätzliche Information eingefügt werden. Oder es wird nur ein kritischer Teil der Äußerung mit weiterführenden Erläuterungen versehen. Solche Mittel der Diskurssteuerung sind natürlich in gewissem Ausmaß kulturabhängig. Aber sie sind auch Ausdruck eines generellen Höflichkeitspostulats und Kooperationsprinzips.

Diskurssteuerung

Nach manchen sprachwissenschaftlichen Richtungen gehören auch Konversationsanalysen (z. B. Verkaufsgespräche), der Aufbau einer Argumentation und Erzählstrukturen (Narrative) zum Gebiet der Pragmatik (DÜRR & SCHLOBINSKI 1990). Hier werden allerdings die Grenzen zur Rhetorik oder Textlinguistik äußerst unscharf. Auch para-

Ausdehnung

sprachliche (Tonfall, Betonung) und extralinguistische Mittel der Kommunikation (Gestik, Mimik, Körperhaltung) werden manchmal als Gegenstand der Pragmatik betrachtet. Überhaupt zeigt sich, dass es anscheinend keine allgemein akzeptierten Kriterien gibt, die eine beliebige Ausdehnung des Gebiets der Pragmatik verhindern könnten.

3 Schlusswort

Die verschiedenen Teile dieses Beitrags haben Strukturbereiche oder Beschreibungsebenen des sprachlichen Systems charakterisiert. Gleichzeitig wurden dadurch auch Elemente menschlichen Sprachwissens erfasst. Die Sachverhalte der Phonologie, Morphologie, Syntax, Semantik und Pragmatik existieren nicht nur als als Abstraktionen. In irgendeiner Weise sind sie auch im Zentralnervensystem individueller Sprachbenutzer repräsentiert. Dort sind sie zum Funktionssystem der Sprachverarbeitung zusammengeschlossen. Über die Architektur dieses Funktionssystems gibt es natürlich sehr unterschiedliche Vorstellungen. Sicher ist, dass die einzelnen Strukturbereiche nicht streng getrennt zu sehen sind. Sie haben Schnittstellen. Beispielsweise ist der phonologische Code Grundlage der lautsprachlichen Kommunikation. Ohne ihn gäbe es keine Wörter und Sätze. Morphologische Merkmale interagieren mit phonologischen Eigenschaften. Die Kategorien und Valenzen von Wörtern haben Einfluss darauf, welches syntaktische Satzgerüst zu erzeugen ist, und die syntaktische Struktur ist für die sematische Interpretation eines Satzes mitbestimmend.

Solche Feststellungen sollen jedoch nicht den Eindruck erwecken, dass Sprache als inneres Funktionssystem einen einheitlichen Sachverhalt darstellt, in dem alles mit allem zusammenhängt. Viel eher besteht es aus spezialisierten Untereinheiten, die zusammenarbeiten, indem sie in einer geordneten Weise ihren Output an andere Einheiten weiterleiten. Dabei laufen sicher eine Reihe von Verarbeitungsprozessen parallel ab. Eine rein serielle Verarbeitung wäre viel zu ineffektiv und langsam für die zeitlichen Erfordernisse einer angeregten Konversation. Die Tatsache, dass in Sekundenbruchteilen auf allen Sprachebenen Dutzende von Möglichkeiten erwogen und Entscheidungen getroffen werden, kommt nicht zum Bewusstsein.

Das Wissen, mit dem dieses Funktionssystem operiert, ist enorm komplex und abstrakt. Dennoch eignen es sich Kinder unter normalen Umständen in kurzer Zeit, mühelos und ohne besondere Anleitung an. Wenn sie mit drei bis vier Jahren den Grundstock ihrer Muttersprache beherrschen, denkt kaum jemand daran, dass sie möglicherweise eine der größten Lernleistungen ihres Lebens bereits vollbracht haben. Auch das Sprechen erscheint vielen Menschen als eine Selbstverständlichkeit. Dass sich dabei in jeder Sekunde mehrere Hundert Muskelereignisse vollziehen, die in einer exakten zeitlichen Abstimmung zusammenspielen müssen, ist unserem Bewusstsein nicht zugänglich. Daher wissen die wenigsten Personen, dass sie beim Sprechen „über eine der kompli-

Sprachwissen

Sprachverarbeitung

Spracherwerb

ziertesten motorischen Fertigkeiten [verfügen], die die meisten Menschen jemals beherrschen" (MILLER 1993, 95).

Sprachpathologie

Die sprachpathologischen Tatsachen zeigen deutlich, dass der anscheinend so mühelose Erwerb und die selbstverständliche Verfügung über sprachliches Wissen und Sprechfertigkeiten aus vielerlei Gründen beeinträchtigt sein können. Dies weist darauf hin, dass Sprache und Sprechen eine vielgestaltige Wirklichkeit darstellen, die in sehr spezifischer, selektiver Weise störbar ist. Die Sprachwissenschaft liefert der Sprachheilpädagogik und Logopädie die Terminologie, Beschreibungsmöglichkeiten und Erklärungsansätze, um die jeweils einmalige Binnenstruktur beeinträchtigter Sprech- und Sprachfunktionen genauer erfassen zu können. Sie hilft, den Blick auf das Detail, auf Zusammenhänge, auf die Systematik zu richten.

Medizin

Martin Ptok

1 Einleitung

Es dürfte allgemein akzeptiert sein, dass eine Störung der Kommunikationsfähigkeit für den betroffenen Menschen eine wesentliche Beeinträchtigung sein kann. Zur (Wieder-)Herstellung der Kommunikationsfähigkeit bieten eine Reihe von Disziplinen, z. B. die Sprachheilpädagogik und „die" Medizin ihre Dienste an. In „der Medizin" beschäftigt sich insbesondere das Fachgebiet der Phoniatrie und Pädaudiologie (ärztlicher Part) bzw. die Logopädie (nicht-ärztlicher Part) mit der Ätiologie, Pathogenese, Symptomatologie, Diagnostik, Therapie und Prognose von Kommunikationsstörungen. Die Phoniatrie und Pädaudiologie kooperiert mit anderen Fachgebieten wie der Hals-Nasen-Ohrenheilkunde (z. B. bei Patienten mit Larynxkarzinomen), Zahn-Mund-Kieferchirurgie (z. B. bei Kinder mit Lippen-Kiefer-Gaumenspalten), Kieferorthopädie (z. B. bei Kindern mit Dysgnathien), Humangenetik (z. B. bei genetischen Fehlbildungsyndromen) und Neuropädiatrie (z. B. bei Kindern mit allgemeinen kognitiven Defiziten).

Ebenfalls bestehen enge Kooperationen mit der Pädagogik, so insbesondere mit der Sprachheilpädagogik (z. B. bei der gemeinsamen Beurteilung der Frage, ob ein Kind einen Sprachheilkindergarten besuchen soll) und der pädagogischen Audiologie (früher Pädoaudiologie) bei der gemeinsamen Betreuung schwerhöriger Kinder.

Gerade vor dem Hintergrund eines in den letzten Jahren geänderten Verständnisses des Begriffes Krankheit, zunehmendem Konkurrenzdruck im „Gesundheitsmarkt" und drastisch knapper werdender finanzieller Ressourcen im öffentlichen Gesundheitswesen ergeben sich Fragen wie:

- Wie kann man unter Berücksichtigung der heutigen sozioökonomischen Gegebenheiten *Medizin* definieren?
- Wie kann man „Krankheit" definieren?
- Welches Selbstverständnis hat die heutige Medizin?
- Welche Leitsätze zur Gesundheits- und Sozialpolitik gibt es?
- Wie sieht die Medizin die Kooperation zwischen sich und anderen Disziplinen?
- Welche Rolle sieht „die Medizin" für sich bei der Diagnostik und Therapie von Kommunikationsstörungen?

Die Phoniatrie/Pädaudiologie ist das medizinische Fachgebiet für Kommunikationsstörungen

Eine enge Zusammenarbeit mit anderen medizinischen und nichtmedizinischen Fachgebieten ist für die Phoniatrie/Pädaudiologie sehr wichtig.

Knappe finanzielle
Ressourcen im Gesund-
heitswesen zwingen
zum Umdenken bei der
Aufgabenverteilung

Selbstkritisch muss auch gefragt werden, ob die Medizin daran interessiert ist, vor dem Hintergrund massiver finanzieller Restriktionen Diagnostik und Therapie von Kommunikationsstörungen anderen Disziplinen zu übertragen. Konkret könnte dies ja z.B. bedeuten, dass die
Medizin die komplette Verselbständigung der Logopädie aktiv unterstützt (so dass die Logopädie das akademische, nicht-medizinische
Gegenstück zur Phoniatrie/Pädaudiologie werden könnte) und sie nicht
mehr unter dem „Schirm der Medizin" haben möchte, womit auch
Leistungen von Logopäden nicht mehr unter die Zahlungspflicht der
Krankenkassen fallen.

2 Definition von „Medizin"

Leider wird nur allzu oft von „der Medizin" gesprochen, ohne dass
scharf genug darauf hingewiesen wird, was denn eigentlich unter dem
Begriff „Medizin" verstanden werden soll. So lassen z.B. anderenorts
zu lesende Sätze wie „Die Logopädie stand lange Zeit unter der Vorherrschaft der Medizin" offen, ob hiermit beklagt sein soll, dass der Beruf „Logopädie" in Deutschland laut Bundesangestelltentarif (BAT) ein
medizinischer Hilfsberuf ist, oder ob hiermit gemeint sein soll, dass
„die Logopädie" sich nach medizinisch wissenschaftlichen Erkenntnissen ausgerichtet hat bzw. ausrichten sollte.
Deshalb erscheint es zunächst erforderlich zu klären, was unter „Medizin" verstanden werden kann.

Medizin kann völlig
unterschiedlich definiert
werden.

„Medizin" kann u. a. definiert werden

1. als etwas von außen Kommendes (z. B. diagnostische Verfahren, Medikamente, Therapien), das den Betroffenen (Kranken, Patienten) hilft bzw. helfen soll,
2. als Wissenschaft von den Erkrankungen, ihrer Diagnostik und ihrer Therapie,
3. als Heilkunst, basierend auf wissenschaftlichen Erkenntnissen oder auch basierend auf der individuellen Erfahrung des Heilenden oder
4. als Sammelbegriff für jenes komplexe Gefüge aus Ärzteschaft, medizinischen
Assistenzberufen, Krankenversicherungen, kassenärztlichen Vereinigungen,
medizinischen Diensten, Apothekenwesen usw., innerhalb dessen Krankheiten
bzw. Gesundheitsstörungen für das Individuum (scheinbar) kostenfrei behandelt werden und dem somit eine wesentliche gesundheits- und auch sozialpolitische Aufgabe zufällt.

3 Medizin als heilendes, helfendes oder therapeutisches Agens

3.1 Medizin im weiteren Sinn

Medizin kann prinzipiell als jegliche Maßnahme oder Agens verstanden werden, das tauglich ist, Gesundheit oder Wohlbefinden herzustellen bzw. Krankheiten abzumildern oder zu verhüten.
Nach diesem globalen Verständnis wären z. B. bei einem Krebskranken alle Maßnahmen, die geeignet sind, ihm zu helfen, als „Medizin" zu bezeichnen. Hierunter würden dann nicht nur Medikamente und Operationen, sondern auch ein trostspendendes Gespräch mit dem Pfarrer, ein einfühlsames Streicheln des Ehepartners usw. fallen. Unter den Begriff „Medizin" würden dann auch Maßnahmen fallen, die bei relativ geringen Befindlichkeitsstörungen eine Linderung bewirken, z. B. ein Urlaubstag bei Stress im Büro oder eine Sprecherziehung bei einem Manager, der eine „vollere" Stimme zum Überzeugen seiner Geschäftspartner wünscht.

Medizin als jegliche Intervention zur Besserung der Gesundheit und des Wohlbefindens

3.2 Medizin im engeren Sinn

Die genannten Interventionen mögen alle vom Volksmund als Medizin bezeichnet werden. Ärzte meinen allerdings in der Regel etwas anderes, wenn sie von „Medizin" sprechen. Hier spielt der Wissenschaftsanspruch eine deutliche Rolle: Es sind Therapeutika oder therapeutische Maßnahmen gemeint, deren Wirksamkeit bekannt (oder zumindest sicher vermutet werden) und deren Kosten von den Krankenkassen übernommen werden. Insbesondere würde man unter „Medizin" diejenigen Maßnahmen verstehen, deren Anwendung und Durchführung sich bei gleichen oder vergleichbaren Krankheitsfällen als wirksam erwiesen haben. Man könnte also anhand von Statistiken etc. nachweisen, dass die zum Einsatz gekommene Maßnahme effizient bzw. effektiv ist, der Einsatz wäre evidenzbasiert. Generell müsste dann allerdings unterschieden werden zwischen dem individuellen Nutzen für den Patienten (Benefit, „micro-/clinical level"), der Wirksamkeit (Effizienz, „meso-(management) level") sowie des allgemeinen Nutzens (auch für die Gesellschaft, „macro/policy level").
Verwendet man diese Definition, setzt man das Gefügedenken über Ätiologie und Pathogenese, Symptomatik, Diagnostik, Therapie und Prognoseabschätzung in der Regel voraus.
Ein weiteres Diskriminationskriterium könnte die potenzielle Gefahr von Nebenwirkungen oder Risiken der Therapien sein. So wird man z. B. in der Regel ohne allzu große Risiken bei einem Patienten mit Rekurrensparese eine Stimmtherapie durchführen können. Andererseits: die Parameter für eine individuell adaptierte Reizstromtherapie können nur unter lupenlaryngoskopischer Kontrolle ermittelt werden. Die Tatsache, dass für diese Therapie eine Endoskopie erforderlich ist, macht

Medizin als von ärztlicher Seite „Verabreichtes"

Bewertung medizinischer Maßnahmen hinsichtlich Benefit, Effizienz und Nutzen

Therapien und Nebenwirkungen und Risiken

sie nicht „risikolos", so dass diese Therapie nur vom Arzt begonnen werden darf.

Inwieweit andere therapeutische Interventionen mit Risiken behaftet sind ist derzeit völlig ungeklärt. Denkbar wäre z.B., dass eine nicht entwicklungsproximale Therapie bei einem Kind mit schwerer Spracherwerbsstörung zu einer Traumatisierung führt. Selbst die Tatsache, dass eine Therapie erfolglos durchgeführt wird, bedeutet ja ein Risiko bzw. eine Nebenwirkung, nämlich dann, wenn das Kind durch die erfolglose Therapie unverhältnismäßig lange sprachauffällig bleibt.

Die Erstattungsfähigkeit von Therapien ist gerade in letzter Zeit sicher kein scharfes Diskriminationskriterium mehr: so ist allenthalben bekannt, dass die sogenannten „Grippemittel" nicht mehr von den Krankenkassen erstattet werden, dass aber andererseits im Einzelfall „Außenseiter"-Maßnahmen (z.B. Bachblütentherapie o.ä.) bezahlt werden. Maßnahmen für Stimm-, Sprach- und Sprechtherapien zählen, sofern sie vom Arzt verordnet und von zugelassenen Leistungserbringern durchgeführt wurden, in der Regel als „medizinische Maßnahmen", d.h. als Maßnahmen, die vom Arzt indiziert und deren Kosten von den Krankenkassen erstattet werden. Aber auch hier gibt es Ausnahmen: immer wieder erleben wir es, dass die Kostenerstattung für Sprachtherapien ohne für uns nachvollziehbaren Grund abgelehnt wird. Häufig wird eine Kostenerstattung für eine Sprachtherapie abgelehnt mit der Begründung, dass es sich um eine pädagogischerseits durchzuführende Maßnahme handelt, andererseits werden Lerntherapien, durchgeführt von Pädagogen, bezahlt. Gelegentlich scheint bei der Kostenerstattungspolitik die Tatsache, ob das Kind bereits eingeschult ist oder nicht, eine Rolle zu spielen: ist das Kind noch im Vorschulalter, werden die Kosten übernommen, ist das Kind bereits eingeschult, wird die Kostenübernahme verweigert. Eine Differenzierung in „medizinische" und „nichtmedizinische" Maßnahme ist natürlich unter klinisch-wissenschaftlichen Aspekten vom Inhalt der Maßnahme nicht nachzuvollziehen, eine Erstattungsfähigkeit seitens der Krankenkassen ist also keineswegs mehr ein Instrument zur Diskriminierung zwischen „medizinischen" und „nichtmedizinischen" (z.B. pädagogischen) Maßnahmen. Maßnahmen wie Operationen, Gabe von Antibiotika etc. würden, folgt man der wissenschaftsorientierten Definition, dann auch von „der Medizin" (hier Medizin als Organisationsgefüge) durchgeführt und finanziell getragen werden. Andere, z.B. seelsorgerische Maßnahmen, würden zwar von der „Medizin" durchaus als potenziell nützlich anerkannt, die entstehenden Kosten hierfür aber nur in Sonderfällen übernommen werden.

Risiken bzw. Nebenwirkungen von Sprachtherapie sind nicht systematisch untersucht worden.

Kostenerstattung von Therapiemaßnahmen

4 Medizin als wissenschaftliche und heilkundliche Disziplin

In dem Maße, in dem die Medizin als Naturwissenschaft betrieben wurde, also seit der zweiten Hälfte des 19. Jahrhunderts, hat sich die Identität der Medizin aufgehoben und sich in die Identität der Heilkunst, ausgeübt durch Ärzte und nicht-ärztliches medizinisches Personal, und die der wissenschaftlich forschenden Medizin gespalten. Während der Arzt sich am kranken Individuum orientiert, fragt der Forscher nach allgemein gültigen Gesetzmäßigkeiten und vertritt das Erkenntnisstreben. Ursprünglich bestand weder die Möglichkeit noch das Interesse, Forschung und ärztliche Praxis zu trennen.

Dualität der ärztlichen Tätigkeit

4.1 Medizin als wissenschaftliche Disziplin – der Arzt als Forscher

Das Wissenschaftsfach Medizin versteht sich als Naturwissenschaft mit Wurzeln in der Biologie, der Physik und der Chemie. Zur Medizin gehören u. a. die Fächer Anatomie, physiologische und klinische Chemie, Histologie und Pathologie. Erkenntnisse aus anderen Gebieten wie Phonetik und Linguistik werden zumindest teilweise adaptiert.

Die Medizin als Wissenschaft will Ätiologie, Pathogenese, Symptomatologie, Diagnostik und Therapie von Erkrankungen systematisch erforschen und Regelhaftigkeiten erkennen. Die medizinische Systematisierung hat sich also im Vergleich zu früheren Zeiten von der vorwiegend phänomenologischen Betrachtungsweise und der Registrierung typischer Symptomenkomplexe zugunsten einer möglichst ätiologischen und auch topischen Einteilung verschoben. Dabei werden weiterhin Hypothesen gebildet, die jedoch wie alle wissenschaftlichen Erkenntnisse ständig zu überprüfen sind.

Der Arzt als Forscher

Es wird immer wieder diskutiert, inwieweit „Medizin" als selbstständiges naturwissenschaftliches Fach gelten kann. Diese Diskussion ist sicherlich berechtigt, wenn man berücksichtigt, dass die Medizin als wissenschaftliche Disziplin bereits seit langem davon abgerückt ist, nur „das Gesicht der Krankheiten" zu beschreiben und rein erfahrungsbasierte Interventionen zur Heilung oder Linderung der Beschwerden anzubieten (so wie es z.B. die Homöopathie tut). Gerade die Suche nach der Ursache der jeweiligen Störung bringt es zwangsläufig mit sich, dass Erfahrungen und Erkenntnisse aus anderen wissenschaftlichen Disziplinen berücksichtigt werden müssen. Ein besonders prägnantes Beispiel hierfür ist die Molekularbiologie: Auf der Suche nach der Ursache von Erkrankungen werden mehr und mehr molekulargenetische Untersuchungsergebnisse mit zu berücksichtigen sein. Somit verwendet die Medizin in hohem Maße Ergebnisse, Techniken und Erfahrungen aus einem anderen Gebiet, nämlich der Molekularbiologie.

Ist die Medizin ein eigenständiges wissenschaftliches Fach?

Molekulargenetische
Aspekte der Sprachent-
wicklungsstörungen

Dies soll am Beispiel der „spezifischen Spracherwerbsstörung" (SES, im Angloamerikanischen als „specific language impairment" bezeichnet) demonstriert werden:
Die Literatur zu dieser Störung geht heute nahezu übereinstimmend davon aus, dass genetische Faktoren bei SES eine Rolle spielen.
Diese Aussage basiert auf:

1. Untersuchungen an den Geschwistern und Eltern betroffener Kinder,
2. Untersuchungen an eineiigen und zweieiigen Zwillingen und
3. Analysen der Vererbung von SES in großen, über mehrere Generationen reichenden Stammbäumen.

Ergebnisse der zu 1. und 2. durchgeführten Untersuchungen besagen lediglich, dass genetische Faktoren bei Sprachstörungen (inklusive Stottern, Dyslexie, u.a.) eine mehr oder weniger große Rolle spielen. Untersuchungen zu Punkt 3 lassen die Annahme zu, dass es Formen der SES gibt, die dominant vererbt werden, also einem klaren Erbgang folgen.
So sind bereits die Stammbäume von sechs Familien mit SES beschrieben worden. Anhand solcher Stammbäume kann die Humangenetik mit Hilfe von Kopplungsanalysen und „Positional Cloning" relevante Gene für Sprache und deren Störungen finden.
In diesem Zusammenhang haben Molekularbiologen festgestellt: „Of course, neither the statistical evidence of familial aggregation, nor the family studies in and of themselves or the twin studies, can prove the genetic hypothesis. What is needed, is direct evidence that there is a characteristic difference in the gene structure that distinguishes the normals from the dysphasics" (GOPNIK & CRAGO 1991).
Bei einer Familie (Familie KE), in der gehäuft schwere Sprachstörungen festgestellt wurden, konnte die molekulargenetische Analyse einen autosomal dominanten Erbgang nachweisen: Man hatte in dieser Familie eine Kopplungsanalyse durchgeführt und eindeutig zeigen können, dass auf Chromosom 7, in der Region q31, Gene lokalisiert sein müssen, die im defekten Zustand für die Sprachstörung in der Familie KE verantwortlich sind. Interessant ist, dass in dieser Region kürzlich auch Kandidatengene für Autismus kartiert wurden. Bereits 1988 wurde ein Kind beschrieben, bei dem der Verlust der chromosomalen Region 7q31.2–q32.3 mit dem Fehlen der Sprache einherging. Es ist wahrscheinlich nur eine Frage der Zeit, bis das Gen bzw. die Gene isoliert und die Mutation bzw. die Mutationen charakterisiert sein werden, die für die schwere Sprachstörung in der Familie KE verantwortlich sind. Damit wäre dann die Genetik dieser Sprachstörung zumindest in dieser Familie bewiesen. Die eigentliche „Arbeit" würde dann allerdings erst beginnen: man müsste nämlich herausfinden, welche Veränderungen (z.B. in der Proteinproduktion) durch die Genmutation hervorgerufen werden. Der nächste Schritt wäre dann die Analyse der Funktion dieses Proteins. Denkbar wäre z.B., dass durch die Genmutation ein für den Spracherwerb wichtiges Protein nicht oder in nicht ausreichendem Maße produziert wird. Die Therapie der Spracherwerbsstörung würde sich ab diesem Moment drastisch ändern: es wäre nicht mehr eine

„Therapie" beim Logopäden oder Sprachheiltherapeuten erforderlich, vielmehr könnte man sich (vielleicht) darauf beschränken, das fehlende Protein dem Kind zuzuführen.

Es ist davon auszugehen, dass die molekulare Analyse in weiteren Familien mit Sprachstörungen weitere Gene zutage fördern wird, die für die normale Entwicklung und den Erhalt von Sprache und für Sprachstörungen wichtig sind.

Akzeptiert man, dass andere wissenschaftliche Disziplinen wie Anatomie, Physiologie, Genetik etc., aber auch Phonetik, Physik u. a. nicht ausgeklammert werden, sondern Teilaspekte dieser Fächer ein integraler Bestandteil der Medizin sind, dann allerdings ist „Medizin" sehr wohl die wissenschaftliche (Sammel-)Disziplin zur Erforschung, Diagnostik, Therapie und Prävention von Erkrankungen.

4.2 Medizin als heilkundliche Disziplin

Von ILLICH stammt der Vorwurf, dass die Menschheit auf dem besten Wege sei, sich der Medizin auszuliefern und damit die Umwandlung der sozialen und gesellschaftlichen Übel in ein Dauerkranksein zu erreichen. Bezogen auf Kommunikationsstörungen würde dies Fragen aufwerfen wie:

Ist jede Störung der Sprachentwicklung tatsächlich ein „medizinisches" Problem und darf somit als Krankheit bezeichnet werden? Ist jede Stimmstörung (z. B. auch die Altersstimme) eine Erkrankung?

Diese Überlegungen weisen auf ein Kernproblem der heutigen „Heilkunst" Medizin hin, nämlich der Definition von Krankheit und die Abgrenzung von „krank" und „gesund" bzw. „normal". Gerade diese Abgrenzung ist für den Bereich der Kommunikationsstörungen außerordentlich brisant.

Ist jede Störung eine Krankheit?

5 Der Begriff „Krankheit" am Beispiel der spezifischen Sprachentwicklungsstörung

Als „spezifische Sprachentwicklungsstörung (SES)" kann eine verzögerte und/oder gestörte Sprachentwicklung verstanden werden, die nicht durch erkennbare sensorische oder andere kognitive Defizite erklärbar ist.

Wie steht nun „die Medizin" zur SES? Kann die Medizin SES als Krankheit auffassen und somit eine Leistungspflicht des vertragsärztlichen Systems befürworten? Kann die Medizin evidenzbasierte Interventionsmaßnahmen empfehlen/anbieten (siehe hierzu ausführlich 2)? Kann die Medizin den Standpunkt vertreten, bei der SES handele es

Wann ist der Spracherwerb bei einem Kind noch normal, wann sollte interveniert werden?

sich um eine reine Lernstörung, deren Therapie nur in den Aufgabenbereich der (Sonder-)Pädagogik fällt?

Spätestens bei diesen Fragen muss sich die „Wissenschaft Medizin"
eine gewisse Hilflosigkeit eingestehen. Diese Hilflosigkeit beginnt bei
dem Versuch, einerseits „Krankheit" und andererseits „normal" zu definierten.

Gehen wir im Folgenden zunächst von einem Kind aus, das mit sechs
Jahren noch erhebliche Lautbildungsfehler sowie morphologisch-syn-
taktische Fehler aufweist. Das periphere Hörvermögen, das Sehvermö-
gen und die sonstigen kognitiven Fähigkeiten seien normal, die Sprach-
anregung durch das Elternhaus perfekt. Psychisch-traumatisierende Erlebnisse hätte dieses Kind nicht erlitten. Kaum ein in der Praxis Tätiger
würde wohl zögern, diesem Kind eine Sprachentwicklungsstörung zu
attestieren.

In der täglichen Praxis würde man also schnell zu dem Schluss kommen, die Sprachentwicklung sei nicht normal. Was aber ist normal?
Kann die Wissenschaft Medizin _normal_ überhaupt hinreichend genau
beschreiben?

5.1 Was ist normal, was krankhaft?

Das große Problem beim Umgang mit dem Begriff _normal_ ist, dass er
zu jenen verwaschen Begriffen gehört, die in einem stillschweigenden
Konsens mit erheblichen Unschärfen benutzt werden. Dabei erfordert
gerade der Begriff der Krankheit auch einen Normbegriff oder Standard, um eine Abgrenzung überhaupt erst zu ermöglichen.

Es ist daher sicherlich die Frage erlaubt, ob man, gerade auf dem Gebiet der Kommunikationsstörungen, das sogenannte Normale oder die
Normalität überhaupt in sinnvoller Weise definieren kann. Es gilt daher zu überlegen, ob die sogenannte Normalität eine ausreichende
Grundlage für die Diskriminierung gegenüber Störungen oder Erkrankungen ermöglicht.

Die einfachste Möglichkeit, Normalität zu erfassen, ist, statistische Kriterien anzuwenden und zu definieren, ab wann Normalität beginnt und
welchen Umfang sie erfasst. Die bekannteste dieser statistischen Möglichkeiten ist die von dem Mathematiker GAUSS eingeführte Glocken-
kurve. Sie dient häufig dazu, einen normalen Bereich von einem krank-
haften Bereich abzugrenzen, indem als Normbereich das arithmetische
Mittel ± der zweifachen Standardabweichung angenommen wird. Das
entspricht 95,45 % in der vermuteten Verteilung der Messwerte – und
dies gewöhnlich in symmetrischer Form, so dass auf jeder Seite rund
2,5 % der Messwerte fallen, die per Definition als nicht der Norm entsprechend angesehen werden.

Bezogen z. B. auf den Spracherwerb könnte dies bedeuten, dass man im
Rahmen einer Querschnittsuntersuchung zunächst ermittelt, welche
Laute wie viele Kinder in einem fest definierten Alter bereits aktiv be-
herrschen. Dann wird ein Mittelwert ermittelt und die Standardabwei-
chung berechnet. Als krankhaft oder auffällig würden demnach die
Kinder bezeichnet werden, die zu den schlechtesten 2,5 % gehören.

_„Normal" ist ein ver-
schwommener Begriff,
der stillschweigend
von medizinischen und
nichtmedizinischen Diszi-
plinen mit erheblichen
Unschärfen benutzt
wird._

_Gauß-Verteilung
und Normalität_

Abgesehen davon, dass es hinreichend verlässliche Zahlen zum Lauter-
werb überhaupt nicht gibt, gäbe es aber auch (verlässliche Zahlen einmal vorausgesetzt) gegen die Verwendung von Normbereichen eine
Fülle von gravierenden Einwänden. So geht z. B. der erwähnte Normalbereich von drei Voraussetzungen aus, die in der Praxis selten, wenn
überhaupt, gegeben sind:

a) der Erkenntnis, dass die Messwerte einer Gauß-Verteilung entsprechen,
b) einer umfangreichen Probe an Gesunden,
c) entsprechenden Proben an einem Kollektiv von Kranken mit der ge-
   suchten Störung.

Zum besseren Verständnis der „medizinischen Normalität" muss man
beachten:

5.1.1 Normalität ist nicht identisch mit dem Mittelwert. Norm und Durchschnitt sind logisch voneinander unabhängig

Zwar bedeutet die Norm im übertragenen Sinn den Durchschnittsty-
pus, also etwa das durchschnittlich gut sprechende Kind, die durchschnittlich gute Stimme usw. Allerdings eignen sich für diesen *typologi-
schen* Durchschnitt der *Median*, in bestimmten Fällen auch der *Modus*
besser als das von Extremwerten stark beeinflusste arithmetische Mittel. Aus Gründen der Bequemlichkeit des Rechnens wird aber häufig
das arithmetische Mittel gewählt und die überwiegend gar nicht vorhandene Gaußsche-Verteilung unterstellt.
Zwei grundsätzliche Einwände sind nicht zu entkräften:

Durchschnitt, Median, Modus

> a) Ein Durchschnitt sagt nichts über die Norm, wenn man diese als optimale
>   Funktion auffasst. Sie ist dann ein qualitatives, kein quantitatives Merkmal
>   und als solches nur schwer, wenn überhaupt, berechenbar.
> b) Die Position nahe an einem Durchschnitt bedeutet nicht mehr „Normalität"
>   als eine solche am Ende des gewählten Bereiches.

5.1.2 Welche Normgrenzen soll man verwenden?

Diese Überlegungen führen zur Frage nach den Normgrenzen bzw. den
Verteilungen. Multimodale Verteilungen sind beim Menschen die Ausnahme, wohl aus Gründen der genetischen Selektion. Innerhalb der
unimodalen Verteilungen überwiegen die asymmetrischen. Die Streuung kann in der Medizin durchaus eine einseitige sein. In der Praxis
findet man gewöhnlich folgende Möglichkeiten:

Das Problem der Streuung von Messwerten

a) Oft liegen logarithmische Verteilungen vor, die man leicht in Nor-
   malverteilungen transformieren kann.
b) In anderen Fällen braucht die mangelnde Symmetrie keine praktische Bedeutung zu haben.

c) Oft überlagern sich zwei verschiedene Kollektive oder Wirkungen, die getrennt behandelt werden müssten.

d) Wenn ein Teil der Gesunden keinen messbaren Wert ausweist (also z. B. kein Kind in der untersuchten Population einen pathologischen Lauterwerbsprozess aufweist), erhält man eine sogenannte asymmetrische linksschiefe Verteilung, die besonders dann auftritt, wenn sie gegen 0 geneigt ist.

Was für den Normalbereich der Gauß-Verteilung gesagt wurde, gilt auch für die Percentile: Die Ausdehnung ist rein willkürlich („arbitrarisch"). Es hat sich in der Klinik sogar bewährt, zwei verschiedene Normbereiche zu benutzen:

a) Bei Suchmethoden, ob überhaupt eine Erkrankung vorliegt, schaden falsch negative Ergebnisse mehr als falsch positive; man wird also größere Normbereiche wählen. Ähnliches würde man also auch von Screening-Tests zu Kommunikationsstörungen fordern.

b) Bei einmal erkannter Krankheit (resp. Kommunikationsstörung) kommt es für die Differentialdiagnose darauf an, nur Methoden und Bereiche zu benutzen, die nicht durch eine größere Zahl falsch positiver Ergebnisse belastet sind und damit in die falsche Richtung führen. Man benötigt sinngemäß einen engeren Normbereich.

5.1.3 Wie vermischen sich statistisch Gesunde und Kranke?

Ein weiterer Einwand bezieht sich auf die häufige Vermischung von Gesunden und Merkmalsträgern bei der Normwertbestimmung. Die optimale Trennlinie zwischen Gesunden und Kranken wird gewöhnlich durch den Schnittpunkt beider Verteilungen gegeben. Schon geringe Verschiebungen gegenüber diesem Schnittpunkt, wie sie die Klinik durchaus erfordern kann, führen zu einer verhältnismäßig großen Zunahme falsch positiver oder falsch negativer Ergebnisse. Korrekter wäre es daher, den „Bereich der Norm" durch den Bereich des Üblichen zu ersetzen, da er hinsichtlich Gesundheit und Krankheit nichts präjudiziert.

Wie trennt man zwischen „normal" und „nicht"

5.1.4 Zum Problem der einfachen und der korrelierten Normalität

Statistisch ergibt sich die Forderung nach mehrdimensionalen Normbereichen: Messwerte, die einzeln im Normbereich liegen, brauchen bei gemeinsamer Betrachtung nicht mehr in den zweidimensionalen Normbereich (gewöhnlich eine Ellipse) zu fallen. Wenn man von der (zweifelhaften) Voraussetzung ausgeht, dass jeder Test etwa 95 % „Normale" und 5 % „Nicht-Normale" liefert, so müssen zwei voneinander unabhängige Tests $0,95 \times 0,95$ „Normale" usw. erbringen. MURPHY hat eine Tabelle über die zu erwartenden Ergebnisse solcher Test-Batterien aufgestellt. Er zog daraus die maliziöse Folgerung: „Gesund ist eine

Person, die nicht genügend untersucht wurde ..." (zitiert nach R. GROSS 1983, 105). Das gilt sicherlich auch für (sprachauffällige?!?) Kinder!

5.1.5 Normalität und Epidemiologie

Vermutlich gibt es keine absolute Normalität, vielmehr nur eine relative, für eine bestimmte Rasse, für ein bestimmtes Einzugsgebiet, vor allem aber: für bestimmte Lebens- und Umweltbedingungen. Auch die Zahl falsch positiver und falsch negativer Resultate wird entscheidend von der Morbidität in einer bestimmten Population bestimmt. MURPHY schreibt mit Recht, dass einige Individuen hinsichtlich Lebens- und Arterhaltung mehr fit in der einen, andere in einer anderen Umgebung sind. Mit anderen Worten: Wenn „Normalität" die beste Eignung zum Überleben bedeutet, ist sie abhängig von den Umweltbedingungen. In diesem Sinne wissen wir nicht, ob eine Sprachentwicklungsstörung (d.h. eine Auffälligkeit im Spracherwerb) nicht eine Strategie der Anpassung ist, weil möglicherweise körpereigene Ressourcen für andere Fähigkeiten, z.B. motorische, alloziert werden.

Abweichungen von der Normalität als „Überlebensstrategie"

5.1.6 Dichotomie „krank" und „gesund"?

„Trennen ist eine dem menschlichen Geist notwendige Operation; aber alle bloße Trennung ist künstlich. Das Diskrete ist nur gedacht. Kontinuität ist ein Merkmal der Wirklichkeit" (C. F. VON WEIZSÄCKER, zitiert nach R. GROSS 1983, 108). Das Analysieren des Spracherwerbs zeigt, dass es keine diskreten Intervalle gibt, sondern fließende Übergänge. Dies gilt für alle anderen Kommunikationsstörungen wie für die Krankheiten überhaupt. In ganz besonderem Maße gilt dies für Entwicklungsprozesse: Hier denke man nur an die Veränderungen der Bandscheiben in der Wirbelsäule. Würde man degenerierte Bandscheiben bei einem über 90-Jährigen feststellen, würde man dies vermutlich als normal bezeichnen, eine gleiche Veränderung bei einem 20-Jährigen dagegen als „krankhaft". Gleiches gilt in „umgekehrter" Richtung für die Sprachentwicklung: eine universelle Dyslalie ist sicherlich bei einem siebenjährigen Kind „pathologisch", bei einem eineinhalbjährigen Kind „normal". Wie aber ist eine partielle Dyslalie bei einem vier Jahre alten Kind zu bewerten? Wir können hierbei sicher nicht die verbreitetste und auch naivste Vorstellung von „gesund" und „krank" im Sinne einer Dichotomie verwenden. Der Realität kommen taxonomische Verfahren viel näher, wobei die einfache Taxonomie aufgrund qualitativer Merkmale durchaus ergänzt und ersetzt werden kann durch gemessene Parameter im Sinne einer numerischen Taxonomie.

Graduelle Übergänge zwischen „gesund" und „krank"

Als Schlüsselsatz der Medizin darf nach R. GROSS (1983, 96–120) gelten: Während für den jüngeren Erwachsenen die volle Integration der Lebensprozesse „normal" ist, sind sowohl das Kind wie der alternde Mensch durch die Dissoziation einzelner Körperfunktionen und durch einen Mangel an Stabilität gekennzeichnet.

5.1.7 Kombination metrischer und verbal deskriptiver Befunde

Die größte Schwierigkeit für eine statistische Definition der Normalität bringt in Klinik und Praxis die häufige Kombination metrischer und verbaler Befunde.

So kann z.B. ein „metrischer" Befund des psycholinguistischen Entwicklungstests (Prozentrang 65) mit einem deskriptiv verbalen Befund kombiniert werden („..hatte aber Schwierigkeiten, den Test konzentriert mitzumachen, brauchte häufig Aufforderungen...“). Ein weiteres Beispiel: In der Beschreibung von Stimmstörungen werden ebenfalls metrische Befunde (Dynamik und Umfang im Stimmfeld, Offenquotient im EGG) mit einem verbal deskriptiven Befund (verringerte Randkantenverschieblichkeit bei der Lupenstroboskopie) durchaus sehr sinnvoll kombiniert.

Die Verbindung metrischer Daten mit verbalen Urteilen gilt im Wesentlichen für alle klinisch relevanten Organe und Diagnosen.

Die Medizin als wissenschaftliche Disziplin wie als Heilkunst tut sich also schwer, Störungen der Kommunikation als „noch normal" oder als „krankhaft" zu klassifizieren. Auch die zukünftige Kenntnis möglicher genetischer Zusammenhänge wird hier nicht unbedingt weiterhelfen, da man sicher verschiedene Penetranzen feststellen wird.

6 Therapie vor dem Hintergrund eines erweiterten Krankheitsbegriffes

Trotz der genannten Unschärfen müssen zunächst vor einer (möglichst kausal orientierten) Therapie Gesundheitsstörungen zu Einheiten gleicher Ätiologie, Pathogenese und Manifestation zugeordnet werden. Darüber hinaus wird die Manifestation von Krankheiten im Rahmen eines dreidimensionalen Konzeptes als Manifestation einer Gesundheitsstörung aufgefasst. Diese drei Dimensionen sind:

1. Störung der biologischen und/oder psychischen Struktur und Funktion,
2. Störungen der Fähigkeiten der betroffenen Personen zur Ausführung zweckgerichteter Handlungen,

Impairment, Disability, Handicap

3. Störungen der sozialen Stellung oder Rolle der betroffenen Person und ihrer Fähigkeiten zur Teilnahme am gesellschaftlichen Leben.

7 Medizin als Gefüge von Ärzten, medizinischen Assistenzberufen, Krankenkassen, kassenärztlichen Vereinigungen

Bei dem Versuch, die Rolle der Medizin, auch im interdisziplinären Tätigkeitsverbund, zu definieren, muss die Rolle des Arztes berücksichtigt werden. In der modernen westlichen Gesellschaft schien bis vor kurzem weitgehend Übereinstimmung darüber zu herrschen, dass es Aufgabe der Medizin sei, Kranke zu heilen, ihre Leiden zu lindern und Leben zu erhalten. Dieses starke Interesse der Gesellschaft, aber auch des Einzelnen an der Gesundheit der Gesellschaftsmitglieder ist nicht ausschließlich humanitärer Natur, sondern stark eigennützig. Die Erziehung eines Kindes und die Ausbildung eines Menschen zu einem Funktionsträger sind mit erheblichen Kosten verbunden, die möglicherweise vergeblich wären, würde die Arbeitsfähigkeit dieses Menschen verloren gehen. Zu viel Krankheit würde also möglicherweise den reibungslosen Ablauf des komplexen gesellschaftlichen Lebens stören und ist somit zu vermeiden. Hierbei nimmt der Arzt aufgrund des Diagnosemonopols eine entscheidende Position ein: nur die Ärzte können z. B. entscheiden, ob eine Arbeitsunfähigkeit gegeben ist, sie entscheiden über den Grad der Behinderung, über Rehabilitationskuren usw.

Der Beruf des Arztes oder der Beruf eines nichtärztlichen medizinischen Assistenzberufes werden aber keineswegs in einem rechtsfreien Raum ausgeübt, vielmehr gibt es strenge Richtlinien. Diese betreffen u. a. Organisationsformen (z. B. die Aufteilung in medizinische Fachgebiete mit genau definierten Weiterbildungs- und Prüfungsordnungen), Kooperationsprinzipien (innerhalb der Fachgebiete Aufteilungen in ärztliche und nichtärztliche Tätigkeiten), berufsständische Aspekte wie Berufsverbände für ärztliche und nichtärztliche Berufe, Ärztekammern mit hierarchischer Gliederung auf mehreren Ebenen, kassenärztliche Vereinigungen, Krankenkassen und Krankenversicherungen sowie finanzielle Aspekte wie Bewertungsmaßstäbe (EBM), Bugdetierungen, Sondervereinbarungen, Verträge mit Spitzenverbänden der Krankenkassen usw. Diese strikte Regelung sowie die finanziellen Vorgaben haben dazu geführt, dass der „Medizinmarkt" mittlerweile ein weitgehend geregelter Markt ist. Dies bedeutet: nicht Angebot und Nachfrage regeln den Markt, sondern staatliche oder quasi-staatliche Vorgaben. Im Gegensatz hierzu arbeiten z. B. Legasthenie-Institute in einem freien Markt: sie dürfen Werbung machen, dürfen expandieren, dürfen die Therapieform anbieten, die sie für richtig halten.

Die Reglementierung der Medizin liegt darin begründet, dass die Medizin helfen und heilen soll, ohne auf finanzielle Aspekte allzu sehr Rücksicht nehmen zu müssen.

Dieser weit gefasste Anspruch der Medizin erweist sich jetzt angesichts knapper werdender finanzieller Ressourcen als Falle ohne Ausweg: einerseits soll die Medizin nach neuesten Erkenntnissen helfen und hei-

Das medizinische System ist stark gegliedert und reglementiert

len, andererseits fehlt das Geld für die konsequente Umsetzung. Konkret könnte dies bedeuten, dass Phoniater und Pädaudiologen eine Kommunikationsstörung diagnostizieren sollen, dass aber eine Therapie im medizinischen Bereich (z. B. durch Logopäden) nicht möglich ist.

8 Zusammenarbeit mit anderen Disziplinen

Budgetierung als Ursache der Limitierung therapeutischer Maßnahmen

Vor dem Hintergrund des o.g. ist es, bei allen vorhandenen Unsicherheiten, Unschärfen und Unwägbarkeiten, Aufgabe der in der Medizin Tätigen, bei Gesundheitsstörungen adäquate Interventionsmaßnahmen zu indizieren, durchzuführen oder die Durchführung von Interventionsmaßnahmen zu überwachen.

Seitens der Medizin werden Tätigkeitsbereiche für Pädagoginnen und Pädagogen prinzipiell in der Induzierung, Modifizierung und Optimierung des Lernverhaltens und des Lernens gesehen. Liegen physiologische Lernvoraussetzungen vor, geht der Mediziner von pädagogischen Maßnahmen aus, liegen pathophysiologische Voraussetzungen vor, geht der Mediziner von heil- bzw. sonderpädagogischen Maßnahmen aus.

Der alte Streit, ob die Pädagogen nur symptomorientiert arbeiten und Mediziner dagegen nur ätiologieorientiert, ist vor dem Hintergrund heutiger Kenntnisse absurd: Ursache und Symptom werden von beiden Disziplinen unterschiedlich gebraucht und können somit nicht für eine vergleichende Wertung der Arbeit herangezogen werden. Wichtig ist vielmehr der interdisziplinäre Wissens- und Erfahrungsaustausch, um Störungen der „Körperhomöostase" – auch während physiologischer Entwicklungsprozesse – besser zu verstehen und therapieren zu können.

9 Zukünftige Aufgaben der Medizin

Weitaus mehr Daten zu Kommunikationsstörungen sind dringend notwendig

Hinsichtlich der Kommunikationsstörungen wird die Medizin sowohl als wissenschaftliche Disziplin wie als Heilkunst wie auch als Partner im sozialpolitischen Gefüge bessere Daten zur normalen wie gestörten Kommunikationsfähigkeit ermitteln müssen. Dies betrifft so unterschiedliche Gebiete wie die molekulargenetischen Aspekte der SES, den normalen und gestörten Spracherwerb, Therapieeffizienzstudien etc.

Andererseits können Kommunikationsstörungen, genau wie andere Erkrankungen, nicht mehr ausschließlich im naturwissenschaftlichen Bezugssystem analysiert werden. Vielmehr müssen verhaltens- und sozialwissenschaftliche Dimensionen mit einbezogen werden. Dies bedeutet: Es muss eine Verlagerung der Wissensproduktion von dem somatolo-

gisch-naturwissenschaftlichen Krankheitsverständnis hin zu einem so-
ziopsychosomatischen Verständnis und eine Verlagerung der Wissens-
anwendung von der individuenzentrierten kurativen zu einer ökologisch und präventiv orientierten Medizin stattfinden. Hier ist eine Kooperation mit nichtmedizinischen Fächern, die sich ebenfalls mit
humanen Kommunikationsstörungen beschäftigen, zwingend erforderlich.
Produktive Erkenntnisse und hilfreiche Nutzanwendungen resultieren
aus einem in der Medizin in den letzten Jahren eben erst begonnenen
Dialog zwischen Natur- und Sozialwissenschaftern und einem Dialog
zwischen Forschern und denjenigen, welche drängende Probleme im
Gesundheitswesen thematisieren.

Psychologische Grundlagen

Udo Schoor

1 Sprachheilpädagogische Psychologie

1.1 Die Brückenfunktion zwischen Psychologie und Sprachbehindertenpädagogik

Schwierigkeiten beim Sprechen, Zuhören, Schreiben und Lesen führen zur Frage, weshalb ein Mensch das sprachliche Zeichensystem zur Verständigung mit anderen Mitmenschen nicht ungestört gebrauchen kann.

Befasst sich die Psychologie mit der Klärung dieser Frage, so ergeben sich hieraus Themenstellungen, die sich in ihrer Bedeutung für die Sprachbehindertenpädagogik und Logopädie grob einteilen lassen in:

- psychologische Aspekte der Störungen des Spracherwerbs und des Sprachsystems,
- psychologische Aspekte der Störungen des Sprachgebrauchs im sozialen Kontext,
- psychologische Aspekte der Störungen der Sprecherpersönlichkeit,
- psychologische Aspekte der Diagnostik und Förderung bei Sprachbehinderten.

Die Bearbeitung dieser Themenbereiche führt wiederum zu spezifischen Problemstellungen, die u.a. in folgender Weise skizziert werden können:

- Auswirlungen unterschiedlicher Entwicklungsbedingungen für den Erwerb von Sprache in gesprochener und schriftlicher Form,
- Beeinträchtigungen der kognitiven, sensorischen, motorischen, emotionalen, sozialen Bedingungsvariablen in ihrer Wirkung auf Sprachstrukturen und Prozesse des Sprachgebrauchs,
- Sprachprozesse in ihrer Abhängigkeit von gestörten sprachlichen Einheiten (Laut, Wort, Satz, Text),
- Störungen im Prozess des Aufbaus bzw. der „Gestaltwerdung" einer sprachlichen Äußerung,
- Behinderungen im Gebrauch von Sprache für zielgerichtetes Handeln,
- Lern- und Motivationsprobleme beim Erwerb von Sprache (bzw. Sprachen) in gesprochener und schriftlicher Form,
- Sprachstörungen in ihrer Wirkung auf das Selbstkonzept des Sprechers und das Fremdkonzept der Hörer,

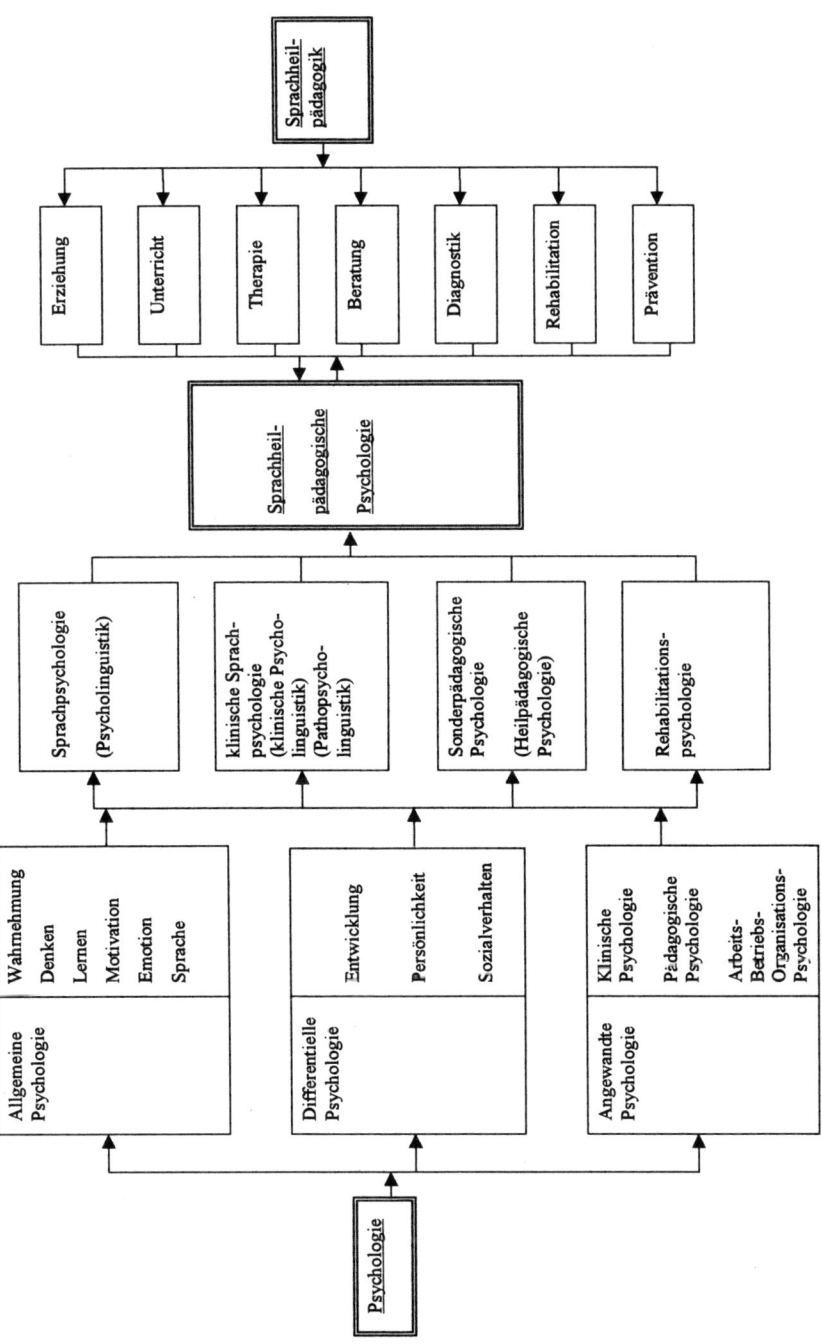

Abb. 1: Die „Brückendisziplin" Sprachheilpädagogische Psychologie

- Störungen im Sprachhandeln in ihrer Bedeutung für die zwischenmenschliche Kommunikation,
- Sprachstörungen als Ausdruck von Persönlichkeitsstörungen,
- Psychologische Aspekte der Diagnostik, Beratung, Förderung und Rehabilitation bei Sprachbehinderten.

Klinische
Sprachpsychologie

Pathopsycholinguistik

Klinische Psycholinguistik

Einige der Themen, die sich auf Sprachstörungen und deren Behandlung beziehen, sind Gegenstand der „klinischen Sprachpsychologie" bzw. der „Pathopsycholinguistik" oder der „klinischen Psycholinguistik".

Diese Teildisziplinen werden aber dem skizzierten Aufgabenfeld nicht gerecht, denn Diagnose, Förderung und Rehabilitation haben nicht nur die Sprachstörungen, sondern das gesamte Mensch-Umwelt-Beziehungssystem im Blick.

Die subsidiäre Funktion der Psychologie für das „probabilistisch" geprägte (sonder-)pädagogische Handlungsfeld lässt sich meines Erachtens am besten begrifflich mit „sprachheilpädagogische Psychologie"

Sprachheilpädagogische
Psychologie

fassen.

Mit dieser Bezeichnung kann die „Brückenfunktion" (GRÖSCHKE 1999) der psychologischen Teildisziplin verdeutlicht werden:

Zum einen bestimmt die Sprachheilpädagogik mit ihren Aufgaben das sozial-gesellschaftliche Handlungsfeld, für das psychologisch begründete Problemlösungen bereitgestellt werden müssen; und zum anderen liegt sprachheilpädagogische Psychologie im Schnittbereich psychologischer Teildisziplinen, die der allgemeinen, differenziellen und angewandten Psychologie zugeordnet sind (zur Einteilung siehe ZIMBARDO 1983, KRECH und CRUTCHFIELD 1985). Besondere Bedeutung kommt der Sprachpsychologie (in der neueren Literatur synonym verwendet: „Psycholinguistik") zu, denn aus den von ihr erforschten Regelhaftigkeiten im Erwerb und Gebrauch von Sprache können Störbedingungen als auch Bedingungen der „Entstörung" abgeleitet werden. Die Brückenfunktion der sprachheilpädagogischen Psychologie und ihre interdisziplinäre Verflochtenheit wird in Abbildung 1 veranschaulicht.

1.2 Das Arbeitsmodell der sprachheilpädagogischen Psychologie

Sprachheilpädagogische Psychologie als spezifische Teildisziplin im Schnittpunkt der allgemeinen, differenziellen und angewandten Psychologie vereinnahmt die Denkmodelle, Theorien und Forschungsschwerpunkte dieser Disziplinen.

Grundmodell zur
Verhaltenserklärung

Dem Arbeitsmodell der sprachheilpädagogischen Psychologie, das sowohl die Vielfalt der psychologischen Modelle und Theorien als auch die von der Sprachheilpädagogik vorgegebenen Problemstellungen berücksichtigen kann, soll hier das „Grundmodell zur Verhaltenserklärung" von NOLTING und PAULUS (1996; vgl. die Seiten 38, 96, 195) zugrunde liegen (Abb. 2: Grundmodell des psychischen Systems).

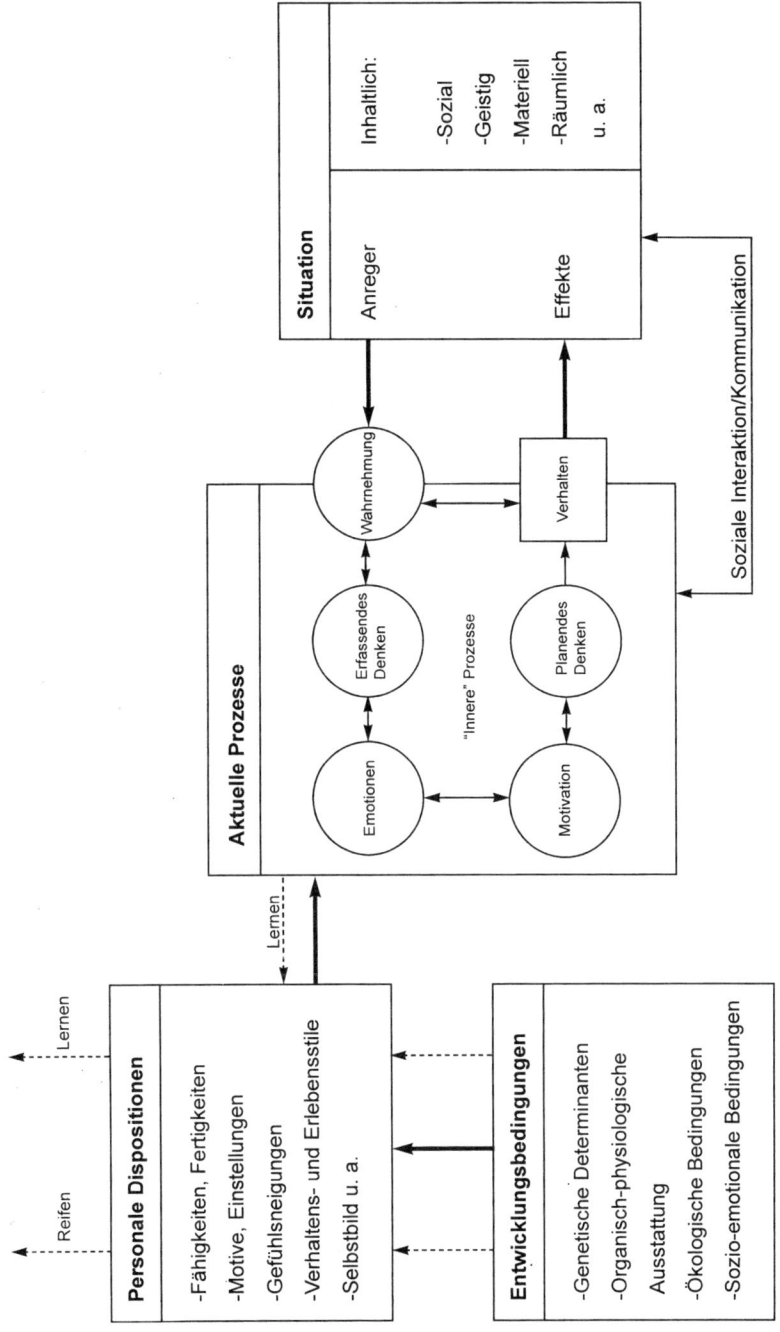

Abb. 2: Grundmodell des psychischen Systems

Im Zentrum des Modells stehen die aktuellen Prozesse des Erlebens („innere" Prozesse, da Erleben auch von nicht klar bewussten oder unbewussten Vorgängen bestimmt wird) und des Verhaltens. Erleben und Verhalten als aktuelle psychische Prozesse werden aus dem Zusammenwirken von Situationsfaktoren und personalen Dispositionen erklärt. Die Dispositionen bzw. Persönlichkeitsmerkmale, die der Mensch in einer konkreten Situation aktualisiert, sind geprägt durch das Zusammenwirken von Entwicklungsbedingungen sowie von Reifungs- und Lernprozessen. Der Einfluss der aktuellen Prozesse auf die soziale Umwelt und die Wirkungen der Umwelt auf das Verhalten und Erleben sind Ergebnis des interaktionalen Austausches.

Das Sprachverhalten – und damit auch seine Störungen – sind ein spezifischer Ausschnitt aus dem Verhaltens- und Erlebensbereich des Menschen. Die dem Grundmodell inhärenten allgemeinen Aussagen über das Verhalten und Erleben können analog angewandt werden.

Werden die allgemeinen Aussagen und Erklärungen zum Verhalten und Erleben auf die spezifische Situation der sprachbehinderten Menschen übertragen und inhaltlich akzentuiert dargestellt (was nur ausschnittweise, exemplarisch geschehen kann), so kann aus dem „Grundmodell des psychischen Systems" das „Arbeitsmodell der sprachheilpädagogischen Psychologie" abgeleitet werden (siehe Abbildung 3).

Das Arbeitsmodell hat heuristischen Charakter. Es ist keine psychologische Theorie des sprachbehinderten Menschen, sondern es repräsentiert jenen dynamischen Wirklichkeitsausschnitt, der Gegenstand der sprachheilpädagogischen Psychologie ist.

Für die folgenden Ausführungen hat das Modell Leitfunktion: Die aktuellen Prozesse der Sprachverarbeitung und ihrer Störungen, die Auseinandersetzung mit beeinträchtigter Kommunikation sowie das diagnostische und beraterische Handeln werden unter dem Blickwinkel des Zusammenwirkens von personalen und sozialen Bedingungen beschrieben.

2 Sprachverarbeitungsprozesse und ihre Störungen

2.1 Modellierung von Sprachverarbeitungsprozessen

Sprachproduktion und Sprachwahrnehmung werden in integrierten Modellen der Sprachverarbeitung in ihren strukturellen und prozessualen Komponenten beschrieben (LEVELT 1989, RICKHEIT & STROHNER 1993, HERRMANN & GRABOWSKI 1994).

Übereinstimmende Grundannahme ist bei diesen Modellen, dass bei der Produktion und Rezeption von Sprache Module zusammenwirken, die aus jeweils drei symmetrischen Verarbeitungskomponenten bestehen:

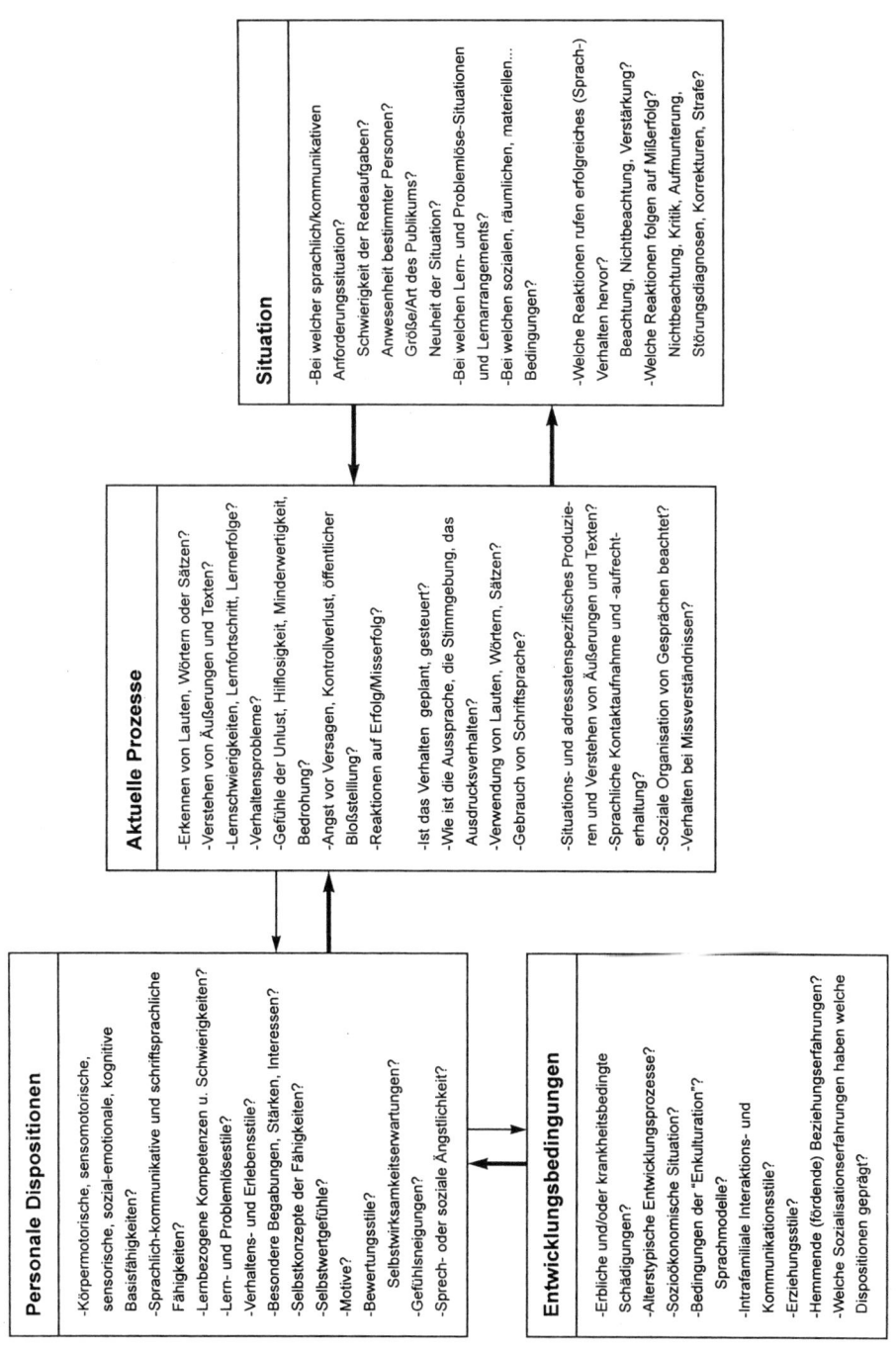

Abb. 3: Arbeitsmodell der sprachheilpädagogischen Psychologie

Sprachproduktion

Konzeptualisierung

Formulierung
Artikulation

Sprachwahrnehmung

Sprechwahrnehmung
verstehen
Interpretation

Konzeptuelles
Gedächtnis

Wortformen-
Gedächtnis

Phonologisches
Arbeitsgedächtnis

Die Sprachproduktion gliedert sich in die Konzeptualisierung (Planung und Repräsentation eines zu vermittelnden Inhalts), in die Formulierung (Prozesse, die den konzeptuellen Inhalt in eine sprachliche Form übersetzen) und in die Artikulation (Realisierung der phonetischen Kette).

Bei der Sprachwahrnehmung werden unterschieden: die Phase der Sprechwahrnehmung (Prozess der Analyse einer Lautfolge), die Phase des Verstehens (Erfassung der wörtlichen Bedeutung einer Äußerung) und die Phase der Interpretation (assoziative und schlussfolgernde Prozesse, die den rezipierten Inhalt mit vorhandenem Wissen in Beziehung setzen).

Grundlegend für die Verarbeitungsprozesse ist der Rückgriff auf die mentale Repräsentation von Wissen (Gedächtnissysteme). Unterschieden werden u. a. das modalitätsunspezifische konzeptuelle Gedächtnis (Verknüpfung von Begriffen im konzeptuellen Netzwerk), modalitätsspezifische Gedächtnissysteme (z. B. auditive und visuelle Vorstellungen), das episodische Gedächtnis (Ereignisse im raum-zeitlichen und autobiografischen Kontext), das phonologische Gedächtnis (Wortformengedächtnis) und das grammatische Gedächtnis (morphologische und syntaktische Regeln). Da jeder aktualisierte Gedächtnisinhalt im Prozess seiner Verarbeitung über eine bestimmte Zeitdauer präsent gehalten werden muss, bedarf es des Einsatzes eines temporär wirksamen Arbeitsgedächtnisses (z. B. das phonologische Arbeitsgedächtnis; vgl. BADDELY 1997).

Auch wenn sich die Modellvorschläge hinsichtlich der Struktur kognitiver Systeme und Prozesse und in den Ausformungen der Prozessebenen sowie ihrer Rückkopplungsprozesse unterscheiden, so können aus den Grundannahmen des vorgestellten Modells auch aufgrund ihrer empirischen Evidenz (so lassen sich z. B. bei zentral bedingten Sprachstörungen stufenbezogene, isolierte Ausfälle beschreiben) Störungen in den Sprachverarbeitungsprozessen abgeleitet werden.

2.2 Störungen in der Sprachproduktion

> Ein erfolgreicher Sprecher muss sich vergegenwärtigen, warum er was – wie – wann – wo – zu wem – mit welcher Wirkung äußern will.

Störungen bei der
Konzeptualisierung

Störungen in der Phase der Konzeptualisierung treten auf, wenn der Zugriff auf Wissen über sich selbst, über den Zuhörer, über die Situation erschwert ist, wenn die mit der Äußerung unausgesprochen implizit übermittelten Inhalte (Präsuppositionen) nicht beachtet werden und die Inhalte nicht ziel- und adressatenspezifisch bereit gestellt werden können.

Die Fähigkeit, Sprache „sozialisiert" am Partner zu orientieren und die Perspektive des anderen miteinzubeziehen, bildet sich in der ungestörten Sprachentwicklung ab dem 4. Lebensjahr heraus (SZAGUN 1996[6]). „Egozentrisches Denken" erschwert die adressatenbezogene Perspektivierung der Äußerung.

Mit der Erzeugung der Redeabsicht in vorsprachlicher Form weiß der Sprecher, was er mitteilen möchte. Diese Konzeption muss nun in eine sprachliche Form gebracht werden. Zu den aktivierten Begriffen im konzeptuellen Gedächtnis müssen über „Vermittlungsstrukturen" (DAMASIO 1992) Wortformen aus dem phonologischen Gedächtnis gefunden werden. Der Zugriff zu den Wortformen („Wortfindung") kann – unterschiedlich begründet – in folgender Weise erschwert sein (vgl. BALLSTAEDT 1998, GLÜCK 1998):

Störungen bei der Wortfindung

a) Konzeptuelle Störungen zeigen sich in kategorienspezifischen Benennungsproblemen und in semantischen Paraphasien (Ersatzwort hat inhaltlichen Bezug zum Zielwort).

b) Die Vermittlung vom Konzept zur Wortform ist beeinträchtigt: Wörter werden zwar verstanden, aber die richtige Wortform wird nicht gefunden.

c) Zum Konzept wird keine Wortform gefunden (Versuch der Umschreibung).

d) Zur gespeicherten Wortform besteht kein Zugriff („Es liegt mir auf der Zunge"; phonologische Hinweisreize helfen bei der „Deblockierung").

e) Wortformen sind unvollständig im phonologischen Gedächtnis repräsentiert; es kommt zu phonematischen Paraphasien (das Zielwort wird lautlich verfehlt).

Phonematische Paraphasien

Mit dem Äußerungsinhalt wird noch keine syntaktische Gestaltung festgelegt, denn Propositionen können verschieden versprachlicht werden. Im Prozess der syntaktischen Enkodierung werden die aktivierten bzw. flektierten Wortformen schrittweise zusammengebaut. Hierbei arbeiten verschiedene unabhängige Syntaxmodule nacheinander und parallel (inkrementell) zusammen. Störungen der Satzkonstruktion zeigen sich auf der Wortebene durch falsche oder fehlende Flexionsmorpheme, auf der Ebene der Phrasen durch Auslassungen von Artikeln, Pronomen, Präpositionen oder durch fehlerhafte Kongruenz; auf der Satzebene durch falsche Reihung der Phrasen bzw. fehlerhafte Verbindung von Teilsätzen.

Syntaxmodule

Störungen der Satzproduktion

Für die Aussprache der Wörter im Satz werden die Wortformen nicht einfach aneinander gereiht, sondern mit der phonetischen Planung ist die prosodische verknüpft:
Die Sequenz von Phonemen bzw. Allophonen werden entsprechend der Phrasenstruktur und der kommunikativen Absicht prosodisch nach Betonung, Sprechgeschwindigkeit, Lautstärke, Intonationsverlauf „modifiziert" (BALLSTAEDT 1998). Erst dann liegt die artikulierbare Äußerung in Form einer phonetischen Kette vor. Sie wird schließlich mit Hilfe eines artikulomotorischen Erzeugungsprogramms und der abgestimmten Innovation der Sprechmuskulatur ausgesprochen. Die phonetische Kette ist vor ihrer Realisierung dem Bewusstsein als innere oder subvokale Sprache zugänglich, so dass Kontrollprozesse Korrekturen am Erzeugungsplan ermöglichen.

Phonetische Kette

Artikulomotorisches Erzeugungsprogramm

Störungen der phonologischen Planung zeigen sich in phonematischen Paraphasien (Auslassungen, Ersetzungen, Umstellungen von Phonemen und Silben innerhalb eines Wortes oder Vertauschungen und Kontami-

Phonologische Störungen

nationen auch über Wortgrenzen hinweg) und in Dysprosodien (z. B. bei Broca-Aphasien). Bedingungshintergründe der Störungen können sein: a) fehlerhafte Repräsentationen der Wortform im phonologischen Gedächtnis (was wiederum durch auditive Probleme verursacht sein kann), b) Fehler beim Abruf der Informationen aus dem Gedächtnis (wegen der begrenzten Kapazität des phonologischen Arbeitsgedächtnisses kommt es z. B. zu Auslassungen oder Vertauschungen), c) Fehler bei der Aktivierung der motorischen Erzeugungsprogramme, d) Störungen bei der Ausführung des motorischen Programms.

2.3 Störungen in der Sprachwahrnehmung

Die bereichsunspezifische kognitive Ausstattung (u. a. Reizselektion, selektive Aufmerksamkeit, Organisation des Wahrnehmungsfeldes nach Gestaltprinzipien; s. BANYARD u. a. 1995) und die bereichsspezifische perzeptuelle Analyse dient dem Erkennen von Lauten und Lautfolgen. Durch kategoriale Wahrnehmung der akustischen Merkmale werden aus der Lautfolge die Phone bzw. Phoneme herausanalysiert und so die phonetische Kette des Sprechers rekonstruiert. Unterstützt wird dieser Prozess durch das phonologische Arbeitsgedächtnis (BADDELY 1997). Die akustischen Signale, die im phonetischen Speicher aufgenommen werden (geringe Speicherdauer), werden durch das Wiederholen in „subvokaler Artikulation" (phonologische Schleife) bis zur Identifikation des Lautes bzw. zur Festlegung der Lautsequenz präsent gehalten.

Bei der Worterkennung wird für die identifizierte Phonemkette eine Wortform aus dem phonologischen Gedächtnis aufgefunden und aus dem konzeptuellen Gedächtnis die dazugehörige Bedeutung abgerufen.

Wortverständnisstörungen müssen differenziert werden in Probleme a) der Lautwahrnehmung (z. B. phonematische Differenzierung des Wortklanges von Pseudowörtern nach „gleich-ungleich" nicht möglich), b) der Erfassung von Wortklangformen („gleich-ungleich"-Entscheidung bei Reimen oder die Ergänzung von fehlenden Lauten bei Wortformen ist erschwert), c) der Erfassung der Wortbedeutung (die Zuordnung von Bildern zu korrekt gesprochenen Wörtern gelingt nicht).

Bedingungshintergründe können u. a. sein a) Phonematische Differenzierungsschwächen, b) Probleme im phonologischen Arbeitsgedächtnis und/oder im phonologischen (auditiven) Gedächtnis, c) gestörte Vermittlung zwischen Wortform und konzeptuellem Gedächtnis oder d) fehlender Eintrag im konzeptuellen Gedächtnis.

Das Verstehen von Sätzen ist mehr als das Verstehen seiner Wörter, da die inhaltlichen Beziehungen zwischen den Konzepten erkannt werden müssen. Dazu müssen die Wortgruppen gefunden werden (Satzkonstituenten, Phrasen), die eine grammatische Funktion erfüllen (Aufgliederung eines Satzes in Phrasen; „parsing"; vgl. LEVELT 1993). Satzver-

ständnisprobleme treten vor allem auf, wenn die Aufnahme- und Verarbeitungskapazität begrenzt ist (der Satzanfang ist am Ende des Satzes vergessen) und die „Schlüsselwort-Strategie" bzw. die „Agens-zuerst-Strategie" aufgehoben wird (vgl. TESAK 1997a).

Das wörtliche Verstehen eines Satzes heißt noch nicht, dass man die Absicht des Gesagten versteht. Man versteht wohl die Sprache, aber nicht den Sprecher (und umgekehrt kann man den Sprecher verstehen, aber seine Sprache nicht). Verstehen durch Interpretationen ist ein aktiver Konstruktionsprozess (und setzt aktives Zuhörverhalten voraus), der von Persönlichkeitsmerkmalen (Vorwissen, Empathie ...), von Situationsmerkmalen (kommunikativer Kontext), vom Problemlöseverhalten (Aufmerksamkeit, Motivation, schlussfolgerndes Denken, aktualisierter Wissensbestand ...) und von der Art der Botschaft (Verbalsprache, Stimme, Mimik, Gestik, Proxemik) bestimmt wird.

Interpretation als aktiver Konstruktionsprozess

Die Rekonstruktion des Gemeinten misslingt (vgl. hierzu die Modelle VON WATZLAWICK et al. 1969, SCHULZ VON THUN 1989, FLAMMER 1997), wenn folgende Aspekte missachtet bzw. vermischt werden:

Dissonanzen von Meinen und Verstehen

a) der Inhaltsaspekt der explizit übermittelten Botschaft,
b) der Beziehungsaspekt, der die Rollen in der sozialen Beziehung definiert,
c) der Selbstoffenbarungsakt als Preisgabe von Informationen der kommunizierenden Person über sich selbst,
d) die angebotene Partnerdefinition als Botschaft über das entworfene Bild des jeweils Anderen und
e) die Appellfunktion der Botschaft, durch die unbewusst oder bewusst bestimmte Sprachhandlungsziele übermittelt werden.

Das Gefühl, als Sprecher missverstanden oder nicht verstanden zu werden oder als Hörer das Gesagte bzw. das Gemeinte nicht zu verstehen, tangiert massiv das Selbstwertgefühl und beeinträchtigt die Kommunikationsbereitschaft und -fähigkeit (s. Kap. 4).

3 Psychologische Aspekte des Spracherwerbs und seiner Störungen

3.1 Spracherwerbstheorien

Die oben beschriebenen Prozesse der Sprachwahrnehmung und Sprachproduktion basieren auf einem komplexen sprachlichen Wissenssystem, das sich ein Kind auf der Grundlage seiner „biologischen Mitgift" in einer spezifischen Sprachumwelt aneignet. Den Erwerb der prosodischen, linguistischen und pragmatischen Kompetenzen erklären Spracherwerbstheorien aus unterschiedlichen wissenschaftstheoretischen Positionen heraus und mit verschiedenen Schwerpunktsetzungen (insofern hat jede Theorie ihren spezifischen Erklärungsausschnitt). Folgende Ansätze können u. a. unterschieden werden (vgl. LANGENMAYER 1997, BRAUN 1999):

Prosodisches, linguistisches und pragmatisches Wissenssystem

a) Nativistische Ansätze sehen den Spracherwerb als Entfaltung eines genetischen Programms. Ein Lernsystem (LAD; Language acquisiti-

Nativistischer Ansatz

on device) sucht aus der Vielzahl sprachlicher Strukturen diejenigen aus, die für die Muttersprache benötigt werden (CHOMSKY).

Behavoristischer Ansatz

b) Behavioristische Ansätze sehen Sprache als konditioniertes Verhalten, das durch Verknüpfung von Reiz und Reaktion zustande gekommen ist (SKINNER). Sie betonen die Bedeutung von operantem Konditionieren (Verstärkungslernen) und des Lernens am Modell.

Psychodynamischer Ansatz

c) Psychoanalytische oder psychodynamische Theorien betonen die Bedeutung der Sprache als Mittel zur Äußerung der Triebbedürfnisse und zur Bedürfnisbefriedigung (z.B. mütterliche Laute als „Übergangsobjekt"; s. WINNICOTT 1990).

Kognitiver Ansatz

d) Kognitive Theorien sehen die Sprachentwicklung als Teilbereich der kognitiven Entwicklung.
   – Kognitionshypothese: kognitive Strukturen (sensumotorische Schemata) sind Voraussetzung für den Spracherwerb (PIAGET).
   – Sprachdeterminismus: Die Sprache bestimmt und strukturiert das Denken (SAPIR).
   – Konvergenzhypothese: Die Sprach- und Denkentwicklung laufen parallel (WYGOTSKI).

Interaktioneller Ansatz

e) Interaktionstheorien gehen davon aus, dass interaktionelle und situative Aspekte wesentliche Determinanten darstellen.
   – Input- und Diskursansätze betonen die Bedeutung der Struktur interaktionaler Sprechaktäußerungen.
   – Ansätze zum interaktionalen Handeln beschreiben die Bedeutung der gemeinsamen Handlungsmuster von Mutter und Kind (BRUNER).

Akkulturationsansatz

   – Bei den Akkulturationsansätzen spielt die Verbindung von Sprechenlernen und der damit verbundenen Weltsicht der spezifischen Sprechergemeinschaft eine zentrale Rolle (WODE 1993).

Verarbeitungsansatz

f) Die Verarbeitungsansätze betonen die Charakteristika der Sprache aus den Strukturen und Strategien, mittels derer der sprachliche Input von Lernenden verarbeitet wird (WODE).

3.2 Bedingungen des Spracherwerbs

> Voraussetzungen für einen erfolgreichen Spracherwerb sind Reifungs- und Lernprozesse auf der Grundlage von Entwicklungsbedingungen, personaler Dispositionen und Umfeldbedingungen (vgl. Abb. 2 u. 3).

Im Blickwinkel der sprachheilpädagogischen Psychologie können u.a. folgende Entwicklungsbedingungen skizziert werden (vgl. GRIMM 1995, 1999):

Basisfähigkeiten

1. Basisfähigkeiten im sensorischen, motorischen, kognitiven, sozial-affektiven Bereich und im Lernverhalten:

– Visuelle Wahrnehmung: schon wenige Tage nach der Geburt zeigt das Neugeborene eine Vorliebe für menschliche Gesichter (RAUH 1995).

- Auditive Wahrnehmung: Neugeborene reagieren auf Sprach- und sprachähnliche Laute sowie auf die Stimme der Mutter.
- Selektive Wahrnehmung: Neugeborene zeigen Orientierungsreaktionen („Was ist los"-Reaktion) und Aufmerksamkeitszuwendung zur Reizquelle.
- Signallernen und Lernen am Erfolg: Säuglinge lernen die Kopplung von Gefühlen an bestimmte Situationen und bei positiver Konsequenz nimmt die Auftretenshäufigkeit des Verhaltens zu (s. TÜCKE 1999).
- Motorik: Auf der Basis von Reflexsystemen bildet sich ein Inventar motorischer Verhaltensweisen aus zur Erkundung der näheren und ferneren Umwelt (u.a. Ausbildung des Körperschemas; KATZ-BERN-STEIN 1998).
- Kognition: Aktive Verarbeitung von Informationen zur Strukturierung der Umwelt. Kognitive Ausstattung zur Mittel-Zweck-Verknüpfung (u.a. Erkennen des Akteurs einer Handlung; STERN 1995).
- Sozial-affektiver Bereich: enge körperliche Nähe, intensiver Blickkontakt, das soziale Lächeln des Kindes (ab dem 3. Monat), die „Feinfühligkeit" der Bindungsperson im Antwortverhalten (RAUH 1995) bestimmen die „sichere Bindung" des Kindes (BOWLBY 1984), die die weitere Entwicklung begünstigt (für den sprachlichen Bereich s. KLAUN-DELIUS 1990).

Die Fähigkeit des Säuglings (ab dem 2./3. Monat), mittels propriozeptivem Feedback Selbstwirksamkeit zu erfahren, und die Fähigkeit, mit Affekten verknüpfte Interaktionserfahrungen mental zu repräsentieren, führt zur Ausbildung des Selbstempfindens, das zur Strukturierung sozial-affektiver und sprachlicher Erfahrungen unerlässlich ist.

2. Sprachrelevante Basisfähigkeiten

Beim Erlernen von Sprache werden die Basisfähigkeiten in spezifischer Weise als sprachrelevante Operationen wirksam („Vorausläuferfähigkeiten"; GRIMM 1999, 21). Sie können unterteilt werden in

a) sprachrelevante Operationen der sozialen Kognition: Im frühen Mutter-Kind-Dialog richtet das Kind seine Aufmerksamkeit auf das Gesicht und die Stimme der Mutter und imitiert zunehmend Gesten, die strukturierenden Anteil in den von der Mutter inszenierten Spielen haben (s. „Formate", BRUNER 1987).

Sprachrelevante Vorausläuferfähigkeiten

Formate

b) Sprachrelevante Operationen der Wahrnehmung: Neugeborene können sprachliche von nichtsprachlichen Lauten unterscheiden und nutzen prosodische Merkmale, um die Sprache der Mutter von „Fremdsprachen" zu unterscheiden. Ab vier Monaten zeigen die Säuglinge eine Präferenz für die an sie gerichtete Sprache („Baby talk") mit hoher Tonlage, deutlicher Satzmelodie und klar gegliederter prosodisch-rhythmischer Struktur.

c) Sprachrelevante Operationen der Kognition: sie basieren auf der Fähigkeit, Objektkategorien (Begriffe, Konzepte) zu bilden, referentielle Gesten (Hinweise) und konventionalisierte Gesten (mit dem

Kopf schütteln) einzusetzen und die Einheit von Wortklangform und Konzept (Objekt) zu erkennen und im Gedächtnis zu repräsentieren.

Störungen von sprachrelevanten Vorausläuferfähigkeiten führen zu Störungen in der Sprachentwicklung. Ungünstig wirkt sich vor allem aus, wenn der „Schwellenwert" von 50 Wörtern bis zum 18. Monat nicht erreicht wird, weil dann die „kritische Masse" zum Regelerwerb fehlt (GRIMM 1999).

3. Spracherwerb als Lehr-Lernprozess

Hörende Kinder eines gehörlosen Elternpaares, die Sprache nur über das Fernsehen wahrgenommen haben, lernten bis zum 3. Lebensjahr keine Sprache (ERWIN-TRIPP 1971, s. GRIMM 1999). Sprache wird nur gelernt, wenn die Äußerungen für das Kind in seiner erlebten Umwelt erkennbare Bedeutung haben. Die Mutter schafft Situationen („implizite Pädagogik"), die dem Säugling ermöglichen, Kontingenzen zwischen seinem Verhalten und z.B. der mütterlichen sprachlichen Reaktion zu entdecken. Die Sprache, die die Mutter an das Kind richtet, ist eine an die Fähigkeiten des Kindes angepasste, verständnissichernde Sprache („motherese"/"Mutterisch").

Motherese

Ohne die aktive Unterstützung der sozialen Umwelt ist Spracherwerb nicht möglich. Inwieweit spezifische „sprachdidaktische Fähigkeiten" (z.B. vereinfachte Syntax) für den ungestörten Spracherwerb eine Rolle spielen, ist umstritten, da Mutterisch in verschiedenen Sprachkulturen und bei einzelnen Sprechern sehr unterschiedlich präsentiert wird (PINKER 1998). Empirisch bestätigt ist, dass Mütter von sprachentwicklungsgestörten Kindern (4 Jahre) ihre Kinder durch „kleinkindhafte Lehrstrategien" unterfordern, da ihr Sprechstil dem von Müttern zweijähriger Kinder vergleichbar ist (GRIMM 1999).

3.3 Störungen der Sprachentwicklung

Sprachentwicklungsstörungen werden entsprechend der medizinischen, pädagogischen oder sprachpsychologischen theoretischen Ausgangsbasis unterschiedlich klassifiziert. Nach der primären Verursachung wird unterschieden (vgl. BRAUN 1999):

a) Audiogen bedingte Sprachentwicklungsstörung (periphere Hörstörungen und/oder auditive Perzeptionsstörungen). Den dominierenden Einfluss von Hörstörungen belegen empirische Studien. So hat

Schallleitungs-
schwerhörigkeit

u.a. SCHOENWEILER (1993) festgestellt, dass bei 48 % der sprachauffälligen Kinder eine Schallleitungsschwerhörigkeit vorlag.

Sozialaffektive
Deprivation

b) Psychosozial bedingte Sprachentwicklungsstörung auf dem Hintergrund ungünstiger Sprachanregungen (Über- und Unterforderung) und/oder sozialaffektiver Deprivationserfahrungen, die zur Störung des Selbst führen (s. Kap. 5.2 und HARTIG-GÖNNHEIMER 1994).

c) Zentralorganisch bedingte Sprachentwicklungsstörung aufgrund neurologischer Schädigungen, die das Sprachverständnis und/oder die Sprachproduktion betreffen können.

Neurologische Schädigung

d) Kognitiv bedingte Sprachentwicklungsstörung aufgrund mentaler Retardierung. Frühkindliche Hirnschädigung (prae-peri-postnatal) und/oder genetisch bedingte Störungen erschweren den Erwerb kognitiver Basisfähigkeiten und Vorausläuferfähigkeiten.

Mentale Retardierung

e) Sprechmotorisch bedingte Sprachentwicklungsstörungen: Pathologische Veränderungen der Sprechorgane („Dysglossien") und/oder zentralbedingte Koordinationsstörungen der Sprechmuskulatur („Dysarthrien") beeinträchtigen die Aussprache.

Dysglossien

Dysarthrien

f) Spezifische Störungen der Sprachentwicklung. Hier sind die Ursachen nicht offenkundig (die Bedingungshintergründe a) bis e) können aber ausgeschlossen werden).

Spezifische Störungen der Sprachentwicklung

Symptomatisch für die spezifische Sprachentwicklungsstörung ist der stark verzögerte Spracherwerb mit Störungen bei der Worterkennung und Wortfindung, beim Verstehen komplexerer Sätze und bei der Satzproduktion. Außerdem ist die metasprachliche Bewusstheit eingeschränkt (Wissen über die Sprache und Wissen, wie sie zielgerichtet eingesetzt wird).

Als zentrale Bedingungshintergründe werden vermutet (vgl. SZAGUN 1996, GRIMM 1999):

– Defizite in der Informationsaufnahme, vor allem bei der sequenziellen Verarbeitung schnell aufeinander folgender sprachlicher Items. Nicht ausgeschlossen wird, dass hier auch eine modalitätsübergreifende Verarbeitungsstörung vorliegen kann.

Bedingungshintergrund der spezifischen Sprachentwicklungsstörung

– Rigidität bei der Verarbeitung sprachlicher Information, z.B. bei der Trennung semantisch zusammengehöriger Elemente oder bei der Reorganisation vorhandener Strukturen (keine „Agens-Zuerst"-Strategie; vgl. Kap. 2.5).

– Begrenzte Kapazität des verbalen Arbeitsgedächtnisses, weshalb z.B. die für den Prozess der Strukturerkennung und -bildung („parsing") notwendige längere Äußerungseinheit nicht zur Verfügung steht.

– Die Strategie der Sprachverarbeitung ist nicht ganzheitlich, sondern einzelheitlich; von längeren oder komplexen Äußerungen werden nur einzelne Wörter oder Phrasenteile aufgenommen oder wiedergegeben.

4 Die Persönlichkeit Sprachbehinderter

4.1 Sprachbehinderung als „Stress"

Ob Sprachbehinderung zum Selbstbild „Sprachbehinderter" führt und dieses Bild die Persönlichkeit prägt und zum Leitbild im Lebenskonzept wird, hängt von den subjektiven Bewertungen und den Bewältigungsmöglichkeiten des betroffenen Menschen ab.

> Sprachbehinderung ist kein defektspezifisches, individuumzentriertes, generalisie-
> rendes, d.h. die ganze Persönlichkeit umfassendes Persönlichkeitsmerkmal, son-
> dern ein spezifischer Verhaltens- und Erlebensaspekt, der sich aus der fortwäh-
> renden Auseinandersetzung eines sprachgestörten Individuums mit den Anforde-
> rungen und Überforderungen der Umwelt, den persönlichen Bedürfnissen, den
> sozialen Ressourcen, den Bewältigungsmöglichkeiten und den Bewältigungsfol-
> gen ergibt.

Psychische und physische Vulnerabilität

Die permanente Überforderung der Bewältigungsmöglichkeiten und das Nichterreichen persönlich bedeutsamer Ziele wird als Stress erlebt und führt zum dispositionellen Verhaltens- und Erlebensstil „Sprachbehindert Sein", der als psychischer und physischer „Vulnerabilitätsfaktor" künftige Person-Umwelt-Beziehungen ungünstig beeinflussen kann. Der Prozess der Auseinandersetzung eines sprachgestörten Individuums mit den Anforderungen der Umwelt („Belastungs-Bewältigungs-Prozess"; vgl. GROHNFELDT 1996) kann in seinen Komponenten und ihrer wechselseitigen, dynamischen Verflochtenheit am besten im Modell der transaktionalen Stressbewältigung (LAZARUS & FOLKMAN 1984; LAZARUS 1991, 1995; GROHNFELDT 1996b) dargestellt werden.

Belastungs-Bewältigungs-Prozess

Transaktionale Stressbewältigung

Berücksichtigt man einige spezifische Aspekte der Situation sprachbehinderter Menschen, so können die Komponenten im Modell inhaltlich präzisiert werden:
Die Diagnosen „Sprachstörung", „Sprachbehinderung" und das Erleben einer beeinträchtigten Kommunikation können als „kritische Lebensereignisse" (FILIPP 1995) angesehen werden, die für das persönliche Wohlbefinden Bedrohungscharakter haben und besondere Anpassungsleistungen erfordern.

Sprachstörung als kritisches Lebensereignis

Der Charakter der kritischen Lebensereignisse kann durch die Art der Sprachstörung mit geprägt sein und Form und Ausmaß der Gefährdung bestimmen (s. auch ENDERS 1998).

- Sprachstörungen können lang andauernd („Aphasien"), vorübergehend („funktionelle Dyslalie") oder phasenweise auftreten („Stottern").
- Spachstörungs-Diagnosen können unumstößlich („LKG") sein oder längere Zeit in Frage gestellt werden („Sprachentwicklungsstörungen").
- Sprachstörungen können auffällig sein („tonisches Stottern") oder kaschiert werden („sprechängstliches Vermeidungsverhalten").
- Mit Sprachstörungen können ästhetische Beeinträchtigungen verbunden sein („LKG").
- Sprachstörungen können den kommunikativen Alltag und selbstbestimmtes Leben massiv beeinträchtigen („Aphasie").
- Sprachstörungen können selbstbezogen, uneinfühlbar sein („Logophobie") oder Mitleid herausfordern („Stottern").
- Bei der „Verursachung" von Sprachstörungen können internale und/oder externale Schuldzuschreibungen erfolgen.

Die Auseinandersetzung mit dem „kritischen Lebensereignis" läuft nicht störungsspezifisch ab, doch die Art der Sprachstörung und ihrer

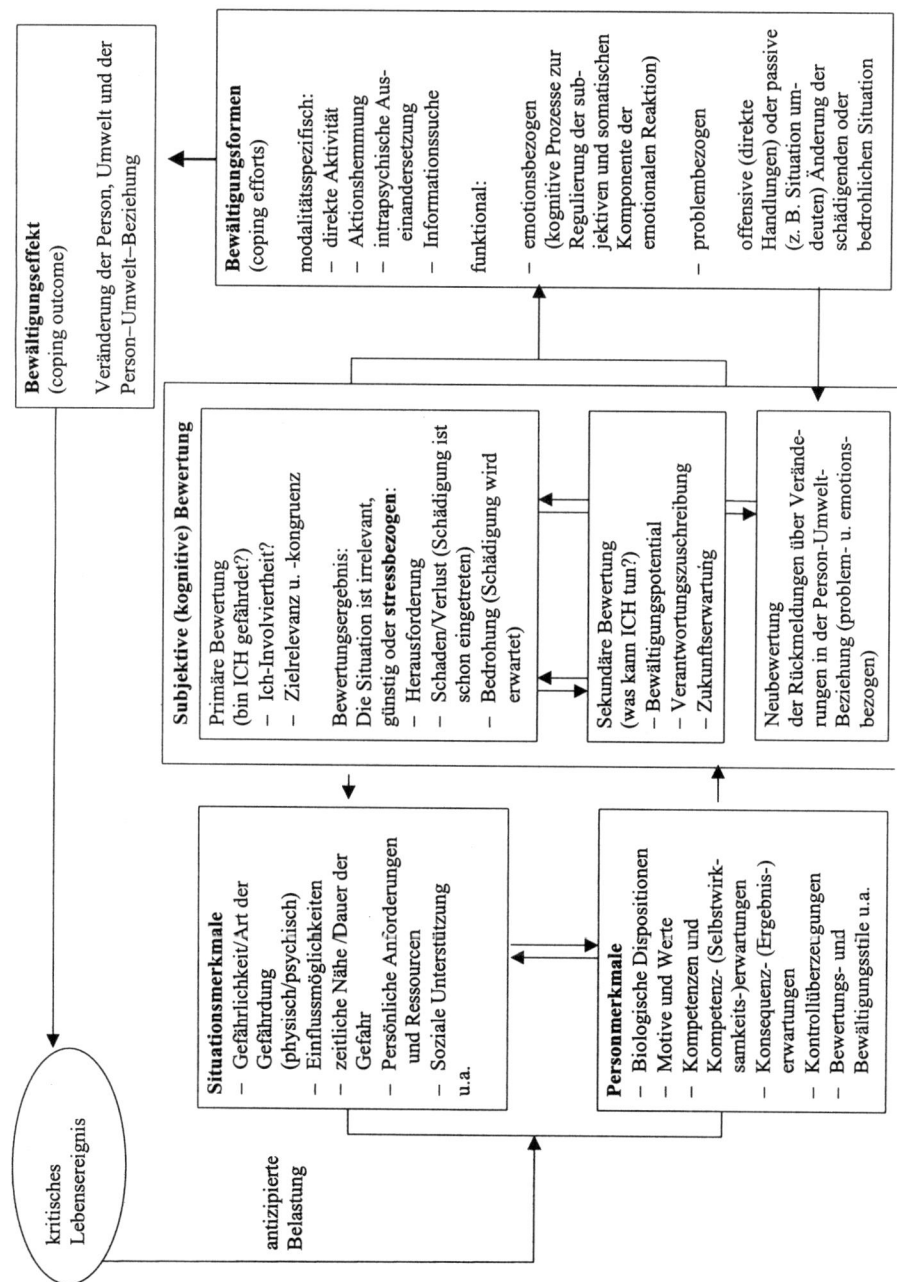

Abb. 4: Die Auseinandersetzung mit kritischen Lebensereignissen als Belastungs-Bewältigungsprozeß

Diagnose beeinflusst die Bewertungen und die Bewältigungsformen, und das Ausmaß der sozialen Unterstützung (TRÖSTER 1990) hängt von der Ausprägungsform der Sprachstörung ab.

Bewertungs- und
Bewältigungsstile

Auch die bisherigen Erfahrungen im Umgang mit belastenden Kommunikationssituationen können als relativ stabile „Bewertungs- und Bewältigungsstile" die kognitiven Prozesse mitbestimmen. Solche Stile sind:

Lageorientierung

a) Lageorientierung (KUHL 1994, BOSSONG 1999): Je häufiger kommunikatives Handeln zu Misserfolgen führt, desto eher wird der Sprachhandelnde vom handlungsorientierten „Macher" zum zögerlichen, „lageorientierten", handlungsunfähigen sprachlichen Problemlöser, der sich gedanklich mit dem Misserfolg (eingetretene Schädigung) und der Bedrohung beschäftigt („Präokkupation"; zwanghaftes Grübeln), und seine Aufmerksamkeit eher der „Gefahrenquelle" zuwendet (erhöhte „Vigilanz") als seinen Bewältigungsmöglichkeiten. Die Handlungsintention degeneriert; der Sprachhandelnde wird zum Zögerer („Hesitation").

Gelernte Hilflosigkeit

b) Gelernte Hilflosigkeit (SELIGMAN et al. 1984): Ein sprachgestörter Mensch wird bei der Ursachenzuschreibung (Attribution) für Misserfolg häufigst seine Sprachstörung anführen. Der Attributionsstil der Hilflosigkeit bildet sich heraus, wenn die Verursachung des Misserfolgs durchweg in der eigenen Person gesehen wird („personale Hilflosigkeit"), auf eine langfristig wirkende Persönlichkeitseigenschaft zurückgeführt wird („stabile Hilflosigkeit") und diese sich auf einen größeren Verhaltensbereich erstreckt („generalisierte Hilflosigkeit").

Resilienz

c) Resilienz (ANTONOVSKY 1987, RUTTER 1993): Während „Lageorientierung" und „Gelernte Hilflosigkeit" als dispositionelle Vulnerabilitätsfaktoren den sprachgestörten Menschen im Belastungs-Bewertungs-Bewältigungs-Prozess „verletzlich" machen, ist die „resiliente" Person gegenüber belastenden Situationen eher „widerstandsfähig". Resilienz baut auf „Schutzfaktoren", die als personale und soziale Ressourcen in bisherigen Belastungssituationen das Gefühl der „Invulnerabilität" vermitteln konnten.

Kohärenzsinn

Schutzfaktoren

Schutzfaktoren ermöglichen „Kohärenzsinn" (ANTONOVSKY 1987): ein Gefühl der Gestaltbarkeit der Lebensumstände, so dass die persönliche Art des Lebens subjektiven Sinn erhält und mit den persönlichen Wünschen und Bedürfnissen in Kohärenz gebracht werden kann. Schutzfaktoren personaler und sozialer Art können insbesondere sein (vgl. FINGERLE et al. 1999, THEUNISSEN 1999): – Glauben an die Sinnhaftigkeit des eigenen Lebens; – Selbstwirksamkeitserwartungen, d.h. Vertrauen in die eigenen Fähigkeiten; – internale Kontrollüberzeugungen; – positives Selbstkonzept und Selbstwertgefühl; – gesunder Optimismus; Belastungen als Herausforderungen bewerten, für die es sich zu engagieren lohnt; – Verfügbarkeit von Vertrauenspersonen für emotionale Unterstützung; – die Möglichkeit zur Teilhabe am gesellschaftlichen Leben („Dazugehörigkeit" empfinden).

Die stressbezogene Auseinandersetzung mit Sprachbehinderung kann für Betroffene und Partner also auch bedeuten, Stärken und Kräfte zu entdecken und zu mobilisieren („Stärkenmodell").

Resilienz und Vulnerabilität sind Persönlichkeitskonzepte, die sich in der bisherigen Lebens- und Lerngeschichte als spezifische Verhaltens- und Erlebensmuster und -stile in der Auseinandersetzung mit Belastungen gebildet haben und die das Auftreten spezifischer Bewertungen, Emotionen und Bewältigungsformen in aktuellen Belastungssituationen begünstigen oder erschweren.

Lageorientierung, gelernte Hilflosigkeit und Kohärenzsinn haben ihren Ursprung in frühkindlichen Entwicklungsbedingungen: durch Überbehütung werden kindliche Aktivitäten unterdrückt, durch inkonsequentes Erziehungsverhalten wird für die Kinder ihr Verhalten in seiner Wirkung unkalkulierbar und unkontrollierbar („gelernte Hilflosigkeit"; SELIGMAN 1986), und durch Vernachlässigung bleibt dem Kind eine verlässliche emotionale Basis versagt („Bindungsunsicherheit"; BOWLBY 1984, 1995). Kohärenzsinn baut dagegen auf Selbstwirksamkeitserwartungen, die sich in einer sicheren, harmonischen, liebevollen, respondenten Bezugsperson-Kind-Beziehung ausbilden.

Bindungsunsicherheit

4.2 Sprachbehinderung und Persönlichkeitsstörungen

Sprachstörungen und ihre Folgen können je nach Art und Umfang zum einschneidenden Lebensereignis werden oder auch „nur" Widrigkeiten im kommunikativen Alltag bedeuten. Sie können als Herausforderung oder als existenzielle Bedrohung eingeschätzt und erlebt werden.

Als bedrohlich oder schädigend wird die Situation vor allem dann eingeschätzt, wenn die Sicherung von Grundbedürfnissen (z.B. MASLOW 1973) und das Erreichen persönlich bedeutsamer Lebensziele mit gegebenen personalen und sozialen Ressourcen nicht gesichert ist und in Zukunft auch nicht erwartet werden kann. Aus Sprachstörungen werden Kommunikationsbehinderungen und aus diesen Persönlichkeitsstörungen, wenn permanente Überforderung im Belastungs-Bewältigungs-Prozess zur maladaptiven Problemlösung zwingt. Das „Störungsszenario" kann wie folgt strukturiert werden (vgl. Abb. 5):

Hemmende Beziehungserfahrungen in der frühen Kindheit (Inkongruenzen zwischen Selbst und Erfahrung; vgl. GILDHOFF und HUFNAGEL 1997) werden als generalisierte Interaktionserfahrungen mental repräsentiert (STERN 1995) und bilden das Grundmuster einer vulnerablen Persönlichkeit (gelernte Hilflosigkeit; Bindungsunsicherheit).

Inkongruenzerfahrungen

Vulnerable Persönlichkeit

Die Deprivation menschlicher Grundbedürfnisse z.B. nach Bindung, positiver emotionaler Zuwendung, Wertschätzung, Verstandenwerden, Eigenständigkeit und aktiver Partizipation (s. PORTERA 1999) kann auch im Kontext von Sprachstörungen auftreten, so dass Inkongruenzen zwischen Real-Selbst (Vorstellungen von der Person, wie sie wirklich ist), Soll-Selbst (wie sie nach Meinung anderer sein sollte), Ideal-Selbst (wie sie im Idealfall sein möchte) und Zukunft-Selbst (welche Möglichkeiten sie in der Zukunft für sich sieht) bestehen.

Real-Selbst
Soll-Selbst
Ideal-Selbst
Zukunfts-Selbst

Diese Inkongruenzerfahrungen werden zur intraindividuellen Vulnerabilität, die bei permanenter Überforderung der Ressourcen zu dysfunk-

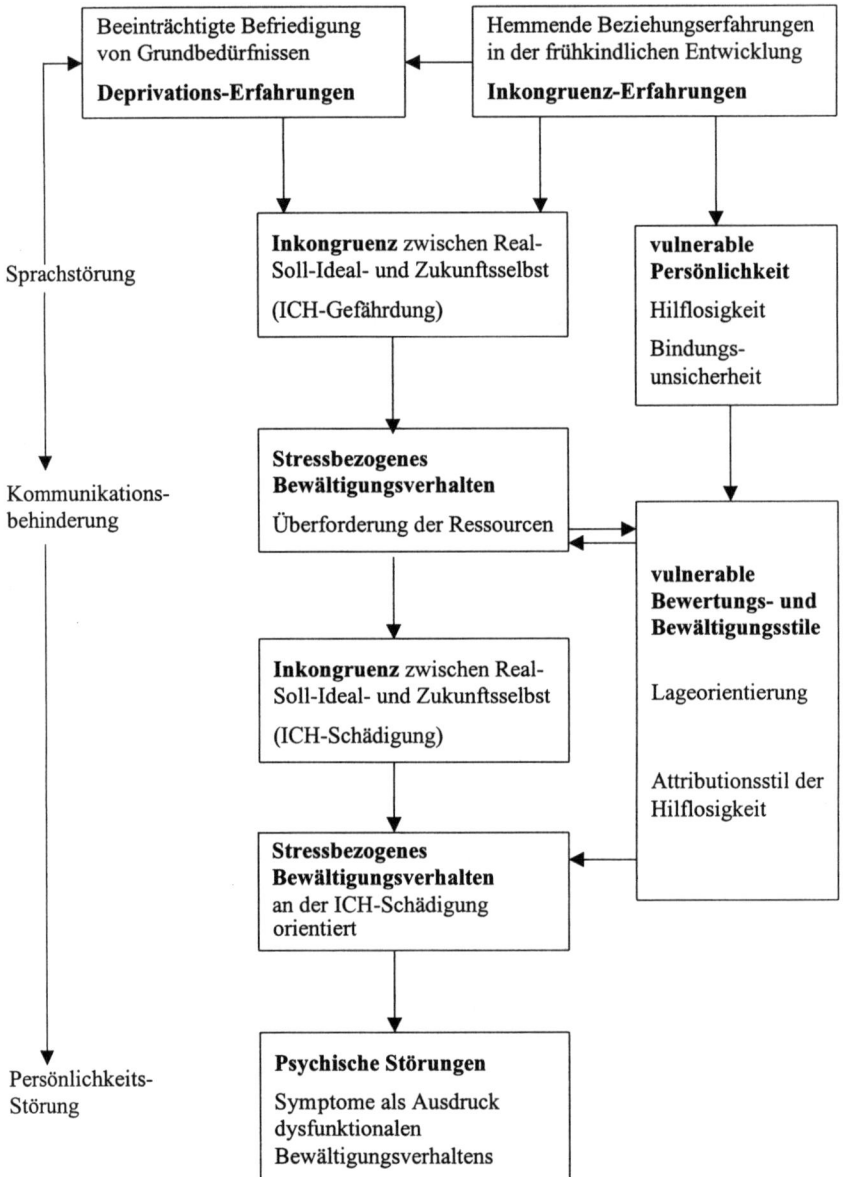

Abb. 5: Modell zum Zusammenhang von Sprach- und Persönlichkeitsstörung

tionalem Bewältigungsverhalten nötigt (Abkapselung; überstarke Bindung mit Trennungsangst, Überkontrolle, sozial abweichendes Verhalten als Ausdruck des Bedürfnisses nach Eigenständigkeit u. a.).

> Psychische Störungen sind als Symptome Ausdruck dysfunktionaler Bewältigung bei Überforderung im bedrohungs-bezogenen Bewältigungsverhalten.

4.3 Persönlichkeitsstörungen und Sprachbehinderung

Psychogene bzw. psychosomatisch bedingte Sprachstörungen wie psychogene Dysphonie, Logophobie, selektiver Mutismus und Entwicklungsstottern können – theorieübergreifend – als spezifischer Ausdruck dysfunktionalen Bewältigungsverhaltens einer psychisch und psychophysisch vulnerablen Persönlichkeit angesehen werden.

a) Bei der „psychogenen Dysphonie" bzw. „Aphonie" ist die „Stimme als Ausdruck der Seele" leise, kaum bzw. gar nicht hörbar, obwohl meist mit übergroßer Kraft die Stimme zur Produktion gezwungen wird (OBERLÄNDER-GENTSCH 1995). Lebenskrisen – bei jungen Frauen häufig „Identitätskrisen", wobei hier Dysphonien oft mit Anorexie oder Amenorrhöe gekoppelt sind – bedeuten psychische Überforderung. Nach innen gerichtet führt sie – unbewusst – zur Unterdrückung von Spontaneität, Gefühlen; nach außen gerichtet kompensatorisch zur Anspannung (Verspannungen) und stimmlichem Kraftaufwand, der einen Stimmritzenkrampf und Stimmstörungen zur Folge hat. *(Psychogene Dysphonie)*

b) „Logophobie" als massive Sprechangstreaktion zeigt sich – für Außenstehende nur schwer nachvollziehbar – als Flucht- oder Vermeidungsverhalten in bedrohlich bewerteten, Sprechen erfordernden Publikumssituationen (KRIEBEL 1992, BEUSHAUSEN 1996). Angesichts der ICH-Gefährdung und dispositioneller physisch-psychischer Vulnerabilität (mit erhöhter Vigilanz für die Gefahrenquelle und körperbezogener und öffentlicher Selbstaufmerksamkeit) wird als aktives emotions- und problembezogenes Bewältigungsverhalten nur die Flucht gesehen. *(Logophobie)*

c) „Selektiver Mutismus" zeigt sich als Schweigen in einer als „Ich-gefährdet" bewerteten Kommunikationssituation, obwohl die Fähigkeiten zum Verstehen und Sprechen vorhanden sind.
Neuere Erklärungsmodelle orientieren sich am stresstheoretischen Ansatz mit unterschiedlichen Akzentuierungen: BAHR (1998) betont die subjektiv sinnvolle, den Selbstwert erhaltende Bewältigungsstrategie, HARTMANN (1997) die psychischen und vor allem physischen Prädispositionen, SCHOOR (1996, 1999) das eigendynamisch gesteuerte, kognitiv-emotionale Bewältigungsverhalten einer vor allem psychisch vulnerablen Person. *(Selektiver Mutismus)*

d) Auch die Bedingungshintergründe für „Entwicklungsstottern" werden in psychologischen Erklärungsmodellen im konfliktbehafteten *(Entwicklungsstottern)*

Belastungs-Bewältigungs-Prozess gesehen. Das Zusammenwirken organischer, psychischer, sozialer und sprecherischer Fähigkeiten (MOTSCH 1995) reicht nicht aus, um dem von außen induziertem, zum persönlichen Anspruch gemachten „flüssiger Sprechen" gerecht zu werden.

Vermehrte Anstrengungen und das Ankämpfen gegen gespürte oder antizipierte Unflüssigkeit führt zu einem regelkreisgesteuerten, eigendynamischen psycho-physischen Vermeidungssyndrom (SCHOOR 1995), in dem sich die Stottersymptomatik ausdrückt.

4.4 Empirische Untersuchungen zur Persönlichkeit Spachbehinderter

Wenn Sprachbehinderung vor allem durch die Auseinandersetzung eines Individuums mit den sozialen und intrapersonalen Folgen einer spezifischen Sprachstörung determiniert wird, so ist es wenig sinnvoll, eine Typisierung der Persönlichkeit von sprachbehinderten Menschen vorzunehmen.

Statt dessen sollte die Einzigartigkeit eines Individuums und seiner Behinderung in einer einzelfallorientierten, idiographischen Betrachtungsweise herausgestellt werden.

Idiographische vs. nomothetische Betrachtung

Die nomothetischen Beschreibungsversuche der 70er und 80er Jahre (Zusammenfassungen bei BRAUN 1982a, KEESE 1994), in denen die Gruppe der Sprachbehinderten (z. B. Schüler einer Schule für Sprachbehinderte) oder Untergruppen (stotternde Schüler) mit anderen Gruppen in allgemeinen Merkmalen (Intelligenz, Motivation usw.) verglichen wurden, können zum Verständnis eines sprachbehinderten Menschen nur wenig beitragen. Zudem müssen der methodische Zugang und die Interpretation der Befunde kritisch hinterfragt werden.

1. Die Gruppe der Sprachbehinderten ist heterogen, vielschichtig und eher durch Unterschiede als durch Gemeinsamkeiten definiert. Auch Untergruppen („stotternde Schüler") bilden in sich heterogene Teilpopulationen, so dass generalisierende Aussagen kaum möglich sind.

Heterogene Population

2. Pesönlichkeitseigenschaften und Sprachvariablen stehen in einem Wechselverhältnis. Unterschiedlich ausgeprägte Basisfähigkeiten im motorischen, sensorischen, kognitiven, emotionalen und sozialen Bereich stehen unmittelbar oder mittelbar im Zusammenhang mit Sprachstörungsformen, und diese können die Fähigkeiten rückwirkend beeinflussen; außerdem können psychisch bedingte Sprachstörungen auf defizitäre Fähigkeiten „aufgepfropft" sein. Das Konfundieren der abhängigen und unabhängigen Variablen erschwert die Einordnung der Befunde nach Ursache und Wirkung.

Konfundierende Variablen

3. Sprachstörungen werden häufig symptomdeskriptiv kategorisiert („phonologische Störung"). Bei explikativer, ätiopathogenetischer Einteilung würden sich völlig andere Subgruppen ergeben, so dass symptomorientierte typisierende Hypothesen zu Fehlschlüssen führen können.

Keine ätiopathogenetische Klassifikation

4. Der Verzicht auf sprachlich unauffällige Vergleichsgruppen führt zu Zirkelschlüssen, wenn bei einer als sprachbehindert definierten Teilpopulation Auffälligkeiten festgestellt wurden, die dann als typisch für eben diese Gruppe ausgegeben werden.

5. Persönlichkeitseigenschaften wie „Intelligenz" oder „sozialabweichendes Verhalten" kongruieren mit den Selektionskriterien von Institutionen, die sprachauffällige Kinder abgeben bzw. aufnehmen. Die bei solchen Kindern festgestellte spezifische Ausprägung von Persönlichkeitseigenschaften ist dann ein methodischer Artefakt.

Fehlende Vergleichsgruppen

Versucht man trotz der Einwände ein zusammenfassendes Fazit über die Befunde zu Persönlichkeitseigenschaften von Sprachbehinderten (meistens Schüler der Schule für Sprachbehinderte) zu ziehen, so kann – weniger überraschend – festgestellt werden, dass Sprachbehinderte schlechter abschneiden bei Aufgaben, die sprachliche Probleme zum Inhalt haben (aus Wörtern Sätze bilden), die mit Hilfe von Sprache gelöst werden müssen (Textaufgaben), die spezifische sprachbezogene Verarbeitungsschritte erfordern (Zahlen nachsprechen), und dass sprachbehinderte Kinder auffällig sind in Interaktionssituationen, in denen Sprache der Handlungssteuerung und dem Ausdruck und der Kontrolle von Emotionen dient.

4.5 Selbstbild und Fremdbild von sprachbehinderten Menschen

Das Selbstbild eines Menschen wird durch das Selbstkonzept (Wissen über die eigene Person) und das Selbstwertgefühl (Bewertung der eigenen Person) bestimmt. Das Selbst im Blick der Anderen bestimmt das Fremdbild, wobei das vermutete Fremdbild (die vom ICH erschlossene Fremdeinschätzung) vom faktischen bzw. realen unterschieden werden muss (vgl. ASENDORPF 1996, FISSENI 1999). Wie stark die Bilder differieren können, zeigt z.B. eine Untersuchung von KRIEBEL (1984) bei „Hochsprechängstlichen". Diese schätzen die Güte ihres Redebeitrags (Selbstbild) und ihren Eindruck auf das Publikum (vermutetes Fremdbild) wesentlich negativer ein, als es dem faktischen Fremdbild des Publikums entspricht.

Selbstkonzept Selbstwertgefühl

Reales und vermutetes Fremdbild

Das selbstbezogene Wissen ist intern organisiert in Selbstschemata (Teil-Selbstkonzepte), in denen bereichsspezifische Erfahrungen kognitiv repräsentiert sind. Teil-Selbstkonzepte und Selbstbewertungen (selbstbezogene Gefühle) beziehen sich u.a. auf körperliche-, kognitiv-intellektuelle, sprachliche, emotionale und soziale Erfahrungen. Die Zahl der Selbstkonzepte wird durch unterschiedliche „Selbstprojektionen" (Real-Ideal-Soll-Zukunftsselbst; vgl. Kap. 4.2) vervielfacht, so dass von „Selbstkonzept-Pluralismus" gesprochen werden kann.

Teil-Selbstkonzepte

Die Quellen selbstbezogener Informationen können aus „dynamisch-interaktionistischer" Sicht (ASENDORPF 1996) u.a. wie folgt benannt werden:

Quellen selbstbezogener Informationen

1. Selbst-Wahrnehmung: Wissen über und Gefühle für das Selbst ergeben sich aus der Beobachtung von Verhalten und Erleben (z. B. Kör-
   pererfahrungen bei Sprechblockaden).
2. Selbst-Erinnerung: Die Erinnerung an das Erleben und Verhalten in
   früheren Situationen vermittelt ein Gefühl der Kontinuität (für einen Aphasiker bedeutet das z. B. ein Gefühl der Identität).
3. Selbst-Spiegeln: Die vermutete oder die faktische Fremdeinschätzung wird in das Selbstbild übernommen (akommunikatives Hörer-
   verhalten führt z. B. zum sozialen Rückzug; vgl. Stigmatheorie). Personen mit niedrigem Selbstwertgefühl achten eher auf negative
   Rückmeldungen und erinnern sich auch eher an sie (s. SWANN 1992,
   zitiert nach ASENDORPF 1996).
4. Sozialer Vergleich: Der Vergleich mit einer Bezugsgruppe kann eine
   Form der kognitiven Belastungsbewältigung sein (den Anderen geht
   es noch schlechter ...).

Selbstwertgefühl

5. Motiv nach Selbstwerterhöhung: Die Höhe des Selbstwertgefühls
   hat Einfluss auf die Selbstbewertung. Personen mit hohem Selbstwert tendieren zur Selbstwerterhöhung, solche mit niedrigem Selbstwertgefühl oft zur Selbstabwertung (z. B. personale Misserfolgsattri-
   buierungen). Da das bereichsübergreifende Selbstwertgefühl eine
   zentrale Komponente der Lebenszufriedenheit ist, führt die Selbstabwertung zu einer allgemeinen Unzufriedenheit.

Private und öffentliche
Selbstaufmerksamkeit

6. Selbstaufmerksamkeit: Die Tendenz zur privaten (sich selbst beobachten) und öffentlichen Selbstaufmerksamkeit (über die eigene
   Wirkung auf andere besorgt sein) ist bei Sprachbehinderten ausgeprägt, wenn die Zuschreibungen und Normen von wichtigen Personen („significant others") Verhalten und Erleben bestimmen.

Selbst- und Fremdbild
von Sprachbehinderten

Auch die Untersuchungen zum Selbst- und Fremdbild von Sprachbehinderten (Zusammenfassung in KEESE 1994) sind wie die Persönlich-
keitstypisierungen mit methodischen Mängeln behaftet. Kleine Stichproben, symptomdefinierte Subgruppen, nach institutionellen Kriterien
ausgelesene Probandengruppen und fehlende Kontrollgruppen verlei-
ten zu Fehlinterpretationen. Auch ist unklar, ab wann und in welcher
Weise z. B. Kinder selbstbezogene Erfahrungen und Gefühle zum
Gegenstand von Selbstreflexionen machen können.
Im Kindergarten nehmen sprachauffällige Kinder eher eine passive
Interaktionsrolle ein und ihr Selbstbild ist von negativen Selbstbeurtei-
lungen geprägt (WILDE 1996, GRIMM 1999).

Tendenziell kann festgehalten werden, dass das Fremdbild über sprachbehinderte
Menschen von Lehrern und Eltern wesentlich negativer getönt ist als das Selbstbild von sprachbehinderten bzw. stotternden Schülern.

5 Psychologische Grundlagen der Diagnostik bei Sprachbehinderten

5.1 Paradigmenwechsel in der sonderpädagogischen Diagnostik

In Abgrenzung zur klinischen Sprachdiagnostik, die vom somatogenen, neurophysiologischen und neuropsychologischen Ursache-Wirkungs-Denken bestimmt wird (s. z.B. WIRTH 1994), folgt sprachheilpädagogische Diagnostik in ihrem konzeptionellen Anspruch einem erweiterten Behinderungsbegriff (vgl. Kap. 4) und legt ihren Schwerpunkt auf die qualitative Analyse des Belastungs-Bewältigungs-Prozesses und auf die Deutung der individuellen Lebenslage eines Menschen (s. z.B. SANDER 1998).

Diese Sichtweise bedeutet für die Sprachbehindertendiagnostik einen Wechsel der Paradigmen (vgl. EGGERT 1997).

1. Von der Defekt- zur Förderungsdiagnostik: Defizit- bzw. Defektdiagnostik übergeht das komplexe Bedingungsgefüge aus psychophysischen, soziogenen und ökologischen Faktoren, verhindert durch Festschreibungen Entwicklungschancen, nötigt oft zu Platzierungsentscheidungen, die integrative Betreuung erschweren, und dient nicht einer differenziert angelegten Förderung.   *Förderungsdiagnostik*

   Förderdiagnostik dagegen hilft bei der Feststellung und Begründung sonderpädagogischen Förderbedarfs, indem psychophysische und soziogene Wirkfaktoren sowie die Voraussetzungen in den Lernfeldern und die Ausgangslage des Lernenden (auch mit Hilfe sprachpathologischer Diagnostik) auf dem Hintergrund von „Änderungswissen" ergründet werden.

2. Von der normativen, quantifizierenden Diagnostik zur qualitativen Prozessdiagnostik: Psychometrische Bewertungen mittels Testnormen führen leicht zur Typologisierung und stigmatisierenden Etikettierung und postulieren zeitstabile, umweltunabhängige und relativ konstante Persönlichkeitsmerkmale.   *Prozessdiagnostik*

   Statt dessen sollte die Relativität und Eigendynamik von Verhaltens- und Lernproblemen erkannt werden durch Diagnoseverfahren, die sachstrukturelle qualitative Analysen ermöglichen und individuelle Lernvoraussetzungen erfassen können (z.B. Diagnoseinventare zur Beobachtung alltagsnaher Sprachhandlungen).

3. Von der kausalen zur systemischen Diagnostik: Sprachbehinderung kann nicht in linearen Einfachmodellen der Kausalattribuierung gefasst werden (Schädigung → Störung → Behinderung), sondern in ökosystemischen Bedingungsmodellen (Mensch-Umfeld-Analyse).   *Systemische Diagnostik*

   Das diagnostische Interesse gilt dem Selbstkonzept und Selbstwertgefühl (explorierende Diagnostik), der Beobachtung des Verhaltens in aktuellen Handlungs- bzw. Problemlösesituationen und der Erkundung der Lebenssituation in Vergangenheit, Gegenwart und Zukunft.

Diagnostik der Stärken

4. Von der Diagnostik der „Schwächen" zur Diagnostik der „Stärken": In Abkehr vom defizitorientierten, pathogenetischen Ansatz orientiert sich pädagogisches Handeln vornehmlich an den Stärken eines Menschen (s. Kap. 4.1). Diagnostisch relevant wird die Frage nach Schutzfaktoren (personale und soziale Ressourcen), die in der Bewältigung von kritischen Lebensereignissen schützende Wirkung hatten und haben, und das Auffinden solcher Anforderungen, die als positive Herausforderung erlebt und als kontrollierbar und bewältigbar erscheinen.

Subjektive Diagnostik

5. Von der objektiven, psychometrischen Diagnostik zur subjektiven Verstehensdiagnostik: Während psychometrische Diagnostik sich am Objektivitätkriterium orientiert (Ausschaltung situativer und subjektiver „Störvariablen"), wird bei der verstehenden Diagnostik die Subjektivität zu einem Erkenntnisinstrument. Auf dem Hintergrund eines Vorverständnisses der Lebenssituation des sprachbehinderten Menschen werden mittels „subjektiver Theorien" (Deutungen aus der persönlichen Sicht und Erlebensweise des Diagnostikers) Bedeutungsstrukturen im Lebenszusammenhang und die aktuelles Handeln steuernden bewussten und unbewussten Motive zu rekonstruieren versucht. Das empathische „Sich-hineinversetzen" in die Sichtweise des sprachbehinderten Menschen dient wiederum dem Verständnis der Lebenswelt („hermeneutischer Zirkel" in der Diagnostik) und der die Handlungen bestimmenden „Themen" (KAUTTER 1998).

Ergänzt wird die Rekonstruktion der „Innensicht" (vermutetes Selbstbild) durch die subjektiven Theorien der Bezugspersonen (wie ordnen z.B. Eltern das auffällige Verhalten ihrer Kinder in ihre eigene Lebenswelt ein) und durch „Theorien zum Selbst" des Betroffenen (subjektive Deutung des „Behindert-seins" und seine Integration in das Selbstkonzept).

5.2 Diagnostisches Handeln von Sprachheilpädagogen

Begründung des sonderpädagogischen Förderbedarfs

Versteht man Sprachbehindertendiagnostik als „Förderungsdiagnostik" (KORNMANN, MEISTER & SCHLEE 1986), die zur Begründung des sonderpädagogischen Förderbedarfs und des pädagogischen Handelns schwerpunktmäßig auf qualitative, ökosystemische, an Stärken orientierte und verstehende Diagnostik baut und zur Bestimmung der Lernausgangslage die Fähigkeiten und sprachstörungsbezogenen Bedingungshintergründe berücksichtigt,

so können zum Entwurf eines rahmenhaften, pädagogisch-(sprach)therapeutischen Handlungsplanes folgende diagnostischen Ziele und Methoden vorgeschlagen werden (vgl. NATION und ARAM 1989, BUNDSCHUH 1996, BRAUN 1999), die sich hier beispielhaft auf diagnostisches Handeln mit Kindern beziehen:

1. Problemerhellung: diagnostisch-explorierendes Gespräch mit Bezugspersonen über den Beratungsanlass, Diagnosen und ihre Begründungen, subjektive Störungstheorien, die Auseinandersetzung mit der Störung, bisherige Fördermaßnahmen, erhoffte Veränderungen.

   Exploration

2. Analyse der Lebensgeschichte: diagnostisch-anamnestisches Gespräch mit Betroffenen („Eigenanamnese") oder mit wesentlichen Bezugspersonen („Fremdanamnese") zur Erhellung der Entwicklung und der Umstände des Problems. Als Hilfsmittel für eine strukturierte Fremdanamnese können Anamneseschemata (z.B. KEMMLER 1974, BUNDSCHUH 1996) und Entwicklungsgitter (KIPHARD 1984) dienen. Gesprächsthemen können u.a. sein: Lebenslauf, Familiensituation, kritische Lebensereignisse, frühkindliche Entwicklungsbedingungen, Entwicklungsbiografie der Stärken und Schwächen und Störungsbiografie (Charakteristik, Variabilität, Entwicklung auffälligen Verhaltens und Reaktionen der Umwelt und der Betroffenen).

   Anamnese

3. Kind-Umfeld-Analyse mit Hilfe von Beobachtungen in Unterrichtssituationen; Analyse von Schulheften, Klassenarbeiten, Werkstücken; Aktenstudium; explorierenden Gesprächen (mit Eltern in Verbindung mit einem Hausbesuch). Ziel ist die Erfassung von Themen (Problemen), Handlungsbereichen, Bezugspersonen, Beziehungen zu anderen Kindern und Erwachsenen, die in der augenblicklichen Lebens- und Lernsituation eine wichtige Rolle spielen, und die Erfassung familiärer, schulischer und außerschulischer Umfeld- und Lernbedingungen in ihren Auswirkungen auf Selbstkonzept, Fähigkeiten und Leistungsbereitschaft.

   Kind-Umfeld-Analyse

4. Analyse von Bezugsperson-Kind-Interaktionen (z.B. gemeinsam ein Bilderbuch betrachten; Diagnostiker ist passiv teilnehmend) zur Beobachtung der sprachlich-kommunikativen Fähigkeiten des Kindes, des Sprachangebots der Bezugsperson (eher spracherwerbsfördernd oder -hemmend?), der wechselseitigen Sprech- und Zuhörbereitschaft, des Korrekturverhaltens und von helfendem oder verunsicherndem Verhalten.

   Interaktionsanalyse

5. Analyse einer Problemlösesituation (z.B. gemeinsam einen Turm bauen; Diagnostiker ist aktiv teilnehmender Verhaltensbeobachter) zur Erfassung von aufgabenbezogenem Verhalten (Ausdauer, Ablenkbarkeit, Eigeninitiative, Lösungsstrategien, Misserfolgsreaktion), von basalen Fähigkeiten (sensomotorisch, sozial, emotional) und von sprachlich kommunikativen Fähigkeiten (situativer Gebrauch von Sprache).

   Verhaltensbeobachtung

6. Interpretativer Zugang zur Lebenswelt des Kindes über gemeinsames Spiel und explorierendes Gespräch. Unterstützend eingesetzt werden Hilfsmittel, die den Alltag rekonstruierbar machen (Bilderbuch, Rollenspiele mittels Puppenhaus) und indirekte Methoden, die aus projektiven Verfahren entlehnt sind wie z.B. die zeichnerische Darstellung der „in Tiere verzauberten Familie" (BREM-GRÄSER 1995), die Wunschprobe oder die Kommentierung von Bildern (Kinder-Apperzeptions-Test CAT von BELLAK 1955; Familienbeziehungstest von HOWELLS & LIKORISCH 1972). Hypothetisch erfasst

   Explorierendes Gespräch

   Indirekte Methoden

werden das Orientierungsvermögen des Kindes (räumlich, zeitlich, personal), seine Selbstkonzepte und Selbstwertgefühle sowie die subjektiven Theorien (Bewertungen und Bewältigungsverhalten).

7. Analyse der Fall- und Situationskonzepte der Beteiligten ("Diagnose der Diagnostik"): Die Selbstreflexionen des Diagnostikers, das Absichern der Hypothesen im "Dialog-Konsens" mit Beteiligten und Beratungsgespräche mit Fachkräften helfen bei der Validierung des bisher entworfenen "Fallkonzeptes" (verinnerlichtes Bild des hypothetischen Zusammenhangs von aktuellem Verhalten und Erleben und seiner Bedingungshintergründe) und bei der Überprüfung der "Situationskonzepte" (KAMINSKI 1970): Konnte ich mich als Diagnostiker z.B. einfühlen, die Beteiligten akzeptieren und mich ihnen positiv zuwenden? Konnte das Kind sich angstfrei öffnen (und damit die Voraussetzung für differenziertere Sprachdiagnostik schaffen) und sind die speziellen Rollenerwartungen geklärt?

8. Grobanalyse der sprachlichen Fähigkeiten des Kindes: Beobachtung des Kindes in verschiedenen und unterschiedlich schwierigen alltäglichen schulischen und außerschulischen sprachlichen Anforderungssituationen zur Erfassung von: Aussprache, Stimmgebung, Redefluss, Worterkennung und Wortgebrauch, Satzverständnis und Satzproduktion, Sprachgebrauch im sozialen Kontext, Erzählfähigkeit und schriftsprachlichen Fähigkeiten.

9. Erfassung sprachbasaler Fähigkeiten: Werden Sprachstörungen als Folge gestörter basaler Grundlagen angesehen, dienen Beobachtungsinventare und Tests der Abklärung sensorischer, motorischer, kognitiver Fähigkeiten.

10. Sprachstörungsbezogene Diagnostik: Genauere Erfassung des spezifischen sprachlichen Syndroms und differenzialdiagnostische Eingrenzung durch die Verwendung von Beobachtungsinventaren und standardisierter und nichtstandardisierter Tests, wobei die Testsituation durch Variation der Darbietung (Instruktion, Hilfen, Bearbeitungsdauer) von einer Prüf- zur Lernsituation werden kann (Frage nach der Auswirkung von veränderten Lernbedingungen). Je nach Störungsbild werden ätiologie- und therapietheoretisch geleitet Daten erhoben und Bedingungshypothesen abgeklärt.

Die skizzierten 10 diagnostischen Handlungsschritte müssen nicht in der angeführten Reihenfolge (und je nach Fragestellung – siehe Erstdiagnostik in einer Beratungsstelle – auch nicht alle) ausgeführt werden, sondern die diagnostischen Ziele und Methoden orientieren sich hypothesengeleitet am Grundgedanken der funktionalen Einheit von Diagnose und Förderung (KAMINSKI 1970, SCHOOR 1972, 1981, 1986).

5.3 Das Fallkonzept und seine Übermittlung im Gutachten

Die gewonnenen Daten und Hypothesen zur persönlichen Lebenssituation der Beteiligten, zu den Entwicklungs- und Lernbedingungen, zum Entwicklungs- und Leistungsstand in den sprachlichen und sprachbasalen Fähigkeiten und zu den angestrebten, gegebenen und organisierbaren Formen der Förderung verdichten sich zu einem Bild („Fallkonzept").

Fallkonzept

Eine Grundstruktur des Fallkonzeptes repräsentiert Abbildung 6. In der Praxis bewährt hat sich der Weg, die Grundstruktur als grafische Matrix einzusetzen, um das verinnerlichte Bild mit seinem komplexen Beziehungsgefüge zu visualisieren (vgl. KAUTTER u. a. 1984).
Folgende Bestandteile prägen das Fallkonzept und bilden das inhaltliche Gerüst eines sonderpädagogischen Gutachtens (s. auch KRETSCHMANN und ARNOLD 1999):

Gutachteninhalt

- Bedingungshintergründe und Bedingungskonstellationen in der Lebensgeschichte und der gegenwärtigen Lebenssituation, die Entwicklungsverläufe und aktuelles Verhalten und Erleben erklären
- „Selbst"-bezogene Dispositionen (Selbstkonzepte und Selbstwertgefühle), die aktuelle Handlungen und Affekte bestimmen
- Kompetenzen und Leistungsminderungen im sprachbasalen, sprachliche- und kommunikativen Bereich, ihre Wechselwirkungen und Bedingungshintergründe
- Förderschwerpunkte (sprachauffälliger Mensch, Umfeld, Mensch-Umfeld-Beziehung)
- Pädagogisch-therapeutische Förderziele (Nah- und Fernziele)
- Struktur des individuellen Förderplanes (Änderungsmaßnahmen, erste Schritte, Organisationsformen, Verlaufskontrollen)
- Entscheidung und Konzeptionen für Zusatzdiagnostik (unterrichts- und therapievorbereitende und -begleitende Diagnostik, interdisziplinäre Diagnostik zur weiteren Abklärung somatischer, psychischer und soziogener Bedingungshintergründe).

Das sonderpädagogische Gutachten ist die schriftsprachliche Darstellung des Fallkonzepts. Für den formalen Aufbau wird folgende Gliederung vorgeschlagen (s. u.a. KAUTTER 1984, BUNDSCHUH 1986, KRETSCHMANN und ARNOLD 1999):

Gutachtenaufbau

1. Person- und Untersuchungsdaten
2. Untersuchungsanlass und Fragestellungen
3. Durchführung der Untersuchung (Darstellung und Begründung der diagnostischen Schritte und Methoden)
4. Interpretierende Darstellung der Untersuchungsergebnisse
5. Integration der Befunde und Bedingungshypothesen zum Förderungsbedarf
6. Förderungsplan

Die Gutachten-Sprache (z.B. Verwendung von Fachtermini), der Argumentationsstil und die inhaltliche Schwerpunktsetzung (persönliche Le-

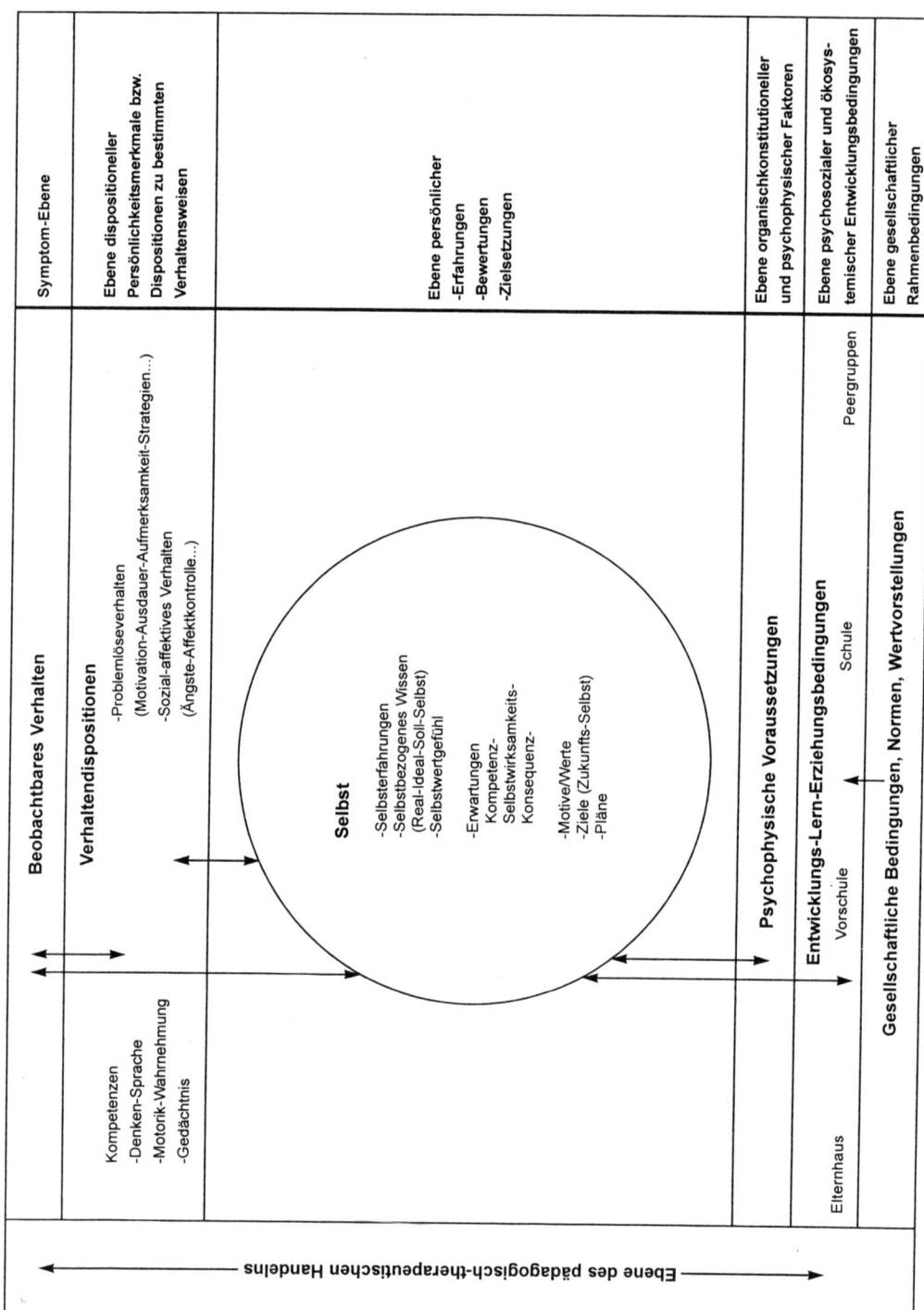

Abb. 6: Fallkonzept-Struktur

bensgeschichte, sozialökologische Umstände, schwere Leistungsminderung, Identitätskrisen ...) werden von den Aufgaben und Funktionen des Gutachtens wesentlich mitbestimmt:

- Ist das Gutachten ein juristisches Dokument für institutionelle Entscheidungen?
- Ist es an einen unbekannten Adressaten gerichtet, der sich das Fallkonzept zu Eigen machen muss, oder war der Adressat in den diagnostischen Prozess involviert (Gutachten als „gemeinsames Kommuniqué")?
- Dient das Gutachten der Vermittlung von Einsichten, die den an der Förderung Beteiligten helfen sollen, ein eigenes (revidiertes) Fallkonzept aufzubauen?
- Ist das Gutachten Grundlage für Beratungsgespräche, die ein gemeinsames Fallkonzept der Beteiligten zum Ziele haben?
- Dient das Gutachten der Evaluation pädagogisch-therapeutischen Handelns?

6 Beratung in sprachheilpädagogischen Handlungsfeldern

Beratung in sprachheilpädagogischen Handlungsfeldern ist nicht wie die klinisch-psychologische Beratung eine eigene Teildisziplin mit therapeutischen Zielsetzungen (Wiederherstellung der psychischen Gesundheit), sondern sie ist eine spezifische zwischenmenschliche Situation, die einem Ratsuchenden hilft, Probleme besser zu verstehen und zu bewältigen.
Beratungsprozesse unterscheiden sich u. a. nach den Aufgaben- bzw. Handlungsfeldern, nach den Konzeptionen und Theorien, nach Methoden, Interaktionsstrukturen und den Rollen der Beteiligten.

6.1 Beratungsfelder

Beratung findet in allen sprachheilpädagogischen Handlungsfeldern statt, u. a.: Erstberatung in den Beratungsstellen (Entwurf und Übermittlung eines rahmenhaften Fallkonzepts); Beratung von Schülern und Eltern bei Schulproblemen (Schuleingangs- und Schullaufbahnberatung, problembezogene kooperative Beratung bei Lernproblemen); kollegiale Beratung in der Vorschule und Schule (beratende Unterstützung bei Lern-, Leistungs- und Verhaltensproblemen von Schülern und bei unterrichtlichen oder therapiebezogenen Problemen der Kollegen); Krisenberatung bei starker Überforderung (individuumzentrierte Unterstützung); Beratung von Bezugspersonen, die in die Sprachtherapie miteinbezogen werden (therapievorbereitende, -begleitende, -nachfolgende Beratung); Beratung in der Therapie und Rehabilitation (Hilfen bei der Erschließung personaler, sozialer, materieller Ressourcen).

Beratung

6.2 Beratungskonzeption und Ziele

Allgemeines Ziel der Beratung ist die Veränderung von Verhalten und Erleben, bezogen auf die aktuellen Probleme und ihre Bewältigung. Der Berater soll dem Ratsuchenden helfen, Kompetenzen zu entwickeln und so einzusetzen, dass dieser sein Problem aus eigener Kraft lösen kann („Hilfe zur Selbsthilfe"). Das zugrundegelegte Menschenbild (MUTZECK 1996) orientiert sich am humanistischen Bild, nach dem der Mensch als autonomes, reflexives, sinnorientiertes, intentional handelndes Subjekt über ein positives, konstruktives Potenzial verfügt, um seine Probleme selbst lösen zu können. Die Lösung des Problems erfolgt auf der Grundlage einer kognitiv-emotionalen Einsicht, die wiederum aktive Lernprozesse voraussetzt, die vom Berater initiiert werden können.

Allerdings sind hier nicht nur die Ratschläge entscheidend, sondern was im Ratsuchenden an strukturellen Veränderungen bzw. im Umdenken ausgelöst wird (und das kann dem Rat widersprechen ...).

Ziele sprachheilpädagogischer Beratung mit Betroffenen und Angehörigen sind u. a.:

- Primäre Prävention, d. h. das Auftreten von Störungen zu verhindern (z. B. „Aufklärungs- und Informationsberatung" zur Vermeidung von Kommunikationsdruck bei Sprechunflüssigkeiten);
- sekundäre Prävention: die Beratungshilfe bezieht sich auf vorhandene Störungen: Die Früherkennung von Sprachstörungen führt z. B. zur „Interaktionsberatung" (Vermittlung spracherwerbsförderlicher Verhaltensweisen);
- therapievorbereitende Beratung: Entscheidungshilfen für oder gegen Therapie oder bestimmte Therapieformen, Handlungssicherheit vermitteln (Auseinandersetzung mit Druck, Verunsicherung, Ängsten, Schuldgefühlen, Hilflosigkeit);
- therapiebezogene Beratung von Betroffenen: Hilfestellung bei der Erkennung von Problemen bei der Umsetzung therapeutischer Schritte und bei der (Re)Aktivierung alternativer Handlungsmöglichkeiten;
- therapiebegleitende und -nachfolgende Beratung: Abklärung der Möglichkeiten und Grenzen der Einbeziehung von Bezugspersonen in die Therapie und gemeinsame Reflexion der Veränderungen und Auswirkungen im sozio-ökologischen Umfeld; Hilfen bei der Förderung von positivem, unterstützendem Interaktionsverhalten.

Humanistisches Menschenbild

Ziele sprachdiagnostischer Beratung

Primäre und sekundäre Prävention

Therapievorbereitend

Therapiebezogen

Therapiebegleitend

Therapienachfolgend

6.3 Methodenkonzeption

Als konzeptionelle Leitstruktur für das methodische Vorgehen in der Beratung dient vor allem das Modell der „kooperativen Beratung" (MUTZECK 1996, RECHTIEN 1988, 1997). Parameter im Modell sind die Grundhaltungen des Beraters, die Methoden der Gesprächsführung, die problemzentrierten Handlungsschritte und die Gestaltung der Beratungssituationen:

Kooperative Beratung

1. Die Grundhaltungen des Beraters leiten sich aus den von ROGERS (1985) postulierten Therapeutenvariablen im gesprächstherapeutischen Prozess ab. Primäre Grundhaltungen sind Akzeptanz (positive Wertschätzung des Partners, Offensein für den Anderen), Empathie (sich in andere einfühlen können) und Echtheit bzw. Kongruenz (Eindeutigkeit der Beziehungsgestaltung und Übereinstimmung zwischen innerer Empfindung und Begegnungshandeln). Das für Beratung unverzichtbare Vertrauensverhältnis zwischen Ratsuchendem und Berater und die Gestaltung einer positiven Interaktion sind ohne diese Grundhaltungen nicht erreichbar.

   Grundhaltungen:
   – Akzeptanz
   – Empathie
   – Kongruenz

2. Gesprächsführung: Die Grundhaltungen des Beraters bestimmen das Interaktionsverhalten durch Aufmerksamkeitszuwendung, durch die Fähigkeit, eigene Wertmaßstäbe und Einstellungen sowie eigene Stimmungen unter Kontrolle zu halten und durch Bekräftigungen von Selbstreflexionen und aktiver Problemlösung. Zum Ausdruck kommt dieses Verhalten und Erleben durch die Sprache, die Stimme, die Körperhaltung und -bewegungen und durch den Gesichtsausdruck. Sie übermitteln den Grund des Verstehens, die Akzeptanz und die innere Beteiligung. Günstige Berateräußerungen sind das Paraphrasieren (zusammenfassende Wiederholung – überprüft im „Dialogkonsens"), das Verbalisieren von Gefühlen, das Resümieren von Gefühlen und Inhalten, das Ansprechen nonverbalen Verhaltens, die Bitte um Konkretisierung, Erläuterung und Zusatzinformationen. „Gesprächskiller" sind u.a. Bewertungen, subjektive Interpretationen, Verharmlosung, Verhör, Vorwürfe, Überredungen (vgl. VERNOOIJ 1999).

   Gesprächsförderer

   Gesprächskiller

3. Problemlösehandeln: Die Handlungsschritte in der kooperativen Beratung orientieren sich konzeptionell an den Strategien des problemlösenden Denkens (heuristische Methoden, s. DUNCKER 1935) und an den kognitiven Handlungstheorien (MUTZECK 1996):

   Beratung
   als gemeinsamer
   Problemlösungsprozess

   - Beschreibung des Problems, der Verhaltens- und Erlebensweisen der Beteiligten und des Problemkontextes
   - Genaue Analyse des Problems, Rekonstruktion der „Innensicht" (subjektive Theorien) und Herausarbeitung von Handlungsmustern mit ihren Auslöserbedingungen und Effekten
   - Erarbeitung von Lösungswegen (Berater ist aktiv beteiligter Ideengeber)
   - Bewertung der Handlungsmöglichkeiten durch den Ratsuchenden und autonome Entscheidung für sein Vorgehen (der Berater hilft bei der Überprüfung der Entscheidung)
   - Planung und Vorbereitung der Handlungsschritte (der Berater unterstützt die Umsetzung der geplanten Schritte)
   - Begleitung und Nachbereitung der Beratung (der Berater ist Ansprechpartner bei Umsetzungsproblemen und bei der kritischen Bewertung des Erreichten)

4. Beratungssituation: Die Rolle des Beraters ist die eines Begleiters im Problemlöseprozess. Die Interaktionsstruktur ist in ihrem Charakter – wie jede Beratungssituation – zunächst asymmetrisch durch unterschiedliche Rollen und Wissensunterschiede. Der Gefahr des Missbrauchs (z.B. durch „soziale Macht") wirkt das gegenseitige Ver-

trauen und eine sozial-ethische Grundhaltung entgegen. Da sich bei der kooperativen Beratung Berater und Ratsuchender in einem beidseitig offenen kommunikativen Austausch befinden, ist die Kommunikationsstruktur zunehmend durch eine „ausbalancierte Asymmetrie" gekennzeichnet.

Ausbalancierte
Asymmetrie

Die Abklärung der Rollen ist Teil der Einführung in die Beratung (Offenlegung und Besprechung der Arbeitsbeziehung) und Gegenstand beratungsbegleitender Reflexion (und auch von Supervision).
Zum Gelingen der Beratung trägt auch die Gestaltung der Situation (Ort, Raum, Zeit) bei und die Vereinbarung der vertraulichen Behandlung der Gesprächsinhalte.

Soziologische Grundlagen

Günther Cloerkes

1 Die soziologische Sichtweise

Was verstehen wir unter „Soziologie"? Was ist „Soziologie der Behinderten"?

> „*Soziologie*" ist die Wissenschaft vom Zusammenleben der Menschen. Forschungsgegenstand der Soziologie ist das Zusammenleben und Zusammenhandeln der Menschen sowie die hieraus resultierende soziale Wirklichkeit. Spezieller Forschungsgegenstand der „*Soziologie der Behinderten*" ist die soziale Wirklichkeit von Menschen mit Behinderungen.

Definition „Soziologie" und „Soziologie der Behinderten"

Eine spezielle „Soziologie der Sprachbehinderten" hat sich nicht etabliert. Dies wäre auch aus verschiedenen Gründen (Mehrfachbehinderungen, Betonung des „Besonderen" statt integrativer Gesichtspunkte) wenig hilfreich zum behindertensoziologischen Verständnis von „Behinderung" und „behinderter Mensch". Sinnvoll ist zunächst einmal, zwischen *Schädigung* und *Behinderung* zu unterscheiden. Im internationalen Verständnis nach einer Klassifikation der Weltgesundheits-Organisation (WHO) ist die folgende Dreiteilung üblich (WHO 1980, 27 ff.; vgl. auch Brackhane 1988, 22 ff.; Rath 1985, 37f.):

WHO-Klassifikation

1. *Impairment (Schädigung)* Störung auf der organischen Ebene (menschlicher Organismus allgemein).
2. *Disability (Behinderung)*: Störung auf der personellen Ebene (Bedeutung für einen konkreten Menschen).
3. *Handicap (Benachteiligung)*: Mögliche Konsequenzen auf der sozialen Ebene (Nachteile, durch die die Übernahme von solchen Rollen eingeschränkt oder verhindert wird, die für die betreffende Person in Bezug auf Alter, Geschlecht, soziale und kulturelle Aktivitäten als angemessen gelten).

Ein Beispiel:
„Ein Kind wird gehörlos geboren („impairment"). Das hat für seine elementare Lebensfähigkeit keine zwangsläufigen Folgen, kann jedoch dazu führen, dass es keine oder keine hinreichende Sprachkompetenz erwirbt; es wäre damit in der Verständigung und im Verständnis .. behindert („disablilty"). Dies kann wiederum dazu führen, dass das betroffene Kind privat und/oder beruflich kein „normales" Leben führen kann, wie es seinen Interessen und Anlagen vielleicht entspräche („handicap")" (Brackhane 1988, 24).

Bedeutung der
sozialen Folgen

Der entscheidende Punkt für den Soziologen ist demnach das „Handicap" als mögliche soziale Folge von Schädigung/Behinderung. Im englischen wie im deutschen Sprachgebrauch dominiert allerdings der Begriff „Behinderung" bzw. „disability". Man sollte ihn deshalb weiterverwenden, aber die sozialen Implikationen von „Handicap" nicht vergessen (die Eindeutschung als „Benachteiligung" ist unbrauchbar). Zwischen Schädigung und Behinderung muss in jedem Fall analytisch getrennt werden.

Behindertensoziologische Definition aus
interaktionistischer Sicht

Ausgehend von der WHO-Klassifikation komme ich nun zu einer Arbeitsdefinition von Behinderung und Behinderte, die dem behindertensoziologischen Forschungsinteresse Rechnung trägt. *Es handelt sich um einen Zugang aus interaktionistischer Sichtweise.* Bereits in der Einschätzung funktionaler Defekte als „impairment" oder „Schädigung" gibt es erhebliche Bewertungsspielräume.

- Wir gehen deshalb zunächst einmal davon aus, dass bestimmte außergewöhnliche Merkmale von Menschen zwangsläufig Spontanreaktionen auslösen bzw. Aufmerksamkeit hervorrufen werden. Es handelt sich dann um *Merkmale mit Stimulusqualität.* Entscheidend ist das Auslösen einer Reaktion.
- Das Merkmal ist eine „*Andersartigkeit*" und konstituiert eine „*Abweichung*" von sozialen Erwartungen. Die Bewertung von Andersartigkeit ist damit noch nicht festgelegt. Sie kann negativ, ambivalent oder positiv sein. Nur völlige Gleichgültigkeit ist durch das Definitionskriterium „Stimulusqualität" ausgeschlossen.
- Von einer *Behinderung* soll erst dann gesprochen werden, wenn eine Andersartigkeit in einer bestimmten Kultur entschieden *negativ bewertet* wird. Ausschlaggebend ist die unerwünschte Abweichung von den jeweiligen Normen und Erwartungen.

Unsere Definition lautet entsprechend (CLOERKES 1988, 87):

- Eine *Behinderung* ist eine dauerhafte und sichtbare Abweichung im körperlichen, geistigen oder seelischen Bereich, der allgemein ein entschieden negativer Wert zugeschrieben wird. „Dauerhaftigkeit" unterscheidet Behinderung von „Krankheit". „Sichtbarkeit" ist im weitesten Sinne das „Wissen" anderer Menschen um die Abweichung.
- Ein *Mensch* ist „*behindert*" („sprachbehindert"), wenn erstens eine unerwünschte Abweichung von wie auch immer definierten Erwartungen vorliegt und wenn zweitens deshalb die soziale Reaktion auf ihn negativ ist.

Die „*soziale Reaktion*" beinhaltet neben formalen Definitionsvorgängen, z. B. durch Diagnostik, insbesondere die Gesamtheit der Einstellungen und Verhaltensweisen auf der informellen Ebene zwischenmenschlicher Interaktionen. „Sichtbare" Abweichungen rufen besonders deutliche Reaktionen hervor. „Sichtbarkeit" bezieht sich aber nicht nur auf den rein visuellen Wahrnehmungsaspekt, sondern meint im weitesten Sinne das Wissen der anderen um die Abweichung. Die

Sichtbarkeit und
Dauerhaftigkeit

„Dauerhaftigkeit" unterscheidet „Behinderung" vom vorübergehenden Zustand der „Krankheit"; ein Großteil chronischer Zustände, die meist

als Krankheit bezeichnet werden, sind danach den Behinderungen zu-
zurechnen (z. B. Aids).

Die negative Bewertung einer Andersartigkeit als Behinderung ist
durchaus nicht zwangsläufig verknüpft mit einer entsprechend negativen Reaktion auf einen Menschen mit dieser Andersartigkeit. Blindheit
wird beispielsweise außerordentlich negativ bewertet, die soziale Reaktion auf blinde Menschen ist hingegen vergleichsweise moderat.

Behinderung ist nicht dasselbe wie behinderter Mensch

> Die Bewertung von Behinderung und die Reaktion auf Behinderte sind also
> zweierlei und strikt voneinander zu trennen.

Diese Trennung hat auch für die Praxis eine außerordentliche Bedeutung und muss pädagogisch sinnvoll genutzt werden. Ein erster Schritt
wäre, wenn zumindest die Behinderten-Experten mehr auf eine differenzierte Sichtweise und Terminologie achten würden (NEUBERT &
CLOERKES 1994, 32ff.; CLOERKES & NEUBERT 1988, 52, 63).

Der entscheidende Punkt in unserer Definition von Behinderung ist die
negativ bewertete Abweichung von sozialen Erwartungen. Hier stellt
sich nun die Frage, wonach sich diese Erwartungen bestimmen. Eine
eindeutige Antwort ist unmöglich, weil die soziale Dimension des Be-
hindertseins einen äußerst komplexen Sachverhalt umschreibt. Behinderungen werden in sozialer Hinsicht, d.h. in Bezug auf die unmittelbare Lebensführung eines Betroffenen, in ganz unterschiedlichem
Maße wirksam. Wir sprechen daher von der *„Relativität von Behinderung"*:

Behinderung ist immer relativ

> Behinderung ist nichts Absolutes, sondern erst als soziale Kategorie begreifbar.
> Nicht der Defekt, die Schädigung, ist ausschlaggebend, sondern die Folgen für
> das einzelne Individuum. Behinderung ist deshalb immer relativ, z. B. nach der
> zeitlichen Dimension, der subjektiven Auseinandersetzung, dem jeweiligen Le-
> bensbereich, der kulturspezifischen Reaktion (CLOERKES 1997, 8f.).

2 Die Größenordnung des sozialen Problems „Behinderte" bzw. „Sprachbehinderte"

Behinderung gilt als soziales Problem (wie z. B. Armut oder Drogenab-
hängigkeit). Soziale Probleme sind nicht einfach da. Sie werden als solche erst definiert, und dahinter stecken durchaus auch die – oft berufs-
bezogenen – Interessen der Definierer (CLOERKES 1997, 16f.). Für behinderte Menschen gibt es keine Meldepflicht. Zuverlässige Angaben
zur Größenordnung liegen daher kaum vor und die verfügbaren Zahlen sind teilweise veraltet oder fehlerhaft. Dies betrifft vor allem die Be-
völkerungsstatistik, aber angesichts unklarer Definitionskriterien,
Mehrfachbehinderungen und zunehmender Bedeutung schulischer Integration auch die Ist-Werte der Schulstatistik über die Zahl der son-

Problematik von Zahlenangaben

derbeschulten Kinder (CLOERKES 1997, 18 ff.). Etwa 4,4 % der schulpflichtigen Kinder gehen in Sonderschulen. Zur Illustration folgende
Tabellen, die hinsichtlich ihrer Aussagekraft aber unbedingt kritisch
interpretiert werden sollten:

Tab. 1: Prozentualer Anteil der Sonderschüler an der Zahl der Schüler im Alter der
Vollzeitschulpflicht (Klassenstufen 1–10 und Sonderschulen) Bundesrepublik Deutschland (alt) 1987, 1995 und 1998 (mit neuen Bundesländern).

Sonderschule für	1985	1995	1998
Lernbehinderte	2,534 %	2,416 %	2,373 %
Blinde und Sehbehinderte	0,054 %*	0,043 %**	0,046 %
Gehörlose und Schwerhörige	0,139 %*	0,109 %**	0,109 %
Sprachbehinderte	0,276 %	0,344 %	0,325 %
Körperbehinderte	0,213 %	0,213 %	0,226 %
Geistigbehinderte	0,643 %	0,615 %	0,671 %
Verhaltensgestörte	0,218 %	0,238 %	0,254 %
sonstige Behinderte, einschl.. Kranke	0,138 %	0,299 %	0,396 %
Insgesamt	**4,198%**	**4,277%**	**4,426%**

*   Davon Blinde 0,018 % und Gehörlose 0,050 %.
** Davon Blinde 0,019 % und Gehörlose 0,044 %.
Quellen: KMK 1994, 47ff.; KMK 1995, 47ff.; KMK 2000, 43 ff.

Tab. 2: Zahl der Behinderten in einigen anderen Gesellschaften

Land	Prozent	Population/Methode/Jahr
Botswana	12,0 %	Nur körperlich Behinderte. Schätzzahlen. 1977.
Burma	12,9 %	Körperlich und geistig Behinderte. Schätzzahlen. 1978.
DDR	9,0 %	Schwerbeschädigte. 1980.
Finnland	21,0 %	Körperlich und geistig Behinderte. Chronisch Kranke. 1978.
Großbrit.	7,8 %	Behinderte über 16 Jahre in privaten Haushalten. 1971.
Österreich	21,4 %	Körper- und Sinnesbehinderungen. Befragung. 1976.
Polen	15,0 %	Behinderte. Schätzzahlen. 1969/1978.
Schweiz	14,5 %	Schätzung von Pro Infirmis. 1981
CSSR	7,0 %	Körperlich und geistig Behinderte. 1978
USA	10–17 %	„Chronische Beeinträchtigung grundlegender Aktivitäten". 1979.

Quellen: Holtz 1982, 263; Renker 1982

Zur Zahl der Sprachbehinderten: Alle Zahlenangaben streuen stark. KNURA (1977, 132) geht davon aus, dass bei etwa 10 bis 15 % der Kinder im Einschulungsalter Sprachstörungen zu diagnostizieren sind. Im Gutachten des Deutschen Bildungsrats ist die Rede von mindestens 0,5 % sonderschulbedürftigen sprachbehinderten Kindern (KNURA 1974, 131), 0,35 % gehen in Sprachheilschulen (KMK 2000, 48). Nach SANDER (1973) haben ca. 10 % der Kinder im Einschulungsalter Sprachstörungen, 1 % der Schulkinder brauchen ambulante Behandlung, 0,1–2 % gelten als sprachheilschulbedürftig (KEESE 1988, 575). Über die Häufigkeit von Sprachstörungen im Erwachsenenalter liegen keine genauen Angaben vor (ebd.). Die Deutsche Gesellschaft für Sprachheilpädagogik vertritt die Ansicht, rund 2 % der Bevölkerung wären sprachbehindert (BUCHTA 1982, 152). Die extrem unterschiedlichen Zahlen zeigen deutlich die Abhängigkeit von der Interessenlage der Definierer und beweisen die Relativität von Behinderung. Ein besonderes Problem stellen die Migranten in der Größenordnung von rund 7,5 Millionen dar (7,320 Millionen Ausländer, Zuzug von durchschnittlich 150 000 deutschstämmigen Aussiedlern pro Jahr; STATISTISCHES BUNDESAMT 1999, 65, 82), bei denen überdurchschnittlich häufig Sprachstörungen festgestellt werden. Zur Überrepräsentation ausländischer Kinder in der Sonderschule für Lernbehinderte folgende Tabelle (s. Seite 222).

Experten schätzen die Zahl der behinderten Menschen deutlich höher ein, als die amtlichen Statistiken nahelegen. Trotz der hier zu beachtenden Funktion von Experten als „Definierer von sozialen Problemen" entsprechen ihre Angaben wohl noch am ehesten der Realität.

> Schätzungen gehen von 8 bis 10 Millionen Behinderten in der Bundesrepublik Deutschland aus, das entspricht etwa 10 % der Gesamtbevölkerung.

Die psychisch Behinderten mit weiteren bis zu 10 % sind nicht dabei (BRACKHANE 1988, 29). THIMM (1994, 85) hält eine Quote von 13 % für realistisch. Das Ausmaß dieses sozialen Problemes ist also sehr groß, mit steigender Tendenz wegen der demographischen Entwicklung. Unabhängig von der hohen Zahl sind Behinderte soziologisch eine „Minderheit" oder „Minorität", weil die typischen Merkmale auch für sie zutreffen: Isolationstendenzen, Zuschreibung von Minderwertigkeit, Rationalisierung diskriminierender Reaktionen, Generalisierung vom Gruppenmerkmal („behindert") auf die ganze Person.

3 Der Einfluss der sozio-ökonomischen Bedingungen

Behinderung ist ungleich verteilt – über diese Feststellung sind sich die Fachleute angesichts der deutlichen empirischen Evidenz einig. Es gibt soziale Ungleichheit in unserer Gesellschaft und einen deutlichen Zu-

Zahl der Sprachbehinderten

Ausländische Schüler

Mindestens 10% Behinderte

Tab. 3: Prozentualer Anteil der ausländischen Schüler an allen Schülern und an den Schülern der Sonderschule für Lernbehinderte nach Bundesländern

Bundesland	Ausländ. Schüler insges. Stand 1987	Ausländ. Schüler in SfL Stand 1987	Ausländ. Schüler insges. Stand 1996	Ausländ. Schüler in SfL Stand 1996	Überrepräsentation ausländ. Schüler in Sfl. Relativer Risiko-Index und Rangplatz 1996
Baden-Württemb.	14,2 %	36,8 %	13,9 %	37,2 %	3,67 % 1
Bayern	7,6 %	12,0 %	8,2 %	16,5 %	2,20 % 7
Bremen	13,7 %	15,1 %	16,8 %	25,7 %	2,03 % 8
Hamburg	17,3 %	23,5 %	19,4 %	29,9 %	1,77 % 10
Hessen	13,4 %	30,3 %	15,7 %	30,7 %	2,38 % 5
Niedersachsen	5,5 %	9,5 %	7,4 %	18,6 %	2,89 % 2
Nordrhein-Westfalen	13,3 %	21,0 %	13,7 %	27,6 %	2,40 % 4
Rheinland-Pfalz	6,2 %	9,4 %	7,5 %	14,9 %	2,23 % 6
Saarland	6,3 %	10,5 %	8,2 %	19,5 %	2,71 % 3
Schleswig-Holstein	4,3 %	7,6 %	5,4 %	9,4 %	1,80 % 9
Alte Bundesländer ohne Berlin	–	–	**11,5%**	**25,7%**	
Berlin	24,5 %	31,8 %	13,9 %	14,8 %	
Brandenb.	–	–	0,5 %	0,1 %	
Mecklenb.-Vorpomm.	–	––	0,4 %	0,1 %	
Sachsen	–	–	0,4 %	0,2 %	
Sachsen-Anhalt	–	–	0,5 %	0,1 %	
Thüringen	–	–	0,4 %	0,1 %	
BRD	**11,0%**	**20,0%**	**9,1%**	**16,4%**	**2,01%**

Quellen: KMK 1987a, 22; KMK 1987b, 128ff.; Kornmann, Burgard & Eichling 1999, 108; dort auch Erläuterungen zur Maßzahl Rangplatz

sammenhang zwischen Behinderung und „Armut". Jantzen (1974, 103) hat hierzu zwei grundsätzliche Hypothesen formuliert:

> * „Mit sinkender sozialer Schicht steigt der relative Anteil Behinderter" und zwar als Folge der Zunahme an schädigenden biologischen und sozialen Einwirkungen.
> * „Mit dem Eintritt der Behinderung beginnt eine Veränderung der individuellen Position innerhalb der Sozialstruktur, die... als Absinken bzw. Abwärtsmobilität gekennzeichnet werden kann".

Der Zusammenhang zwischen sozio-ökonomischen Bedingungen und Behinderung ist bei sogenannten Lernbehinderten besonders eindrucksvoll nachweisbar, er gilt aber prinzipiell und entgegen einer manchmal geäußerten Auffassung für alle Formen von Behinderung (vgl. u.a. Thimm 1977, 62ff.; empirische Bestätigung für die jüngste Zeit: Schieber 1999). In den unteren Sozialschichten gibt es eine höhere Säuglingssterblichkeit und eine größere Anfälligkeit für Erkrankungen aller Art. Früherkennung und Vorsorge während der Schwangerschaft, im Umfeld der Geburt und im Säuglingsalter sind unzureichend, die Risiken aufgrund nicht optimaler ärztlicher Versorgung steigen. Vieles spricht dafür, dass die Qualität des ärztlichen Handelns schichtspezifische Unterschiede aufweist. Das Verhältnis von Unterschichtangehörigen zu Gesundheitsdiensten, Ämtern und Behörden ist insgesamt eher problematisch. Typisch sind sprachliche Barrieren und eine allgemeine Unfähigkeit, gesellschaftliche Hilfsangebote auch in Anspruch zu nehmen. Unser liberales System benachteiligt offensichtlich Bevölkerungsteile, die es nicht gelernt haben, sich kompetent durchzusetzen.

Für Sprachbehinderte wurde der Einfluss der sozialen Herkunft auf das Risiko, behindert zu werden, untersucht von Baumann 1981; Baumann & Sander 1981; Baumgartner 1981; Bönner & Kraus 1983; Deuse 1975b; Jantzen, Kammel & Zeiser 1976; Kozielski, Kiese & Chilla 1976; Morgenstern 1956. Stottern als die häufigste Sprachstörung kommt überproportional häufig in den Mittelschichten vor, im Übrigen sind Unterschichtangehörige stärker betroffen als es ihrem Anteil in der Bevölkerung entspricht (Hohmeier 1980, 578). Auf die Bedeutung des hohen Migranten-Anteils unter den sonderschulbedürftigen Kindern wurde bereits hingewiesen.

4 Sozialpolitische Aspekte

Im Rahmen dieses Beitrags können nur die wichtigsten Regelungen kurz angesprochen werden (ausf.: Cloerkes 1997, 33ff.). Die Grundzüge der Sozialpolitik für Menschen mit Behinderungen sind gekennzeichnet durch folgende (leider überwiegend theoretischen) *Prinzipien*:

* Finalitätsprinzip statt Kausalitätsprinzip, d.h. die erforderlichen Leistungen sollen unabhängig von Art und Ursache der Behinderung erfolgen.

- Rehabilitation vor Rente, d.h. alle Erfolg versprechenden Rehabilitationsmaßnahmen sind durchzuführen, bevor Renten bewilligt werden.
- Rehabilitation vor Pflege, d.h. alle Erfolg versprechenden Rehabilitationsmaßnahmen sind durchzuführen, bevor pflegerische Angebote in Anspruch genommen werden können.

Das *Schwerbehindertengesetz (SchwbG)* von 1974 mit zahlreichen Novellierungen ist das zentrale Gesetzeswerk zur Regelung des rechtlichen Status von behinderten Menschen. Die Schwerbehinderteneigenschaft wird auf Antrag durch das zuständige Versorgungsamt festgestellt. Zu den Aufgaben des Versorgungsamtes gehören:

Versorgungsamt

1. Festlegung des „Grads der Behinderung" (GdB; diese Bezeichnung ersetzt seit 1986 die früher übliche „Minderung der Erwerbsfähigkeit").
2. Feststellung zusätzlicher behinderungsspezifischer Merkmale zur Wahrnehmung eventueller Vergünstigungen (Merkzeichen im Ausweis).
3. Ausstellung eines entsprechenden Behindertenausweises. Sprachbehinderte Menschen sind in der Regel nicht amtlich schwerbehindert.

Beschäftigungspflicht: 6% bei mehr als 15 Arbeitsplätzen oder Ausgleichsabgabe

Das Kernstück des Schwerbehindertengesetzes ist die „*Beschäftigungspflicht*" nach § 5 SchwbG. Danach sind alle privaten und öffentlichen Arbeitgeber verpflichtet, 6 % Schwerbehinderte zu beschäftigen, sofern sie über mehr als 15 (also 16 und mehr) Arbeitsplätze verfügen. Wer dieser Verpflichtung nicht nachkommt, hat seit 1990 eine „Ausgleichsabgabe" in Höhe von DM 200,– monatlich pro nichtbesetzten Pflichtarbeitsplatz zu entrichten. Die Mittel aus der Ausgleichsabgabe sind zweckgebunden zur Förderung der beruflichen Rehabilitation der Behinderten und fließen den Arbeitgebern größtenteils in Form von Einarbeitungshilfen und Lohnkostenzuschüssen wieder zu. Nach §§ 8 bis 10 des novellierten Schwerbehindertengesetzes werden seit 1986 Auszubildende für zwei Pflichtarbeitsplätze und Teilzeitbeschäftige für einen ganzen Pflichtarbeitsplatz angerechnet, Ausbildungsplätze zählen außerdem bei der Berechnung der Pflichtarbeitsplätze nicht mehr mit. Schwerbehinderte mit besonderen Vermittlungsproblemen können auf bis zu drei Pflichtarbeitsplätze angerechnet werden. Kritisch ist festzustellen, dass die mit keinerlei rechtlichen Sanktionen verbundene „Beschäftigungspflicht" weitgehend wirkungslos geblieben ist: Die Beschäftigungsquote sank von 5,9 % im Jahr 1982 (BUNDESMINISTER... 1984, 68) kontinuierlich auf 3,9 % im Jahr 1996 (BUNDESMINISTERIUM... 1998, 70), 76 % der beschäftigungspflichtigen Arbeitgeber mit 84 % aller Arbeitsplätze erfüllen die Quote unzureichend oder beschäftigen gar keinen Schwerbehinderten (BUNDESMINISTERIUM... 1998, 71).

Kündigungsschutz

In den §§ 15–22 des Schwerbehindertengesetzes ist ein besonderer *Kündigungsschutz* für Schwerbehinderte vorgesehen. Danach kann eine Kündigung nur mit Zustimmung der Hauptfürsorgestelle erfolgen. Der Kündigungsschutz beginnt sechs Monate nach Aufnahme der Beschäftigung. Vielen Sozialexperten gilt der Kündigungsschutz als ausgesprochenes Einstellungshemmnis, weil Arbeitgeber meinen könnten, er

mache es unmöglich, sich wieder von einem schwerbehinderten Arbeitnehmer zu trennen. Diese Befürchtung ist allerdings unbegründet, denn
letztlich ist der verbesserte Kündigungsschutz über viele Jahre hinweg
nur für rund 20 % der von Kündigung betroffenen schwerbehinderten
Arbeitnehmer tatsächlich wirksam gewesen (BUNDESMINISTERIUM...
1998, 75). Der Minister für Arbeit und Sozialordnung stellt denn auch
zu Recht beschwichtigend fest, der Kündigungsschutz werde „in seiner
Reichweite verkannt" (BUNDESMINISTER... 1989, 74).

Schwerbehinderte Arbeitnehmer haben nach § 47 SchwbG Anspruch   Weitere
auf *Zusatzurlaub* von einer Arbeitswoche, also in der Regel von fünf   Vergünstigungen
Tagen. Eine *Schwerbehindertenvertretung* überwacht die Einhaltung
des Schwerbehindertengesetzes und wirkt insbesondere bei der Einstellung schwerbehinderter Arbeitnehmer mit. Auch der Arbeitgeber hat
einen Schwerbehindertenbeauftragten zu bestellen (vgl. §§ 24–29
SchwbG).

Schwerbehinderte Menschen mit amtlichem Ausweis haben auch außerhalb des Berufslebens Anspruch auf einige, z.T. behinderungsspezifi-
sche „Vergünstigungen" als Nachteilsausgleich (z.B. steuerliche Vorteile, Erleichterungen im öffentlichen Personennahverkehr, etc.). Diese
Zuwendungen der Gemeinschaft werden seit vielen Jahren nicht an die
veränderte Lebensrealität angepasst und können nur als kleinlich bezeichnet werden.

5 Die soziale Situation von Menschen mit Sprachbehinderungen in unserer Gesellschaft

Wie reagiert die soziale Umwelt auf einen Menschen mit Sprachbehinderung? Wie wird er von anderen gesehen? Welche Folgen hat sein
Handicap auf der Ebene der Interaktionen? Wie geht er mit Stigmatisierung um?

5.1 Zur Bedeutung der sozialen Reaktion auf Behinderte

Die „soziale Reaktion" beinhaltet die Ebene der Einstellungen und die
Ebene des realen Verhaltens. Für die Einstellungen zu Menschen mit
Behinderungen gibt es kaum eindeutige Bestimmungsgründe. Von Be-   Determinanten der
deutung sind aber zum einen die Art der Behinderung (Ausmaß der   sozialen Situation
Sichtbarkeit, Beeinträchtigung gesellschaftlich hochbewerteter Funk-
tionsleistungen wie Mobilität, Intelligenz, Kontakt- und Kommunikationsfähigkeit) und zum zweiten ihre kulturelle Bedingtheit. Aus dem
interkulturellen Vergleich der Reaktion auf Behinderte in traditionellen
Kulturen wissen wir, dass es zwar den Infantizid von sichtbar schwerbehinderten Neugeborenen gibt, aber ebenso eine beachtliche Akzep-

tanz der existierenden Menschen mit Behinderungen, die in der Regel weit über das bei uns übliche Maß hinausgeht (NEUBERT & CLOERKES 1994). Die außerordentliche Variabilität der Reaktion bei gleichzeitiger Tendenz, schwere Behinderungen universell negativ zu bewerten, unterstreicht die bereits angesprochene „Relativität". Sprachstörungen führen nur in solchen traditionellen Kulturen zu Sonderrollen, wo sie eine kulturspezifisch wesentliche Funktion beeinträchtigen, weil man z.B. vom Handel lebt. In Nomadenkulturen wäre die Störung ohne weitere Konsequenzen für Betroffene.

Innerhalb der sozialen Reaktion ist die Einstellungsebene (Einstellung, Vorurteil, Wert, Stigma) von der Ebene des tatsächlichen Verhaltens zu unterscheiden. Zwischen beiden Ebenen besteht nur ein begrenzter Zusammenhang, der keine eindeutigen Vorhersagen erlaubt (vgl. CLOERKES 1997, 85f.). Die tatsächlichen Verhaltensweisen sind insoweit sicher von größerem Interesse. Sie äußern sich in den gerade bei Kommunikationsbeeinträchtigungen besonders ausgeprägten Interaktionsstörungen mit weitreichenden Stigmatisierungseffekten. TRÖSTER (1990, 24ff.) nennt eine Reihe von *verhaltensrelevanten Aspekten,* die mit der Art der Behinderung verknüpft sind:

Interaktionsstörungen

1. *Auffälligkeit der Behinderung.* Bedeutsame Variable, die mehr meint als die bloße Sichtbarkeit. Drei Stufen können unterschieden werden:
   - Behinderung ist bereits vor Kontaktaufnahme sichtbar, oft prophylaktische Interaktionsvermeidung;
   - Behinderung drängt sich erst beim Kontakt überraschend auf, z.B. bei Hör- und Sprachbehinderungen;
   - Behinderung kann zunächst verborgen und bei längerem und intensivem Kontakt kontrolliert offenbart werden.
2. *Ästhetische Beeinträchtigung.* Meist wichtiger als die funktionale Beeinträchtigung, da möglicher Auslöser heftiger affektiver Reaktionen. Ästhetische Attraktivität erleichtert generell soziale Kontakte.
3. *Funktionale Beeinträchtigung kommunikativer Fähigkeiten.* Belastet Kontakt und Interaktion immer, unabhängig von der Einstellung des Nichtbehinderten.
4. *Zugeschriebene Verantwortlichkeit.* Bei angenommener Schuld des Behinderten für seinen Zustand wird die Interaktion erheblich erschwert, weil Ablehnung bis hin zu Bestrafungen leichter zu rechtfertigen ist. Diese Variable ist unabhängig von der Auffälligkeit.

Erklärungsansätze

Soziologische Erklärungsansätze für die Interaktionsspannungen gehen von den Rollen und Erwartungen der Beteiligten aus (vgl. CLOERKES 1997, 81):

- *Irrelevanzregel:* Dem Interaktionspartner ist danach eine allgemeine, nicht-wertende Aufmerksamkeit entgegenzubringen. Besondere Merkmale wie eine sichtbare Behinderung, die sich der Aufmerksamkeit aufdrängen, sind höflich zu „übersehen", sie haben ohne Bedeutung (irrelevant) zu sein. Das ist schwer durchzuhalten, führt zu einer „Scheinnormalität" der Begegnung und zu Interaktionsspannungen.

- *Interrollenkonflikt:* Die Behinderung wird als niedriges, diskreditierendes Statusmerkmal wahrgenommen. Andere Statusmerkmale des Behinderten können dem entgegenstehen. Der Widerspruch verunsichert und wird meist dadurch aufgelöst, dass alles dem Merkmal „Behinderung" untergeordnet wird.
- *Uneindeutige Verhaltensregeln* aufgrund mangelnder Erfahrungen im Umgang mit Behinderten führen zu Unsicherheit und Unbehagen in „gemischten" Interaktionen.
- *Widersprüchliche Normen:* Das Verhalten gegenüber Behinderten ist gekennzeichnet durch einen Widerspruch zwischen „originären", affektiven Reaktionen und offiziell erwünschten, positiven Reaktionen. Der Konflikt lässt sich im Allgemeinen nur teilweise durch vordergründige Scheinakzeptanz auflösen (CLOERKES 1984).

5.2 Das Bild vom sprachbehinderten Menschen

Sprachbehinderungen sind „wie andere Formen ‚abweichenden Verhaltens' nichts Absolutes, keine Qualität des (Sprach-)Verhaltens an sich, sondern sie sind Abweichungen von kulturellen Sprachnormen, die als solche bei Personen festgestellt werden, und damit als relativ zu bestimmen" (HOHMEIER 1980, 574).

Sie sind „als dynamischer Prozess von einer Norm aus zu beurteilen" (KNURA 1974, 128; vgl. auch LEMERT 1970, 173ff.; zum Stottern als soziokulturelles Phänomen die Studie von BENECKEN 1993). Diese Norm ist im Übrigen in einer gegebenen Gesellschaft nicht einheitlich, sondern unterschiedlich nach sozialer Schichtzugehörigkeit. Fest steht allerdings, dass Sprache in unserer Gesellschaft das Kommunikationsmittel schlechthin ist. Sprachbehinderungen sind daher immer mit einer schwerwiegenden Belastung von Kontakt und Interaktion verbunden, und es besteht eine ausgeprägte Tendenz, derart erschwerte Kontakte gering zu halten oder generell zu vermeiden. Interaktionsspannungen resultieren aus der für den Umgang mit behinderten Menschen typischen „Schein-Akzeptanz" und „Schein-Normalität". HOHMEIER (1980, 576) verweist zudem auf den „Playing it cool-Mechanismus": „Damit ist gemeint, dass Kontakte zu Personen, die Träger eines beängstigenden Merkmals sind, auf der Ebene der Förmlichkeit gehalten werden, so dass in sie wenig Engagement investiert wird, um die eigene Unsicherheit möglichst wenig zu erfahren". Die Kontakte sind dann oberflächlich, ohne Bedeutung und ohne die Chance, Handlungskompetenz zu erlangen.

Relativität von Sprachbehinderungen

Belastung der Interaktion

Die Vorstellungen und Erwartungen Nichtbehinderter in Bezug auf Sprachbehinderte sind nur ganz selten neutral und überwiegend negativ im Sinne von Vorurteilen.

HILL (1971, 112) berichtet über die Ergebnisse einer soziometrischen Untersuchung, wonach stotternde Realschüler von ihren Mitschülern fast durchweg abgelehnt wurden (s.a. HEMPHILL & SIPERSTEIN 1990).

Zuschreibung von Persönlichkeitsmerkmalen

Volksschüler verbinden ebenso wie angehende Sonderschullehrer mit
dem „stotternden Kind" die Eigenschaften „schwach", „gehemmt",
„verschwiegen" und „aggressiv" (KEESE 1971/72, 20; 1972, 29; vgl.
auch GROHNFELDT 1975b, 179; 1976a, 105). Dies wird durch eine Studie von KNURA (1969) bestätigt, die Lehrerstudenten und angehende
Kindergärtnerinnen befragte: Sie fand starke emotionale Ablehnung,
verstärkt durch Persönlichkeitsmerkmale wie „Autoritarismus". Die
klare Abgrenzung des eigenen Selbstbilds vom Fremdbild des Stotterers
offenbart soziale Distanz als wesentlicher Indikator für negative Einstellungen (vgl. hierzu die Logik der „Attitudes Toward Disabled Per-
sons-Scale" von YUKER, BLOCK & CAMPBELL 1960).

Lehrervorurteile Bedeutsam ist die große Einheitlichkeit der Zuschreibung sowie die of-
fenkundige Tatsache, dass beruflicher Kontakt nicht zu ihrer Relativie-
rung führt (LASS el al. 1989). Für diese gelegentlich unbequeme Erkenntnis gibt es überzeugende Belege. KNURA hat Lehrerurteile über
sprachbehinderte Kinder und Experten-Aussagen in sprachheilkundli-
chen Fachbüchern überprüft: „Das Sozialverhalten sprachbehinderter
Kinder wird durch folgende Eigenschaften beschrieben: ängstlich, über-
empfindlich, schüchtern, geltungsbedürftig, bockig, aggressiv, jähzor-
nig, undiszipliniert, egozentrisch, unehrlich. Besonderheiten im Leis-
tungsverhalten finden in folgenden Aussagen ihren Niederschlag:
unaufmerksam, unkonzentriert, wenig leistungsfähig, wenig anstren-
gungsbereit, weniger intelligent, uninteressiert, wenig Durchhaltever-
mögen – sehr ehrgeizig, überhöhtes Anspruchsniveau, überkorrekt,
überaus sorgfältig" (KNURA 1971, 113; vgl. auch DEUSE 1975b).
KNURA verweist zwar auf „unzulässige Verallgemeinerungen" (ebd.),
diskutiert dann aber in ihrem Beitrag ernsthaft ebensolche einschlägigen Untersuchungen zu „Besonderheiten" sprachbehinderter Kinder.
FÜHRING et al. (1981, 84f.) konstatieren eine „völlige Veränderung des
Charakters ... Nicht selten sind ältere Stotterer verschlagen, boshaft,
übelwollend, eigensinnig und verschlossen". KEESE (1972, 27) kritisiert
immerhin die empirische Evidenz der angenommenen Merkmale von
Stotterern: Grundlegende Persönlichkeitsunterschiede seien nicht nachzuweisen (vgl. auch GROHNFELDT 1975a, SCHULZE 1992, 94f.). Mit anderen Worten: Es handelt sich um hartnäckige Vorurteile Nichtbehinderter, und zwar unabhängig vom Ausmaß der berufsbedingten, (sachlich) fundierten Beschäftigung mit dem Einstellungsobjekt.

**Wissenschaftliche
Vorurteile** Man mag nun einwenden, diese Feststellungen seien irgendwann mal
vor rund 30 Jahren getroffen worden. Heutzutage werde das Bild anders sein, günstiger. Vielleicht nicht unbedingt bei den Laien, aber doch
wohl bei den Fachleuten, die haben daran gearbeitet und inzwischen
die richtigen Erkenntnisse. Davon kann leider keine Rede sein. In einem viel verwendeten Lehrbuch für angehende Sprachheilpädagogen
(ich zitiere aus der 5., *überarbeiteten* Auflage) wird die Persönlichkeit
von Stotterern durch folgende Attribuierungen charakterisiert: Furcht-
samkeit, Zurückhaltung, formvollendet und gehemmt, Einzelgänger,
menschenscheu, depressiv, „selbstunsichere, psychisch labile, ängstliche
Patienten mit Neigung zur Verdrängung von Aggression und Überkom-
pensation" (WIRTH 2000, 503f.). Poltern wird als eine „angeborene,
oft vererbbare, konstitutionell oder hirnorganisch bedingte Auffällig-

keit der Gesamtpersönlichkeit" (555) beschrieben. „Charakterologische Merkmale" des Polterers: „Mangel an Selbstkontrolle, Hastigkeit, Sprunghaftigkeit, motorische Ungeschicklichkeit; expansiv, explosiv, impulsiv, extravertiert, überproduktiv, leichtsinnig, unordentlich, formlos; Lebhaftigkeit, Ideenreichtum, rasches geistiges Reagieren" (562). Betroffene sind multipel gestört, in der auditiven und visuellen Wahrnehmung, der Schriftsprache, der Handschrift, das EEG zeigt eine „unspezifische Dysfunktion auf höchster integrativer Ebene" (ebd.). Im Abschnitt „Differentialdiagnose des Polterns" wird den Studierenden in diesem Standardwerk auf Grund „fortwährender Aktualisierung" (29) mit einer im Jahr 1993 ausgedachten Tabelle beigebracht, wie man Polterer und Stotterer schon aufgrund ihrer unterschiedlichen „Charakterzüge" auseinander halten kann (558; vgl. auch FÜHRING et al. 1981, 149). Hier handelt es sich ohne Frage um ein Lehrstück „wissenschaftlich" verbrämter Stigma-Generalisierung (vgl. 5.3). Was sollen sprachbehinderte Menschen von professionellen Helfern halten, denen in ihrer Ausbildung immer noch derart krasse Vorurteile ansozialisiert werden?!

5.3 Stigmatisierung von sprachbehinderten Menschen

Offensichtlich ähneln die Menschenbilder von Laien, von wissenschaftlichen Experten und von professionellen Helfern einander in eindrucksvoller und fataler Weise (CLOERKES 1994): Sie offenbaren eine Sicht, die den Kriterien von Vorurteilen gegen behinderte Menschen entspricht (v. BRACKEN 1981, 36–45) und sie bewirken die Stigmatisierung sprachbehinderter Menschen. Den Begriff „Stigma" hat GOFFMAN (1967) in die soziologische Diskussion eingeführt. Was ist ein Stigma?

Begriff „Stigma"

> Mit *Stigma* bezeichnet man eine Eigenschaft einer Person, „die zutiefst diskreditierend ist" (GOFFMAN 1967, 11). Ein Individuum „besitzt ein Merkmal, das sich der Aufmerksamkeit aufdrängt und bewirken kann, dass wir uns bei der Begegnung ...von ihm abwenden... Es hat ein Stigma, das heißt, es ist in unerwünschter Weise anders als wir es antizipiert hatten" (13).

Stigma bezieht sich auf „Relationen" und kann sich erst in sozialen Beziehungen darstellen. Es geht nicht um das Merkmal selbst, sondern um die „negative Definition des Merkmals bzw. dessen Zuschreibung" (HOHMEIER 1975, 7). Folgerichtig ist für GOFFMAN Stigma auch „die Situation des Individuums, das von vollständiger sozialer Akzeptierung ausgeschlossen ist" (1967, 7). Stigmata wirken ebenso wie Vorurteile auf der Ebene der Einstellungen, d.h. es geht noch nicht um tatsächliches Verhalten. Von Stigma zu trennen ist darum der Begriff „Stigmatisierung":

> *Stigmatisierung* ist das *Verhalten* aufgrund eines zu Eigen gemachten Stigmas.

Stigmatisierungen knüpfen bei Merkmalen von Personen an (vgl. zum Folgenden CLOERKES 1997, 147ff.; HOHMEIER 1975). Diese Merkmale

Generalisierung

können sichtbar oder unsichtbar sein (z. B. körperliche Behinderung, Gruppenzugehörigkeit, Verhalten). Die „Visibilität" oder Sichtbarkeit erleichtert das Stigmatisieren. Auf der Grundlage eines Stigmas tendieren die „Normalen" dazu, weitere Unvollkommenheiten und negative Eigenschaften als Generalisierungen zu unterstellen. Die Zuschreibung wird durch Verwendung spezifischer *Stigmatermini* (Krüppel, Bastard, Schwachsinniger, etc.) unterstrichen.

Funktionen und Folgen Stigmatisierte Gruppen gibt es in allen Gesellschaften. Warum wird also stigmatisiert? Weil das gegenseitige Stigmatisieren sehr wichtige *Funktionen* hat, sowohl für das einzelne Individuum (Orientierung, Entlastung, Identitätsstrategie) als auch für die Systemstabilität der Gesellschaft. Diese Interessenkongruenz sorgt dafür, dass Stigmatisierungsprozesse allgegenwärtig und außerordentlich schwer reduzierbar sind. Die *Folgen* von Stigmatisierung sind für Betroffene tiefgreifend: Kontaktverlust und Isolation auf der Ebene gesellschaftlicher Teilhabe, Spannung, Unsicherheit und Angst auf der Ebene der Interaktionen, schließlich drohen erhebliche Gefährdungen auf der Ebene der Identität.

Sozialisation zum Stigmatisierten Die Sozialisation in die Rolle eines Stigmatisierten geschieht erstens in der primären *Kindheitssozialisation*, sofern das Stigma bereits vorhanden ist, zweitens fortlaufend in den *Interaktionen* mit den „Normalen", und zwar durch deren typisierende Erwartungen sowie die spannungsreiche Interaktionssituation selbst, schließlich drittens als *Klient von speziellen Organisationen*, in denen eine neue soziale Identität konstruiert wird. Dort wirken mit Amts- und (nicht immer) Sachautorität ausgestattete Experten. Ihr offizielles Ziel ist die möglichst effiziente Rehabilitation bzw. Resozialisierung innerhalb eines zweckbestimmten, formalisierten und bürokratisierten Rahmens. Zur Arbeit der Organisationen gehört fast immer die tendenzielle Pathologisierung des stigmatisierten Individuums. Dadurch wird es in die Nähe von Eigenschaften gerückt, die man in unserer Gesellschaft besonders negativ bewertet.

Stigmatisierung von Sprachbehinderten Das Bild von Menschen mit Sprachbehinderungen ist überwiegend negativ; sie stehen von daher zweifellos in Gefahr, stigmatisiert zu werden. HOHMEIER (1980, 579) geht davon aus, „dass die Stigmatisierung Sprachbehinderter geringer als die der meisten anderen Behindertengruppen ist und dass sie damit tendenziell weniger in die Isolation oder in Außenseiterrollen gedrängt werden". Dies liege an der vergleichsweise geringen Abhängigkeit von Fremdhilfe und der kaum eingeschränkten Erwerbsfähigkeit. HOHMEIERs These muss hinterfragt werden: Möglicherweise sind zumindest Stotterer „verkannte Behinderte" (v. BRACKEN 1981, 243). Ihnen kommt nicht – wie bei deutlicher Behinderten – die Schutzfunktion der Behindertenrolle gegen offene Diskriminierung zugute (CLOERKES 1997, 145), die „zugeschriebene Verantwortlichkeit" (siehe 5.1) für den Zustand ist entsprechend hoch, was die doch recht lockere Abwertung selbst durch angehende Berufspädagogen (KNURA 1969, 93; 1971, 112) erklären könnte. Zusammenfassend lässt sich deshalb festhalten, dass das Stigmatisierungspotenzial für die meisten Menschen mit Sprachbehinderungen erheblich ist (zur besonderen Problematik bei Lippen-Kiefer-Gaumenspalte UHLEMANN 1990).

5.4 Stigma-Management und Identitätsstrategien sprachbehinderter Menschen

Nach der klassischen Stigma-Identitäts-These führt Stigmatisierung geradezu zwangsläufig zu einer beschädigten Identität und der vollständigen Übernahme der Rolle eines Devianten. Diese Annahme ist in der Sonderpädagogik unter Verweis auf den Beitrag von KRAPPMANN (1969) weitgehend unreflektiert übernommen worden. Nach KRAPPMANN ist Identität eine Balanceleistung des Individuums zwischen den Rollenanforderungen von außen („Soziale Identität") und seiner biographischen Einzigartigkeit („Persönliche Identität"). Zu einer derartigen Leistung – so die verkürzte Rezeption in der Sonderpädagogik – sind Menschen mit einer Behinderung aufgrund der behinderungsspezifischen Konsequenzen kaum in der Lage (vgl. u.a. DING 1981; GROHNFELDT 1976b; THIMM 1975, 1985; kritisch dazu für Sprachbehinderte HOHMEIER 1982, 45). Man könne aber versuchen, sogenannte „identitätsfördernde Fähigkeiten" nach KRAPPMANN (Rollendistanz, Empathie, Ambiguitätstoleranz, Identitätsdarstellung) anzuerziehen, um die behinderungsbedingten Defizite auszugleichen (vgl. z.B. DING 1981; HORSCH 1991).

Diese Auffassung muss heute, nach den wegweisenden Arbeiten von HANS-PETER FREY (1983), als überholt gelten (CLOERKES 1997, 159–169).

Die klassische Stigma-Identitäts-These

Kritik der Rezeption in der Sonderpädagogik

> Danach ist davon auszugehen, dass Identitätsstörungen aufgrund von Stigmatisierungserfahrungen grundsätzlich nicht zwangsläufig sind, sondern dem (behinderten) Individuum durchaus Erfolg versprechende Strategien zur Verfügung stehen, um sich gegen diese Auswirkungen zu wehren.

Empirische Untersuchungen zu den Auswirkungen von Stigmatisierung bei Behinderten stützen die Grundaussagen des FREY-Modells (vgl. z.B. AMANN & PETERS 1981; DÖNHOFF-KRACHT 1980; WOCKEN 1983a,b). Die Übernahme der klassischen Stigma-Identitäts-These, Variante nach KRAPPMANN, in die sonderpädagogische Theoriebildung ist aus mehreren Gründen abzulehnen:

- Identitätsstörungen kommen bei behinderten wie bei nichtbehinderten Menschen vor; sie stehen in keinem zwangsläufigen Zusammenhang mit „Behinderung".
- Die Prämisse, Behinderte hätten besondere Defizite an „identitätsfördernden Fähigkeiten", ist nicht einleuchtend; aufgrund ihrer Lebenssituation kann vielmehr von einem hohen Maß an Erfahrungen mit identitätsschützenden Strategien ausgegangen werden.
- Der Ansatz offenbart eine defektorientierte Sichtweise von behinderten Menschen, die heute keine Zustimmung mehr finden sollte.

Die Bewältigung von Identitätsproblemen im Sinne des Modells von FREY lässt sich anhand zahlreicher Ergebnisse aus der Selbst- und Fremdbildforschung Behinderter erklären, die zeitweise zu Verwirrung und Fehlinterpretationen geführt haben. So fand WOCKEN (1983b) bei

Selbst- und Fremdbild

lernbehinderten Sonderschülern ein beachtlich positives Selbstbild im Gegensatz zum realistisch wahrgenommenen negativen Fremdbild der Hauptschüler von ihnen (vgl. auch KOCH & GRAMANN 1990; MEISER 1990). WOCKEN deutete dies als eindeutige Widerlegung der „stigmatheoretischen Prognose einer beschädigten Identität" (478) und Bestätigung bezugsgruppentheoretischer Annahmen, die einen günstigen Einfluss des Schonraums Sonderschule auf Selbstbild und Identität nahelegen würden (482). Für Menschen mit Sprachbehinderungen deuten die Forschungsergebnisse in die gleiche Richtung, sie zeigen das Bemühen Betroffener, ein positives Selbstbild zu erhalten (GROHNFELDT 1976a, 104; KEESE 1972, 29; RANDOLL, KLEIN & SPANIER 1989).

Identitätsstrategien

Eine Erklärung bietet der FREY-Ansatz. Stigmatisierte behinderte Menschen stellen bewusst ein positives Selbstbild als Identitätsstrategie heraus. „Das positive Selbstkonzept der Sonderschüler muß ebenso als ein Ergebnis selbstwertstabilisierender und -erhöhender Strategien aufgefaßt werden.... Sie attribuieren sich Normalität, wissen aber zugleich um ihre wahre Situation am Rande der Normalität" (WOCKEN 1983b, 484). Eine Rechtfertigung der Sonderbeschulung behinderter Kinder unter Verweis auf das gemessene positive Selbstbild, das ja Wohlbefinden signalisieren könnte, muss bei einer Interpretation über die Theorie von FREY zurückgewiesen werden. Die nach außen positiv präsentierte Identität besagt wenig über das „Private Selbst" (FREY 1983, 48) als Langzeitspeicher von Lebenserfahrung und beweist letztlich nur, dass stigmatisierte Menschen den Vorgängen nicht hilflos ausgeliefert sind, sondern sich selbst und ihre Identität sehr oft hinreichend schützen können. Verantwortungsvolles pädagogisches Handeln hat jedenfalls jegliche unnötige Stigmatisierung zu vermeiden.

6 Integrative Förderung sprachbehinderter Kinder und Jugendlicher

Aus behindertensoziologischer Sicht müssen gerade bei sprachbehinderten Kindern die möglichen stigmatisierenden Konsequenzen einer Sonderbeschulung sorgfältig gegen andere, ambulante bzw. integrative Formen der Förderung abgewogen werden.

Zwischen Identität, sozialer Integration und Entstigmatisierung besteht ein offenkundiger Zusammenhang. Jede Stigmatisierung stellt eine Bedrohung des Selbst dar und schafft Identitätsprobleme, denen mit Identitätstrategien begegnet wird. Erst wenn diese Abwehrstrategien versagen, und nur dann, kommt es zu einer Beschädigung der Identität mit recht gravierenden Konsequenzen. Soziologisch ist Stigmatisierung und Stigma-Abwehr überdies eine Frage der Ausstattung der Beteiligten mit Macht.

Identitätsentwicklung bei Integration

Vieles spricht nun dafür, dass die Identitätsentwicklung behinderter Menschen bei Integration insgesamt günstiger verläuft. Integration kann „beschädigte Identität" verhindern und führt zu Entstigmatisierung (vgl. hierzu MARKOWETZ 2000). Ein zentraler Aspekt im Prozess der Integration ist die „dialogische Validierung" identitätsrelevanter Erfahrungen. Dieser Dialog ist nicht notwendigerweise an Sprache gebunden, sondern kann auch nonverbal stattfinden und entlastet so Menschen mit gravierenden Kommunikationsstörungen. Dialogisch validieren bedeutet, sich immer wieder aufs Neue gegenseitig in einem komplexen Beziehungsnetz vom Daseins- und Seinszustand zu vergewissern, die wechselnden Konstellationen zu erfahren und zu deuten (KOBI 1993, 413ff.). Es kommt darauf an, die soziale Wirklichkeit zu erfassen, zu beobachten, zu beschreiben, miteinander zu erörtern. Dialogische Validierung setzt voraus, dass alle Interaktionspartner ihre aktuelle Befindlichkeit zum Ausdruck bringen wollen und können. Das Erlernen von Methoden der Dialogischen Kommunikation und Validierung ist deshalb eine wichtige integrationspädagogische Aufgabe. Integration löst die alten Bilder von Menschen mit Behinderungen zu Gunsten der Etablierung von egalisierenden Menschenbildern auf. Das Fremdbild bleibt nicht länger hypothetisches Konstrukt, sondern wird im Handlungs- und Erfahrungsfeld Integration prinzipiell praktisch nachvollziehbar und überprüfbar. Das Bild vom Behinderten wird insgesamt realitätsgerechter.

Bei Menschen mit Sprachbehinderungen wäre es besonders angebracht, die traditionelle, separierende Sonderpädagogik kritisch zu hinterfragen und integrative Formen voranzubringen. Eine nicht aussondernde pädagogische Förderung gehört zu den mittlerweile auch verbindlich geregelten Grundrechten in unserer Gesellschaft (vgl. Artikel 3, Abs. 3 Grundgesetz, den Beschluss des Bundesverfassungsgerichts vom 8.10.1997 sowie die „Salamanca-Erklärung" der UNESCO 1994). Das heißt: Sondereinrichtungen für behinderte Menschen können nicht die Regel, sondern bestenfalls eine sorgfältig im Einzelfall zu begründende Ausnahme sein. Wer sie befürwortet, ist beweispflichtig für ihre pädagogische Überlegenheit bzw. Alternativlosigkeit. Kritikern der Institution Sprachheilschule, die wie HOLTZ (1989) nicht einsehen mögen, dass deren rasante Expansion nach 1970 tatsächlich (nur) im wohlverstandenen Interesse der Kinder mit Sprachstörungen gelegen hat, ist zuzustimmen. Es geht um die längst überfällige Abkehr von einer „defektologischen Haltung" mit der als behindert definierten Person als primär passives „Objekt", hin zu einer „dialogischen Haltung", in der jeder Mensch als autonomes, unabhängiges und primär aktives „Subjekt" wahrgenommen wird (HINZ 2000; zu den Menschenbildern in der Sprachbehindertenpädagogik GROHNFELDT 1987, zur störungsspezifischen Sichtweise HANSEN 1996b).

Für Menschen mit Sprachbehinderungen gibt es seit langem ein qualitativ ausgewiesenes Netz ambulanter Fördermöglichkeiten mit eindeutig geringerem Stigmatisierungspotenzial als bei den separierenden Einrichtungen. Menschen mit Sprachbehinderungen sind zudem in ihrem Alltag kaum abhängig von Fremdhilfe und daher vergleichsweise selbständig. Von daher spricht alles noch viel stärker als bei Menschen mit anderen Behinderungen für die Realisierung einer konsequenten schulischen und sozialen Integration. „Sonderpädagogischer Förderbedarf"

Kritik der traditionellen Sonderpädagogik

Integration Sprachbehinderter

wird damit nicht bestritten, wohl aber die Notwendigkeit einer zwangsläufigen (und für den Lehrer bequemen) Verknüpfung mit speziellen Einrichtungen (zur Diskussion schulischer Integration Sprachbehinderter vgl. u. a. BAUMANN & GÜNTHER 1994; GROHNFELDT, HOMBURG & TEUMER 1993; H. GÜNTHER 1993; H.-H. GÜNTHER 1994; HINRICHS-HÜSING 1995; LÜTHJE-KLOSEN & WILLENBRING 1999; SCHINNEN 1999).

7 Emanzipation von Menschen mit Sprachbehinderungen

Interessen Behinderter und Interessen der Helfer

Behinderte Menschen machen zunehmend das, was die professionellen Helfer nach ihrem Urteil versäumt haben: Sie versuchen, ihre Interessen in Selbsthilfezusammenschlüssen durchzusetzen, und offenbaren damit nicht selten eine Diskrepanz zur Interessenlage der Helfer und Experten. Die Interessen der Helfer sind naturgemäß in erster Linie berufsspezifisch – sie leben schließlich davon, dass es Behinderte gibt. Von daher ist auch nachvollziehbar, dass sie sich um deren Bestand sorgen und es gerne sehen, wenn möglichst viele von ihnen ihre beruflichen Dienste in Anspruch nehmen müssen. Tatsächlich müssen manche Forderungen emanzipationsbewegter Menschen mit Behinderungen in den Ohren professioneller Helfer bedrohlich klingen: Sie reichen von der radikalen Ablehnung jeglicher Gemeinsamkeit mit den Nichtbehinderten (typisch für die „Krüppelbewegung": „Die Normen der Nichtbehinderten können nicht unsere Normen sein"; GERBER & PIAGGIO 1984, 6) bis zum vergleichsweise moderaten Ansinnen aus der Selbstbestimmt-Leben-Bewegung, die Helfer könnten in Zukunft als „persönliche Assistenzen" Verwendung finden, über die eigene Bedürftigkeit wolle man aber selbst befinden (MILES-PAUL & FREHSE 1994; STEINER 1999).

> Aus behindertensoziologischer Sicht bahnt sich mit dem Autonomiestreben behinderter Menschen eine radikale Abkehr vom bisherigen Verhältnis zwischen den „Bedürftigen" und ihren professionellen Helfern an: Behinderte werden zunehmend zu „kritischen Konsumenten sozialer Dienstleistungen", wie es THIMM (1985) schon vor vielen Jahren gefordert hat.

Empowerment

Manche Autoren sprechen von einem Paradigmenwechsel in der Behindertenhilfe, vom traditionellen „medizinischen Modell" mit Sonderbehandlung und Sondereinrichtungen zum selbstbefähigenden „Empowerment-Konzept" (THEUNISSEN 1995, 1997). Wer ausschließlich die Entwicklungsmöglichkeiten seiner Klienten im Blick hat und die persönliche Stärke besitzt, berufsständische Interessen demgegenüber zurückzustellen, der wird das Recht von Menschen mit Behinderungen auf Selbstbestimmung, Autonomie und Emanzipation von schädigenden Effekten des Systems professioneller Hilfen gutheißen und unterstützen: Selbsthilfe statt Fremdhilfe.

Theoretisch lassen sich drei Formen von Selbsthilfezusammenschlüssen Behinderter unterscheiden, und zwar die großen Selbsthilfeorganisationen und -verbände, die Selbsthilfegruppen und die Behindertenbewegung. In der Bundesrepublik Deutschland gibt es ca. 55 000 Selbsthilfegruppen unterschiedlichster Struktur, etwa 40 000 davon arbeiten im gesundheitsbezogenen Bereich (ENGLERT & NIERMANN 1996, 209). Sie haben sich überwiegend einer der gegenwärtig 77 in der „Bundesarbeitsgemeinschaft Hilfe für Behinderte" vertretenen Selbsthilfeorganisationen angeschlossen. Die Bildung von Selbsthilfezusammenschlüssen Sprachbehinderter kam nur zögerlich in Gang. Der Organisationsgrad ist vergleichsweise niedrig, nur etwa 0,2 % der Stotterer sind Mitglied einer Selbsthilfegruppe (BENECKEN 1993, 290). 1978 wurde der „Bundesverband für die Rehabilitation der Aphasiker" als Dachverband für inzwischen weit über 100 Regionalgruppen gegründet (VORNHOLT 1992). Die 1979 gegründete „Bundesvereinigung Stotterer-Selbsthilfe" ist die Dachorganisation von über 60 regionalen Selbsthilfegruppen (WEIKERT 1992). Außerdem gibt es seit 1974 den „Bundesverband Legasthenie" mit europaweit ca. 7 000 Mitgliedern. Für die Emanzipation, Entstigmatisierung und soziale Integration Betroffener leisten alle diese Gruppen unschätzbare Dienste (zur Arbeit im Einzelnen u.a.: BABBE, HEIDTMANN & WILKE 1984; BUSH 1982; KROKER 1984; OEHLER-METZGER 1981; RATHE 1981). Insbesondere eine kompetente Öffentlichkeitsarbeit der Selbsthilfegruppen gewinnt in unserer Mediengesellschaft zunehmend an Bedeutung (zu diesem hochaktuellen Thema: v. BEZOLD 1999).

Die Unterstützung behinderter Menschen in ihrer Selbstdarstellung und das Werben um ein unvoreingenommenes Miteinander sollte unbedingt zu den Arbeitsfeldern einer modernen Behindertenpädagogik gehören. Am Beginn des neuen Jahrhunderts ist festzuhalten: Das neue, emanzipatorische Selbstverständnis der Menschen mit Sprachbehinderungen wird auch ein neues Selbstverständnis des Sprachheilpädagogen-Berufs erzwingen. Die Zukunftsfähigkeit der Profession steht damit auf dem Prüfstand.

Selbsthilfe
Sprachbehinderter

Künftiges
Berufsverständnis

Sprachtherapeutische Aufgabenbereiche, Handlungsfelder und Organisationsformen

Theo Borbonus und Volker Maihack

Der Systematik dieser Lehrbuchreihe folgend, kann das komplexe Feld der Aufgabenbereiche, Handlungsfelder und Organisationsformen von Sprachtherapeuten an dieser Stelle nicht in der wünschenswerten Ausführlichkeit und Differenziertheit dargestellt werden. Dies wird in Band 4: Beratung, Therapie, Rehabilitation sowie in Band 5: Bildung, Erziehung, Unterricht in sachangemessener Weise geschehen. Wir sind dennoch bemüht, den Wandel, dem diese Praxisfelder unterworfen waren und sind, darzustellen und dort, wo es nötig erscheint, Orientierungen anzubieten.

1 Aufgabenbereiche der Sprachheilpädagogik und Logopädie

Aufgabenbeschreibung

Die Aufgabe der Sprachheilpädagogik/Logopädie besteht in der Rehabilitation und Integration sprachauffälliger Kinder, Jugendlicher und Erwachsener sowie in der Prävention. Die Definition der normativen Bezugspunkte auffälliger Sprache erfolgt im jeweiligen historischen Kontext sozialer, medizinischer, psychologischer, linguistischer und pädagogischer Bewertungen.

Historische Entwicklung

Diesen Aufgaben stellen sich seit Beginn der Sprachheilpädagogik/Logopädie zum Ende des vergangenen Jahrhunderts verschiedene Berufsgruppen an unterschiedlichen Förder- und Therapieorten unter verschiedenartiger Prioritätensetzung und Zielvorstellung.

Inhaltlich und formal entwickelten sich im Wesentlichen zwei Konzepte auf der Grundlage divergenter Forschungs- und Wertekategorien:

- Die pädagogisch-therapeutische Förderung sprachauffälliger Menschen.
- Die medizinisch-therapeutische Behandlung sprachauffälliger Menschen.

Abgebildet wird diese Zweigleisigkeit durch die Sprachheilpädagogik/Logopädie einerseits und die Phoniatrie/Medizin andererseits.

Historisch entwickelte sich die Logopädie eher zu einer Hilfswissenschaft der Phoniatrie/Medizin. Die Sprachheilpädagogik versuchte ihre Eigenständigkeit durch die Definition ihres Selbstverständnisses als

Integrationswissenschaft der Disziplinen Soziologie, Medizin, Psychologie, Linguistik, Pädagogik und Logopädie zu wahren. Inwieweit ihr dies gelungen ist, soll hier nicht diskutiert werden (s. GROHNFELDT & RITTERFELD im Kap. 3.1). Inwieweit die Logopädie ihre Hilfswissenschaftsfunktion überwunden hat, wird ebenfalls an anderer Stelle erörtert (s. GROHNFELDT & RITTERFELD im Kap. 3.2).

> Traditionell liegen die Handlungsfelder von Sprachheilpädagogen und Logopäden im schulischen Arbeitsfeld sowie im vorschulischen/klinischen Bereich.

Der Systematik der gewachsenen Arbeitsteilung folgt dieser Beitrag.

2 Sprachtherapeutische Berufsgruppen

2.1 Sprachtherapeutische Berufe im klinischen/therapeutischen Handlungsfeld

In den Anfängen sprachtherapeutischen Handelns reklamierte der Pädagoge *und* der Arzt die Zuständigkeit für die Förderung der betroffenen Menschen. Dieses Miteinander manifestierte sich in der gemeinsamen Betreuung sogenannter „Sprachheilkurse" in Hamburg, Berlin oder Halle seit Beginn des 20. Jahrhunderts.

Über viele Jahrzehnte befruchteten sich Pädagogik und Medizin bei der Erforschung und Behandlung kommunikativer Störungen, wenngleich unterschiedliche Akzentuierungen früh deutlich wurden. Ein eher defizitorientiertes, kurativ ausgerichtetes, kausaltherapeutisches medizinisches Vorgehen wurde idealerweise begleitet von eher kommunikationstheoretisch, individuumzentriert und fördertherapeutisch angelegtem pädagogischen Handeln. Die Kompliziertheit einer solchen idealtypischen Kooperation entspricht der Komplexität menschlicher Kommunikation sowie der diese beobachtenden, erklärenden und im Spezialfall therapiebereiten Wissenschaftsdisziplin. Entsprechend des gewählten Beobachtungsschwerpunktes beeinträchtigter Kommunikation erfolgte die spezifische Intervention. *(Pädagogik und Medizin)*

Nach 1945 bildeten sich durch die Teilung Deutschlands jeweils eigene Aufgabenbereiche, Handlungsfelder und Organisationsformen sprachtherapeutischen und logopädischen Handelns. Die in der Folgezeit auf den Markt der Sprachtherapie drängenden Berufsgruppen dokumentierten häufig durch die jeweiligen Berufsbezeichnungen die gewählten spezifischen Intervention- oder Förderschwerpunkte bei sprachlichen Auffälligkeiten. *(Sprachtherapeutische Berufsgruppen)*

Der Diplom-Vorschulerzieher für Sprachbehinderte und der Diplom-Sprecherzieher hatten in der DDR ebenso eindeutig definierte Förderorte und -inhalte wie der Atem-, Sprech- und Stimmlehrer und der klinische Linguist in der BRD.

Mit der deutschen Einigung vom Oktober 1990 wurden auch die sprachtherapeutischen Berufe angeglichen. Sämtliche sprachheilpädagogische Berufe in der DDR – ausgebildet wurden an der Humboldt Universität Berlin, Sektion für Rehabilitationspädagogik, ausschließlich „Sprachheilpädagogen", die Berufsbezeichnung des „Logopäden" gab es in der DDR nicht – wurden formal dem bundesrepublikanischen Beruf des „Logopäden" auf Antrag des Einzelnen gleichgestellt. Somit gibt es folgende, für den Bereich der Sprachtherapie von den Gesetzlichen Krankenversicherungen (GKV) anerkannte Berufsbilder:

a) Logopäden:	Ausbildungsort: staatliche und private Fachschule für Logopädie Ausbildungsdauer: 3 Jahre Ausbildungsvoraussetzung: Mittlere Reife oder Qualifizierter Hauptschulabschluss mit abgeschlossener Berufsausbildung
b) Sprachheilpädagogen:	Ausbildungsort: Universitäten Ausbildungsdauer: Mindestens 8 Semester Ausbildungsvoraussetzung: Allgemeine Hochschulreife (Abitur)
c) Atem-, Sprech- und Stimmlehrer:	Fachschule Schlaffhorst- Andersen, Bad Nenndorf Ausbildungsdauer: 3 Jahre, Ausbildungsvoraussetzung: Mittlere Reife
d) Klinische Sprechwissenschaftler:	Ausbildungsort: Martin-Luther-Universität Halle Ausbildungsdauer: Mindestens 8 Semester Ausbildungsvoraussetzung: Allgemeine Hochschulreife

Diese Berufsgruppen sind im vorschulischen und im klinisch-therapeutischen Arbeitsfeld an unterschiedlichen Förderorten mit unterschiedlichen Förderschwerpunkten um die Rehabilitation, Prävention und Integration sprachauffälliger und von Sprachauffälligkeit bedrohter Menschen bemüht.
Die vorwiegend im Bereich der klinischen Therapie und Diagnostik zentraler Sprachstörungen tätigen Sprachwissenschaftler (Klinische Linguisten/Neurolinguisten) sind von den Gesetzlichen Krankenkassen nicht zur erstattungsfähigen Behandlung zugelassen.

2.2 Sprachtherapeutische Berufe in schulischen Handlungsfeldern

In schulischen Handlungsfeldern sind bundesweit Sonderschullehrer mit dem Studienschwerpunkt Sprachbehindertenpädagogik tätig. Die Ausbildung erfolgt in zwei Stufen:

1. Phase: 8-semestriges Hochschulstudium, Abschluss I. Staatsexamen
2. Phase: 2-jähriges Refrendariat, Abschluss II. Staatsexamen.

In Baden-Württemberg und in Thüringen erfolgt die Ausbildung an Pädagogischen Hochschulen, in allen anderen Bundesländern an Universitäten.

Im Zusammenhang mit dem Wandel des Behindertenbegriffs und des zugrunde liegenden Menschenbildes hat sich in den letzten Jahren auch die Ausbildung geändert.

3 Sprachtherapeutische Aufgabenbereiche und Handlungsfelder

3.1 Sprachtherapie als medizinische/pädagogische Intervention

„Sprachtherapie ist eine medizinische Leistung",

Sprachtherapie als medizinische Leistung

so legt es der § 10 RehaAnglGes. (1974) fest. Folglich ist nun richtig, wenn BAUER (1984) sagt: „Jede Sprachstörung ist eine Krankheit". Diesem eher formalen Aspekt steht der inhaltliche entgegen:

Sprachtherapeutische Interventionen stehen in Wechselwirkungen zu den Lernvorgängen sprachbeeinträchtigter Menschen, sie sind also pädagogischer Art.

Im Gegensatz zu anderen therapeutischen oder medizinischen Bereichen ist Sprachtherapie nicht an Spritzen, Salben oder Tabletten gebunden, sondern an Sprache.

Sprache und Sprechen lernt man durch Sprache und Sprechen (Homburg, 1988).

Im Bereich der spezifischen Förderung/Therapie von Kindern, Jugendlichen und Erwachsenen mit Stimm-, Sprech-, Sprach- und Schluckstörungen gibt es ein doppeltes Dilemma:

1. Wo hört „normale" Sprachförderung auf und wo beginnt spezifische?
2. Was sind innerhalb der spezifischen Sprachförderung pädagogische und was klinisch-therapeutischen Anteile?

Sprachtherapie und Sprachförderung

Der erste Bereich betrifft die Abgrenzung zwischen allgemeiner Pädagogik und Sonderpädagogik, der zweite die Abgrenzung zwischen pädagogisch und medizinisch begründeten Maßnahmen. Die beiden Bereiche berühren das grundsätzliche Verständnis von Behinderung und Krankheit bzw. des behinderten/kranken Menschen. Spätestens seit den

Erkenntnissen der Psychoimmunologie (Lehre von der gegenseitigen Beeinflussung von Psyche und Immunsystem) weiß man um den interdependenten Zusammenhang von psychosozialen und organischen Prozessen. Organische Beeinträchtigungen haben psychosoziale Folgen. Psychosoziale Bedrängnisse erzeugen organische Symptome.

Auch Lernen schafft organisches Substrat, das sich im individuellen genetischen Programm niederschlägt (RADIGK 1986).

> Auf dem Hintergrund dieser Überlegungen sind gegenwärtige Versuche einer strikten Trennung von medizinisch und pädagogisch verursachten Sprachbeeinträchtigungen nicht nachvollziehbar.

3.2 Sprachtherapeutische Handlungsfelder im klinisch-therapeutischen Bereich

3.2.1 Prävention und Beratung

Zu den bedeutsamen Aufgaben sprachtherapeutischen Handelns gehört zweifellos die rechtzeitige Erkennung möglicher Sprachstörungen. Wurde in der sprachheilpädagogischen Fachliteratur unter Früherkennung nahezu ausschließlich „ein stufenförmiges Siebsystem" (ORTHMANN 1969b, 24) verstanden, mit dem Ziel, „ möglichst sichere Diagnostik und Prognostik mit der Einsicht, Schaden zu verhüten", (a.a.O.) zu garantieren, und war diese Aufgabe begrenzt auf die „Erfassung – schwerpunktmäßig Früherfassung ab Vollendung des dritten Lebensjahres" (ZUCKRIGL 1980, 106), so war in der Logopädie/Medizin stets auch die Früherfassung sprachlicher Symptome als Vorboten progredienter, degenerativer Erkrankungen im Erwachsenenalter (u.a. Amyotrophe Lateralsklerose, Parkinson Syndrom, Multiple Sklerose) von therapeutischem Interesse. Verändert hat sich insbesondere im letzten Jahrzehnt die Aufgabenstellung des Sprachtherapeuten in der Frühstbetreuung. In der Folge prae-, peri- und postnataler medizinischer Entwicklungen gehören beispielsweise Schluckstörungen von Neugeborenen, orofaciale Funktionsstörungen (u.a. Piere Robin Sequenz), Syndromerkrankungen (u.a. Down-, Prader-Willy-, Wardenberg-Syndrom) oder cerebrale Dysfunktionen als Zustand nach Traumata unterschiedlicher Genese bei Frühgeborenen, zum Beratungs- und Behandlungsangebot entsprechend qualifizierter Therapeuten.

Früherfassung sprachlicher Defizite

Beratung Ebenso bildet die Aufklärung und die Beratung der Angehörigen (sprach-) entwicklungsverzögerter Kinder bis zum Beginn des Kindergartenalters in Frühfördereinrichtungen einen neueren Arbeitsbereich der Prävention, den Sprachheilpädagogen und Logopäden ausfüllen. (vgl. GÖSSEL 1989; GROHNFELDT 1989, 224 ff.; IVEN 1998).

In den vergangenen Jahren wurden, besonders in der Folge einer geänderten Gesetzgebung und einer daraus resultierenden neuen Aufgabenverteilung im Gesundheitssystem Deutschlands, Aufgaben der Prävention und Beratung von den schulischen Sprachheileinrichtungen oder den Beratungsstellen der Städte, Kreise und Gemeinden (vielfach aus Kostengründen) den Ärzten und frei praktizierenden Sprachtherapeuten übertragen.

Im Rahmen der von den Kinderärzten durchzuführenden Entwicklungsuntersuchungen (U1–U9), die von der Mehrzahl der Eltern wahrgenommen werden, sollen u.a. frühzeitig Verzögerungen oder Belastungen der Sprachentwicklung festgestellt werden. Auf Grund der Vielfalt des aktuell verfügbaren Wissens um die Komplexität und Differenziertheit kindlicher Sprachentwicklung fehlt den Pädiatern jedoch in der Regel die hierfür erforderliche spezifische Fachkenntnis und die Zeit, so dass eine besondere Verantwortung beim Sprachtherapeuten liegt, der häufig um Rat gebeten wird.

Informationsveranstaltungen für Mitglieder von Selbsthilfegruppen, Elternabende in Kindergärten, Aufklärung und Hilfen bei Sprachentwicklungsprozessen in den regionalen Medien, Fortbildungsangebote für Interessierte anderer Berufsgruppen etc. gehören zunehmend zum Aufgabenbereich der Sprachtherapeuten und sind aktive Maßnahmen der Prävention (zur Bedeutung von Elternarbeit in der Sprachrehabilitation s. a. GROHNFELDT 1989).

Information und Aufklärung

Die Diskussion um die deutliche Zunahme von Sprachentwicklungsstörungen hat in Deutschland ein ebenso deutlich angestiegenes Interesse von Eltern/Erziehenden bewirkt, normative Aussagen zur Sprachentwicklung zu erhalten. Die 1996 von HEINEMANN vorgestellte Untersuchung, nach der 25 % aller Vorschulkinder sprachgestört sind (HEINEMANN 1996), löste zahlreiche Interpretationsversuche aus. Das durch Computerspiele, Fernsehmassenkonsum, zergliederte Familienstrukturen, Kommunikationsveränderungen usw. belastete heranwachsende Individuum wird häufig als neuzeitliches ‚Opfer‘ einer sprachentwicklungsfeindlichen Umgebung verstanden. Der sachgerechten Aufklärung und Herstellung einer angemessenen Betrachtung kommt daher besondere Bedeutung zu.

Zunahme von Sprachentwicklungsstörungen?

TEUMER zitiert 1973 Untersuchungen, nach denen 30 % aller Vorschulkinder behandlungsbedürftig sind, und er selbst ermittelt gemeinsam mit SCHULZE 27,4 % der untersuchten Kinder als Behandlungsfälle (TEUMER 1973). Demgegenüber stehen international vergleichbare Zahlen, die von 6–8 % sprachentwicklungsgestörten Kindern ausgehen (DANNENBAUER 1999a). DANNENBAUER weist zu Recht auf eine Gefahr hin: „Eine Inflation des Störungsbegriffes haben wir bereits bei der Legasthenie erlebt mit der Folge, dass die „Störung" als Normvariante begriffen wurde und die Ressourcen zur Intervention auch bei wirklich betroffenen Kindern abgebaut wurden." (DANNENBAUER 1999a, 2).

Die Problematik, durch eine l'art pour l'art -Therapie Stigmatisierungseffekte für das betroffene Kind zu provozieren, ist darüber hinaus zu beachten (GROHNFELDT 1989, 255ff.).

> Zur Prävention bei Sprachstörungen gehört es daher auch, zu deeskalieren, auf die erhebliche Normvarianz bei der Sprachentwicklung hinzuweisen und Hilfe suchenden Müttern und Vätern deren erzieherische Kompetenzen und vielfältige Betrachtungsebenen „ihres" Kindes nicht durch die fachspezifische Reduzierung des Beobachtungsspektrums auf Sprache einzuengen.

3.2.2 Diagnostische Aufgaben

Sprachheilpädagogische/logopädische Diagnostik soll therapierelevante Informationen erheben, beschreiben und diese zur Planung und Durchführung sprachtherapeutischer Maßnahmen anwendbar zur Verfügung stellen. Möglichkeiten und Grenzen des eigenen Fachbereiches sind dabei ebenso zu beachten wie die Interpretation der verfügbaren Daten, welche auf die Lebens- und Therapiesituation des Patienten bezogen sein muss.

Sprachtherapeutische Befunderhebung

> Die Befunderhebung des Sprachtherapeuten dient im klinisch-therapeutischen Arbeitsfeld der Beantwortung der Frage, ob, wie, wo, wann und mit welchem Ziel Sprachtherapie durchgeführt werden kann oder soll.

Diagnostische Modelle

BRAUN unterscheidet „mindestens fünf verschiedene diagnostische Modelle" (BRAUN 1989, 34). Ein entscheidungstheoretisch orientiertes Strukturierungsmodell (NEUMANN 1980; GROHNFELDT 1993), ein verhaltenstheoretisch begründetes Diagnosemodell (WENDLANDT, BRAUN), ein neuropsychologisches Konzept (GRAICHEN), ein psycholinguistisches Beurteilungssystem sowie ein spontansprachliches Modell (CLAHSEN, BEHR, MOTSCH). Das biologische Kompetenzmodell, wie es CHOMSKY oder aktualisiert PINKER (1994) vorstellt, eine ausschließlich medizinische oder eine pragmalinguistische Befunderhebung ist darüber hinaus einsetzbar. Die – wünschenswerte? – parallele Anwendung all dieser, der Vielfältigkeit individueller Sprachstrukturen möglicherweise ideal gerecht werdenden Verfahren, überfordert in jedem Falle die objektiven und subjektiven Möglichkeiten des Diagnostikers, der in der Klinik oder der Praxis nicht forschend tätig ist.

Delegationsprinzip

Verträge mit der Gesetzlichen Krankenversicherung (GKV) regeln für die freiberuflich tätigen Sprachtherapeuten Form und Inhalt der Diagnostik. Unter gesundheitsrechtlicher Systematik (Delegationsprinzip) darf nur der Arzt das Heilmittel Sprachtherapie nach abgeschlossener eigener Diagnose, unter Einhaltung eng definierter Therapiezielindikation, in einer normierten Menge und unter Kontrolle des Therapieverlaufs verordnen. Die durch den Sprachtherapeuten bei Therapiebeginn durchzuführende Befunderhebung dient der differenzierten Therapieplanung und wird im Behandlungsverlauf immanent fortgesetzt. Die zur Verfügung stehenden anerkannten Diagnoseverfahren sind in der zwischen der GKV und den Berufsverbänden vereinbarten Leistungsbeschreibung als Teil des Zulassungsvertrages aufgelistet.

Im klinisch-stationären Bereich findet die Diagnose vorliegender Auffälligkeiten der Sprach-, Sprech-, Stimm- oder Schluckleistungen der Patienten in enger Verzahnung mit den medizinischen Daten statt, die bei zentralen Störungen vor allem mittels radiologischer Verfahren gewonnen werden.

Therapieziele

> In interdisziplinärer Zusammenarbeit werden entsprechend des Störungsbildes, des Arbeitsfeldes des Therapeuten und der Bedürfnisse der Patienten die Therapieziele am Ende der Diagnostikphase – wenn möglich gemeinsam – festgelegt.

3.3 Formen der Sprachtherapie im klinisch-therapeutischen Bereich

Sprachtherapie findet – außerhalb von Schulen – an unterschiedlichen Förderorten mit unterschiedlichen Förderinhalten und differierenden Förderkonzepten statt.

Aufgaben und Inhalte sprachheilpädagogischer/logopädischer Therapie können an dieser Stelle leider nicht beschrieben werden. Sie werden ausgiebig in Band 4 dieser Lehrbuchreihe dargestellt.

Therapieformen prägen Therapieinhalte und umgekehrt. Die verbreitetsten Therapieformen sind:

- **Einzeltherapie:** In 30-, 45- oder 60-minütigen Settings, die in Abhängigkeit von der individuellen Therapiesituation einmal oder mehrmals pro Woche stattfinden können, werden im unmittelbaren Eins-zu-Eins-Kontakt zwischen Patient und Therapeut störungsspezifische Fördermaßnahmen durchgeführt.

- **Gruppentherapie:** In einer Gruppe von 3–6 Patienten mit vergleichbaren Störungsbildern und Leistungsniveaus werden, analog der Rahmenbedingungen bei Einzeltherapien, unter verstärkt kommunikativen und gruppendynamischen Aspekten Therapiemaßnahmen von einem oder mehreren Sprachtherapeuten durchgeführt (Aphasietherapie, Stottertherapie, Myofunktionelle Therapie).

- **Intensivtherapie:** In einem festgelegten Zeitraum werden, z.T. mehrmals täglich, sprachtherapeutische (Rehabilitations-) Maßnahmen durchgeführt.

- **Intervalltherapie:** In Abständen von mehreren Monaten oder Wochen werden einzelnen Patienten oder einer Patientengruppe Intensivtherapien angeboten.

Es gibt darüber hinaus stationäre, teil-stationäre oder ambulante Therapien, integrative Therapiekonzepte, interdisziplinäre Förderverbunde und vieles mehr. Diese Angebotsvielfalt repräsentiert die individuumspezifisch wählbare Form der Förderung.

> Ebenso aber spiegelt diese Varianz der Therapieformen die diesen Konzepten jeweils zugrunde liegenden Krankheits-, Störungs- und Therapiebegriffe wider.

3.4 Handlungsfelder im schulischen Bereich

Grundlage dieser Ausführungen sind zwei Veröffentlichungen der Ständigen Konferenz der Kultusminister der Länder in der Bundesrepublik Deutschland (KMK):

1. Empfehlungen zur sonderpädagogischen Förderung in den Schulen in der Bundesrepublik Deutschland (KMK, 6.5.94)
2. Empfehlungen zum Förderschwerpunkt Sprache (KMK, 26.6.98).

Förderschwerpunkt Sprache

Veränderte gesellschaftliche Bedingungen und gewandelte pädagogische Sichtweisen bewirken, dass sonderpädagogische Förderung mehr personenbezogen und weniger institutionsbezogen angesehen wird. Dementsprechend werden auch die individuellen Belange behinderter und von Behinderung bedrohter Kinder und Jugendlicher stärker als bisher in den Vordergrund gestellt. Sonderpädagogische Förderung ist nicht mehr nur in Sonderschulen möglich, sondern kann in allen Schulformen geleistet werden.

Die Trennung der Feststellung sonderpädagogischen Förderbedarfs von der Suche nach dem geeigneten Förderort ist die notwendige Folge aus diesen Überlegungen.

3.4.1 Feststellung sonderpädagogischen Förderbedarfs im Bereich Sprache

Bei der Feststellung sonderpädagogischen Förderbedarfs im Bereich Sprache unterscheiden wir zwei Zielbereiche:

- Suche nach dem geeigneten Förderort
- Erstellung eines individuellen Förderplans.

Förderbedarf/Förderort

Bei der Suche nach dem geeigneten Förderort ist der Umfang des sprachlichen Förderbedarfs von Bedeutung (quantitativer Aspekt). Bei der Erstellung des individuellen Förderplans dient als Leitlinie die Art und die individuelle Ausprägung der Sprachstörung (qualitativer Aspekt). Sie orientiert sich an den spezifischen Sprachebenen Phonetik/Phonologie, Morphologie/Syntax, Semantik/Lexikon und Pragmatik sowie an den sprachtragenden Funktionen wie Sensorik, Motorik, Kognition, Emotion und Soziabilität.

Spontansprachproben

In der Diagnostik wird auf Spontansprachproben, die Hinweise auf die pragmatisch-kommunikative Kompetenz sprachbehinderter Schülerinnen und Schüler geben, ein besonderes Gewicht gelegt.

3.4.2 Beratung

Lernen als aktiver Prozess

Nicht jeder sonderpädagogische Förderbedarf im Bereich Sprache bedarf einer speziellen Behandlung. Oft sind Hinweise auf die Entstehung von Sprachbehinderungen und Empfehlungen über den Umgang mit Sprachauffälligkeiten ausreichend. Die Beratung nimmt daher innerhalb des Rehabilitationssystems Sprachbehinderter eine zentrale Stellung ein.

Sie umfasst die Beratung

- der betroffenen Schülerinnen und Schüler selbst,
- ihrer Familien
- und anderer an der Erziehung und Förderung beteiligter Personen.

3.4.3 Erziehung, Unterricht, Therapie

Erziehung und Unterricht sind originäre Aufgaben von Schule schlechthin. Sie sind eng miteinander verbunden. In beiden Bereichen vollzieht sich schulisches Lernen. Dabei wird Lernen als aktiver, von Neugierverhalten gesteuerter, ganzheitlicher Prozess verstanden:

- Schülerinnen und Schüler eignen sich Kompetenzen, Wissen und Fertigkeiten an, die ineinander verwoben sind, die gewichtet und weiterverarbeitet werden.
- Sie entwickeln eigene Lernstrategien, die sie in unterschiedlichen Lernsituationen anwenden.

Sprachtherapeutisch ausgerichtete Erziehungs- und Unterrichtsgestaltung unterscheidet sich nicht grundsätzlich von allgemein-pädagogischer Arbeit. Sie ist zu leisten mit Kindern, deren Sprachbeeinträchtigungen den Zugang zu schulischem Lernen erschwert und oft umfänglich und langdauernd behindert. Der Unterricht ist daher spezifisch zu organisieren.
Er umfasst den nach sprachtherapeutischen Kriterien organisierten Unterricht (Sprachtherapeutischer Unterricht) und die sprachliche Individualtherapie.

Was ist sprachtherapeutischer Unterricht?

> - Sprachtherapeutischer Unterricht ist Unterricht mit sprachbehinderten Kindern. Dieser Unterricht muss nicht an Sprachheilschulen gebunden sein. Aber Sprachheilschulen sind zu sprachtherapeutischen Unterricht verpflichtet.
> - Sprachtherapeutischer Unterricht ist ein Unterricht, in dem Sprachheillehrer ihr sprachpathologisches Wissen und ihr sprachtherapeutisches Können in Planung und Durchführung einbauen.

Sprachtherapeutischer Unterricht

Unterricht mit sprachbehinderten Kindern muss sprach- und kommunikationsfördernd gestaltet werden:

- Er muss beziehungs- und dialogfähig machen und zur gemeinsamen Sprache befähigen.
- Er muss konsequent Sprechanlässe schaffen und nutzen.
- Er muss den individuellen Sprachförderbedarf an Lerninhalten festmachen.
- Er muss ein Bewährungsfeld für sprachlich-kommunikatives Handeln sein.
- Er muss Transfermöglichkeiten für das in der Einzel- und Gruppenförderung bereits Gelernte gewährleisten.
- Er muss kontinuierlich ein sprachliches Modell bieten.
- Lerninhalte müssen der Reflexion von Sprache und Kommunikation dienen.

Kriterien sprachtherapeutischen Unterrichts

Sprachsonderpädagogisches Handeln hat die Aufgabe, die Schülerinnen und Schüler vor allem in ihrer sozial-kommunikativen Handlungsfähigkeit zu fördern.

Ziele dieses Handelns sind demnach:

- Anbahnung, Aufbau und Erweiterung der dem Spracherwerb und Sprachgebrauch zugrunde liegenden Fähigkeiten in den Bereichen Sensorik, Motorik, Kognition, Emotion und Sozialität.

Ziele des Unterrichts

- Anbahnung , Aufbau und Erweiterung der sprachspezifischen Fähigkeiten auf der phonetisch-phonologischen, der morphologisch-syn-
taktischen, der semantisch-lexikalischen und der pragmatisch-kom-
munikativen Ebene
- Unterstützung bei der Selbstverwirklichung und Persönlichkeitsbil-
dung.

Für die Förderung bedeutet dies:

- Sie muss immer individuell auf jede Schülerin und jeden Schüler aus-
gerichtet sein.
- Sie muss sich am Spracherwerb orientieren.
- Sie muss die Eigenaktivität der Kinder in den Vordergrund stellen.
- Sie muss in lebensnah gestalteten, sinnvollen Zusammenhängen
stattfinden.

4 Organisationsformen

Im Bereich von Gesundheit, Soziales und Bildung haben sich unterschiedliche Systeme sprachtherapeutischer/sprachheilpädagogischer
Förderung entwickelt.

4.1 Sprachtherapeutische Organisationsformen
im klinisch-therapeutischen Bereich

Differenzierte Diagnostik, sensibilisiertes Bewusstsein, fachspezifische
Professionalität und nicht zuletzt der Abbau staatlich organisierter und
verantworteter Gesundheitsmaßnahmen haben die Organisationsformen sprachtherapeutischer Förder- und Rehabilitationsprojekte in den
vergangenen Jahren verändert.

Versorgungssituation Waren es noch zu Beginn der 80er Jahre meistens Sprachheilambulan-
zen der Städte, Kreise und Gemeinden, in denen in der Regel Sprachheillehrer mit oder ohne enge Anbindung an den Amtsarzt eine erste
Anlaufstelle für „Sprachkranke" darstellten, so stehen heute differenziertere Beratungs- und Behandlungsangebote zur Verfügung. Die leider festzustellende unbefriedigende Versorgungssituation in ländlichen
Gebieten, besonders in den neuen Bundesländern, ist allerdings auch
eine Folge der noch immer bestehenden ungleichen Vergütungsstrukturen für die Sprachtherapeuten in Ost- und Westdeutschland und muss
in der nahen Zukunft optimiert werden.

Versorgungsformen – **Förderzentren/Frühförderstellen** betreuen vorwiegend mehrfachbehinderte oder entwicklungsverzögerte Kinder ab dem 1. Lebensjahr
in interdisziplinären Therapeuten- und Beratungsteams. Physiothera-
peuten, Ergotherapeuten, Heilpädagogen und Sprachtherapeuten erarbeiten dort mit den beteiligten Eltern und Ärzten ein individuali-

siertes Förderkonzept. Die Kinder werden mehrmals wöchentlich in der Einrichtung, in Abhängigkeit von der Behinderungsart, dem Lebensalter und den vorliegenden organisatorischen Rahmenbedingungen betreut.

– **Sonderkindergärten** nehmen vor allem mehrfachbehinderte Kinder auf, die ganztägig therapeutisch und pflegerisch versorgt werden. Zu den Aufgaben des Sprachtherapeuten im Sonderkindergarten gehören neben den sprachfördernden Maßnahmen die Unterstützung und Anbildung von Kau- und Schluckleistungen ebenso wie im Einzelfall die Erarbeitung von Konzepten zur Gestützten Kommunikation.

Kindergärten

– **Integrative Kindergärten** fördern die Entwicklung behinderter und entwicklungsverzögerter Kinder durch die organisierte Form gemeinsamen Spiels und sozialen Lernens mit nichtbehinderten Kindern in der Kindergartengruppe. Neben Maßnahmen der Einzelförderung durch den fest angestellten oder dort ambulant tätigen Sprachtherapeuten bilden Beratungsangebote für das Erzieherinnenteam und die Elternschaft einen weiteren Tätigkeitsschwerpunkt.

– **Sprachtherapeutische Praxen** stellen den überwiegenden Teil der logopädischen Versorgung in Deutschland sicher. Die ca. 2000 von der GKV zugelassenen Praxen versorgen Menschen mit Sprach-, Sprech-, Stimm- oder Schluckstörungen aller Altersgruppen und aller Schweregrade.

Praxen

– In **Akutkliniken** tätige Sprachtherapeuten behandeln vorwiegend neurologisch erkrankte Patienten (Aphasien, Dysphagien, Dysarthrophonien, Sprechapraxien, orofaciale Dyspraxien) und sind an der Differenzialdiagnostik beteiligt. Daneben gehört die prä- und postoperative Behandlung bei Laryngektomien, LKG-Spalten sowie bei Dysphonien unterschiedlicher Genese zum Arbeitsfeld der Sprachtherapeuten in Krankenhäusern.

Kliniken

– **Rehabilitationskliniken** betreuen Patienten im Rahmen einer Anschlussheilbehandlung (AHB-Maßnahme) nach der Akutphase einer Erkrankung mit dem Ziel der Wiedereingliederung ins Berufsleben oder zur Vermeidung und Verbesserung langdauernder Schädigungen. Verschiedene fachliche, grunderkrankungsspezifische Schwerpunktsetzungen von Rehabilitationskliniken (Kinder-und Jugendrehabilitation, Apallikerzentren, geriatrische Rehabilitationseinrichtungen) dokumentieren die Differenziertheit des therapeutischen Angebotes.

– Als **Sonstige Einrichtungen** sollten Forschungs-, Therapie- und Beratungsstellen der Universitäten, Kliniken oder Logopädenlehranstalten, pädaudiologische Beratungsstellen, Beratungsstellen an Sonderschulen, die ebenfalls für Vorschulkinder zur Verfügung stehen, Altenkrankenhäuser und -heime, ärztliche Praxen, Zentren für Patienten mit Lippen-, Kiefer- Gaumenspalten oder Cochlear-Implants und andere erwähnt werden.

4.2 Organisationsformen im Bildungsbereich

Die sonderpädagogische Förderung sprachbehinderter Schülerinnen und Schüler ist in den einzelnen Bundesländern sehr unterschiedlich organisiert. Gemeinsamer Grundsatz ist, dass ein System vorhanden sein sollte, in dem intensivere Hilfen angeboten werden können, wenn vorgelagerte Maßnahmen nicht ausreichen.

In diesem System hat die Sprachheilschule eine besondere Stellung.

> Über 90 % der sprachbehinderten Kinder, die in eine Sprachheilschule eingeschult werden, hatten vorher schon eine ambulante Sprachtherapie, davon ca. 40 % zwei und mehr Jahre (BORBONUS 1998).

Durchgangsschule

Bundesweit gemeinsam ist ihr Auftrag als Durchgangsschule, bundeslandspezifisch ist ihr Aufgabenbereich.

In Baden-Württemberg z. B. gehört zum Aufgabenkatalog der Sprachheilschule neben der schulischen Förderung auch die Beratung und sprachtherapeutische Förderung sprachgestörter Kinder im Elementar- und außerschulischen Bereich. In Nordrhein-Westfalen dagegen ist die Sprachheilschule ausschließlich für die schulischen Belange Sprachbehinderter zuständig.

Der vor- und außerschulische Bereich untersteht dem Sozialministerium.

Im Zusammenhang mit den o. g. Empfehlungen der KMK zeichnen sich nun auch Veränderungen bei der Förderung sprachbehinderter Schülerinnen und Schüler ab:

- Die Formen des gemeinsamen Unterrichts sind bundesweit deutlich erweitert worden.
- Die Sprachheilschule ist in das Blickfeld bildungspolitischer Interessen geraten.

Zwei Entwicklungen sind zu beobachten:

1. Die Bedingungen verschlechtern sich und die Aufgabenfelder der Sprachheilschule werden eingeengt (Bremen, Baden-Württemberg).
2. Es werden sonderpädagogische Förderformen erprobt, in denen lernbehinderte, sprachbehinderte und verhaltensauffällige Kinder unter einem „sonderpädagogischen Dach" gefördert werden (z. B. Schulversuch „Förderschule" in NordrheinWestfalen).

Die Einengung der Aufgabenfelder von Sprachheilschule hat zur Folge, dass andere Kostenträger (z. B. Sozialministerium, Krankenkassen) sprachtherapeutische Aufgaben im vor- und außerschulischen Bereich übernehmen müssen. Die Bündelung verschiedener sonderpädagogischer Förderschwerpunkte bewirkt, dass die Förderung sprachbehinderter Schülerinnen und Schüler nicht mehr so intensiv erfolgen kann wie in Sprachheilschulen.

Flexibilität sonderpädagogischer Förderung

Die Empfehlungen der Kultusministerkonferenz zur sonderpädagogischen Förderung in den Schulen der Bundesrepublik Deutschland mahnen im Vorwort:

„Bei allen geplanten Veränderungen ist darauf zu achten, dass die notwendige Qualität und der erforderliche Umfang der Fördermaßnahmen gesichert wird,

• dass die Flexibilität der Förderangebote in einem System gestufter und miteinander verbundener Hilfen gewährleistet wird" (KMK 1994).

Organisationsformen sprachheilpädagogischer Förderung in Schulen		
Allgemeine Schule	Kooperation	Sonderschule
Gemeinsamer Unterricht	ambulante Förderung	Sprachheilschule
Schwerpunkt Primarstufe		Schule für Sprachbehinderte Förderschule für Sprachbehinderte
	Regionale Beratungs- und Unterstützungssysteme	Schule zur individuellen Sprachförderung
Integrationsklassen		Sonderpädagogische Förderzentren
Integrative Regelklassen		fachrichtungsübergreifende Förderzentren im organisatorischen Verbund
Kombiklassen		Lernbehinderung, Verhaltensstörung, Sprachbehinderung

5 Schlussbemerkung

Sprachtherapie hat sich von einer, meist wohlwollend beobachteten, tradierten Vorstellungen von Sprache und deren Fördermöglichkeiten verpflichteten Nischenexistenz im Konzert des bundesrepublikanischen Bildungs- und Gesundheitssystems zu einem zunehmend selbstbewusster werdenden Qualitätsprodukt entwickelt, das kritischer betrachtet wird und unter dem Druck des Effizienznachweises steht. Sprachheilpädagogische oder logopädische ‚Helfer' werden nicht mehr nur an ihrer dankenswerten Bereitschaft, sich mit dem zu fördernden Menschen zu beschäftigen, gemessen. Vielmehr wird an ihre Fachlichkeit, das professionelle Know-How, die Transparenz des therapeutischen Handelns und die Betrachtung einer für den ‚Kunden' angemessenen Kosten-Nutzen-Relation, ein ähnlich strenger Maßstab zu Recht angelegt, wie es sich ärztliche, zahnärztliche oder psychotherapeutische Tätigkeit schon lange gefallen lassen muss, insbesondere von Seiten der Kostenträger. Die unterschiedlichen Ebenen der Qualität sprachtherapeutischer Interventionen sind dabei zu berücksichtigen (s. BAUMGARTNER & GIEL in diesem Buch). In der seit vielen Jahren im Meinungsstreit stehenden Institution Sprachheilschule werden daher Konzepte zum Qualitätsmana-

Sprachtherapie als evaluierendes Qualitätsprodukt

gement, die Überlegungen zur Struktur, den Prozessen und den Ergebnissen (sprach-)sonderpädagogischer Arbeit umsetzen, ebenso zur zukünftigen Selbstverständlichkeit gehören, wie dies die Krankenversicherungen, die sprachtherapeutische Leistungen finanzieren, den Leistungserbringern qua Gesetz seit 1998 abverlangen (s. GERRLICH in diesem Buch). Evaluation und Dokumentation sprachtherapeutischer Arbeit sind notwendige Bestandteile verantwortungsbewussten und erfolgreichen Handelns. Beides dient der Reflexion und Therapieplanung (SCHINDLER & MAIHACK 1999).

Wandel sprachtherapeutischer Aufgabenfelder

Die Aufgabenbereiche, Handlungsfelder und Organisationsformen der Sprachheilpädagogen und Logopäden, der Atem-, Sprech- und Stimmlehrer, Klinischen Sprechwissenschaftler und Linguisten unterliegen einem erheblichen Wandel.

> Eine Spezialisierung der Forschung und des zur Verfügung gestellten Wissens hat zu einer massiven Erkenntniszunahme geführt. Dieses gesamte theoretische und therapiedidaktische Wissen um die Spezifität einzelner Sprachstörungen und deren Behandlung ist in seiner Komplexität längst nicht mehr von dem einzelnen, nicht spezialisierten Sprachtherapeuten anwendbar.

Neben dem Allgemeinmediziner sind zahlreiche Spezialisten tätig, die differenziertes Wissen diagnostisch und therapeutisch umsetzen. Dies wird auch für die Sprachtherapie der Weg für die Zukunft sein müssen. „Der alleskönnende Generalist hat ausgedient" (BAUMGARTNER zit. n. MAIHACK 1998), und neben dem notwendigen Grundlagenwissen über Sprache und ihre Störungen, das von Sprachheillehrern und Sprachtherapeuten für ihr Arbeitsfeld gleichermaßen beherrscht werden muss, ist

Spezifität logopädischen Handelns

Expertenwissen über Aphasie, (Schrift-)Spracherwerb, Dysarthrophonie, Stottern, Sprechapraxie, Dysgrammatismus, Dysphonie, Sprachentwicklungsstörung, Gestützte Kommunikation usw. notwendig. Institutionell entwickelt werden kann ein solches Expertentum im Rahmen der derzeitigen Ausbildungs- und Berufswirklichkeit nur schwer.

> Wünschenswert ist daher ein einheitliches Ausbildungskonzept für alle sprachtherapeutischen Berufsgruppen, das nach Abschluss einer zur Berufsausübung berechtigenden Basisqualifikation im Studium eine darüber hinausgehende Qualifizierung und Spezialisierung möglich macht.

Aufgaben und Handlungsfelder von Sprachtherapeuten sind spezifisch und auf das Individuum zentriert. Die Organisationsformen sind vielfältig, jedoch nicht beliebig.

Sprachheilpädagogik und Logopädie im internationalen Vergleich

Manfred Grohnfeldt und Roswitha Romonath

1 Einleitung

Eine vergleichende Sprachheilpädagogik und Logopädie erstreckt sich nicht nur auf die Kenntnis wesentlicher Merkmale des Fachgebiets aus dem Ausland. Sie stellt sich darüber hinaus die Aufgabe, die gesammelten Erkenntnisse kriteriengeleitet in Beziehung zu setzen, um dadurch unter Einbeziehung des historischen, gesellschaftlichen und kulturellen Kontextes zu neuen Einblicken in strukturelle Zusammenhänge des eigenen Selbstverständnisses zu kommen.

Aufgabenbereiche komparativer Forschung

> Dadurch ergibt sich die Chance, durch eine Veränderung seiner Perspektive – bei einem Blick von außen – die Relativität des eigenen Standortes in seiner nationalen Begrenzung zu erkennen, scheinbar Selbstverständliches kritisch zu hinterfragen und neue Bezüge für die fachwissenschaftliche Weiterentwicklung abzuleiten.

Dies bedeutet nicht, dass Erfahrungen aus dem Ausland unkritisch übertragen werden. Die Einzigartigkeit der geschichtlichen Entstehungsbedingungen der jeweiligen Fachdisziplinen verbietet unmittelbare Ableitungen. Zudem ist der Mensch in seiner Sichtweise prinzipiell befangen, da trotz der Suche nach Objektivität unsere Wahrnehmung grundsätzlich relativ ist. Polarisierende Bewertungen im Sinne von „richtig" und „falsch" sollten daher in diesem Zusammenhang vermieden werden. Es gilt, aus der Kenntnis des Anderen sein Problembewusstsein zu schärfen, ein differenziertes Bild seiner eigenen Fachdisziplin durch die Einordnung in einen systemischen Zusammenhang zu entwickeln und dadurch Impulse zu einer Weiterentwicklung in einem internationalen Kontext zu erhalten.

Ziele und Methoden des Vergleiches

Daraus leitet sich für das Aufgabengebiet einer vergleichenden Sprachheilpädagogik und Logopädie ab, dass es nicht um einen Vergleich „an sich" gehen kann. Vielmehr ist eine Bezugnahme auf ein bestimmtes Kriterium, ein übergeordnetes Ganzes (= Tertium Comparationis) notwendig. An dieser Stelle erfolgt dazu eine Zentrierung auf die historischen Entstehungsbedingungen, das wissenschaftliche Selbstverständnis der jeweiligen Fachdisziplin, die Organisationsformen und Fragen der Ausbildung.

Im Folgenden wird dazu zunächst

- eine Literaturrecherche zur Situation im angloamerikanischen Raum, im europäischen Ausland und in Osteuropa mit Schwerpunkt in den Bereichen Ausbildung und Institutionsform Schule durchgeführt, auf deren Grundlage
- ein Aufdecken von Zusammenhängen im System erfolgt, um durch einen Vergleich mit der aktuellen Lage in Deutschland Tendenzen und Zusammenhänge nachzuvollziehen.

Merkmale zukünftiger Entwicklungen

Wesentliche Impulse gehen dabei von den Vereinigten Staaten aus, die immer mehr zur Leitlinie für zukünftige Entwicklungen im sprachtherapeutischen Bereich werden. Dementsprechend zentriert sich die Recherche auf Literaturbelege aus dem angloamerikanischen Raum. Weiterhin erweist sich die Sprachtherapie in Schulen als Angelpunkt zukünftiger Entwicklungen, da neben den außerschulischen Institutionsformen Merkmale der Kooperation zwischen beiden Teilsystemen des Sprachheilwesens an Bedeutung gewinnen. Generell geht es dabei nicht um eine enzyklopädisch vollständige Darstellung, sondern um die Fokussierung auf wenige Fragestellungen, wobei die Ebenen der Wissenschaftsdisziplinen, Ausbildung und des Berufsbildes als vernetztes System herausgestellt werden.

Die Aktualität der Fragestellung ergibt sich daraus, dass derzeit in Deutschland Möglichkeiten eines einheitlichen akademischen Ausbildungsprofils diskutiert werden, die zu weit reichenden Veränderungen des Selbstverständnisses und der Ausbildung führen können. Insbesondere wird auf die Zukunft des dualen Systems von Lehramtsstudiengängen und sprachtherapeutischen Ausbildungsgängen (Diplomsprachheilpädagoge, Logopäde) in Deutschland im Zusammenhang mit einer Internationalisierung der Ausbildung eingegangen.

2 Zur derzeitigen Situation

Wissenschaftsdisziplinen

Es gibt unterschiedliche Fachdisziplinen im internationalen Kontext, die sich mit sprachgestörten Menschen beschäftigen. Weltweit wird der Begriff der Logopädie am häufigsten verwendet. Es gibt aber auch andere Bezeichnungen wie „speech-language-pathology", „speech therapy", „Sprachheilpädagogik" und „Orthophonie". Damit verbunden sind unterschiedliche Formen des Selbstverständnisses der beteiligten Fachdisziplinen sowie der Ausbildung.

Dies war nicht immer so. In einer Umfrage von BRANCO VON DANTZIG aus dem Jahre 1932 wird herausgestellt, dass

- Deutschland die Wiege des Sprachheilwesens ist,
- in den Vereinigten Staaten die Forderung aufgestellt wird, „Sonderschulen für Sprachgebrechliche in ganz demselben Sinne, wie sie in Deutschland bestehen" (VON DANTZIG 1933, 4), einzurichten.

Die Entwicklung ist vollständig anders verlaufen. Woran mag das liegen? Wie lässt sich der Verlauf der jeweiligen Fachdisziplinen in den einzelnen Ländern einordnen? Dazu wird ein impliziter Vergleich vorgenommen, der von dem Aspekt der Ausbildung ausgeht. Die Ausbildung in der Sprachheilpädagogik und Logopädie hat Auswirkungen auf das jeweilige Selbstverständnis. Das Selbstverständnis einer Fachdisziplin wiederum hängt von den epochalen und gesellschaftlichen Rahmenbedingungen ab. Beides ist als immanenter Regelkreis miteinander verbunden, ohne dass man bestimmen kann, was zuerst da war (s. Abb. 1). Unterschiedliche Formen der Institutionalisierung und Organisation (z. B. die Gründung und der Stellenwert von Sprachheilschulen) ordnen sich dem indirekt zu. Zudem ist der Einfluss von Berufsverbänden und Standesorganisationen zu nennen. Weitere Variablen sind denkbar.

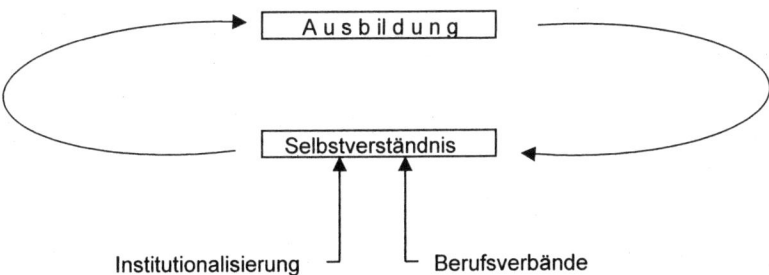

Abb. 1

Ein übergreifendes Merkmal des Selbstverständnisses sprachtherapeutischer Berufsgruppen besteht in der Interdisziplinarität des Fachgebietes (vgl. GROHNFELDT & RITTERFELD in diesem Band). Es haben sich jedoch unterschiedliche nationale Lösungswege im historischen Kontext herausgebildet, bei denen verschiedenartige Prioritäten gesetzt wurden, die wiederum die Standortbestimmung der betreffenden Fachdisziplin entscheidend determinierten.

Interdisziplinarität als Fachgebiet

In *Deutschland* führte die binäre Wurzel aus Medizin und Pädagogik zur Bildung von zwei Fachdisziplinen. Die medizinisch orientierte Logopädie zeigt gerade in neuerer Zeit vermehrte Eigenständigkeitsbestrebungen und Positionsbestimmungen im interdisziplinären Feld (SCHREY-DERN 1999a). Die Sprachheilpädagogik war dagegen seit ihren Anfängen pädagogisch ausgerichtet und führte bereits 1968 eine vielbeachtete „Eigenständigkeitsdebatte" (ORTHMANN 1969a), die wiederum ihren Stand in der Behindertenpädagogik nachhaltig betonte und über die dementsprechende Berücksichtigung bei den „Empfehlungen zur Ordnung des Sonderschulwesens" vom 16. März 1972 zu einem starken Ausbau an Sprachheilschulen führte. Der außerschulische Bereich entwickelte sich vermehrt im letzten Jahrzehnt über die Etablierung des Diplomstudiengangs.

Im *europäischen Ausland* war diese starke Zentrierung auf Sprachheilschulen nicht festzustellen (BURMESTER 1991). Lediglich in der Sowjetunion etablierte sich bei einer Orientierung an Deutschland ein flächendeckendes System von Sprachheilschulen, das aber im heutigen Russland aufgrund der schwierigen Wirtschaftslage kaum noch ausgebaut wird und regional unterschiedlich zerfällt. Die Beschäftigung mit der Situation in Russland führt dabei weniger zu prospektiven Perspektiven, wohl aber zu einem vertieften Verständnis gemeinsamer Wurzeln (GROHNFELDT 1998).

Selbstverständnis der „speech pathology"

Im *angloamerikanischen Raum* führte der zunehmende Einfluss psychologischer Richtungen zu einer dementsprechenden Positionsbestimmung der „speech pathology" als Verhaltenswissenschaft. Insbesondere der Behaviorismus mit dem Primat des überprüfbaren, messbaren und exakt beobachteten Wissens begünstigte die Suche nach objektiven Daten und den Stellenwert von Effektivitätsstudien (GROHNFELDT 1986).

Im Hinblick auf die Evaluation sprachtherapeutischer Verlaufsprozesse wurden hier Aussagen von wesentlicher Bedeutung formuliert (z.B. STEVENSON, BAX & STEVENSON 1982, SIEGEL 1982), wobei pädagogische Fragen zur Lebensbedeutsamkeit von Sprachstörungen für die Betroffenen und ihr speziales Umfeld weitgehend ausgeklammert wurden. Heute scheint es eher zu einer Angleichung der genannten Positionsbestimmungen bei einer erhaltenen Akzentuierung grundlegender Auffassungen zu kommen. Während in den Vereinigten Staaten pädagogische Merkmale von Sprachtherapie in Schulen (wieder-)entdeckt werden, finden die Sprachheilpädagogik und Logopädie in Deutschland über ein „Gemeinsames Eckpunktepapier" (1999) derzeit Ansatzpunkte für eine mögliche gemeinsame bzw. kooperativ aufeinander abgestimmte Zukunft. Dies wiederum kann nicht ohne Auswirkungen auf die Ausbildung und Institutionalisierung bleiben.

3 Ausbildung und Institutionalisierung als zentrale Merkmale fachwissenschaftlicher Professionalisierung

3.1 Historische Entwicklung eines sprachtherapeutischen Berufsbildes

Sprachtherapeutische Berufsfelder

Die Entstehung des Sprachheilwesens aus medizinischen und pädagogischen Traditionen hatte nicht nur Auswirkungen auf institutionelle und wissenschaftsdisziplinäre Aspekte, sondern ebenso auf die Herausbildung eines spezifischen Fachpersonals. In Abgrenzung zu rein medizinischen Dimensionen der Behandlung von Sprach-, Sprech- und Stimmstörungen, die in das Aufgabenfeld des Phoniaters fallen, etablierte sich vom deutschen Sprachraum ausgehend zu Beginn des 20. Jahrhunderts langsam ein neues Berufsfeld, das als Logopädie bezeichnet wurde. Dieser nichtmedizinische Aufgabenbereich führte zur Begründung einer neuen Berufsgruppe, die vornehmlich mit den pädagogischen, psychologischen und klinisch-therapeutischen Aspekten von Kommunikationsstörungen befasst ist.

> Obwohl der Begriff „Logopädie und Logopäde" weltweit heute am häufigsten für dieses Berufsfeld verwendet wird, wurden auch andere Berufsbezeichnungen wie „speech-language-pathologist", „speech therapist", „Sprachheilpädagoge" und „orthophoniste" eingeführt. Analog zu diesen unterschiedlichen Berufsbezeichnungen bestehen im Ländervergleich bedeutsame Unterschiede in der Berufspraxis und in der Art der Ausbildung, wenn auch insbesondere in den Ausbildungsinhalten charakteristische Gemeinsamkeiten zu verzeichnen sind (MOLL 1983, LESSER 1992).

Berufsbezeichnungen

Diese Gemeinsamkeiten lassen sich auf universelle historische Strömungen in den damaligen Nationalstaaten, wie u. a. den Aufbau sozialstaatlicher Ordnungen, sowie auf Migrationsprozesse und einen zunehmend stärker werdenden Austausch zwischen bisher national abgegrenzten Forschungsräumen zurückführen. Sie fanden aber ihre Begrenzungen und Modifikationen durch die jeweiligen historischen, kulturellen und gesellschaftlichen Bedingungen und Entwicklungstendenzen der jeweiligen Länder.

In der historischen Entstehung von Ausbildungsprogrammen und Ausbildungsgängen im Bereich Logopädie spiegeln sich Verbindungen von pädagogischen und medizinischen Einflüssen wider, auch wenn sich in der Mehrzahl der Länder ein klinisches Ausbildungsmodell durchgesetzt hat, das zur Sprachtherapie in allen Institutionen so auch in Schulen befähigt. Ausgehend von den binären disziplinären Wurzeln des Faches und begründet durch spezifische Schwerpunktsetzungen des späteren Tätigkeitsfeldes bestehen jedoch in einigen Ländern differenzierte Subgruppen innerhalb des breiten Berufsfeldes Logopädie.

Sprachtherapeutische Ausbildungsprogramme

Diese Differenzierungen in der Ausbildung wurden in Abhängigkeit davon vorgenommen, ob pädagogische Aufgabenstellungen im schulischen Kontext oder eine breite klinische Kompetenz die spätere Berufsausübung prägten.

Wie in Deutschland so existieren z. B. auch in Österreich, Finnland, Schweden und Japan Ausbildungsgänge zum „special education teacher" mit einer sprachtherapeutischen Befähigung im schulischen Kontext neben der professionellen Qualifizierung von Logopäden, die ein breites sprachstörungsbezogenes Aufgabenfeld wahrnehmen und vornehmlich in klinischen und sozialmedizinischen Einrichtungen wie auch in privaten Praxen arbeiten (MOLL 1983, NAGASAKI 1994).

Pädagogische Traditionen lassen auch die logopädischen Ausbildungsgänge in z. B. Bulgarien, China, Ungarn und Peru erkennen, in denen das Studium der Logopädie grundsätzlich mit dem Fach „Special Education" kombiniert ist. Obwohl auch hier die sprachtherapeutische Qualifikation vornehmlich als ein Teilaspekt der Pädagogik verstanden wird, befähigt die Ausbildung dennoch zur Therapie im gesamten Bereich der Sprachstörungen wie auch für alle institutionellen Felder der Sprachtherapie (LESSER 1992).

3.2 Begründung und Entstehung von Ausbildungsgängen

In historischer Perspektive waren es in erster Linie die pädagogisch sprachtherapeutischen Bedürfnisse von Kindern und Jugendlichen in Schulen und die daraus resultierende Einrichtung von sogenannten „Heilkursen" am Ende des 19. bzw. zu Beginn des 20. Jahrhunderts, die zur Institutionalisierung einer sprachtherapeutischen Ausbildung führten (ORTHMANN 1969b). Deutschland, Österreich-Ungarn wie auch die USA gehörten zu den ersten Ländern, in denen spezielle Ausbildungskurse etabliert wurden, die zunächst zur Sprachtherapie in Schulen befähigten.

An deutsche Traditionen anknüpfend hat auch in den USA der Erziehungsgedanke, beeinflusst durch Vertreter des amerikanischen Pragmatismus wie CHARLES SANDER PEIRCE (1839–1914) und John Dewey (1859–1952), nur zwei Jahrzehnte später die Einrichtung von Sprachheilkursen („speech programs") an Schulen begünstigt.

Ausgehend von Überlegungen, dass die Handlungsfähigkeit ganz allgemein, wie insbesondere die sprachliche Handlungsfähigkeit, das eigentlich ausschlaggebende menschliche Schlüsselphänomen sei, gewann der Aufbau und die Erweiterung von Sprachkompetenzen an Bedeutung im Bildungsprozess. Auf Initiative von Eltern, die schulische Misserfolge ihrer Kinder aufgrund von „Stammeln" befürchteten, wurden daher 1909 in New York und 1910 in Chicago erste ambulante Sprachkurse für sprachgestörte Kinder eingerichtet (NEIDECKER 1983). Auch hier wurden wie in Deutschland zunächst Lehrer als besonders geeignet angesehen, um das sprachliche Lernen bei betroffenen Kindern und Jugendlichen anzuleiten.

Ausgehend von ihrer Befähigung, Lern- und Übungsprozesse zu vermitteln, erschienen Lehrkräfte prädestiniert, auch Sprechunterricht, als „speech correction" bezeichnet, zu erteilen. Insbesondere Lehrkräfte, die für den muttersprachlichen Unterricht ausgebildet waren, wurden für diesen speziellen Unterricht bei Sprachgestörten an Lehrerbildungseinrichtungen weiterqualifiziert (MORE & KESTER 1953 in NEIDECKER 1983).

Die Einrichtung und Ausweitung von Sprachtherapie in Schulen sowie der rasche Aufbau von klinischen Einrichtungen, sogenannter „speech clinics" für Sprachgestörte, in den darauffolgenden 20er und 30er Jahren, erforderten umfangreiches und auch besser qualifiziertes Personal. So wurden z. B. erste klinische Einrichtungen für die Versorgung Sprachgestörter an den Universitäten von Wisconsin und Ohio eingerichtet. An der Columbia Universität in Ohio ging die Initiative auf E. SCRIPTURE zurück, der ein Studium der Phoniatrie bei GUTZMANN in Berlin und FRÖSCHELS in Wien absolviert hatte und dieses Fachgebiet, zurückgekehrt in die USA, nun auch dort etablieren wollte (PERELLO 1982).

Diese Kliniken erforderten ein für alle Sprachstörungen ausgebildetes Fachpersonal, so dass nun erste universitäre Ausbildungsprogramme eingerichtet wurden, die zur Therapie von Stimm-, Sprech- und Sprachstörungen sowie häufig auch zusätzlich zur Behandlung von Hörstörungen befähigten. Eine Vorreiterrolle hierbei wird der Universität von Wisconsin zugeschrieben, die bereits 1921 den ersten Doktor der Philosophie im Bereich der Sprachstörungen verlieh (NEIDECKER 1983).

Mit der Institutionalisierung von Studiengängen zur Qualifizierung für die Sprachtherapie wurden zentrale Anstöße für die Entwicklung einer eigenständigen Wissenschaftsdisziplin in Abgrenzung zu ihren Nachbardisziplinen Medizin, Psychologie, Linguistik und Pädagogik gegeben (NATION & ARAM 1989). Damit verbunden entstanden eigenständige Forschungsprogramme und -methoden, denen primär ein verhaltenswissenschaftliches Erkenntnisinteresse zugrunde lag und auf alle Formen gestörter Kommunikation gerichtet war (ROMONATH & PRÜSER 1994). Vor dem Hintergrund eines in dieser Weise konturierten und vom Empirismus beeinflussten Wissenschaftsparadigmas löste sich die Professionalisierung von Fachkräften von institutionellen Bedingungen zukünftiger Handlungsfelder ab und richtete sich auf eine fundierte störungsbezogene diagnostische und therapeutische Handlungskompetenz, die auch die Fähigkeit zur Adaptation von sprachtherapeutischem Handeln an die jeweiligen institutionellen und organisatorischen Bedingungen einschließen sollte.

Institutionalisierung klinischer Studiengänge

3.3 Entstehung eines Heilberufs

Die stärkere Orientierung auf eine wissenschaftlich ausgerichtete sprachtherapeutische Qualifizierung führte zur Entwicklung eines eigenständigen Berufsbildes, des heutigen „speech-language-pathologist".

Vermutlich durch die stärkere Einflussnahme psychologischer Paradigmen auf die amerikanische Sprachpathologie, die durch die Rezeption der Werke des Psychoanalytikers SIGMUND FREUD (1856–1939) und des Behavioristen BURRHUS FREDERIC SKINNER (1904–1990) ausgelöst wurden, und aufgrund des Interesses von Psychologen an Sprachstörungen, die besonders im Bereich des Stotterns arbeiteten und forschten, etablierte sich diese Berufsgruppe in den USA im Gegensatz zu anderen Ländern, wie z.B. Österreich, Ägypten, Japan und Frankreich, nicht als Vertreter eines Heilhilfsberufs, sondern als unabhängig vom Mediziner arbeitende Therapeuten, die für Diagnostik und die Behandlung nichtmedizinischer Aspekte von Stimm-, Sprech- und Sprachstörungen zuständig sind.

Entwicklung eines Heil- und Hilfsberufes als eigenständige Berufsgruppe

> Die stärkere Unabhängigkeit der Sprachpathologen gegenüber der medizinischen Berufsgruppe wurde durch die im Jahre 1925 erfolgte Gründung des ersten Berufsverbandes der „American Academy of Speech Correction", aus der später die American Speech-Language-Hearing Association (ASHA) hervorging, gefördert.

Eine erste offizielle Registrierung bzw. Anerkennung dieser neuen Berufsgruppe durch staatliche Institutionen einzelner Bundesstaaten erfolgte jedoch erst Anfang bis Mitte der 30er Jahre dieses Jahrhunderts, meist ausgelöst durch die Zunahme von Praxisgründungen, die eine Zulassung durch Krankenkassen erforderten (MOLL 1983, LESSER 1992).

Die Ausbildung zum Lehrer mit einer Zusatzqualifikation zur Sprachtherapie im Rahmen seiner pädagogischen Aufgabenstellung fand damit in den USA nach den ersten Anfängen zu Beginn des 20. Jahrhunderts keine Fortsetzung.

Nur in wenigen anderen Ländern wurden ebenfalls im ersten Drittel des Jahrhunderts Ausbildungsgänge für Sprachtherapeuten (pädagogisch oder klinisch ausgerichtet) eingerichtet. Zu diesen gehörten in Europa die Niederlande, Österreich, Ungarn, die ehemalige UdSSR, die Schweiz und außerhalb Europas Südafrika und Neuseeland (LESSER 1992). In den meisten anderen Ländern, die heute über sprachtherapeutische Ausbildungsgänge verfügen, entstanden erst in der Zeit zwischen 1960–1980 logopädische Qualifizierungsprofile, die offiziell entweder von Berufsorganisationen, wie z. B. im damaligen Jugoslawien, in England und Australien (MOLL 1983), oder staatlich anerkannt wurden.

Weltweite Entstehung von sprach-therapeutischen Ausbildungsgängen

3.4 Aktuelle Situation in der Ausbildung

Verbreitung und Qualifizierungsniveau von sprachtherapeutischen Ausbildungsgängen

Auch in den letzten zwanzig Jahren ist die internationale Entwicklung durch eine weitere Ausbreitung sprachtherapeutischer Ausbildungsgänge gekennzeichnet.

So werden gegenwärtig in 42 Staaten aller Kontinente Sprachtherapeuten ausgebildet (Moll 1983, Lesser 1992), wenn auch weiterhin ein deutlicher Mangel an Ausbildungsmöglichkeiten in „underserved areas" besteht. Besondere Anstrengungen werden jedoch von nationalen und internationalen Berufsorganisationen wie ASHA, IALP (International Association of Logopedics and Phoniatrics) und CTI (Communication Therapy International) unternommen, um auch hier durch die Initiierung von ersten Ausbildungsprogrammen die sprachtherapeutische Versorgung der Bevölkerung zu gewährleisten (KOTBY 2000; IALP News 1999).

> Obwohl die Organisation der Ausbildung sehr heterogen ist und ein breites Spektrum von Abschlüssen umfasst, zeichnet sich insgesamt ein Trend zu einer höheren Qualifikation in der Ausbildung ab. Dieses betrifft sowohl die Dauer der Ausbildung als auch den Status der Ausbildungsstätte wie auch den Qualifizierungsgrad.

Dieses gilt im länderübergreifenden Vergleich wie auch im Vergleich von unterschiedlichen Ausbildungsgängen innerhalb einzelner Länder, die wie z. B. in den USA, in der Schweiz, Japan, Argentinien und Indien nicht immer als gleichwertig von nationalen Berufsorganisationen und staatlichen Institutionen anerkannt werden und auch in den zu erwartenden Gehältern differieren (LESSER 1992). Zu berücksichtigen ist dabei auch, dass parallel zu Deutschland in einigen Staaten, wie z. B. Österreich, Finnland, Schweden und Japan, ein duales Ausbildungssystem von Sprachheillehrern und Logopäden besteht, das studiengangsbedingte Unterschiede in der Zuordnung zu beruflichen oder akademischen Ausbildungseinrichtungen, in der inhaltlichen Struktur der Ausbildung und in den zu erwerbenden Abschlüssen wie auch in der beruflichen Anerkennung aufweist.

Insgesamt lässt sich feststellen, dass gegenwärtig nur noch in weniger als einem Drittel aller Länder Logopäden auf nichtakademischem Niveau z. B. in Fachschulen ausgebildet werden. Dazu gehören in Europa neben Deutschland, Belgien, Dänemark, Italien und die Niederlande. Die Ausbildungsgänge dauern zwischen 3–5 Jahren und schließen mit einem Zertifikat oder Diplom ab, das anders als in Deutschland im Allgemeinen für nichtakademische Berufsabschlüsse steht. Weltweit dominieren aber, vermutlich beeinflusst durch das angloamerikanische Ausbildungsmodell, Bachelorprogramme, die zur Berufausübung in allen, so auch in staatlichen Institutionen berechtigen. In 20 % der Länder ist ein postgradualer Masterstudiengang erforderlich (2–4 Jahre), häufig auch mit einer Möglichkeit zur Weiterqualifizierung durch eine Promotion. Bemerkenswert dabei ist, dass im Vergleich zu den bereits genannten europäischen Staaten mit hochentwickelten Volkswirtschaften selbst viele „Low-Income"-Länder auf einen höheren Ausbildungsgrad setzen.

Eine besondere Stellung in diesem Prozess nehmen die USA ein. Obwohl eine Reihe von Universitäten nur Bachelorprogramme anbieten und dieser Abschluss auch in einigen wenigen Bundesstaaten insbesondere zur Anstellung in Schulen berechtigt, erfolgt eine Anerkennung der Berufsbefähigung durch ein „clinical-competence-certificate (CCC)" von der nationalen Berufsorganisation ASHA (American Speech-Language-Hearing Association) nur dann, wenn ein Masterprogramm, das zudem bei der ASHA akkreditiert ist, absolviert wurde (ASHA 1983, 1999, GILLEN 1971, BENNETT 1971). Da die amerikanischen Universitäten und Colleges durch eine große Diversität der institutionellen Trägerschaft und ihre finanzielle Autonomie eine Heterogenität der Leistungsstandards aufweisen, ist auch ihre Ausbildungsqualität im Bereich der Sprachtherapie sehr unterschiedlich, so dass Berufsverbände wie die ASHA die Aufgabe der Sicherung von Qualitätsstandards für die Berufsbefähigung übernommen haben (ASHA 1994).

Die Erkenntnis, dass die sprachtherapeutische Versorgung in pädagogischen wie in klinischen Institutionen zunehmend komplexere Anforderungen stellt und auch umfangreichere und intensivere praxisbezogene Forschungsaktivitäten erfordert, hat dazu geführt, dass auch in weiteren Ländern die Einführung von Master- und Promotionsstudiengängen geplant ist.

Ausbildungsinhalte
Auch die Ausbildungsinhalte stellen sich analog zur Ausbildungsorganisation und zum institutionellen Ausbildungsniveau äußerst heterogen dar.

Marginalien (rechte Spalte):

Duales Ausbildungssystem von Sprachheillehrern und klinischen Sprachtherapeuten

Qualifikationsniveau im Ländervergleich

Sicherung von Ausbildungsstandards

Dennoch sind zentrale theoretische Inhalte in allen Ausbildungsprogrammen übereinstimmend zu finden. Ein zunehmendes Gewicht wird dabei neben den klassischen Sprachstörungen auch auf psychiatrisch bedingte Kommunikationsstörungen, Ess- und Schluckstörungen (Dysphagia), die erst in den vergangen Jahrzehnten in den Focus der disziplinären Aufmerksamkeit gerückt sind, wie auch auf Kommunikationsstörungen im Zusammenhang mit anderen Behinderungsformen gelegt. Mit der Anhebung des Ausbildungsniveaus wurden in einer Vielzahl von Ländern auch Forschungsmethodologie und Statistik in die Ausbildungsprogramme integriert (LESSER 1992).

> Einen besonderen Stellenwert gewinnen inzwischen klinische Praktika, die im Rahmen der Erstausbildung während des Studiums unter Supervision durchgeführt werden und sowohl der Entwicklung der diagnostischen und therapeutischen Kompetenzen wie auch der Anleitung zur Konzeption und Realisierung von Forschungsvorhaben dienen.

Qualitätsmerkmale der Ausbildung

Nur die Hälfte der länderspezifischen Ausbildungsprogramme verknüpft damit allerdings auch die Anfertigung von wissenschaftlichen Forschungsarbeiten als Qualifizierungsleistungen (ASHA 1997, MOLL 1983, LESSER 1992). Diese Beobachtung unterstützt die Erfahrung, dass in einigen Staaten Logopäden nach wie vor der Status von technischen oder medizinischen Hilfskräften, die keine eigenen Forschungsleistungen zu erbringen haben, zugeschrieben wird (MOLL 1983, LESSER 1992, ASHA 1997, SCHREY-DERN 1999a).

Im Ländervergleich unterscheiden sich Umfang, Inhalte und Organisation der Praktika erheblich, obwohl die angeleitete Diagnostik, Behandlung und Organisation von Fallarbeit generell als ein Qualitätsmerkmal der Ausbildung angesehen wird. So variiert der minimale Stundenumfang, der vorgeschrieben ist, von 180 bis 1400 Stunden. In Europa gehören Österreich, Belgien und Portugal und außerhalb Europas der Iran zu den Ländern, die Stundenanteile von über 1000 Stunden für eine Anerkennung der Ausbildung verbindlich einfordern.

In der Mehrzahl der länderspezifischen Ausbildungsgänge werden diese Praktika in angegliederten Ambulatorien oder kooperierenden Kliniken durchgeführt, so dass eine unmittelbare Verbindung von Theorie und Praxis gegeben ist und Supervision durch qualifiziertes Personal durchgeführt werden kann.

Es zeichnet sich jedoch selbst in den Ländern, in denen bereits ein hoher Stundenanteil klinischer Praktika obligatorisch ist, eine Tendenz ab, ihn weiter zu erhöhen und auch verstärkt zusätzliche Institutionen wie z. B. Sonderschulen, Gesundheitszentren und Altersheime miteinzubeziehen, um bereits im Studium breite Praxiserfahrungen zu vermitteln (LESSER 1992). Entscheidend für die Verbesserung einer sprachtherapeutischen Professionalisierung wird dabei auch die bisher in vielen Ländern vernachlässigte, von Berufsorganisationen (ASHA 1997, IALP 1995) aber eingeforderte Ausbildung von Supervisoren sein.

In einigen Staaten, wie z. B. Österreich, Belgien, Dänemark und in den außereuropäischen Ländern Argentinien, Indien und Südafrika, qualifizieren die Abschlüsse nicht nur für die logopädische Behandlung, sondern sind verbunden mit einer Befähigung zur Arbeit bei Hörschädigungen. Diese Doppelfakultas kann, auch wenn sie weltweit nicht sehr verbreitet ist, durchaus als traditionell betrachtet werden, da sich darin die Entstehungsgeschichte der Sprachheilkunde bzw. Sprachheilpädagogik aus der Taubstummen- bzw. Hörgeschädigtenpädagogik widerspiegelt (vgl. ORTHMANN 1969b). Obwohl von daher diese Kombination eine Rationalität gewinnt, spricht die rasche Zunahme der Wissensbestände beider Disziplinen für eine Spezialisierung in einem der Gebiete. Die Anerkennung der Berufsbefähigung durch die ASHA erfolgt heute daher getrennt für „speech language-pathology" und „audiology" (ASHA 1997). Darüber hinaus wird die Diskussion geführt, ob nicht innerhalb der Disziplinen eine weitere Spezialisierung auf bestimmte Störungsbereiche erforderlich ist, wenn nicht in der Grundausbildung, so doch in weiterführenden Studien (BRETT 1994, HELM-ESTABROOKS 1994).

Fächerkombination

4 Sprachtherapie in Schulen – nicht nur in Deutschland

4.1 Institutioneller und gesetzlicher Rahmen

> Während sich die schulische Betreuungsform sprachgestörter Kinder und Jugendlicher in Deutschland ausgehend von ersten Sprachheilkursen Ende des 19. Jahrhunderts über Sprachheilklassen zu einem heute gut ausgebauten System von Sprachheilschulen entwickelte, ist dieser Weg in den meisten anderen Staaten nur in Ansätzen nachvollzogen worden.

Allein in Japan, England, der Schweiz, Österreich und in den Ländern der ehemaligen Sowjetunion bestehen neben anderen Förderformen ebenfalls Sprachheilschulen, die aber vornehmlich Schwerstsprachgestörten vorbehalten sind. In allen anderen Ländern wurde auf die Separierung von Sprachbehinderten in eigenständigen Institutionen zugunsten der Entwicklung eines abgestuften sprachtherapeutischen Fördersystems in Regelschulen verzichtet (ASHA 1999a, GROSS 1993, DRINCK 1999). Verallgemeinernd lässt sich daher sagen, dass weltweit sprachgestörte Schüler und Schülerinnen heute in Regelschulen („mainstream") betreut werden (BÜRLI 1997). Außer in Frankreich, wo Sprachtherapie nur außerhalb der Schule angeboten wird, findet die sprachtherapeutische Versorgung somit als Bestandteil eines staatlich kontrollierten sonderpädagogischen Betreuungsmodells statt, das alle Behinderungsarten und -formen gleichermaßen einschließt. Die Versorgung sprachgestörter Kinder und Jugendlicher in Schulen ist jedoch nicht in allen Staaten flächendeckend organisiert (NAGASAKI 1994, GRECH 1994, BRUINS 1994, KOTBY 2000, IALP 1999).
Im Zentrum gesetzlicher Regelungen steht, wenn auch nicht immer explizit, der Begriff der individuellen sonderpädagogischen Förderbedürf-

„mainstreaming" als schulisches Betreuungsprinzip bei Sprachstörungen

Sprachtherapie in Schulen

nisse („special education needs") (NEIDECKER 1980, GROSS 1993, NAGASAKI 1994). Die Operationalisierung dieses Begriffs beinhaltet nicht nur eine auf die Sprachstörung gerichtete Intervention, sondern ebenso erzieherische und sprachdidaktische Stützmaßnahmen, damit die sozialen und curricularen Anforderungen der Schule entsprechend den individuellen Möglichkeiten der betroffenen Kinder und Jugendli-

Sprachtherapie als zusätzliche Leistung

chen bewältigt werden können. Sprachtherapeutische Interventionen bilden daher nur einen Teilaspekt aller auf das Kind gerichteten sonderpädagogischen Hilfen.

Erste gesetzliche Regelungen zur Sicherung des individuellen Förderanspruchs bei Behinderung, die auch auf die Gesetzgebung anderer Staaten Einfluss genommen haben, wurden 1975 in den USA und 1981 in England getroffen. Um eine angemessene öffentliche Erziehung für alle Kinder mit Behinderung in den Bundesstaaten der USA sicherzustellen, wurde vom amerikanischen Kongress eine einheitliche Rechtsgrundlage „The Education of All Handicapped Children Act (EHA), Public Law (P.L.) 94–142" verabschiedet. Die gesetzlichen Bestimmungen schlossen auch zusätzliche Versorgungsleistungen („related services") ein, zu denen neben psychologischen Diensten, Krankengymnastik und Beschäftigungstherapie auch die Sprachtherapie gehörte. 1991 wurde das Gesetz überarbeitet und aufgrund der negativen Konnotation des Be-

Gesetzliche Regelungen

griffs „handicapped children" in „The Education of Individuals with Disabilities Act (IDEA), Public Law (P.L.) 102–119" umbenannt. Weitere Modifikationen und Ergänzungen des Gesetzes („The Individuals with Disabilities Education Act Amendments (IDEA), Public Law (P.L.) 105–117") wurden 1997 vorgenommen. Darin wurden die zusätzlichen Hilfen (related services) in Schulen, insbesondere die Sprachtherapie noch einmal hervorgehoben und festgeschrieben, obwohl dies im Vorfeld der Verabschiedung des Gesetzes heftig umstritten gewesen war (ASHA 1999).

In England legitimierte der Warnock-Report 1978 das Konzept der „special needs". Seine zentralen Kritikpunkte an der Lage behinderter

special needs

Schüler und Schülerinnen resultierte 1981 in gesetzlichen Regelungen („Education Act 1981"), die die Feststellung einer Behinderung und den Anspruch auf staatliche Förderung in Schulen („support services") festlegten (GROSS 1993).

Menschenbild

Trotz Unterschieden in den gesetzlichen Grundlagen beider Staaten verfolgen die Regelungen vergleichbare Zielsetzungen. Sie beinhalten die Erstellung eines individuellen Erziehungsplans, die Beteiligung der Eltern, die Sicherstellung der Finanzierung sonderpädagogischer Hilfen und das Recht des Kindes auf gemeinsame Erziehung, soweit es der individuellen Entwicklung förderlich ist. Die Gesetze beider Staaten schließen neben speziellen erzieherischen Maßnahmen auch andere entwicklungsfördernde und therapeutische Leistungen, zu denen auch die Sprachtherapie gehört, ein.

Aufgrund des erheblichen Anstiegs des sprachlichen Förderbedarfs in den vergangenen Jahren begrenzen jedoch die gesetzlichen Vorgaben den Anspruch auf sprachtherapeutische Fördermaßnahmen auf Kinder und Jugendliche mit mittelschweren bis schweren Sprachstörungen.

4.2 Professionalisierung für die Sprachtherapie in Schulen

Qualifikationsanforderungen
In der Entstehungsgeschichte des Sprachheilwesens führten neben Medizinern zuerst Lehrer die Behandlung von sprachgestörten Kindern und Jugendlichen in den Schulen durch (ORTHMANN 1969b, NEIDECKER 1980). Dennoch gibt es, wie bereits erwähnt, nur noch einige wenige Länder, die diese Tradition fortsetzen und daher sprachtherapeutisches Fachpersonal getrennt für den schulischen und den klinischen Bereich ausbilden. Bis auf diese Ausnahmen arbeiten heute weltweit Logopäden im Bildungssystem, die über keine Unterrichtsbefähigung verfügen und daher nicht dem pädagogischen, sondern dem zusätzlichen Versorgungspersonal zugeordnet sind.

Logopäden im Bildungssystem

> Obwohl der Dualismus von Therapie und Unterricht eine in der Entwicklung der Sprachheilpädagogik nicht leicht zu lösende Aufgabenstellung bildete und von Sprachheillehrern oft als belastend empfunden wird, stellt die Sprachtherapie im pädagogischen Feld der Schule auch an Logopäden hohe professionelle Anforderungen, denen in der Ausbildung in den meisten Ländern nur wenig Rechnung getragen wird.

Als Ausnahme können hier Länder gelten, die das Fach Logopädie, wie z. B. in der Schweiz, als eine Teildisziplin der Pädagogik sehen und/oder einen Lehramtsabschluss als eine der Eingangsvoraussetzungen für ein Studium der Logopädie fordern, wie das z. B. in Spanien, Dänemark und Mexiko der Fall ist (MOLL 1983). Viele der weltweit in Schulen arbeitenden Logopäden sind jedoch in erster Linie mit klinischen Studieninhalten vertraut gemacht worden, wenn auch das Fach Allgemeine Pädagogik zunehmend in das Curriculum aufgenommen wird.

Obwohl z. B. in den USA über 50 % der „speech-language-pathologists" nach ihrem Studium im Bildungssystem arbeiten, folgen auch hier die Studienprogramme primär einem klinischen Modell (GILLEN 1971, BLOCK 1994, BRETT 1994). In Abhängigkeit davon, ob der Studiengang der Medizinischen oder der Erziehungswissenschaftlichen Fakultät (Department) zugeordnet ist, verschieben sich jedoch die curricularen Schwerpunkte der Ausbildung, so dass zumindest an einigen Universitäten schulrelevante sprachtherapeutische Aufgabenstellungen, wie die Behandlung von Sprachlernstörungen, Dyslexie und Sprachstörungen bei Kindern und Jugendlichen aus sprachlichen und kulturellen Subgruppen der Bevölkerung, eine stärkere Berücksichtigung erfahren.

Für die Integration der sprachtherapeutischen Arbeit in das pädagogische Modell der schulischen Förderung beeinträchtigter Kinder („special education system"), das ein hohes Maß an Organisations- und Kooperationsfähigkeit wie auch die Fähigkeit zur Modifikation klinischer Therapiemodelle unter den Bedingungen von Erziehungs- und Unterrichtssituationen erfordert, werden „speech-language-pathologists" in den regulären Studiengängen jedoch nicht vorbereitet.

Qualifikationsanforderungen an schulische Sprachtherapeuten

Diese Situation wurde bereits Ende der 60er Jahre als unzureichend kritisiert und eine Veränderung angemahnt. So wurden in den nachfolgenden Jahren zumindest an einigen Universitäten supervidierte Praktika in Schulen („directed teaching in speech disorders") eingeführt, um bereits während des Studiums akademische Inhalte mit der Realität einer zukünftigen Anstellung an öffentlichen Schulen besser verbinden zu können (GILLEN 1971, BENNETT 1971). Um einen Beitrag zur Qualifizierung von „speech-language-pathologists" für die schulische Arbeit zu leisten, gründete der Berufsverband ASHA 1971 ein ständiges Komitee, das sich ausschließlich mit Fragen schulischer Therapie befasste, und rief die Zeitschrift „Language, Speech and Hearing Services in Schools" ins Leben.

Der Mangel an Professionalisierung für das schulische Berufsfeld veranlasste zumindest einige Bundesstaaten der USA, eine pädagogische Zusatzqualifikation für die Arbeit von „speech-language-pathologists" in Schulen gesetzlich vorzuschreiben. Das kann wie z.B. im Bundesstaat Michigan ein „teaching certificate" (Michigan Department of Education 1982) sein, das gleichzeitig zum Unterricht in Klassen mit schwerstkommunikationsgestörten Kindern berechtigt. Es werden aber auch andere Formen einer zusätzlichen pädagogischen Qualifikation gefordert (ASHA 1995).

Gesetzliche Vorgaben für schulische Sprachtherapeuten

Durch Bundesgesetzgebung wurden 1986 („The Education of the Handicapped Amendments, P.L. 99–457, Federal Register 1986") alle Bundesstaaten verpflichtet, dafür Sorge zu tragen, dass präventive Maßnahmen, sonderpädagogische Förderung („special education") und zusätzliche Dienste („related services") ausschließlich von für diese Aufgabe qualifiziertem Fachpersonal durchgeführt werden (ROSA-LUGO et al. 1998).

Schulische Personalsituation
Aus diesem Gesetz resultierte, dass viele Bundesstaaten der USA ihre Voraussetzungen für eine Beschäftigung als Sprachtherapeut in öffentlichen Schulen erhöhten und sowohl einen Masterabschluss in „speech-language-pathology", eine Zertifizierung durch die Berufsorganisation ASHA und eine pädagogische Zusatzqualifikation forderten. In Verbindung mit der deutlichen Ausweitung sprachtherapeutischer Programme führten diese hohen Einstellungsvoraussetzungen, grundsätzlich von Schuldistrikten und Eltern sprachbeeinträchtigter Kinder und Jugendlicher begrüßt, jedoch zu einer kritischen Knappheit von Sprachtherapeuten in den Schulen, obwohl die Zahl graduierter Absolventen in den vergangenen 20 Jahren drastisch gestiegen ist (BRETT 1994, ASHA 1993b, ROSA-LUGO et al. 1998). Verschärft wird diese Situation zusätzlich dadurch, dass eine Beschäftigung insbesondere in privaten klinischen Institutionen oder privaten Praxen aufgrund der Konkurrenzsituation weitaus besser vergütet wird (ROSA-LUGO et al. 1998).

Als Folge davon zeichnet sich insbesondere in Schuldistrikten und Privatschulen, die nur mit knappen finanziellen Mitteln ausgestattet sind, eine sprachtherapeutische Unterversorgung und ein Rückgang der Qualifikation ab. Das bedeutet, dass Stellen entweder unbesetzt bleiben oder auch Bachelorabschlüsse trotz anders lautender einzelstaatlicher Regelungen als Anstellungsvoraussetzung in den Schulen akzeptiert werden (LESSER 1992, ROSA-LUGO et al. 1998).

Den Bundesstaaten obliegt allerdings die durch bundesstaatliche Verordnung geregelte Pflicht, eine Weiterqualifizierung zu organisieren. Universitäre Qualifizierungsprogramme bei voller Beschäftigung in der Schule werden nun für Speech-Language-Pathologists mit einem Bachelorabschluss in einigen Bundesstaaten, wie z.B. Florida, organisiert, um den zunehmenden Mangel in der Versorgung sprachgestörter Schüler und Schülerinnen aufzufangen.

Auch in anderen Staaten zeichnet sich aufgrund der Zunahme des sprachtherapeutischen Förderbedarfs in Schulen ein Mangel an Fachpersonal ab, der jedoch in vielen Ländern nur wenig Initiative zur Verbesserung der Situation ausgelöst hat (NAGASAKI 1994, GRECH 1994, BRUINS 1994).

Um einen anderen Weg bemüht sich England. Dort werden inzwischen an vier Universitäten Lehrer in Masterprogrammen für die pädagogische Arbeit mit sprachgestörten Kindern weiterqualifiziert. Sie sollen nicht den Sprachtherapeuten ersetzen, sondern ihn bei der Umsetzung der Therapie im Unterricht professionell unterstützen und insbesondere befähigt werden, bei den im Zusammenhang mit Sprachstörungen auftretenden sozio-emotionalen Problemen zu intervenieren (SADLER 1994).

Personelle Mangelsituation an Schulen

4.3 Innovative Weiterentwicklung

Rollenverständnis und Handlungsfelder von schulischen Sprachtherapeuten

Übereinstimmend wird heute die Sprachtherapie in Schulen weltweit als eine komplexe und vielschichtige Tätigkeit gesehen, deren Aufgabenstellungen und Verantwortlichkeiten sich in den letzten Jahren deutlich verändert und erweitert haben (BRETT 1994, GRECH 1994, NAGASAKI 1994, SADLER 1994, IALP 1995, ASHA 1993a, ASHA 1999).

Neben den klassischen Aufgaben, wie die Erkennung, Diagnostik und Therapie von Sprachstörungen, sind in vielen Ländern verstärkt präventive Maßnahmen, Beratung und Zusammenarbeit mit Eltern und anderen Fachkräften sowie auch die multidisziplinäre Entwicklung von individuellen Erziehungs- bzw. Förderplänen getreten. Die Vielzahl der Serviceleistungen und die hohe Anzahl der zu betreuenden Fälle verlangen dabei im Gegensatz zu früher eine größere professionelle Flexibilität und ein Mehr an Organisations- und Dokumentationsfähigkeiten (ASHA 1999).

Erweiterung des schulischen Berufsfeldes

Infolge dieser neuen Anforderungen hat sich das Rollenverständnis von Sprachtherapeuten mehr und mehr dahingehend entwickelt, dass sie sich heute weniger als additiv arbeitende Spezialisten begreifen, sondern als ein integrales Glied eines interdisziplinären Teams von Fachkräften, das für die Realisierung von speziellen Förderbedürfnissen von Kindern und Jugendlichen in der Schule zuständig ist (NEIDECKER 1983, ASHA 1993a, 1999, GROSS 1993, SADLER 1994, GRECH 1994, LÜTJE-KLOSE 1997, IALP 1997).

Veränderung des Rollenverständnisses

Ausdifferenzierung
organisatorischer
Betreuung

Diese Entwicklung wurde beeinflusst durch die seit einigen Jahren zu beobachtende Ausdifferenzierung der organisatorischen Formen sprachtherapeutischer Hilfen. Während weltweit immer noch die Betreuung Sprachgestörter innerhalb des Regelschulsystems in Spezialklassen („self-contained classes") oder/und durch eine stundenweise Sprachtherapie in gesonderten Räumen während der Unterrichtszeit („pull-out-model") vorherrscht, bildeten sich in einigen Ländern, wie z.B. in den USA, den Niederlanden und in England, neue Modelle der Förderung heraus (ASHA 1993a, BRUINS 1994, BLOCK 1994, BRETT 1994, SADLER 1994). Beeinflusst durch die Weiterentwicklung des „mainstreaming"-Konzepts zur Programmatik einer Vollintegration („full inclusion"), insbesondere in den USA, wurden Förderformen entwickelt, die darauf abzielen, sprachtherapeutische Maßnahmen in die Lernsituation der jeweiligen Regelklasse, die das sprachgestörte Kind seinem Alter entsprechend besucht, zu implementieren (ROMONATH & PRÜSER 1995). Dabei haben sich als

Unterrichtsintegrierte
Sprachtherapie

relevante Modelle die unterrichtsintegrierte Sprachtherapie („curriculum-based" oder auch „integrated models" genannt) und die Intervention durch Beratung („collaborative consultation") herauskristallisiert (ASHA 1993a, BRUINS 1994, BRETT 1994, BLOCK 1994, GRECH 1994).

Dem ersten Modell liegt der Gedanke zugrunde, die Sprachtherapie unabhängig vom Schweregrad der Störung in den Unterrichtsprozess der Regelklasse zu integrieren. Der Sprachtherapeut arbeitet gemeinsam mit dem Lehrer in der Klasse. Dabei wird Bezug genommen auf die jeweiligen Inhalte und Lernziele des Unterrichts sowie auf das schulische Lernumfeld des Kindes. In Kooperation mit den verantwortlichen Lehrern werden die sprachlich-kommunikativen Bedürfnisse sowie die Ziele und einzelnen Schritte der Sprachtherapie festgelegt und während des Unterrichtsverlaufs realisiert (ASHA 1993a, BLOCK 1994, BRETT 1994, GRECH 1994, SADLER 1994).

Beratung

Das Modell der Beratung basiert auf indirekten therapeutischen Maßnahmen, die primär bei leichteren Sprachstörungen eingesetzt werden. Auf der Grundlage einer vom Sprachtherapeuten erstellten Diagnose werden in Zusammenarbeit mit Regellschullehrern und/oder Sonderpädagogen wie auch Eltern Förderziele formuliert und die Fördermaßnahmen geplant. Sie werden nicht vom Sprachtherapeuten selbst umgesetzt, sondern mit seiner beratenden Unterstützung und unter Einbeziehung der Eltern von den Regelschullehrern und/oder Sonderpädagogen im Unterricht durchgeführt. Die Beratung kann dabei die Bereitstellung von Fördermaterialien, Hinweise auf kommunikationsfördernde Arbeitsweisen und die Anpassung von Unterrichtsmethoden und Unterrichtsmitteln an die sprachliche Problemlage des betroffenen Kindes einschließen (ASHA 1993a, GRECH 1994).

Diese neuen Organisationsmodelle der schulischen Sprachtherapie sind bei allen beteiligten Parteien auf eine positive Resonanz gestoßen, da sie verstärkt das soziale und kommunikative Lernen aller Kinder im Kontext der Klasse fördern und darüber hinaus durch die Gruppensituation eine größere Vielfalt an Sprachlernsituationen bedeuten. Es werden daher erhebliche Anstrengungen unternommen, diese neuen Betreuungsformen langsam in den Schulen zu etablieren (ASHA 1993b, 1999). Sie werden jedoch nicht als Alternative für die traditionellen Betreuungsmodelle betrachtet, sondern als eine Erweiterung der bisherigen Serviceangebote, so dass eine flexiblere Anpassung an individuelle, sich auch verändernde Förderbedürfnisse möglich ist (ASHA 1993, 1999).

Sprachtherapeutisches Qualitätsmanagement in der Schule
Wenn auch für Lehrer, Eltern und auch Sprachtherapeuten die positiven Auswirkungen eines größeren Spektrums von unterschiedlichen sprachtherapeutischen Betreuungsformen auf die Gesamtentwicklung sprachgestörter Kinder und Jugendlicher unbestritten sind, so werden dennoch zunehmend ihre Effektivität und Effizienz in Relation zum finanziellen Aufwand von Bildungspolitikern hinterfragt (AMIOT 1998). Wie im Gesundheitswesen, so erfolgte in vielen Ländern ein Überdenken der Aufgaben und Leistungen des Staates auch im Bildungs- und Erziehungsprozess. Ausgelöst durch einen erheblich engeren finanziellen Rahmen der Staatsausgaben und durch internationale Vergleiche rückten verstärkt die Qualitätsstandards von Bildungsprozessen in den Vordergrund. Dabei wird ebenso die Frage gestellt, in welchem Verhältnis die eingesetzten finanziellen, personellen und materiellen Ressourcen zu messbaren und vergleichbaren Ergebnissen stehen. In den Diskussionen ist auch die Rückführung staatlicher Leistungen auf private Träger nicht ausgenommen (BRUINS 1994, AMIOT 1998). Vor allem zusätzliche, über das Pflichtmaß hinausgehende Leistungen, zu denen auch die schulische Sprachtherapie gehört, stehen seitdem unter einem erheblichen Legitimationszwang (BRETT 1994, BRUINS 1994, AMIOT 1998).
In den USA wurden bereits per Gesetzgebung („The Individuals with Disabilities Act Amendments 1997") Regelungen getroffen, die eine verstärkte Rechenschaftslegung für die Wirksamkeit von sprachtherapeutischen Maßnahmen vorsehen. So wurde der Umfang und die Anzahl der Therapieberichte für einzelne Schüler mit Sprachstörungen erhöht und ihre Teilnahme an landesweiten Schulleistungstests festgelegt (AMIOT 1998, O'BRIEN & HUFFMAN 1998). Die staatlich eingeforderten Ergebniskontrollen haben nachfolgend zu fachdisziplinären Diskussion um die Implementierung eines sprachtherapeutischen Qualitätsmanagements („managed care") nun auch in Schulen geführt. Die Evaluierung der Zugangskriterien, der Angemessenheit der Methoden und der pädagogischen Ergebnisse in Relation zur Dauer und zum finanziellen Aufwand der Sprachtherapie bilden dabei zentrale Aspekte (GALLAGHER et al. 1998, LOGEMAN 1998, LOGEMAN & BAUM 1998, O'BRIEN & HUFFMAN 1998).
Erste Initiativen zur Entwicklung von sprachtherapeutischen Qualitätskriterien im Schulsystem werden gegenwärtig vom amerikanischen Berufsverband (ASHA) in Zusammenarbeit mit dem U.S. Department of Education unternommen. So wurden zwei Projekte („ASHA's outcomes project", „ASHA's clinical trials project") ins Leben gerufen, um schulische Sprachtherapeuten für Therapieeffizienzstudien zu gewinnen und sie mit den notwendigen wissenschaftlichen Instrumentarien und Me-

Staatlich geregelte sprachtherapeutische Ergebniskontrolle

Entwicklung von
Qualitätskriterien

thoden auszustatten. Ergebnisse dieser Vorhaben liegen allerdings noch nicht vor (BAUM 1998).

Es ist jedoch mit Sicherheit anzunehmen, dass sie entscheidende Auswirkungen nicht nur auf die künftige Entwicklung der sprachtherapeutischen Versorgung sprachbeeinträchtigter Kinder und Jugendlicher in den Schulen der USA haben werden, sondern auch zu Konsequenzen in anderen Ländern führen werden.

5 Aufdecken von Zusammenhängen im System

5.1 Resümee der internationalen Entwicklung

Internationale Trends
und Perspektiven

Ausgehend vom deutschsprachigen Raum entwickelten sich unterschiedliche Formen fachwissenschaftlicher Professionalisierung bei sprachgestörten Menschen mit einem neuen Berufsbild auf mehrheitlich akademischem Niveau. Der heutige Stand der Entwicklung unterscheidet sich jedoch zwischen den einzelnen Ländern erheblich. Dennoch sind gemeinsame internationale Trends und Perspektiven erkennbar. Während von Deutschland erste Impulse für die Entstehung und Verbreitung sprachtherapeutischen Handelns ausgingen, üben heute die Vereinigten Staaten bzw. der angloamerikanische Raum einen vorrangigen Einfluss auf die internationale Weiterentwicklung der Fachdisziplinen aus. Dies gilt für die wissenschaftstheoretische Orientierung, die Ausbildung und die berufliche Praxis in klinischen wie schulischen Handlungsfeldern gleichermaßen. Daher bildeten die USA einen Schwerpunkt der Darstellung.

Differenzierung zwischen
pädagogischem und verhaltenswissenschaftlichem Selbstverständnis

Das Selbstverständnis der jeweiligen Fachdisziplinen divergiert dabei erheblich. Übergreifend wird die Notwendigkeit einer interdisziplinären Bezugnahme hervorgehoben, ansonsten sind die Entwicklungstendenzen überwiegend uneinheitlich. Standortbestimmungen innerhalb eines pädagogischen Bezugssystems finden sich in der deutschen Sprachheilpädagogik sowie der Logopädie in Russland und der Schweiz. Die Logopädie in Deutschland ist dagegen medizinisch orientiert (s. GROHNFELDT & RITTERFELD in diesem Buch), jedoch bis jetzt noch auf Fachschulniveau. Einige Länder (z.B. die Niederlande, BELTERMAN 1981) haben ein duales Wissenschafts- und Ausbildungssystem, wie es in Deutschland existiert, zugunsten einer ausschließlich sprachtherapeutischen Ausrichtung aufgegeben. In den meisten Ländern erfolgt heute – insbesondere im angloamerikanischen Raum – eine verhaltenswissenschaftliche Orientierung bei einer Ablösung von einem ehemals vorherrschenden medizinischen Paradigma.

Im Zusammenhang damit stehen unterschiedliche Formen der *Institutionalisierung*. Während in Deutschland lange Zeit die Sprachheilschule eine zentrale Rolle einnahm und erst heute einem flexiblen System unterschiedlicher Organisationsformen gewichen ist, verblieb in anderen Ländern, die Sprachgestörte prinzipiell im Regelschulsystem betreuen, die erzieherische und unterrichtliche Aufgabe beim Regelschullehrer. Sprachtherapie begründete sich von daher als eigenständiges Aufgabengebiet, das institutionell unabhängig gesehen wurde und klinische wie schulische Handlungsfelder beinhaltete. Aus diesen Gründen wurde die Sprachtherapie in anderen Ländern als verhaltenswissenschaftliche und nicht als pädagogische Disziplin begründet.

Einen erheblichen Einfluss hatten dabei die Fach- bzw. Berufsverbände. Dies gilt für die Entwicklung einer universitären Fachdisziplin wie auch für die Etablierung und den Ausbau des Berufsfeldes. International gesehen sind besonders die

- IALP (International Association for Logopedics and Phoniatrics),
- ASHA (American Speech-Language-Hearing Association) sowie das
- CPLOL (Comité Permanent de Liason des Orthophonistes-Logopèdes de l'Union Européenne)

zu nennen.

Dabei war die IALP zunächst eine auf Europa beschränkte Organisation. Erst ab 1956 fand eine Internationalisierung statt. Heute ist sie eher durch angloamerikanische Einflüsse geprägt. Ihre Aufgaben und Ziele erstrecken sich auf die Erforschung menschlicher Kommunikation und ihre Störungen, die Koordination, Sicherstellung und Verbesserung weltweiter Versorgung in Theorie und Praxis durch Kongresse und themenspezifische ständige Arbeitsgruppen (Komitees), die Herausgabe einer internationalen Zeitschrift sowie die Zusammenführung der verschiedenen professionellen Gruppen (Audiologen, Psychologen, Pädagogen usw.) bei einer Verbesserung der Ausbildungsstandards im Sinne der „IALP-Guidelines". Dabei erfolgt eine Zusammenarbeit mit der UNESCO und UNICEF, mit der Weltgesundheitsorganisation WHO und anderen internationalen Fachverbänden (KOTBY 2000).

Die ASHA wurde 1925 als Non-Profit-Organisation gegründet und zählt derzeit über 96 000 Mitglieder. Es handelt sich um den weltweit größten Fach- und Berufsverband, dessen Einfluss heute weit über die Vereinigten Staaten hinausreicht. Neben der Herausgabe einer Reihe von anerkannten Fachzeitschriften bei internationaler Mitgliedschaft ist das Akkreditierungs- und Zertifizierungssystem zu nennen. Dabei geht es um die Anerkennung einzelner Hochschulen, die spezielle Ausbildungsstandards erfüllen müssen, damit ein „Certificate of Clinical Competence" als Nachweis der professionellen Qualifikation vergeben werden kann (dazu: RAUW & ROTT 1999). Der Einfluss der ASHA reicht damit innerhalb der USA in alle Bereiche an sprachtherapeutischen Handlungsfeldern. Neben der Aus- und Fortbildung sind Fragen der Forschung, Mitgestaltung und Veränderung gesetzlicher Regelungen sowie der Beratung für Betroffene angesprochen (ASHA 1999).

Das CPLOL wurde 1988 mit dem Ziel gegründet, die beteiligten Berufsgruppen in Europa zu harmonisieren. Auf der Grundlage umfassender Fragebogenerhebungen wurden Mindeststandards für die Ausbildung festgelegt und Fragen der gegenseitigen Anerkennung der Hochschuldiplome innerhalb Europas diskutiert. Vor diesem Hintergrund wurde am 7.10.1990 ein Europäisches Berufsprofil der Logopä-

Aufgabenstellung und Ziele der Fach- und Berufsverbände

den/Orthophonisten entwickelt, das am 20.2.1994 in Köln überarbeitet wurde.

Im Vergleich damit ist der Einfluss der Fach- und Berufsverbände im deutschsprachigen Raum auf den regionalen Bereich beschränkt. Während der dbl (Deutscher Berufsverband für Logopädie) derzeit über das CPLOL seinen Status absichern möchte, ist die dgs (Deutsche Gesellschaft für Sprachheilpädagogik e.V.) mit dem außerschulischen Bereich des dbs (Deutscher Bundesverband der Sprachheilpädagogen) nicht einmal Mitglied dieser Organisation. Hat sich die deutsche Sprachheilpädagogik damit von der internationalen Weiterentwicklung abgekoppelt?

5.2 Kriteriengeleiteter Vergleich – der deutsche Sonderweg?

Der in Kapitel 2 dargestellte Zusammenhang von Organisationsformen des Sprachheilwesens und fachwissenschaftlichem Selbstverständnis führt zu folgender Vermutung:

> Die Existenz von Sprachheilschulen beeinflusste die Standortbestimmung der Sprachheilpädagogik bei einer pädagogischen Grundorientierung im interdisziplinären Kontext in entscheidendem Maße.

Das Verhältnis von Theorie und Praxis wird dabei rückbezüglich gesehen. Die praktischen Anforderungen und Aufgabenstellungen sind da, die theoretische Aufarbeitung „hinkt nach" (BRAUN 1978). Dass sich daraus Regelkreise entwickeln, indem die Theorie zu neuen Perspektiven in der Praxis führt, ist dabei immanenter Bestandteil des Gesamtvorgangs. Vor diesem Hintergrund entwickelten sich spezifische, den Entwicklungsgang der Sprachheilpädagogik geradezu „chronisch" begleitende Probleme wie der „Dualismus von Unterricht und Therapie" (ORTHMANN 1969b), die – vergebliche – Suche nach einer behinderungsspezifischen Didaktik sowie das Postulat der Eigenständigkeit bei einer bewussten Abgrenzung von der Medizin.

Ausbau von Sprachheilschulen als Motor der Entwicklung der Sprachheilpädagogik

Von einem „deutschen Sonderweg" in der Entwicklung des Faches ist jedoch nur bedingt zu sprechen. Wie in Deutschland entwickelte sich auch in einigen anderen Ländern ein duales (Ausbildungs-)System pädagogisch und klinisch orientierter Berufsgruppen im Zusammenhang mit dem Ausbau von Sprachheilschulen. Im internationalen Vergleich ist die Anzahl von Sprachheilschulen jedoch äußerst begrenzt und überwiegend Schwerstsprachgestörten vorbehalten. Ein vergleichbares System an Sprachheilschulen gibt es auf niedrigerem Niveau noch am ehesten in Russland. Konkurrierende Wissenschaftsdisziplinen wurden jedoch in diesen Ländern nicht gegründet.

Deutschland hat dagegen den dualen Weg „perfektioniert", wobei der Ausbau einer flächendeckenden Versorgung mit Sprachheilschulen eine wissenschaftstheoretische Fundierung der Verbindung von pädagogisch-unterrichtlichem und therapeutischem Handeln erforderte. Dem-

entsprechend früh erfolgte bereits 1926 eine Ausbildung von Sprachheillehrern auf akademischem Niveau, während erst mit jahrzehntelan-
ger Verzögerung die Etablierung von Diplomstudiengängen für den
außerschulischen Bereich ab 1970 nachfolgte. Dementsprechend akzentuierte sich innerhalb des Dachverbandes der „Deutschen Gesellschaft für Sprachheilpädagogik e.V." (dgs: Gründungsjahr: 1927 als
„Arbeitsgemeinschaft für Sprachheilpädagogik in Deutschland") im
Jahre 1993 die „Arbeitsgemeinschaft der freiberuflichen und angestellten Sprachheilpädagogen" (AGFAS), die 1999 in „Deutscher Bundesverband der Sprachheilpädagogen e.V." (dbs) umbenannt wurde. 1964
erfolgte die Gründung des „Zentralverbandes für Logopädie" (ZVL),
der 1991 in „Deutscher Berufsverband für Logopädie" (dbl) umbenannt wurde.

Die damit einhergehende Ausweitung der Aufgabenfelder im schulischen und klinischen Bereich ist auch Teil der internationalen Entwicklung. Die Fokussierung auf neue Störungsbilder (z.B. Sprechapraxie,
Schluckstörungen usw.), auf Sprachstörungen bei anderen Behinderungsarten, auf Formen der Kooperation und Teamarbeit finden sich
weltweit. Besonders im Bereich der Schule haben durch neue gesetzliche Regelungen wesentliche Modifikationen der beruflichen Praxis
stattgefunden. Dieser Wandel der schulischen Aufgabenstellung ist
auch in Deutschland im Zusammenhang mit dem Ausbau von Förderzentren, dem gemeinsamen Unterricht und der Orientierung am Begriff
der „special needs" festzustellen. Die Rolle des Sprachheillehrers verla-
gert sich dabei vom primär Unterrichtenden zum Berater und Koopera-
tionspartner in einem Team von Regel- und Sonderschullehrer. Damit
findet eine Annäherung der Berufsrolle an die internationale Entwicklung statt. Die Ausgangspositionen sind verschieden, die Zielrichtung
aber weitgehend identisch.

Die damit angesprochene Veränderung der Aufgabenstellungen beinhaltet höhere Anforderungen an die professionellen Kompetenzen. Die
sprachtherapeutische Qualifikation im engeren Sinne entspricht bereits
heute in vielen Fällen bei Sprachheillehrern aufgrund der zu geringen
Stundenzahl und fehlender klinischer Praktika nicht den internationalen Standards. Darüber hinaus besteht durch die strukturelle Einbettung der Sprachheillehrerausbildung in die Qualifizierung von Son-
der(schul)pädagogen und die Lehramtsausbildung allgemein die Tendenz weiterer Deprofessionalisierung. Eine vollständige Abkoppelung
der Sprachheilpädagogik und der Lehrerausbildung von einem einheitlichen zukünftigen Fach der akademischen Sprachtherapie/Logopädie
könnte diese Entwicklung vorantreiben. Als Resultat wäre eine noch
stärkere qualitative Diskrepanz zwischen schulischer und klinischer
Sprachtherapie zu befürchten.

> Geändertes
> Rollenverständnis von
> Sprachheillehrern

Da die deutsche Logopädie einen engen Zusammenhang mit dem international
vorherrschenden disziplinären Verständnis erkennen lässt, steht bei der Frage eines einheitlichen Berufsbildes vornehmlich die Sprachheilpädagogik in Theorie
und Praxis auf dem Prüfstand. Dies betrifft neben dem Diplom insbesondere die
Sprachheillehrerausbildung, die in einen breiten länderübergreifenden Vergleich
zur schulischen Professionalisierung gestellt wurde.

International gesehen bestehen keine Tendenzen, einen Sprachheilleh-rer einzuführen, obwohl in den USA als „Trendsetter" zunehmend eine pädagogische Zusatzqualifikation für die schulische Sprachtherapie verlangt wird, da die Konzentration auf klinisch-therapeutische Belan-ge für die Arbeit in Schulen als unzureichend betrachtet wird. Wie könnte es weitergehen?

6 Ausblick und Perspektiven

Wer sich nicht weiterentwickelt und in seinen Grenzen bleibt, fällt im internationalen Vergleich auch bei guten Ansätzen zurück. Es gilt, sich auf einen länderübergreifenden Wettbewerb einzurichten, ohne Grund-werte aufzugeben und die eigene Geschichte zu verleugnen. Die gesell-schaftlichen Rahmenbedingungen verweisen dabei auf eine Spannweite von Globalisierung und Internationalisierung.

Im Hinblick auf eine Weiterentwicklung der Berufsgruppen im sprach-therapeutischen Sektor ist eine Frage der Vereinheitlichung mit der Zielperspektive einer Internationalisierung nur im Gesamtsystem eines wissenschaftsdisziplinären Selbstverständnisses, der allgemeinen Bedin-gungen universitärer Ausbildung sowie der Fach- und Berufsverbände zu sehen. Dabei sind die Ausbildungsstätten und Verbände gleicherma-ßen gefordert.

Ausbildung eines einheitlichen Berufs?

> Wenn Deutschland sich in der Tendenz zu einem akademischen Sprachtherapeu-ten in der Ausformung eines *einheitlichen Berufsbildes* dem internationalen Trend anschließt, wird auch die Ausbildung und das Berufsbild des Sprachheil-lehrers neu zu überdenken sein. Es stellt sich die Frage, ob der Dualismus von Lehrerbildung und klinischer Sprachtherapie (Diplomstudiengang Logopädie) er-halten bleiben soll. Es gibt, wenn man die internationale Entwicklung verglei-chend heranzieht, Argumente dafür und dagegen.

Dafür spricht, dass in Ländern, die nur ein einheitliches Berufsbild ken-nen, eine mangelnde Professionalisierung für das schulische Berufsfeld als Defizit in der Praxis bewertet wird und daher Zusatzqualifikatio-nen, die zur Verlängerung von teuren Ausbildungszeiten führen, gefor-dert werden. Ein weiterer Mangel in Deutschland an qualifiziertem Personal könnte, wie in den USA, die Folge sein. Auch die beim Sprachheillehrer vorhandene Unterrichtskompetenz, die eine bessere Kooperation und Beratung im gemeinsamen Unterricht ermöglicht, kann als ein positives Argument gewichtet werden.

Dagegen sprechen die Deprofessionalisierungstendenzen in Deutsch-land und die länderübergreifenden aktuellen Forderungen nach Qua-litätsmanagement nun auch in Schulen. Es ist anzunehmen, dass zukünftig auch in Deutschland die Effektivität und Effizienz einer son-derpädagogischen, darin eingeschlossen einer sprachtherapeutischen Förderung mit hohen Kosten zur Diskussion gestellt werden. Eine Qua-litätssicherung und Qualitätserweiterung ist jedoch ohne die Verbesse-rung der Ausbildung im Sinne einer Optimierung der strukturellen

Qualität in Schulen kaum zu leisten. Auch die Realisierung des Qualitätsmanagement selbst erfordert neue Kompetenzen, deren Vermittlung bereits im Studium erfolgen sollte.

Als Resümee ist festzuhalten, dass die notwendige Weiterentwicklung der Ausbildung von Sprachheillehrern zwei sich widersprechenden Tendenzen ausgesetzt ist:

> Einerseits besteht die Gefahr der Entwicklung zum sonderpädagogischen Generalisten, andererseits bestehen erhöhte Anforderungen an die sprachtherapeutischen Kompetenzen durch eine Veränderung des Aufgabenfeldes und erhöhte Qualitätsanforderungen.

Eine potenzielle Lösung könnte darin liegen, dass der Ausbildungsdualismus prinzipiell erhalten bleibt, aber eine enge Verzahnung mit dem zukünftigen einheitlichen klinischen Ausbildungsgang erfolgt. Die durch wechselnde Berufschancen angestrebte Durchlässigkeit von Studiengängen wäre durch ein gemeinsames Grundstudium gewährleistet, auf das eine Spezialisierung in einen klinischen und schulischen Studiengang erfolgt. Dabei müsste ein qualifiziertes Angebot in beiden Bereichen sichergestellt sein. Dies ist derzeit nur in den wenigsten Universitäten der Fall.

Perspektiven für die Ausbildung von Sprachheillehrern?

Weiterhin müsste die beginnende Internationalisierung von Studiengängen auch das Lehramtsstudium einschließen. Dies beinhaltet, dass auch für die Lehramtsbefähigung gestufte Studiengänge (Bachelor und Master) geschaffen werden, die modular aufgebaut sind und daher flexibel organisiert werden können. Für das Lehramt für Sonderpädagogik wäre eine Reduktion von Fachanteilen und die Konzentration auf nur ein sonderpädagogisches Fach eine entscheidende Vorbedingung. (ROMONATH et al. 1998).

Eine derartige Verzahnung schulbezogener und klinischer Anteile kann nur gelingen, wenn ein verbindendes disziplinäres Paradigma entwickelt wird. Dies ist derzeit nicht der Fall (s. GROHNFELDT & RITTERFELD in diesem Buch). In den letzten beiden Jahrzehnten sind dabei Veränderungen von einer schulgebundenen zu einer institutionsübergreifenden Sprachheilpädagogik in Deutschland analog zum Schweizer Modell vorgenommen worden. Hier könnte ein Weg für die zukünftige Konzeptionalisierung eines gemeinsamen disziplinären Selbstverständnisses von Sprachheilpädagogik und Logopädie liegen, indem gewachsene pädagogische Wissenschaftstraditionen nicht aufgegeben werden und gleichzeitig ein wissenschaftstheoretisches Fundament für die Entwicklung klinischer wie schulischer Handlungskompetenzen geliefert wird, das genügend Raum für neue Schwerpunktsetzungen und Konturierungen des künftigen Faches gibt.

Qualität und Sprachtherapie

Stephan Baumgartner und Barbara Giel

1 Qualitätsdenken in Sprachheilpädagogik und Logopädie

1.1 Sprachheilpädagogen und Logopäden als professionelle Leistungserbringer

Das Thema „Qualität" findet in den sprachtherapeutischen Berufsgruppen, speziell in der Sprachheilpädagogik und Logopädie, seit einigen Jahren zunehmend Beachtung.

> Unter den Fachleuten für die menschliche Kommunikation und deren Störungen gibt es zwischenzeitlich die erklärte Bereitschaft, Qualität zum Mittelpunkt aller Aktivitäten in den Aufgabenfeldern der Prävention, Diagnose, Intervention, Beratung und Evaluation zu machen (BAUMGARTNER 1998, GIEL 1999, HAUCK, SCHWER & VOIGT-RADLOFF 1997, SCHREY-DERN & CHOLEWA 1998).

In praktisch allen Tätigkeitsbereichen, in denen Sprachheilpädagogen und Logopäden arbeiten, von den Hochschulen über die Schulen, Krankenhäuser, Reha- und Frühfördereinrichtungen, kommunale Beratungsdienste und freie Praxen, entwickelt man derzeit Konzepte zur Bestimmung dessen, was Qualität ist und wie diese überprüft werden kann. Die Bandbreite der aktuellen Aktionen schließt das diagnostische Handeln genauso ein wie den Erwerb und die Erweiterung von Fachwissen oder die Weiterentwicklung wissenschaftlich fundierter Erkenntnisse über sprachliche Lernprozesse durch Grundlagen- und Therapieforschung. Letztendlich ist es nur eines der Ziele, über Richt- und Leitlinien differenzierte Rahmenvorgaben für die Qualitätssicherung zu erstellen.

Rechenschaft ablegen
In einem kürzlich geführten Interview bekunden eine Logopädin und ein Sprachheilpädagoge als führende Fachvertreter übereinstimmend ein hohes Interesse an der Verbesserung der Qualität von Sprachtherapie: „Die behandelnden Therapeut(innen) sind aufgefordert, sich und anderen Rechenschaft über ihr Vorgehen abzulegen" (Logos Interdisziplinär 1998, 4, 179).

> Zu den Grundprämissen sprachtherapeutischer Profession gehört danach die Vorstellung, dass gute sprachtherapeutische Hilfe- und Dienstleistungen eine möglichst hochentwickelte Profession verlangen.

In der Praxis soll mit Verfahren gearbeitet werden, die ihre Wirksamkeit nachgewiesen haben. Die Gesprächspartner halten in dem Interview ferner fest, dass „neben einer Verbesserung des objektiven Grads der sprachlichen Auffälligkeit (...) sicherlich auch das subjektive Ausmaß an Zufriedenheit mit den erweiterten kommunikativen Möglichkeiten eine Rolle (spielt)".

Nachgewiesene Wirksamkeit

> Nicht um die Behandlung einer Sprachstörung gehe es primär, sondern – ganz im Sinne einer zeitüberdauernden Beziehungsmedizin und Beziehungspädagogik – um die Behandlung sprachgestörter Menschen.

Gegenüber einem vielerorts beklagten sprachtherapeutischen Wildwuchs ist die Formulierung professioneller Standards sinnvoll und notwendig. Widerstände gegen die Sicherung der Qualität sprachtherapeutischer Arbeit werden unter jenen Logopäden und Sprachheilpädagogen, die sie als Zumutung empfinden, weniger.

Gegen den sprachtherapeutischen Wildwuchs

> Die Einsicht, dass die Qualität der fehleranfälligen alltäglichen Behandlungsroutine immer wieder neu belegt werden muss, gewinnt an Konsens.

Man kann sich mit Therapie als einer humanen Dienstleistung anfreunden, die eine Mindestqualität gewährleistet und in der Wirtschaftlichkeit, Konsumentenschutz und die Haftungsrechte der behandelten Person eine definierte Rolle spielen. Qualitätssicherung ist weder Selbstzweck noch dient sie als Kontroll- und Disziplinierungsinstrument. Sie dient primär der sprachbehinderten Person (vgl. BECK 1998; FRATTALI 1997; KÖLLIKER & STRASSER 1999; LAIREITER & VOGEL 1998; MENNE 1998; RAUSCH 1999).

1.2 Qualitätsebenen

Qualität
Qualität allgemein und hier speziell für den Bereich Sprachtherapie zu definieren ist ein schwieriges Unterfangen, benötigt man doch für ein so ausgesprochen mehrdimensionales Konstrukt Kriterien, anhand derer Qualität beschrieben werden soll. Nach DIN ISO 9004 (Deutsches Institut für Normierung DIN 1992, 9) ist Qualität die „Gesamtheit von Eigenschaften und Merkmalen eines Produkts oder einer Dienstleistung, die sich auf deren Eignung zu Erfüllung festgelegter oder vorausgesetzter Erfordernisse beziehen".

> In der Sprachtherapie wie auch allgemein im Gesundheitswesen ist ein Dilemma erkennbar zwischen einerseits dem Bestreben, objektiv beschreibbare Vorgänge als Kriterium für Qualität zu nutzen, und andererseits dem Wissen darum, dass Gesundheit nicht messbar und dass die subjektive Einschätzung des Patienten sehr bedeutend, aber kaum objektivierbar ist.

Der ‚Vater' des Qualitätsmanagements im Gesundheitswesen DONABE-DIAN (1966, 1982) hat daher Qualität in technische Qualität (technical quality) und interpersonale Qualität (interpersonal quality) unterteilt. ABHOLZ (1995) nimmt eine ähnliche Differenzierung in *medizinisches Handwerkszeug,* als Ansammlung von Techniken, die objektiv und messbar sind, und in *medizinisches Handeln,* d.h. die Betreuung des Klienten/Patienten unter Beachtung psychischer, soziokultureller und medizinischer Aspekte, vor. Die dazu notwendige interpersonale Qualität wird von verschiedenen Autoren auch Qualität auf der Beziehungsebene genannt.

Der technische Qualitätsaspekt bzw. das sprachtherapeutische Hand-werkszeug ist empirisch abgesichert und berücksichtigt den aktuellen Stand fachlichen Wissens (nach DONABEDIAN „science of medicine"). Daran messen sich in der Sprachtherapie wissenschaftlich entwickelte und evaluierte Diagnose-, Beratungs- und Therapieverfahren. Die hier beschriebenen Aspekte geben die Expertenwirklichkeit meist bezogen auf linguistisch oder funktionell beschreibbare Phänomene des Sprach-, Sprech-, Stimm- und Schluckprozesses wieder.

Die interpersonalen oder auch zwischenmenschlichen Qualitätsaspekte umfassen das, was im optimalen Fall mit Klientenzufriedenheit be-zeichnet wird. Diese Teilqualität, die durch subjektive Bewertungen entsteht, wird nach DONABEDIAN durch die Kunst der Medizin („art of medicine") bestimmt, nämlich die Art und Weise, wie die Dienstleis-tung erbracht wird. Im Gegensatz zur Expertenwirklichkeit, der techni-cal quality, gilt es hier, die Patientenwirklichkeit zu erfassen. Als wichti-ges Kriterium ist die Beziehungsgestaltung anzusehen.

Qualitätsebenen
Neben diesen Qualitätsaspekten werden in den unterschiedlichsten Kontexten sogenannte Qualitätebenen herangezogen, um die Viel-schichtigkeit von Qualität zu beschreiben. In der Sprachtherapie wurde in jüngster Zeit der Versuch unternommen, Qualität in Anlehnung an das Drei-Ebenen-Modell DONABEDIANS zu beschreiben (AGFAS 1997; DONABEDIAN 1966, 1982; GIEL 1999a). Die von ihm erstellte Trias, be-stehend aus Struktur-, Prozess- und Ergebnisqualität, gibt Kriterien vor, mit Hilfe derer es ermöglicht werden soll, Nachweis, Sicherung und Be-urteilung von Behandlungserfolgen vorzunehmen. Zwischen den drei Ebenen besteht keine eindeutige Linearität, es ist eher von einer inter-aktiven Abhängigkeit aller drei Bereiche auszugehen. Die Trias von Struktur, Prozess und Ergebnis hat sich im Gesundheitswesen zur Be-schreibung von Qualität etabliert. Die einzelnen Qualitätsebenen wer-den im Folgenden kurz vorgestellt (vgl. Tab.1.).

Strukturqualität
Die Strukturebene beschreibt Kriterien, die *Voraussetzungen für Sprachtherapie* darstellen. Dazu zählen einerseits die berufliche Quali-fikation, wie zum Beispiel das Hochschulstudium mit den verschiede-nen Abschlüssen (Diplom, Magister, Promotion), und der Bereich der ständigen Fort-, Weiterbildung und Supervision nach dem Studium. Andererseits zählen zu der Struktur alle personellen, sachlichen und or-

Marginalia (left column):

Technischer Qualitätsaspekt

Zwischenmenschlicher Qualitätsaspekt

Strukturqualität
Prozessqualität
Ergebnisqualität

ganisatorischen Bedingungen, die als Voraussetzung für das Erbringen einer qualitativ hochwertigen Dienstleistung, hier der Sprachtherapie, notwendig sind.

Prozessqualität
Unter der Kategorie des Prozesses werden *sprachtherapeutische Handlungen und Maßnahmen* gefasst, wie Befunderhebung, Beratung, Therapie (Planung, Zieldefinition, Methodenauswahl, Therapieverlauf etc.), interdisziplinäre Kooperation, Dokumentation und Berichterstattung. Die Prozessqualität ist nur anhand von vorher wissenschaftlich festgelegten Kriterien oder Leitlinien zu beschreiben.

> Einheitliche Anfangs-, Verlaufs- und Enddokumentation – zumindest pro Institution – sowie die Anwendung wissenschaftlich abgesicherter – dem aktuellen sprachheilpädagogischen Wissen entsprechender – Diagnose-, Beratungs- und Therapieverfahren sind unabdingbar.

Sprachtherapeutisches Handeln wird damit nachvollziehbar und transparent.

Ergebnisqualität
Auf der Ergebnisebene werden die Effekte der durchgeführten Sprachtherapie beschrieben. Im Sinne der technical und interpersonal quality werden hier einerseits eine Veränderung der Symptomatik bzw. eine Veränderung der Kommunikationsfähigkeit stehen und andererseits die Klientenzufriedenheit, gemessen an der vorher gemeinsam formulierten Zielsetzung. Je nach Störungsbild und Grunderkrankung (z.B. Dysarthrien oder Dysphagien in Verbindung mit progredienten Erkrankungen) werden die Zielsetzungen nicht auf Symptomverbesserung, sondern auf die möglichst lange Erhaltung der Kommunikationsfähigkeit und Handlungskompetenz ausgerichtet sein.
Auch die bei vielen Sprach-, Sprech-, Stimm-, Kommunikations- und Schluckstörungen entstehenden psychosozialen Belastungen und durch diese hervorgerufene Person-Umwelt-Ungleichgewichte sowie deren Bewältigungsmöglichkeiten sind Gegenstand der sprachtherapeutischen Zielsetzung. In dem von der Weltgesundheitsorganisation (WHO) konzipierten ICIDH-Modell (International Classification of Impairments, Disabilities and Handicaps) werden nicht nur die Ursachen und Symptome der Sprach-, Sprech-, Stimm- und Schluckstörungen (disorder, impairment) aufgezeigt, sondern auch die sozialen Beeinträchtigungen (handicap), die aus ihnen erwachsen.
Prozess- und Ergebnisqualität lassen sich kaum voneinander trennen. Erst auf der Basis von (nationalen) Dokumentationsleitlinien für sprachtherapeutische Befunderhebung, Beratung und Therapie lassen sich sprachtherapeutische Leistungen evaluieren. Auf der Grundlage dieser Evaluationsergebnisse können dann Aussagen über sprachtherapeutische Prozesse getroffen werden. Nicht zuletzt als Ergebnis der Qualitätsmanagementdiskussion ist die Forderung nach sogenannter Therapieforschung zur Zeit ein zentraler Gegenstand sprachtherapeutischer Wissenschaft (u.a. BAUMGARTNER 1998, MAIHACK 1999, RICKHEIT 1998, SCHREY-DERN & CHOLEWA 1998, WILLMES 1999).

Forderung nach Therapieforschung

Tab. 1: Qualitätsebenen der Sprachtherapie (Giel 1999a)

Strukturqualität	Prozessqualität	Ergebnisqualität
Voraussetzungen für Sprachtherapie	*Sprachtherapeutisches Handeln*	*Interventionsergebnisse*
Qualifikation: Studium Hochschulabschlüsse Fort-Weiterbildung Supervision **Strukturelle Bedingungen:** Ausstattung – personell – räumlich – materiell – organisatorisch	Sprachtherapeutische Interventionen: Befunderhebung Beratung Therapie Interdisziplinäre Kooperation Dokumentation/ Berichte	Effekte sprachtherapeutischer Interventionen: Zielerreichung Veränderung der Lebensqualität Veränderung der Symptomatik Erweiterung der: – Kommunikationsfähig-keit – Handlungskompetenz – Bewältigungsmöglich-keiten

1.3 Fachlichkeit zwischen Wirtschaftlichkeit und gesetzgeberischer Vorgabe

Konzepte zur Qualitätssicherung in der Sprachtherapie befinden sich zum gegenwärtigen Forschungsstand noch in der Entwicklungsphase. In den letzten 20 Jahren wurde die Fachdisziplin durch die Entwicklung von vielzähligen neuen Diagnose-, Beratungs- und Therapieverfahren für die unterschiedlichsten Störungsbereiche vorangebracht (BAUMGARTNER & FÜSSENICH 1999; BÖHME 1998; BRAUN 1999; GROHNFELDT 1989–1995; OSBURG 1997). Häufig fehlen jedoch Forschungsergebnisse zum strukturierten Wirksamkeitsnachweis dieser Verfahren (BAUMGARTNER 1998; D. HANSEN 1996).

Ökonomisierung
Qualität, die sich aus Fachlichkeit ergibt, entspricht dem allgemein anerkannten Stand des Faches, wobei Logopädie und Sprachheilpädagogik als polyintegrative Wissenschaften den Fortschritt ihrer Wissenslieferanten (z.B. Linguistik, Medizin, Pädagogik, Psychologie) berücksichtigen. In reflektierter Fachlichkeit haben sprachtherapeutische Leistungserbringer ein internes Interesse daran, nachgewiesen erfolgreiche Sprachtherapie zu leisten, Klienten zufrieden zu stellen und praxisnah zu forschen.

Reflektierte Fachlichkeit

Selbstverantwortung gegen Partizipation
Die Qualitätsfrage, das ist mittlerweile klar, steht aber nicht im souveränen Ermessen der fachlich versierten Anbieter und ihrer wissenschaftlichen Unterstützungssysteme selbst. Ihre Fachlichkeit ist nur die eine Seite. Die andere Seite ist eine externe.

Zu ihr gehören gesetzgeberische Vorgaben und Initiativen, die Qualität vorwiegend ökonomisierend anhand betriebswirtschaftlich ausgelegter Kriterien definieren. Hier wird besonders deutlich, dass der Nachweis der Effizienz sprachtherapeutischer Vorgehensweisen ein legitimes Interesse der jeweiligen staatlichen und privaten Kostenträger darstellt. Ein logopädisches Behandlungszentrum wirbt beispielsweise u. a. in der Süddeutschen Zeitung vom 27.11.99 mit folgendem Hinweis für seine Intensiv-Sprachtherapie: „Das schnelle Vorankommen des Patienten ist unser Auftrag und unser Ziel." Qualität, die man sprach- und kommunikationsgestörten Menschen verspricht, soll eben kostengünstig, dauerhaft zu sichern und zu verbessern sein. Insofern könnte die Behandlungsmaßnahme in Zukunft erfolgreich werden, die sich am besten verkauft.

Gesetzgebung
Durch die gesetzgeberischen Vorgaben sind die Anbieter von sprachtherapeutischen Leistungen durch den Kostenträger Krankenkasse aufgefordert, Aussagen und transparente Nachweise der Qualität und Ökonomie ihrer Arbeit zu liefern. Im Sozialgesetzbuch SGB V., § 125, fordert der Gesetzgeber, dass die Spitzenverbände der Krankenkassen *gemeinsam mit den Berufsverbänden* auf Bundesebene unter Berücksichtigung der Stellungnahme der Kassenärztlichen Bundesvereinigung „Rahmenempfehlungen über die einheitliche Versorgung mit Heilmitteln" erstellen. „In den Rahmenempfehlungen sind insbesondere zu regeln:

- Inhalt der einzelnen Heilmittel einschließlich Umfang und Häufigkeit ihrer Anwendungen im Regelfall sowie deren Regelbehandlungszeit,
- Maßnahmen zur Qualitätssicherung, die die Qualität der Behandlung, der Versorgungsabläufe und der Behandlungsergebnisse umfassen,
- Inhalt und Umfang der Zusammenarbeit des Heilmittelerbringers mit dem verordnenden Vertragsarzt,
- Maßnahmen der Wirtschaftlichkeit der Leistungserbringung und deren Prüfung und Vorgaben für Vergütungsstrukturen" (§ 125 SGB V 1998, 431).

Solche oder ähnliche Vorgaben des Gesetzgebers sowie der Kostenträger zur Verbesserung der Qualität der sprachtherapeutischen Leistungserbringung führten in den vergangenen Jahren vermehrt zu Anstrengungen im Hinblick auf:

- theoretisch, fachlich und empirisch begründete Formulierungen von Standards,
- systematische sprachtherapeutische Angebote,
- transparente Leistungsbeschreibungen,
- eine qualitative Neuorientierung von Sprachtherapie, in der auch der Sprachbehinderungsbegriff andere Konturen gewann.

1.4 Qualität sichernder Sprachbehinderungs-begriff

Der Sprachbehinderungsbegriff ist in den letzten Jahren – dazu hat vor allem auch die Grundlagenforschung beigetragen – offener und personenbezogener geworden (BAUMGARTNER 1994; BRAUN 1999; HOMBURG 1995; MOTSCH 1989).

> Der Begriff ist heute
> – ein mehrdimensionaler, was die Ursachen, den Erwerbsprozess und die aktuelle Veränderungsdynamik betrifft;
> – er impliziert den legitimen Anspruch auf hochwertige, personal und nicht institutionell bestimmte Hilfe, Therapie, Beratung und Förderung;
> – er ist zudem ein systemischer und konstruktivistischer: Der Mensch erwirbt seine kommunikativ-sprachliche Handlungsfähigkeit als selbstreflexiver Lerner eigenaktiv und selbstgesteuert. Kommunikation regt als orientierende Interaktion zur Re-(Konstruktion) sprachlichen Wissens an.

Das lernende Subjekt bewirkt die von außen gewollten sprachlichen Veränderungen (input) nach eigener körperlicher, geistiger und psychischer Ausgangslage selbst und macht den Input in einer gemeinsamen Ko-Konstruktion mit den professionellen oder natürlichen Bezugspersonen zu seinem „Intake" (BAUMGARTNER 1997).

Ein solcher Sprachbehinderungsbegriff geht weit über mutmaßliche, in der Person definierte Ursachen für die Sprachbehinderung hinaus. Er berücksichtigt die in sozialen Interaktionen entstandenen Normabweichung, die Klärung der eigenen Befindlichkeit, schließlich die Gestaltung von individuellen Entwicklungschancen und kollaborativen Sprachlernsituationen.

1.5 Ethische Fundierung

Werte und Menschenbilder

Die Auseinandersetzung um Qualität regt zum Nachdenken über die die Sprachtherapie leitenden Werte und Menschenbilder an. „Grundmeinungen im Sinne von Menschenbildern sind für die Bewältigung des therapeutischen und logopädischen Alltags notwendig. Dazu gehören Bewertungen und Kategorien: Richtig–falsch, normal–nicht normal, gut–böse, hell–dunkel, erwünscht–unerwünscht, leicht–schwer, behindert–nicht behindert" (MÜCKE-FRITSCH 1999, 14f.; HARTMANN 1996). Standesübergreifend zeichnet sich ein Wertekodex ab, der ein rein instrumentelles, mechanisches, fremdgesteuertes und therapeutische Macht erhaltendes Vorgehen verhindert. Sprachtherapie ist „an dem durch eine Sprachstörung betroffenen Menschen und an dessen mitbetroffenem sozialen Umfeld" zu orientieren (Logos Interdisziplinär 1999, 3, 198).

Das jeder Sprachtherapie unterliegende Menschenbild muss als tragende Elemente die Förderung von Selbstverantwortung und Partizipation enthalten.

Von Sprachstörung betroffene Menschen sind keine Objekte, wollen auch nicht als solche behandelt werden. Sie sind bei aller individuellen Einschränkung selbst reflexions- und kommunikationsfähig und lediglich relativ in ihrer sprachlich-kommunikativen Handlungsfähigkeit reduzierte Subjekte.

An die Stelle einer defizitären Beschreibung und Erklärung der Sprachstörung treten

- sprachliche und kommunikative Problemlagen einer nach ihren persönlichen Fähigkeiten selbstverantwortlichen Person,
- individuelle Lebenslagen,
- individuelle Lehr-Lernbedürfnisse sowie
- individuell zu entwickelnde Therapiekonzepte (vgl. IVEN 1995).

Wenn die Qualitätsdebatte heute eine ethische Fundierung von Sprachtherapie entwickelt, geht es dabei nicht allein um ein Mehr an personenbezogenen sprachtherapeutischen Angeboten, um zusätzliches Personal, veränderte Institutionen und neue Therapiemaßnahmen, die vielleicht nur das Ungenügen reparativer Dienste verdecken. Es geht über die enge Dienstleistung hinaus auch um

- die gesellschaftliche Gesamtverantwortung für Sprachliches und Kommunikatives,
- soziale Netze der Nachbarschaftshilfe,
- familienentlastende Dienste, schließlich
- das Zusammenleben mit behinderten Menschen generell (BECK et al. 1996).

1.6 Verteilte Expertise und Humanität

Zeitgemäße, humane sprachtherapeutische Versorgung denkt an die gemeinsam lernende solidarische Gemeinschaft. Verteilte Expertise heißt heute die Maxime für den Umgang mit komplexen sprachlichen und kommunikativen Problemlagen.

Therapeut und sprachbehinderte Person sind ein kooperatives System, das nach kreativem Potenzial zur Lösung der Problemlagen sucht und Selbstverantwortung und Mitgestaltungsmöglichkeit ernst nimmt.

Eine wachsende Selbsthilfebewegung sowie ein bemerkenswertes Selbstbewusstsein der Sprachtherapienutzer haben ihren kritischen Ausgangspunkt in dem nicht eingelösten Versprechen der allumfassenden Wirksamkeit professioneller Behandlungsangebote gefunden. Therapienutzer wollen über jegliches Vorgehen aufgeklärt werden. Sie wollen den Weg diagnostischer Resultate weiterverfolgen können. Sie kritisieren entmündigende Formen der Therapie und eine hierarchische Beziehungsgestaltung in ihren ansonsten sich antihierarchisch präsentierenden Lebensformen (z. B. Familie und Arbeitsplatz).

Selbsthilfe

Die Selbstbewältigung von Problemlagen ist ein starkes Argument zur Überwindung passiver Konsumentenhaltung durch unpersönliche, vorschreibende Sprachtherapieprogramme, die Menschen mit Sprachstörungen in fürsorglicher Einschnürung ihrer umfassenden Selbsthilfefähigkeit aufgetischt werden. Die Bewegung von Menschen mit Sprachstörung, die ihre Problemlagen selbst (mit)bewältigen wollen, ist auch ein Sammelbecken enttäuschter Menschen, die erfahren mussten, dass auf Objektivität ausgerichtete Diagnosen, Prognosen und Behandlungen massive Einschränkung immer gegebener individueller positiver Wachstumsimpulse beinhalten können (vgl. GROHNFELDT 1998a; WEIKERT 1996).

> Die Offenlegung von wertgeleiteten Erkenntnis- und Interessenslagen ist in Theorie und Praxis ein wichtiges Korrektiv gegenüber dem Machbarkeitsmythos von technisierter Sprachtherapie, unsachlichem Interventionismus und selbstkritikfreier Expertokratie mit dem Ziel, den Nutzer einer Behandlung zu dominieren.

Häufig ist noch viel zu wenig bewusst, dass die Anwendung sprachtherapeutischer Techniken nicht frei von sozialer Selektion und rücksichtsloser Formung der zu behandelnden Person ist. Zur Verdeutlichung dient die Äußerung der Mutter eines Kindes mit Lippen-Kiefer-Gaumenspalte. Als von dieser Behinderung selbst Betroffene berichtet sie dem Sprachtherapeuten in der Retrospektive: „Ich hatte immer das Gefühl, sie (die Therapeutin, Anm. d. V.) wollte mir zeigen, was sie kann. Ich habe das so hingenommen und gedacht, sie hat es schließlich gelernt. Wichtig ist, dass ich sprechen lerne, deshalb habe ich alles mitgemacht" (B. HANSEN 1996, 44).

Es lohnt sich immer wieder kritisch nachzufragen, was unter dem Deckmantel des Humanismus an harmlos sich gebenden, freiheitswidrig disziplinierenden Tendenzen vollzogen wird. Die Folge ist z. B. eine beklagte Enteignung von Kompetenzen zur Lösung des sprachlichen Problems auf Seiten der betroffenen Person und ihrer sozialen Mitwelt. Kinder, die selten freiwillig in die Therapie kommen oder deren Störungsbewusstsein gering ist, sind hier besonders gefährdet. Ihre Manipulierbarkeit muss trotz ihrer Fähigkeit, autonom zu lernen und widerstandsfähige Sprachlerner zu sein, als Faktum begriffen werden.

> Auch Kinder haben ein Recht auf „informierte Zustimmung" (LEIXNERING & BOGYI 1997, 22), auf Ehrlichkeit, Bekanntgabe der Zielsetzung, auf sinnvolle Entscheidungsbeteiligung.

Auch Kinder haben das Recht, aus einem Behandlungsangebot wählen zu dürfen (vgl. PETERMANN 1997).

Überwindung passiver Konsumentenhaltung

Der Deckmantel des Humanismus

Widerstandsfähige Sprachlerner

2 Sprachtherapie und Qualität sichernde Wissenschaft

2.1 Sprachtherapiebegriff als Grundlage

Sprachtherapeutische Professionalität wird zugunsten wissenschaftlich geleiteter Reflexion – wo immer es geht – auf unüberlegte Alltagsroutinen im diagnostisch-therapeutischen Handeln verzichten. Berufliches Handeln lediglich auf persönliches Erfahrungswissen zurück führen zu wollen, ist heutzutage eine dringend aufzulösende Mystifizierung.

Sprachtherapie gründet auf reflektierter Fachlichkeit

Sprachtherapie muss auf reflektierter Fachlichkeit gründen und dabei einen Sprachtherapiebegriff in Anspruch nehmen, der einen bewusst geplanten, personenbezogenen und interaktionalen Spracherwerbsprozess

- zur positiven Veränderung von Sprach-, Sprech-, Stimm- und Schluckstörungen,
- mit wissenschaftlich geprüften Maßnahmen,
- in Richtung auf gemeinsam definierte sprachliche und kommunikative Lernziele,
- die kritisch auf der Basis von Theorien der Sprache, des Spracherwerbs und der (heil)pädagogischen Beziehungsgestaltung zu reflektieren sind,

bezeichnet.

Eine solchermaßen angelegte Sprachtherapie unterstützt das Streben nach hoher Qualität der angebotenen Leistung unter Berücksichtigung von Professionalität und Wirtschaftlichkeit. Sie betont

- das Primat des sprachlichen Lernens,
- die sachkundige Analyse des sprachlichen Problems,
- ein veränderungsfähiges sprachliches Angebot, das deutliche Annäherungen an möglichst präzise bestimmte Sprachlernziele herbeiführt,
- eine Beziehungsgestaltung, die (heil)pädagogisches Handlungswissen erkenntnis- und handlungsleitend nutzt.

Pädagogische Theoriebildung
Der zur pädagogischen Theoriebildung herausgestellte Bezug dürfte auch aus der Perspektive des historisch frühen Schulterschlusses von Medizin und Pädagogik sowohl für die Logopädie als auch für die Sprachheilpädagogik interessant sein (FRÖSCHELS 1925; ROTHE 1923). Für beide war und ist sprachliche Wissensvermittlung weder eine genuin medizinische noch linguistische oder psychologische, vielmehr eine pädagogische Handlungskategorie (BAUMGARTNER 1994; D. HANSEN 1996b). „Die konkrete therapeutische Arbeit mit den betroffenen Menschen trug immer pädagogische Merkmale (...). Logopädische Tätigkeit wird nicht dadurch zu einer medizinischen Tätigkeit, weil Logopädin-

Sprachliche Wissensvermittlung als pädagogische Handlungskategorie nen derzeit noch vielerorts unter ärztlicher Leitung ausgebildet werden" (Logos Interdisziplinär 1999, 3, 198).

Längst hat im übrigen die Medizin an der Schwelle zum nächsten Jahrtausend die Absicht erklärt, Heilung in der Frage: Was braucht dieser kranke Mensch? zu definieren. Ärzte werden eine Beziehungsmedizin erlernen, „die subjektiver Bedeutung, Wertvorstellungen, Sinnfragen, Emotionen und Gefühlen von Hilflosigkeit Raum gibt" (GALLMEIER & -KAPPAUF 1999, 20). Viel stärker als früher fällt in den Bereich ihrer Arbeitsmethodik die „Fähigkeit, ehrlich und zugleich diplomatisch mit Patienten zu kommunizieren sowie mit ihnen gemeinsam die richtigen Behandlungsmethoden zu finden (...). Die Ärzte von morgen müssen in verschiedensten klinischen und erzieherischen Bereichen lernen" (ARMSTRONG 1999).

Reale Praxis

Wissenschaftliche Definitionen, wie die für die Sprachtherapie formulierten, beanspruchen eine allgemeine Gültigkeit. Reale Praxis, die in ihren kaum wiederholbaren sprachlichen und kommunikativen Handlungen singulär ist, relativiert den Grad ihrer Gültigkeit.

> Ein erwünschtes Person-zu-Person-Geschehen, in das alle Beteiligten ihre biografisch herangebildeten Identitäten vor dem Hintergrund ihrer jeweiligen Lebenslagen, ihrer Ressourcen und individuell-einzigartigen Entwicklungspotenziale einbringen, wird in einem mechanischen Voraussage- und Planungsmechanismus sprachliche und kommunikative Beziehungskrisen herbeiführen.

In der realen Praxis kann jede sprachliche Beziehungsgestaltung an der Unzulänglichkeit eines übertriebenen technologischen Vorgehens und an jeglicher „naiven Wissenschaftsgläubigkeit" (HAEBERLIN 1996, 168) scheitern. „Gezielt und regelmäßig eingesetzte Übungen führen in der Stimmtherapie relativ oft zu schnellen Teilerfolgen. Wenn jedoch die Therapie die persönlichen Wurzeln der Erkrankung nicht erreicht oder das Verhältnis zwischen Patient und Therapeut ungeklärt bleibt, kommt es regelmäßig zu Rückschlägen" (SPIECKER-HENKE 1997, 47).

Humanes sprachliches Lernen zwischen Lernsubjekten bietet grundsätzlich die Möglichkeit, zwischen Handlungsalternativen zu entscheiden. In bewusst geplantes und kontrolliertes Lernen greifen Momente der Entscheidungsfreiheit, der Handlungsunsicherheit und der zufälligen Aktion so ein, dass vorab entschiedene, eindeutig erwünschte Wenn-Dann-Relationen zerfallen und neue Vorgehensziele gemeinsam zu formulieren sind (vgl. BAUMGARTNER 1995).

2.2 Die wissenschaftliche Organisation von Sprachtherapie

Nach einer stürmischen Epoche der Rezeption des Wissens sowohl der Nachbardisziplinen Linguistik, Medizin und Psychologie als auch der hochdifferenzierten anglo-amerikanischen Sprachtherapieforschung sowie der Anwendung einer kaum mehr überschaubaren Vielfalt an

Beziehungsmedizin

Naive Wissenschaftsgläubigkeit

neuen Therapiemethoden müssen sich Sprachheilpädagogen und Logopäden der Pluralität ihres fachlichen Wissens und seiner praktischen
Handhabung stellen.

Pluralität
sprachlichen Wissens

Eklektizismus und unzureichende Wissensbasis
Für Sprachheilpädagogik und Logopädie sind zwischen Spezialisierung
und polyintegrativer Tätigkeit die wissenschaftlichen Ansprüche gestiegen. Nach und nach wird man sich bewusst, dass es nicht ausreicht,
brauchbar Scheinendes aus dem Wissen der Nachbardisziplinen eklektisch zusammenzuhamstern. Als „grandiose Unbekümmertheit" bezeichnet DÖPFNER (1997,38) ein solches Vorgehen. Man darf dabei
nicht übersehen, dass in Zeiten, in der Sprachtherapeuten der ‚Exper-
tokratie' des Wissenschaftlers generell misstrauen, sie zudem die Diffe-
renz zwischen Lehrbuchwissen und Praxis kritisch wahrnehmen, der
Autoritätsverlust der Wissenschaft stetig fortschreitet (vgl. SPECK 1996;
1999). In der Konsequenz wuchern auf dem Feld mancher sprachlichen
Beziehungsgestaltung Irrationalität und Heilslehren. Der Mythos der
Wirksamkeit psychomotorischer Aktionen für eine gezielte Veränderung sprachlicher Fähigkeiten gilt hier als beispielhaft (BREITENBACH
1997).
Die Tendenz, „ganzheitlich" behandeln zu wollen, führt vielfach dazu,
die Therapiepraxis am unreflektierten Alltagsverständnis zu orten. Mit
der Berücksichtigung der möglichen „Lebensbedeutsamkeit" jeder
Sprachbehinderung übernimmt mancher unbekümmert die Wende zu
seiner persönlichen Alltagstheorie.

Polyintegrative Tätigkeit

Irrationalität und
Heilslehren

Persönliche
Alltagstheorie

> Über die Jahre erzeugen zudem Arbeitsroutinen und Traditionen in Verbindung
> mit privaten Meinungen, Hausverstand, pädagogischem Alltagsbewusstsein und
> herkömmlichen Erfahrungslehren eine antiprofessionelle Sogwirkungen.

„Dies erklärt sich zum einen durch die noch unzureichende Wissenba-
sis, zum anderen jedoch auch durch eine mangelnde Unsicherheitstoleranz bei den TherapeutInnen, die ja unter Handlungs- und Erfolgs-
zwang stehen" (RITTERFELD 1999, 107). Dem sollen jetzt „theoriegelei-
tete konzeptuelle Rahmen" (RAUSCH 1999, 3) entgegen wirken.

Objektivität und Rationalität
Sprachtherapie ist auf Objektivität und Rationalität angewiesen. Subjektivität muss sich von Objektivität noch unterscheiden lassen. Die
wissenschaftliche Rückfrage nach den theoretischen Grundlagen ihres
praktischen Handelns sollte bei Professionellen keine ungläubig fragen-
den Blicke hervorrufen. Bei aller Mitmenschlichkeit, allem persönlich
verantwortetem Engagement dürfen Sprachtherapeuten die Wissenschaftlichkeit ihres praktischen Handelns nicht hintanstellen. Was sich
intersubjektiv zwischen Therapeut und Klient vollzieht, bedarf systematischer Datengewinnung und Vorgehenskontrolle, bedarf vorausge-
hender und nachfolgender kritisch-klärender Rationalität.

Systematische
Datengewinnung und
Vorgehenskontrolle

> Nicht anything goes, sondern nur das, was wissenschaftlich geprüft ist und sich
> im Rahmen des Möglichen objektivierender Überprüfung stellt.

In einer abschließenden Stellungnahme zur Sicherung der Qualität der Behandlung von Sprechunflüssigkeiten unterstreichen INGHAM und RILEY (1998, 767) diese Forderung mit dem Satz:

> „Wenn wir unsere Disziplin als wissenschaftlich fundiert betrachten und uns selbst als wissenschaftlich versierte Fachleute, muss unsere Behandlung wissenschaftlichen Standards genügen".

2.3 Wissenschaft auf dem Prüfstand

Komplexität

Das einst eng geführte Verständnis vor allem einer den Naturwissenschaften verpflichteten Medizin lösen Erkenntnisse von der Komplexität der

– sprachlichen und kommunikativen Problemlagen,
– Störungsmerkmale und -zusammenhänge,
– Entstehungs- und Erhaltungsbedingungen sowie der sehr
– dynamischen und lebendigen Sprachbeziehungswirklichkeit mit subjektiver Sinnsuche und -deutung nachhaltig auf.

Die „strenge Form" der Wissenschaft
Empirische Forschung strebt mit Hilfe ihrer Methodik (z. B. Beobachtung in natürlichen und vorgeplanten Situationen; Experimente mit Testung oder Befragung) näherungsweise nach Tatsachenaussagen. Sie objektiviert die Feststellung und Beschreibung von Merkmalen (BLEIDICK 1985; KANTER 1985; TSCHAMLER 1996). Die Testdiagnostik (z. B. Sprachtests) ist dafür ein Beispiel, medizinisch-apparative Untersuchungsmethoden ein anderes.

Näherungsweises Streben nach Tatsachenaussagen

Die „strenge Form" (Gadamer) der Wissenschaft muss jedoch für Sprachheilpädagogik und Logopädie an einigen ihrer klassischen Postulate, z. B.

– dem Elementarisieren,
– der Ausarbeitung allgemein gültiger Gesetzmäßigkeiten,
– der experimentellen Überprüfbarkeit,
– der Exaktheit der Beobachtung oder
– der Beschränkung auf quantifizierbare Einzelereignisse,

Abstriche vornehmen.

> Sprachtherapie entspricht wegen der nicht reduzierbaren Komplexität der auf Kommunikation ausgerichteten Behandlungssituation selten den Laborbedingungen exakter und objektiver Forschung.

Eine hinreichende Manipulation der Behandlungsbedingungen zur Überprüfung der Wirkung bestimmter Therapievariablen ist kaum möglich. Wissenschaft muss sich zudem einer immer widersprüchlicheren Therapiepraxis zwischen konstruktiv handelnden Lernsubjekten stellen (SPECK 1996b, 1999).

Sprachheilpädagogik und Logopädie haben zu allen Zeiten, über alle Rationalität und Objektivität hinaus, die Technologieschwächen ihrer Sprachtherapie eingeklagt. Sie haben kommunikations- und veränderungssensible Sprachtherapie als ein Netzwerk komplexer funktionaler Wechselwirkungen aus sprachlichen und nichtsprachlichen Leistungen praktisch erfahren. Die immer wieder fehlende Herstellbarkeit und Berechenbarkeit der Effekte von Therapie gilt unter Praktikern als Faktum (vgl. RENNER 1995).

Empirisch-analytischer und hermeneutisch-phänomenologischer Zugang
Der empirisch-analytische Zugang zu sprachtherapeutischen Fragestellungen unterliegt offensichtlich Einschränkungen. Die Population sprachbehinderter Menschen ist heterogen, mit erheblichen Varianzen der Verhaltens- und Erlebensweisen. Immer wieder betonen Sprachheilpädagogen und Logopäden diese Verschiedenheit der Menschen und eine gewisse Offenheit ihres Handelns (BAUMGARTNER 1997; HARTMANN 1996; SPIECKER-HENKE 1997). Unter pädagogischen Gesichtspunkten ist die „Pluralität von Zukünften" ein Wert an sich, bei dem man eben nicht weiß, „was hinterher herauskommen soll..." (STALMANN 1998, 234).
Innersprachliches Geschehen ist nicht direkt einsehbar, es gibt für sprachtherapeutische Prozesse keine einfachen Wenn-Dann-Erklärungen. Spracherwerbstheoretisch reflektierte Subjekt-Subjekt-Beziehungen sind ad hoc von Wertentscheidungen betroffen, die letztendlich nicht allein rational begründet werden können. „Wir hielten es wissenschaftstheoretisch für bedenklich, wenn empirisch-quantifizierenden Verfahren tendenziell die Exklusivität der Qualitätskontrolle zugeschrieben würde und somit z.B. phänomenologisch-hermeneutische Forschungsparadigma in eine subjektivistische Ecke gedrängt würden" (BAHR & LÜDTKE 1999, 134).

> Der Methode der Hermeneutik geht es um die verstehende Erschließung menschlicher Handlungen als sinnvolle Problemlösungsversuche (KAUTTER 1998; TSCHAMLER 1996; WEMBER 1991, 1997).

Verstehen heißt, „die inneren handlungsleitenden Prozesse einer handelnden Person (Situationsdeutungen, Zielsetzungs- und Planungsprozesse, die sich innerpsychisch in Kognitionen, Emotionen und Motivationen darstellen) zu rekonstruieren" (KAUTTER 1998, 7).
Gemeinsames Spracherwerbshandeln steht in einem situativen Kontext, dessen Dynamik die jeweilige persönliche Bedeutungszuschreibung beeinflusst. „Wenn man interagierende Menschen betrachtet wie Amöben, müssen wichtige Erkenntnisse verborgen bleiben, denn man verzichtet auf die zentrale Erkenntnismethode des Verstehens" (WEMBER 1991, 64).

Verstehen
Verstehen ist ein wichtiges Erkenntnisinstrument für ein vielfältig reguliertes Interaktionsgeschehen, in dem man möglichst viele Handlungs-

Marginalien:
Technologieschwäche

Heterogenität der Population

Pluralität von Zukünften

Einsicht in das
Nichtwissen

aspekte „ganzheitlich" wahrnehmen will. Verstehen setzt Einsicht in das Nicht-Wissen in Bezug auf den Anderen voraus.

> Wer „Verstehen" fordert, nimmt in Anspruch, die Diversität realtherapeutischer Ereignisse zusammen schauend überwinden und in den „subjektiven Kern" sprachlichen Handelns eindringen zu können.

Eine durchaus riskante Leistung, weil empirische Hinweise auf die Frage, was Verstehen bei sprachlichem Lernen bedeutet, fehlen (vgl. SCHWEER 1997).
Verstehen ist immer auch „Versuchung zur Macht, zur Macht dessen, der versteht, über den, der verstanden wird" (WEMBER 1991, 67). Daraus sollte sich eine Aufgabe ableiten, nämlich die ständige gemeinsame Ziel-, Prozess- und Ergebnisreflexion, um sich verbindlicher, sinnvoller Schritte zu vergewissern und Scheingewissheiten zu vermeiden.

Scheingewissheiten

Einfühlendes Verstehen ist solange nicht problematisch, als seine Vorgehensweise und Interpretation offen gelegt und diskutierbar wird. Handlungsleitende, in der Person verdeckt vonstatten gehende Prozesse, lassen sich über Methoden wie das „Erzählen", „Deuten", „Laute Denken" oder das „Verbalisieren von Gedanken" beim Lösen von Problemen rekonstruieren (KAUTTER 1998). Die Realitätsangemessenheit des Resultats einfühlenden Verstehens kann z.B.

Methoden

Realitätsangemessenheit

- in der supervidierten Nachbearbeitung einer Therapiesequenz,
- in der Hereinnahme zusätzlicher diagnostischer Information etwa aus der Sprachlernbiographie,
- über das Hintergrundwissen sonstiger Kommunikationspartner oder
- über die Beobachtung des nonverbalen Verhaltens entschieden werden (ebd.).

Das konstruktive Miteinander der Wissenschaften

> Einfühlend verstehende Sprachtherapie ist auf das Korrektiv naturwissenschaftlicher Methodik mit ihrer analytisch-rationalen Prüfung angewiesen. Erst deren detailgenaue und präzise Einsichten in sprachliche Strukturen und Regeln, in z.B. messbare Interaktionsverläufe zwischen Therapeut und Klient, machen dem praktisch tätigen Sprachtherapeuten einfühlendes Verstehen überhaupt erst möglich!

Komplementäre
Methodologien

Einfühlendes Verstehen und empirisch-analytisches Erklären sind komplementäre Methodologien, die berücksichtigen, dass objektive Ursachen zu subjektiven Beweggründen werden können (vgl. SPECK 1996).
In der abschließenden Zusammenschau benötigt wissenschaftlich organisierte Sprachtherapie das konstruktive Miteinander von objektivierender, empirisch-analytischer Wissenschaft einerseits und subjektiv-konstruierender, komplex-verstehender Denk- und Erklärungsansätze andererseits. Beide beschreiben die sprachtherapeutische Wirklichkeit mit unterschiedlichen Methoden. Beide sind zur wissenschaftlichen Rationalität verpflichtet, gerade auch dort, wo

Wissenschaftliche
Rationalität

- die Wertgebundenheit,
- die Subjektivität und Komplexität des sprachlichen Dialogs,
- die Parteilichkeit für den sprachgestörten Menschen sowie
- die möglichen lebensbedeutsamen Anteile einer Sprachbehinderung

über das hinausragen, was empirisch-analytische Wissenschaft allein befriedigend erklärt.

3 Sprachtherapieforschung

3.1 Aufgaben und Ziele

Qualitätssichernde Sprachtherapieforschung ist für das Fundament, auf dem die berufliche Identität des Sprachtherapeuten beruht, konstituierend. Davon sollten auch nicht jene Abstand nehmen, die den begrenzten Wert der Forschung für die Verbesserung ihrer Praxis erfahren haben.

> Sprachtherapieforschung, die dem Praktiker etwas wert ist, muss in die Praxis eingebunden sein, diese verändern, kontrollieren und Teil des Praktikerselbstverständnisses werden.

Sprachtherapieforschung hätte sich u. a. um Folgendes zu kümmern:

- den Nachweis der Effizienz bislang gebräuchlicher Routineverfahren,
- die Entwicklung und Erprobung neuer Praxistechniken,
- die Replikation von Forschungsbefunden unter realistischen Alltagsbedingungen,
- die Erhebung von Daten für die epidemiologische Forschung.

Verschiedene Wissenschaftsdisziplinen liefern Forschungsergebnisse, die die sprachtherapeutische Theorie- und Modellbildung sowie die Methodenentwicklung beeinflussen.

> Sprachtherapie ist als polyintegrative Wissenschaft auf linguistische, medizinische, pädagogische, psychologische und angrenzend auch auf soziologische und kulturanthropologische Forschung angewiesen.

Die einzelwissenschaftlichen Ergebnisse sind jedoch isoliert betrachtet oft wenig aussagekräftig in Bezug auf den komplexen sprachtherapeutischen Prozess. Sprachtherapieforschung müsste daher idealtypisch in Planung und Durchführung interdisziplinär angelegt sein.
Forschungsstudien im deutschsprachigen Raum betrachten den zu untersuchenden Gegenstand meist aus nur einem fachdisziplinären Blickwinkel. So wird in linguistischen Studien der Fokus auf sprachspezifische Phänomene oder Prozesse wie beispielsweise der Phonologie oder der Grammatik gelenkt (ROMONATH 1991, CLAHSEN 1988). In medizinischen Studien werden je nach Fachrichtung zum Beispiel

neurologische, phoniatrische oder zahnmedizinische Zusammenhänge von Sprach-, Sprech-, Stimm-, Schluck- und Kommunikationsstörungen untersucht (z. B. CLAUSNITZER & CLAUSNITZER 1991, SCHRÖTER-MORASCH 1994). Pädagogische und/oder psychologische Forschungsprojekte haben etwa Aspekte der Lebensbedeutsamkeit, der Belastung und der Bewältigung von Kommunikationsstörungen zum Gegenstand (DE LANGEN-MÜLLER & GENAL 1998, GIEL 2000, GROHNFELDT 1996, WEIKERT 1996).

3.2 Entwicklung von Forschungsstudien

Forschungsdesign

> Bei der Entwicklung von Forschungsdesign sind, unabhängig vom Paradigma, das Forschungsinteresse, der Forschungsgegenstand, die Forschungsfragestellung, das Forschungsziel, die Forschungsethik, der Forschungskontext und schließlich auch die Forschungsmethode zu bestimmen und zu erarbeiten (BRUCK 1990, BRUCK & KÜNSTING 1985).

Wie aus Abb. 1 ersichtlich, beeinflussen sich alle Komponenten gegenseitig und sind auf das Forschungsziel gerichtet.

Leitend für jedes Forschungsvorhaben ist ein subjektives Erkenntnisinteresse, das wiederum Motivation und Energie liefert. Unbefriedigende Therapieergebnisse, Widersprüchlichkeiten in der Literatur etc. sind oft Auslöser für die Initiierung von Forschungsstudien. Zu Beginn eines Forschungsprojektes sollte der wissenschaftstheoretische Hintergrund,

Kontext   der auch als *Forschungskontext* bezeichnet wird, dargelegt werden. Auf der Basis der zugrunde liegenden Theorien und Modellannahmen

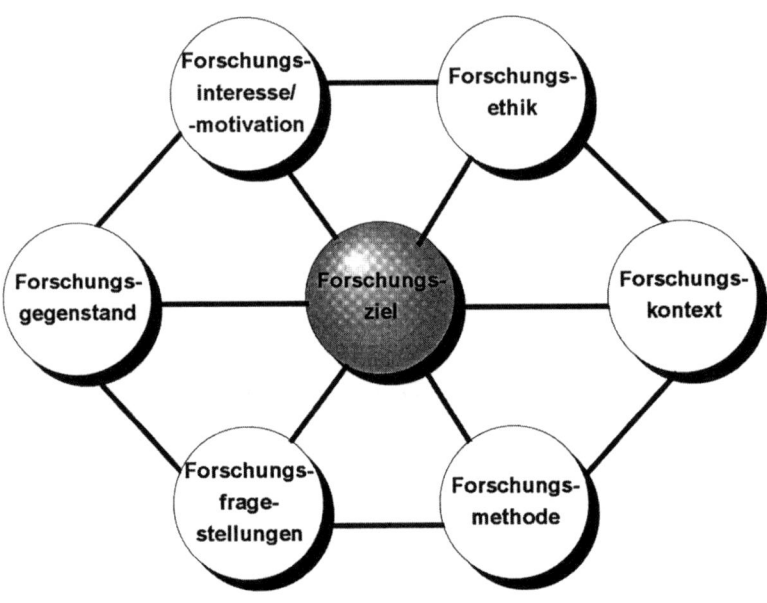

Abb. 1: Forschungsnetzwerk (GIEL 1999b)

werden alle theoriespezifischen Schritte wie die Entwicklung von Fragestellungen und Hypothesen sowie die Methodenwahl vorgenommen. Der Forschungsgegenstand, also der zu betrachtende Wirklichkeitsausschnitt, muss definiert werden. Darauf aufbauend folgt die Erarbeitung der Forschungsfragen. Der Gegenstand wird dann im Hinblick auf die Forschungsfragestellungen untersucht. „Fragestellungen eines Forschungsprojektes sind der Kern, um den sich alles dreht. Sie werden durch das Forschungsinteresse initiiert und sind nie losgelöst von den zugrunde liegenden Theorien, also dem Forschungskontext, zu sehen. Sie sind auf einen Forschungsgegenstand gerichtet und verfolgen ein Forschungsziel. Forschungsfragen können nur unter Beachtung einer Forschungsethik, also der Frage nach den Grenzen von Forschungsvorhaben, in Bezug auf die Forschungsmethode und die Forschungsergebnisse beantwortet werden" (GIEL 2000, 50). Dabei sind die ethischen Grenzen und die Folgen von Forschung zu berücksichtigen. Nach v. WEIZSÄCKER (in WOTTAWA & THIERAU 1990) müssen Forscher eine moralische und wissenschaftliche Verantwortung für die Konsequenzen der Forschung übernehmen. Außerdem sollte gewährleistet sein, dass die Bedingungen, unter denen geforscht wird, für alle am Forschungsprozess beteiligten Personen akzeptabel sind. Als Forschungsmethoden werden die Verfahren und Techniken ausgewählt, die – unter Berücksichtigung der finanziellen, materiellen, personellen und zeitlichen Ressourcen – zur Beantwortung der Fragestellung und zur Zielerreichung am geeignetsten erscheinen.

Fragestellung

Gegenstand

Ethik

3.3 Ist Sprachtherapie effizient?

FRATTALI (1997, 1) beginnt ihre Einführung in das bislang wohl umfassendste Standardwerk über die Effekte von Sprachtherapie mit der bemerkenswert pessimistischen Äußerung, Sprachtherapeuten wissen erstaunlich wenig darüber, was Sprachtherapie voranbringt. OLSWANG (1997, 148) fordert für die sprachtherapeutische Disziplin eindringlich: „Fortschritte in den Wissenschaften und in der Profession benötigen mehr klinische Forschung als bisher."
Nur ausnahmsweise wurde in den deutschsprachigen Ländern die Wirksamkeit und der Wirksamkeitsgrad eines sprachtherapeutischen Verfahrens der empirischen Überprüfung unterzogen: „Es besteht ein dringender Bedarf an Therapieforschung" (WILLMES 1999, 2; BAUMGARTNER 1998; D. HANSEN 1996b; KASCHADE, MÄNNCHE & WEBER 1996).

Zum Beispiel: Kinder mit spezifischen Sprachentwicklungsstörungen
Das von FRATALLI herausgegebene Standardwerk belegt dennoch eindrucksvoll für den Einzelfall die Wirksamkeit empirisch überprüfter, methodisch-systematisch initiierter Sprachtherapie. So haben z.B. bei Kindern mit einer spezifischen Sprachentwicklungsstörung sowohl

Spezifische Sprachentwicklungsstörung

interaktive, entwicklungsproximale Verfahren als auch instruktionale und übende Verfahren erwünschte Wirkungen im Verlauf eines sprachlich-kommunikativen Lernprozesses, an dem Therapeut und Kind gemeinsam beteiligt sind, gezeigt (GOLDSTEIN & GIERU 1997). Diese Kinder können von der Methode der elizitierten Imitation genauso profitieren wie von der des Modelings, der focussierten Stimulation oder des korrektiven Feedbacks (LEONHARD 1998).

Offensichtlich gibt es Wechselwirkungen zwischen den individuellen Voraussetzungen von Kindern mit einer spezifischen Sprachentwicklungsstörung – eine homogene Spracherwerbsgruppe liegt nicht vor – und dem Erfolg eines bestimmten Therapiekonzepts. Unter anderem ist wahrscheinlich, dass je niedriger die sprachliche und kognitive Leistung dieser Kinder ist, desto größer ihre Fortschritte mit einer instruktionaleren, hierarchisierteren Methode sind. Dementsprechend ist der Lernfortschritt der anderen unter den Bedingungen offenerer interaktiverer Konzepte größer. Trotz aller Unkenrufe haben motivierende Satz-

Satzmusterübung

musterübungen auch heute noch ihren Stellenwert für grammatische Lernprozesse. Für sprachrezeptiv eingeschränkte Kinder mit spezifischer Sprachentwicklungsstörung dürften Verfahren, die eine intensive Dialogfähigkeit voraussetzen, wie z.B. im entwicklungsproximalen Konzept, ungeeignet sein.

Fehlendes klinisches Wissen
In der Identifikation von Subgruppen der Kinder mit spezifischen Sprachentwicklungsstörungen steckt die Forschung noch in den Kinderschuhen.

Vergleichbarkeit
der Effekte

> Es fehlen handlungsweisende Antworten auf die Frage, welches Verfahren für welche sprachliche Struktur und für welchen Sprachlerntypus am geeignetsten wäre (LEONHARD 1998, 201).

Immer ist die Vergleichbarkeit der Effekte in Frage zu stellen, unterscheiden sich doch

– die durchschnittliche Intelligenz der Probanden,
– die sprachlichen Zielstrukturen,
– das Therapiematerial,
– die real benutzte Technik sowie
– die Lernumgebung erheblich (DANNENBAUER 1998; GOLDSTEIN & GIERU 1997; LEONHARD 1998; SCHÖLER, FROMM & KANY 1998).

> Vergleichsstudien zwischen instruktionaler und entwicklungsproximaler Methodik fehlen im deutschsprachigen Raum, ein Grund mehr, warum Sprachtherapeuten bei diesem Klientel auch weiterhin je nach Ausbildungs- und Fortbildungsstand methodisch eigenwillig vorgehen.

Nach wie vor mangelt es für alle Arten von kindlichen Sprachstörungen an gesichertem Wissen über Dauer und Intensität spezifischer Vorgehensweisen (z.B. BAUMGARTNER 1998; GOLDSTEIN & GIERU 1998).

3.4 Einzelfallstudien

Für praxiserfahrene Sprachtherapeuten scheint sicher, dass nicht alle Menschen mit Sprachstörung in gleicher Weise auf eine bestimmte Methode reagieren.

Deshalb muss Forschungsziel sein, „die Eignung spezifischer Behandlungsmethoden bei der Therapie individueller Patienten für möglichst viele Einzelfälle zu überprüfen" (SCHREY-DERN & CHOLEWA 1998, 43). Die Prozessevaluation von etablierten und neuen Verfahren wäre endlich voranzutreiben, „um die Komponenten eines Therapieansatzes modifizieren, wirksame Elemente identifizieren und geeignete Bestandteile kombinieren zu können. Dazu sind Einzelfallstudien und -experimente zur Überprüfung der Eignung spezifischer Behandlungsmethoden und Therapiebausteine – u.U. mit explizitem Bezug auf (...) Modellvorstellungen – besonders geeignet (WILLMES 1999, 2). Einzelfallstudien mit genauer Vor- und Nachdiagnostik, detaillierter Dokumentation des Therapieverlaufs sowie der Anwendung erprobter experimenteller Designs gelten als wünschenswerter methodischer Rahmen für Effektivitätsstudien in der Sprachheilpädagogik und der Logopädie (GROHNFELDT 1996b; HAFFNER 1995; HARTMANN 1995; JOHANNSEN & SCHULZE 1993). Sie klären u.a., — Effektivitätsstudien

- unter welchen Bedingungen
- welche Therapiemethoden
- welche Effekte
- auf welche sprachlichen und nicht-sprachlichen Funktionsbereiche
- für wie lange
- in welchem Ausmaß
- und warum haben.

Verschiedene Strategien sorgen in der kontrollierten Einzelfallforschung für eine sorgfältige Datengewinnung und -analyse, z.B. über einfache Prä-Post-Vergleiche, direkte Veränderungsmessungen und Zielerreichungsbeurteilungen oder Mittelwertvergleiche zwischen verschiedenen Phasen der Intervention (z.B. AAB-Design oder ABA-Design; vgl. MCREYNOLDS & THOMPSON 1986).

Erweiterte ökologische Validität
Für Sprachheilpädagogik und Logopädie beschreiben brauchbare Einzelfallstudien Sprachstörungen und ihre Veränderung sachlich und nachvollziehbar. Einzelfallforschung, die der Praxis beider Disziplinen dient, gibt wissenschaftlichen Aussagen auch qualitative Bedeutung zurück, die sie in der objektivierenden Laborforschung aus Gründen der Generalisierbarkeit verlieren. — Qualitative Bedeutung

Einzelfallforschung wird in diesem Selbstverständnis anstatt auf wenige kontrollierbare auf möglichst viele Elemente der gemeinsamen Sprachlernsituation bezogen und damit in einer erweiterten ökologischen Validität um „natürliche Zusammenhänge" erweitert (BERGEEST 1999, 158; HUSCHKE-RHEIN 1998; STRAUSS & CORBIN 1996).

Gütekriterien

An die Stelle herkömmlicher Gütekriterien wie das der Objektivität treten

- die „Realitätshaltigkeit (die Angemessenheit der Methode für den Sozialkontext und die Lebenswelt des Untersuchungsgegenstandes...),
- die Transparenz (die methodologische Nachvollziehbarkeit des Forschungsprozesses für andere Wissenschaftler) und
- die Praxisrelevanz (...)" (BERGEEST 1999, 159).

Hermeneutische Rekonstruktion

Methodisch stehen dafür die interpretative hermeneutische Rekonstruktion der ausführlichen Aussagen von Personen auf der Grundlage sorgfältig, nach expliziten Regeln deskribierter Dialoge zur Verfügung (GROHNFELDT 1998; WEIKERT 1996). Eine entsprechend vollzogene Einzelfallforschung steigert die praktische Handlungsrelevanz ihrer Forschungsresultate.

> Allerdings dürfen die Abstriche an Objektivität und Allgemeingültigkeit nur so weit gehen, dass für die Interpretation des Einzelfalls das Kriterium der optimalen intersubjektiven Nachvollziehbarkeit gültig bleibt (STRAUSS & CORBIN 1996).

Erfahrungsberichte
Auch Erfahrungsberichte haben, trotz der größeren Gefahr der Realitätsverzerrung, ihren heuristischen Wert. Erfahrungsberichte sind ein gutes Medium zur Darstellung sprachtherapeutischer Praxis. Sie verleihen, vor allem wenn sie durch Transkripte oder Videodokumentation nachvollziehbar werden, der Einzigartigkeit der Interaktion zwischen den an der Therapie beteiligten Personen nachhaltig Ausdruck. Die Offenlegung der regelgeleiteten Analyseverfahren und die Kennzeichnung des reflektierten theoretischen Vorverständnisses erhöht die intersubjektive Nachprüfbarkeit. Erfahrungsberichte bieten sinnvolle Anhaltspunkte für die kollegiale Supervision und liefern die Grundlage für die Präsentation neuer Behandlungsansätze (Logos Interdisziplinär 1999, 2, 98–102).

4 Evaluation

> Evaluation prüft die Qualität der Sprachtherapie anhand von Standards im Hinblick auf Zweckmäßigkeit, Sinnhaftigkeit und Effizienz.

Sie liefert Steuerungswissen für die anzustrebende Veränderung einer Sprachstörung. „Der Evaluationsforschung geht es darum, bestimmte Maßnahmen oder Reformen (z.B. Einführung einer neuen Organisationsstruktur) auf ihre Effekte hin zu untersuchen und – gemessen an den damit verbundenen ursprünglichen Intentionen – zu bewerten (evaluieren)" (BAYER 1994, 44).

Übertragen auf Sprachheilpädagogik und Logopädie heißt dies:

> In der Evaluationsforschung werden qualitative und quantitative Methoden zur Effektermittlung sprachtherapeutischer Maßnahmen angewendet.

Effektermittlung

Um eine Bewertung vornehmen zu können, sind die Ziele und Intentionen des Evaluationsgegenstandes zu berücksichtigen. Durch Evaluationsprozesse werden Entwicklungen gefördert und Optimierungen angestrebt. Evaluationsergebnisse sollen den aktuellen sprachtherapeutischen Wissensstand wiedergeben und damit Planungs- und Entscheidungshilfen bei zukünftigen Handlungen bieten.

4.1 Unzureichende Methodenevaluation

In den letzten 20 Jahren wurde die Fachdisziplin durch die Entwicklung von vielzähligen neuen Diagnose-, Beratungs- und Therapieverfahren für die unterschiedlichsten Störungsbereiche vorangebracht. (FÜSSENICH 1996; HANSEN 1996a; HANSEN & Motsch 1999). Tatsächlich wurden die meisten von ihnen – national und international – niemals unter Alltagsbedingungen evaluiert. Der Wert der übrigen evaluierten Methoden ist für große Patientenpopulationen zweifelhaft (FRATTALI 1997; KASCHADE, MÄNNCHE & WEBER 1996; SCHREY-DERN & CHOLEWA 1998).

> Zudem kommen den wenigen Evaluationsstudien im Allgemeinen die idealen Handlungsbedingungen eines materiell und personell gut ausgerüsteten Wissenschaftsbetriebs zugute. Die Wirksamkeit einer Methode muss sich aber im Behandlungsalltagg mit dafür typischen Behandlern und dafür typischen Klienten erweisen (BLOOD & CONTURE 1997, 390).

Evaluation, die systematisch Daten zum Zweck der Bewertung von Sprachtherapie erhebt, überragt das weit, was im Alltag als Evaluation der eigenen Therapie in Form der mehr oder weniger einfühlsamen Bewertung eigenen und fremden Verhaltens permanent stattfindet. Maßgeblich verlässt man sich hier auf das subjektive und intuitive Werturteil. Selten werden die der Rückmeldung zugrunde liegenden Daten gezielt und methodisch eingeholt. Man begründet diese Strategie mit dem Hinweis auf die fehlende Zeit, die fehlenden Methoden, die hohe Komplexität der sprachtherapeutischen Interaktion, außerdem die vielen Kontextvariablen, die die Kontrolle möglicher Einflüsse beschränken.

Alltag und Evaluation

Insbesondere beim Einsatz empirischer Verfahren wie Patientenbefragung, Routinekatamnese und Basisdokumentation dürfte sich für Sprachheilpädagogik und Logopädie nicht unterscheiden, was NÜBLING & SCHMIDT (1998, 58) für die Psychotherapie konstatieren: es „werden vielfach ‚schlanke' Lösungen eingefordert" („keep it simple"), die bezüglich ihres Aufwands die alltägliche Patientenversorgung nicht beeinträchtigen sollen".

Schlanke Lösung

Zum Beispiel: Therapiematerialien und -programme

Ganzheitlichkeitskult

Ganzheitlichkeitskult sowie eine ungezielte oder auch unspezifische Sprach- und Kommunikationsförderung überschreiten heute sicherlich an manchen Orten die Grenzen professionell verantwortbarer Sprachtherapie.

> Bei allem Respekt vor der Autonomie sprachlichen Lehrens und Lernens bedarf es der Orientierung an der Evaluation sprachtherapeutischer Vorgehensweisen und an der steuernden Instruktion durch sachdienliche Richt- und Leitlinien.

Therapieprogramme

Ganz gut kann man das am Beispiel des Einsatzes von in der Praxis entstandenen „Therapiematerialien" oder „Therapieprogrammen", die mehr oder weniger sprachspezifisch ausgerichtet sind, belegen. Sie werden bei allen zu behandelnden Klienten irgendwelche positiven Wirkungen erzeugen, vorausgesetzt, man gestaltet die Situation für den Klienten angenehm und interessant. Es besteht allerdings die Gefahr, dass im Umgang mit dieser Materie implizites Wissen und implizite

Aberglaube

Handlungsregeln den Charakter des Abergläubischen annehmen. An dieser Stelle ist systematische Therapieforschung bzw. Evaluation erwünscht, und Sprachtherapeuten müssen wie Psychotherapeuten die „impliziten Handlungsregeln in explizite Hypothesen zurückbuchstabieren" (GRAWE 1999, 191), damit sie empirisch geprüft werden können.

Unspezifische Verbesserung

Die Attraktivität der Materialien, ihre einfache Handhabbarkeit und rasche Verfügbarkeit lässt das Behandlungsziel einer lediglich unspezifischen Verbesserung zweitrangig erscheinen (vgl. HÜBNER & HAGER 1998, 73f.). Nicht ohne Grund betont KRUSE (1998, 115) für den Bereich der konservativen Stimmtherapie: „Subjektive Empirie kann deshalb (...) keine hinreichende Begründung sein für ein stimmtherapeutisches Vorgehen und sollte ein abfragbares therapeutisches Rationale und den objektiven Effektivitätsvergleich nicht hindern."

Sprachtherapeuten nehmen, vor allem wenn es keine Vor-Ort-Evaluation durch externe Fachleute gibt, in Kauf, dass ihr Material und ihre Programme mit einem gewissen Grad an Unsicherheit eingesetzt werden. Sie sind sich im Klaren, dass sie in der Auseinandersetzung um den Nachweis von Qualität kaum auf empirische Argumente zurück greifen

Augenscheinvalidität

können. Manches, was wohl gestylt den Markt erreicht, wird trotz hoher Augenscheinvalidität keine hohe Effektivität beanspruchen dürfen. Erscheint es nicht notwendig, solche Therapiematerialien erst dann auf dem Markt anzubieten, wenn sie hinreichend evaluiert worden sind? Wenigstens sollte doch spezifiziert worden sein, für welche Zielgruppe, für welches sprachliche Lernziel und für welche Sprachlernbedingung sie konzipiert wurden.

4.2 Evaluationsmodelle

Es existiert eine Vielzahl von Evaluationsmodellen, die wiederum verschiedene Methoden beinhalten. An dieser Stelle wird nur exemplarisch auf die summative und die formative Evaluation eingegangen, da diese Evaluationsmodelle für die Anwendung im sprachtherapeutischen Kontext geeignet erscheinen. Ausführliche Auseinandersetzungen mit Evaluationsforschung und unterschiedlichen Modellen haben BEYWL 1991, LIEBALD 1996, WOTTAWA & THIERAU 1998, WULF 1972 dokumentiert.

Summative Evaluation
Die summative Evaluation (auch Ergebnis- oder Produktevaluation genannt) wird nach Abschluss der Entwicklung einer Maßnahme, eines Projektes oder ähnlichem durchgeführt. In Form von Evaluationsberichten oder -gutachten werden Zielerreichung, Effekte sowie Nebeneffekte beschrieben. Sie dienen bei Folgeprojekten als Entscheidungshilfen. Mittels summativer Evaluation können auch verschiedene bereits abgeschlossene Projekte miteinander verglichen werden.

Formative Evaluation
Die formative Evaluation dagegen wird bereits während der Entwicklungsphase von Forschungsprojekten eingesetzt. Durch gezielte Rückkopplungsschritte übt sie formenden Einfluss auf das Projekt aus. Die sogenannte begleitende Evaluation kann als dynamisches Entwicklungsmodell bezeichnet werden, da in regelmäßigen Zwischenschritten Zielüberprüfungen stattfinden und gegebenenfalls Veränderungen sowie Optimierungen durchgeführt werden.
Wie in Kap. 3.2 bereits dargestellt, ist bei der Entwicklung von Forschungsdesigns im Allgemeinen und bei Evaluationsforschung im Speziellen zu Beginn zu klären, warum, was, und wie etwas erforscht wird. Neben dem Evaluationsziel, dem Evaluationsinhalt, der Evaluationsmethodik müssen auch die Evaluatoren, der Evaluationsort sowie der Evaluationszeitraum bestimmt werden.

4.3 Evaluationsziel

Jede Evaluationskonzeption beginnt mit der Ziel- und der Absichtsklärung: Warum soll evaluiert werden? Wie und wo sollen die Ergebnisse verwendet werden? In der Sprachtherapie wird der Nachweis von Erfolg und Wirksamkeit einer Methode, einer Technik etc. im Vordergrund stehen. Die Erstellung von Richt- und Leitlinien kann im Rahmen der Qualitätssicherung ein Evaluationsziel sein. Auch gesetzgeberische Maßnahmen, wie z.B. Erstellung von Indikationskatalogen o.ä., müssen sich auf breit abgesicherte Forschung stützen und sich dem aktuellen Stand der Wissenschaft anpassen. Die verschiedenen Perspektiven, aus denen Evaluationsprojekte betrachtet werden, und die damit verbundenen unterschiedlichen Interessen gilt es aufzudecken und zu benennen.

Ziele

Eine gemeinsame Zielformulierung und die Berücksichtigung der Bedürfnisse der am sprachtherapeutischen Prozess beteiligten Personen und Systeme (Klienten, Therapeuten, Kostenträger, Gesetzgeber etc.) erscheint sinnvoll als Grundbedingung für das Gelingen von kosten- und zeitaufwendigen Evaluationsprojekten.

4.4 Evaluationsinhalt und -gegenstand

Der Evaluationsgegenstand muss bei der Entwicklung des Forschungs-designs genau festgelegt werden. In der Sprachtherapie können dies einzelne Techniken, Methoden und Verfahren, komplexe Therapiepro-zesse oder Zielvorgaben sein. Die Evaluation von Techniken, Metho-den und/oder Verfahren wird aufgrund der quantitativ eher geringeren Variablenanzahl in der Regel überschaubarer sein als die Bewertung komplexer Beratungs- und Therapieprozesse.

Unspezifische
Therapiekonzepte

> Die Evaluation von Therapiekonzepten gestaltet sich immer dann als Herausfor-derung, wenn die Komplexität, d.h. die Variablenvielfalt sehr hoch ist.

Besonders unspezifische Therapiekonzepte lassen sich nur schwer eva-luieren und bleiben den Beleg ihrer Effizienz schuldig. Auch bereits durchgeführte Forschungsstudien und deren Ergebnisse können in Meta-Analysen Evaluationsgegenstand sein (vgl. GRAWE et al. 1994). Darüber hinaus können auch Projekte, Programme, Systeme, Struktu-ren oder Produkte Inhalt von Evaluationsforschung sein. Beispielsweise kann erforscht werden, ob Aufklärungs- und Präventionsprogramme den gewünschten Effekt erzielt und den Adressatenkreis erreicht haben. Die verschiedenen Ausbildungssysteme im Bereich Sprachtherapie (Sprachheilpädagogik, Logopädie, Linguistik etc.) sowie deren institu-tionelle Strukturen (Hochschule, Fachschule) können Inhalt von Eva-luationsforschung sein, ebenso Diagnose- und Therapieprodukte (z.B. Lippenwaage, Payne-Technik, Sprachtherapiesoftware...).

4.5 Evaluatoren

Wirksamkeit

Generell kann Wirksamkeitsforschung aus zwei Richtungen heraus er-folgen: von außen (externe Evaluation) oder von innen (interne Evalua-tion). Als Evaluatoren werden dabei unterschiedliche Personen aktiv. Bei der internen Evaluation führen Mitarbeiter der Institution oder des Projektes die Forschung durch. Die externe Evaluation wird von au-ßenstehenden, unabhängigen Experten, auch externen Forschungsinsti-tuten durchgeführt.

Interne Evaluation
Sprachheilpädagogik und Logopädie streben heute verstärkt interne Evaluation an. Interne Evaluatoren haben einen schnellen Zugriff auf Daten und Informationen, sie kennen die Organisationsstrukturen und können diese nutzen. Interne Evaluation trägt deutlich den Charakter eines systematischen und kontinuierlichen Lern- und Arbeitsprozesses, in dem vor Ort Daten über den gemeinsamen sprachlichen Lehr-Lern-prozess gesammelt werden. Organisch ist sie in die Fremdeinschätzung, sei es durch den Klienten oder die Fachkollegen, eingebunden.
Eine Sonderform stellt die Selbstevaluation dar (HEINER 1996). Sie dient dem hochwertigen Individualfeedback des Therapeuten, dem

Klienten sowie der Einrichtung. Sie bietet sich besonders für die typische Therapiesituation an, da sie ohne fremde Unterstützung durchgeführt werden kann und die Ergebnisse sofort in die nächste Behandlungseinheit eingehen können. Schon die selbstkritische Überprüfung der Stundenziele beantwortet Fragen wie: Konnte mein Sprachlernangebot positiv auf den Klienten einwirken? Woran merke ich, dass er das Sprachlernziel erreicht hat? War er zufrieden? Habe ich mir zu viel oder zu wenig für die Stunde vorgenommen (vgl. LENZ 1998)?

Externe Evaluation
Meistens ist Ziel der externen Evaluatoren, die Daten verschiedener Institutionen mit einander zu vergleichen. Externen Evaluatoren wird eine größere Distanz sowie Unbefangenheit und damit ein höherer Grad an „Objektivität" zugesprochen. Sicherlich berechtigt das Kontrollanliegen der Kostenträger zur externen Qualtitätssicherung, sie darf aber nicht als Entscheidungshilfe zur Ressourcenrationierung missbraucht werden.

Externe Evaluation als Maßnahme der Qualitätssicherung gilt als problematisch, ist doch unstrittig, dass durch Kontrolle keine Qualität verbessert wird, denn die Angst vor eventuellen Sanktionen führt zu Manipulationen an Daten und Messkriterien, die wiederum die Suche nach diesen Manipulationen zur Folge hat. Gerade weil Evaluation für einen jeweils zu definierenden Zweck nützlich, sinnvoll und bedeutend sein soll, lässt sie sich nicht durch Vorschriften von außen reglementieren. Ihre Grundlage kann nur der Dialog über das sein, was wie beurteilt wird und was man wie verändern will (vgl. BECK 1998; LAIREITER & VOGEL 1998; MENNE 1998).

Da sich interne und externe Evaluationsforschung gut ergänzen, erscheint ein gemischtes Evaluationsteam als angemessen, da so einerseits die internen Ressourcen optimal genutzt werden können und andererseits der Blick von außen vor Subjektivitäts- bzw. Interessensfallen schützt.

Vergleiche

Gemischtes
Evaluationsteam

4.6 Evaluationsmethoden

Im Rahmen der Evaluationsforschung existiert keine eigenständige Evaluationsmethodik. Angesichts eines grundlegenden Sprachbehinderungs- und Sprachtherapiebegriffs bleibt offen, was als Evaluationsmethode in Frage kommt und was nicht.

Sozialwissenschaftliche Methodenlehre
Die momentane Diskussion deutet in die Richtung, den Allgemeingültigkeitsanspruch für Verfahren, die den Gütekriterien der Validität, Objektivität und Reliabilität (wie einige der gebräuchlichen Sprachtests) mehr oder weniger genügen, zu bezweifeln. Subjektive Auffassungen und Sichtweisen müssen – so kritisch wie möglich reflektiert – einbezogen werden. Qualitativ hochwertige Sprachtherapie ist für ihre

Bewertung auf subjektive und objektive Bewertungsmaßstäbe angewiesen.

Also mündet heute eine lange Zeit geführte Methodendiskussion vielerorts in die Erkenntnis der sinnvollen Verknüpfung quantitativer mit qualitativen Methoden (JÜTTEMANN 1985; MATHES 1992; MAYRING 1993; WITTKOWSKI 1994).

Je nach Paradigma unterscheidet sich auch die gewählte Vorgehensweise zur Gültigkeitsbegründung der gewonnenen Ergebnisse. In beiden Paradigmen – dem quantitativen und dem qualitativen – wird eine intersubjektive Überprüfbarkeit anhand vorher festgelegter Kriterien angestrebt.

Quantitatives und qualitatives Paradigma

Sind quantitative Verfahren den in ihrem Sinne definierten klassischen (Test-)Gütekriterien der Objektivität, Reliabilität und Validität, die im Wesentlichen durch Messtechniken zustande kommen, verpflichtet, so wird in qualitativen Studien die Gültigkeit durch Techniken wie der Triangulation, der kommunikativen Validierung oder der Intercoderreliabilität hergestellt (vgl. FLICK 1992; LAMNEK 1989; LEGEWIE 1987; MAYRING 1993; WITTKOWSKI 1994).

Validität

Subjektive Bewertungsmaßstäbe beziehen sich insbesondere auf den mit der erbrachten Leistung zufriedenen Klienten. Erhält er die erwünschte fachlich-professionelle Leistung, zureichende Information, emotionale Unterstützung, mitmenschliches Interesse oder eine zielorientierte Behandlungskontinuität? Werden die Ressourcen für sein persönliches sprachliches und kommunikatives Wachstum ausreichend beachtet? Sind Behandlungsraum und -umgebung angenehm, werden Freunde und Familie eingebunden (RAO, BLOSSER & HUFFMANN 1997)? Es ist üblich, je nach wissenschaftstheoretischen bzw. erkenntnistheoretischen Bezugssystemen, beispielsweise hermeneutische, quantitative oder qualitative Verfahren zur Erhebung und Auswertung von Daten einzusetzen.

Die Verfahren stammen im Wesentlichen aus der sozialwissenschaftlichen Methodenlehre.

Es handelt sich um quantitative und qualitative Erhebungs- sowie Auswertungsmethoden (vgl. FLICK et al. 1991; KROMREY 1995; LAMNEK 1989; LENZ 1998; MAYRING 1990). Zu den Methoden zählen u.a. schriftliche und mündliche Befragungen. Zur Systematisierung und Strukturierung verwendet man

Schriftliche und mündliche Befragung

– Fragebogen,
– Leitfadeninterviews mit vorgegebener Abfolge von Fragen,
– offene Interviews, die den Klienten zur freien Erzählung anregen,
– fokussierte Interviews, in denen „der Schwerpunkt auf besonderen, positiven wie auch negativen, Ereignissen und Erfahrungen liegt" (LENZ 1998, 134).

Des Weiteren kommen Gruppenbefragungen, Gruppendiskussionen, Soziometrie, Rating- und Persönlichkeitsskalen, Symptomlisten, Tests oder Inhaltsanalysen zum Einsatz.

Qualitätszirkel

Immensen Qualität steigernden Effekt bringen berufsgruppeninterne Qualitätszirkel, in denen die Arbeit mit Gruppen von Klienten mit einer bestimmten Sprachstörung im Mittelpunkt steht. Mitarbeiter oder Fachkollegen treffen sich regelmäßig und besprechen in Form eines Gesprächskreises (auch der Supervision) z.B. Fragen der Differenzialindikation oder einzelner Behandlungsverläufe und -konzepte vor dem Hintergrund der eigenen Berufserfahrung, der aktuellen Fachliteratur und arbeiten geeignete Lösungsvorschläge aus. Die dazu notwendige Vertraulichkeit ermöglicht, selbst auf unbefriedigende Therapieverläufe einzugehen (IVEN 1998; Logos Interdisziplinär 1999, 2, 98–102). Vertraulichkeit erlaubt die angstfreie Analyse von „Schwachstellen" und bestimmt die kreative Weiterentwicklung von Behandlungsmethoden (PELZER 1998, 170).

4.7 Evaluationszeitraum

Die Erhebungszeiträume sind gerade für Evaluationsprojekte von großer Bedeutung. So bieten prä-, peri-, und post-Erhebungen bzw. Tests einen Längsschnitt. Katamnesen, also Nachuntersuchungen oder Befragungen zu unterschiedlichen Zeiträumen nach Beendigung der Sprachtherapie geben wichtige Aussagen zu Langzeiteffekten.

Bei der Erstellung des Designs ist der zur Verfügung stehende Zeitrahmen zu berücksichtigen bzw. eine Planung dessen zu beachten. Der Zeitpunkt der Evaluation ist in Abhängigkeit von der Methodik und der Fragestellung festzulegen. So können verschiedene Evaluationsmethoden vor, während oder nach einer Therapie, einem Projekt etc. eingesetzt werden.

Langzeiteffekte

5 Standards

In den meisten Qualitätskonzepten im Gesundheitswesen (u.a. DONABEDIAN 1982; KALTENBACH 1993; SELBMANN 1996; WINTER 1997) herrscht Einigkeit darüber, dass Qualität nur in Abhängigkeit von vorher festgelegten Kriterien zu bestimmen ist.

Wie und von wem diese Kriterien zu entwickeln sind, welcher Stellenwert bzw. welche Funktion ihnen zugesprochen werden soll und wie sie letztendlich benannt werden sollen, sind Fragen, die je nach Konzept unterschiedlich beantwortet werden. Bei der bestehenden Begriffsvielfalt – Empfehlungen, Normen, Memoranden, Kriterien, Richtlinien, Leitlinien, Standards – variieren nicht nur die Begriffe, sondern auch die Definitionen erheblich. Die von DONABEDIAN 1982 vorgeschlagene Trennung in Norm, Kriterien und Standards hat sich besonders für die beiden Letztgenannten durchgesetzt, wobei der Begriff Standard in der deutschsprachigen Literatur häufig durch Leitlinie oder Richtlinie ersetzt wird.

Begriffsvielfalt

5.1 Richt- und Leitlinien

Gerade die wahrscheinlich von der Mehrzahl der Sprachtherapeuten bevorzugte personale Begegnungsebene, auf der sie mit den betroffenen Personen Sprachliches und Kommunikatives im Dialog klären, bewegt stark subjektiv gefärbte Dimensionen z.B. der Kognition, Emotion und Motivation.

> Leitlinien unterstützen Sprachtherapeuten in ihrem Willen, zur personalen Begegnung eine sie und ihr Gegenüber schützende, sachlich differenzierende Entfremdung herbeizuführen.

Entfremdung Diese Entfremdung hilft, in distanzierter, näherungsweiser Objektivität den sprachdiagnostisch-therapeutischen Prozess zu ermöglichen und so die verallgemeinerbaren Wissensbestände der Fachdisziplinen zum Ingangsetzen des konkreten sprachlichen Lernens zu nutzen.

Richtlinien Richtlinien haben nach SELBMANN (1996) einen zwingenden Charakter, wie z.B. die Richtlinien der Sozialgesetzgebung, für die Sprachtherapie
Leitlinien der § 92 SGB V. Leitlinien zeichnen sich durch einen eher verbindlichen Charakter aus, man sollte sich nach ihnen richten. In Anlehnung an SELBMANN (1996) ist nur dann von Richtlinien zu sprechen, wenn wissenschaftlich gesicherte Daten vorliegen, ansonsten sollte der Terminus Leitlinie vorgezogen werden.

> Darüber hinaus ist es notwendig, bei der wissenschaftlichen Entwicklung von Leit- oder Richtlinien Praktiker in angemessener Weise zu beteiligen, da sie nicht nur wertvolles Erfahrungswissen besitzen, sondern auch die potenziellen Anwender sind (vgl. GIEL 1999a).

Um eine erfolgreiche Etablierung in der Praxis zu erzielen, sind breite Publikationen und die Umsetzung im Studium sowie in der Fort-/Weiterbildung unumgänglich. Eine regelmäßige Überprüfung der Richt- bzw. Leitlinien und eine Anpassung an den aktuellen Stand der Wissenschaft ist erforderlich. Bei der Entwicklung von Richt- und Leitlinien
Zusammenarbeit erscheint die Zusammenarbeit aller sprachtherapeutischen Berufsgruppen aus inhaltlicher und kapazitativer Sicht empfehlenswert. Konzertierte Aktionen können Ressourcen sinnvoll aktivieren und bündeln sowie gleichzeitig einer Leitlinienflut vorbeugen, die vergleichende Analysen aufgrund heterogener Inhalte erschweren.

5.2 Richt- und Leitlinien für den Bereich der Strukturqualität

Bezogen auf die Struktur-, Prozess- und Ergebnisebene werden im Folgenden einige Richt- bzw. Leitlinien für die Sprachtherapie genannt. Im Bereich der Strukturqualität hat man für die Ausbildung von Sprachtherapeuten auf internationaler, europäischer und nationaler Ebene mehrere Leitlinien entwickelt. Die „Guidelines for Initial Education in Logopedics", die die „International Association for Logopedics and Phoniatrics" (IALP) vorlegten, beeinflussten sowohl die auf europäischer Ebene entwickelten Mindeststandards des „Comité Permanent de Liaison des Orthophonistes/Logopédes" (CPLOL) als auch die in Deutschland von der Berufsgruppe der Sprachheilpädagogen konzipierten Ausbildungsstandards. Innerhalb der Sprachbehindertenpädagogik wurden 1998 „Qualitätsstandards für die Ausbildung von Sprachtherapeutinnen und -therapeuten im Rahmen von Diplom- und Magisterstudiengängen in Heilpädagogik/Rehabilitationspädagogik/ Sonderpädagogik" von der Ständigen Konferenz der Dozentinnen und Dozenten der Sprachbehindertenpädagogik verabschiedet.

Leitlinien des Studiums

Alle diese Standards haben das Ziel, die Qualität der Studien- und Ausbildungsgänge zu sichern. In ihnen werden das Selbstverständnis und die Aufgabenbereiche von Sprachtherapeuten definiert sowie Ziele, Aufbau und Inhalte des Studiums geregelt (vgl. GIEL et al. 1999, IALP 1995, LETERME & SCHREY-DERN 1999, SCHREY-DERN 1999a, SPRINGER 1996).

Ebenfalls zum Bereich der Strukturqualität zählen die von der Arbeitsgemeinschaft der Spitzenverbände der Krankenkassen (1996) formulierten Empfehlungen für die berufspraktische Erfahrungszeit sowie für die räumliche und materielle Ausstattung von sprachtherapeutischen Praxen.

Richtlinien der Krankenkassen

Darüber hinaus werden vom Deutschen Berufsverband der Sprachheilpädagogen e.V. (dbs) Leitlinien für die Strukturqualität in der Sprachtherapie für alle Arbeitsfelder (Kliniken, Praxen etc.) entwickelt, die im Wesentlichen die Kriterien der personellen Voraussetzungen, räumlichen Gegebenheiten, materiellen Bedingungen und apparativen Ausstattung beinhalten.

Einzelne Bemühungen um strukturqualitative Veränderungen durch Erstellung von Ausbildungsstandards und Lernzielen, beispielsweise für Myofunktionelle Therapie (AK-MFT 1995; HELMS 1997), sind anerkennenswert, jedoch sollte eine wissenschaftliche Vorgehensweise berücksichtigt werden (GIEL 1998). Die Entwicklung von Kriterien – beispielsweise durch Konzeptvergleiche – ist bei der Leitlinienerstellung ein erster notwendiger Schritt, wie BUSCHER (1999) am gleichen Gegenstand gezeigt hat.

5.3 Richt- und Leitlinien für den Bereich der Prozess- und Ergebnisqualität

Für den Bereich der Prozess- und Ergebnisqualität sind etwa die zwischen den Gesetzlichen Krankenversicherungen (GKV) und den Berufsverbänden vereinbarten Leistungsbeschreibungen, in denen Form und Inhalt von sprachtherapeutischer Diagnostik geregelt sind, zu nennen. Es besteht eine Verpflichtung zur Dokumentation von Beratungs- und

Dokumentationspflicht

Therapieprozessen bei durch die Krankenkasse zugelassenen Sprachtherapeuten, wobei zur Zeit weder Dokumentationskriterien noch Dokumentationsleitlinien existieren. Auch aus der fachlichen Forderung nach der wissenschaftlichen Organisation von Sprachtherapie ergeben sich für die Praxis Konsequenzen, die beispielhaft einige Leitlinien illustrieren sollen.

Beispiel: Behandlung von Menschen mit Aphasie
In ihrem Entwurf von Standards zur Qualitätssicherung in der Behandlung von Patienten mit Aphasie legen BAUER, DE LANGEN-MÜLLER, GLINDEMANN, SCHLENCK, SCHLENCK (1998, o.S.) u.a. Wert darauf, dass

Therapieziele
- „Therapieziele explizit formuliert werden, die in dem jeweils zur Verfügung stehenden Zeitraum erreichbar scheinen...,
- Therapieziele so gesetzt werden müssen, dass ihr Erreichen quantifizierbar und durch qualitative Analysen belegbar ist. Die Therapiemethoden müssen entsprechend dieser Zielspezifizierung gewählt werden...,
- sich Aphasietherapeuten in der Therapieplanung verstärkt nach psycholinguistischen, neurolinguistischen oder auch theoretisch-linguistischen Modellen (...) richten. Wir halten ein solches modellorientiertes und theoretisch begründetes Vorgehen für ein entscheidendes Qualitätsmerkmal in der Aphasietherapie...,
- die immer häufiger in der Aphasietherapie verwendeten Methoden wie Edukinesthetik, Tomatistherapie, Neurolinguistisches Programmieren (...) diesen Kriterien nicht entsprechen...,
- eine psychometrisch valide Verlaufskontrolle in der Aphasietherapie unverzichtbar ist,
- Sprachtherapie täglich erfolgen (...) und jeweils eine Zeitstunde dauern (...) sollte. Einen Beleg für die Wirksamkeit niedrigfrequenter Therapie gibt es nicht...“

Beispiel: Behandlung von Kindern, die stottern
Dokumentation
In einem weiteren Beispiel kann man den Leitlinien zur Dokumentation der Behandlungseffekte stotternder Kinder (INGHAM & RILEY 1998) u.a. entnehmen:

- die angewandte Maßnahme ist präzise zu beschreiben,
- die angewandte Methode muss identisch mit der sein, für die Effektivitätsstudien vorliegen (z.B. kontrollierte Einzelfall- oder Gruppenvergleichsstudien),
- die Maßnahme muss von einem Fachmann erlernt worden sein,
- das Behandlungsergebnis muss eindeutig auf die angewandte Methode rückführbar sein,
- ist das Ziel der Behandlung die Reduzierung der Häufigkeit und Stärke des Stotterns, sollen an Daten die Stotterfrequenz, die Stotterstärke sowie die Sprechrate festgehalten werden,
- am Ende der Therapie sollen die Klienten natürlich sprechen und ihr Sprechen nicht mehr bewusst kontrollieren müssen.

5.4. Basisdokumentation

> Basisdokumentation verhilft dazu, die Qualität von Sprachtherapie und Beratung zu sichern, indem sie deren Prozesse gegenüber den Klienten, den Kostenträgern, den Kooperationspartnern sowie den Kollegen transparent, nachvollziehbar und ökonomisch gestaltet.

Im Sinne der „kumulativen Erfahrungsverwertung" (PETERMANN 1996, nach HÜBNER & HAGER 1998, 77) können die systematisch aufbereiteten Einzelfalldaten aus der Praxis schrittweise zusammengetragen werden. „Genau an diesem Punkt geht praxisorientierte ... Interventionskontrolle in systematische Forschung über" (ebd.).

Kumulative Erfahrungsverwertung

Durch handhabbare Vordrucke sowie die computerunterstützte Arbeit mit Textbausteinen kann die Dokumentation auch im Hinblick auf Therapieverlaufs- oder Abschlussberichte arbeitserleichternd genutzt werden. In den USA wird bereits an vielen Orten die Analyse spontansprachlicher Äußerungen über PC-Programme wie das „Systematic Analysis of Transcripts" oder das „Child Language Data Exchange" automatisiert (BAKKER 1999; KEMP & KLEE 1997; LONG 1999). Die Auswertungsobjektivität nimmt so zu, die Transkriptionszeit für die Äußerung wird erheblich reduziert. Mehrere US-Staaten setzen bereits eine solche standardisierte Analyse und Dokumentation für die Gewährung von Behandlungsgeldern voraus (EVANS & MILLER 1999). In Deutschland hat sich z.B. COPROF zur objektiven Feststellung des grammatischen Fähigkeitsstandes von dysgrammatischen Kindern bewährt (MOTSCH & HANSEN 1999).

Eine einheitlich Entwicklung und Einführung von Leitlinien für die Basisdokumentation ist, um interindividuelle Vergleiche zu ermöglichen, notwendig. Nur so können Grundlagen für intra- und interinstitutionelle Evaluationsprojekte geschaffen werden (KRISCHKER & CORDING 1998). Ziel sollte es sein, im Sinne eines Minimalkonsenses ein Grundgerüst zu erstellen, das je nach Aufgabenschwerpunkt ergänzt und erweitert werden kann. Dabei dürfen Leitlinien den individuellen Kontext der Klienten nicht beschneiden (GIEL 1999a). Von einer einheitlichen Basis-Dokumentation sind die sprachtherapeutischen Berufsgruppen im deutschsprachigen Raum jedoch noch weit entfernt. Erste noch zu evaluierende Entwürfe wurden u.a. von GROSSTÜCK 1999, HAUCK, SCHWER & VOIGT-RADLOFF 1997, SCHINDLER & MAIHACK 1999 vorgelegt.

5.5 Methodenmonismus und Methodenpluralität

> Angesichts gesicherter Theorien sprachlichen Lernens und praktisch erfahrener Komplexität der Sprachtherapie scheint es heute gerechtfertigt, von einem gewissen Maß an prinzipieller Unbestimmtheit des sprachtherapeutischen Prozesses ausgehen zu müssen (BAUMGARTNER & FÜSSENICH 1999; BRECKOW 1997; MACKENZIE & FREEDMAN 1998; SPIECKER-HENKE 1997).

Das fordert letztendlich nur *die* Therapeuten heraus, denen es auf

- zweifelhaften Erfolg um jeden Preis,
- strikte Verhaltenskontrolle,
- uneingeschränkte Überschaubarkeit und
- lediglich quantitativ messbare Einzelhandlungen ankommt,

eben einem, dem sprachlich-kommunikativen Lernen hinderlichen, standardisierten Leistungskittel.

Therapiemethoden als Prototypen
Für erfahrene Sprachtherapeuten sind präzisierte und systematisierte Therapiemethoden kaum mehr als Prototypen, die ihr persönliches Erfahrungswissen in Unordnung bringen.

Spezifische Klientenressourcen

Praxiserfahrung spricht dafür, dass es nicht nur eine, sondern mehrere wirksame Varianten für die Behandlung einer umschriebenen Sprachstörung (z.B. Aphasie oder Stottern) gibt. Auf der Seite des Klienten hängt das mit seinen spezifischen Ressourcen für die jeweilige Therapie ab,

von

- seiner Störung selbst,
- der Weise ihrer kognitiven und emotionalen Verarbeitung,
- seinem Autonomiebedürfnis, das den Einsatz direkter oder indirekter Verfahren nach sich zieht,
- seinen Aktivitäten, die zwischen Verhaltens- und Erlebensorientierung verlaufen,
- seiner motivationalen Konstellation,
- seinen Beziehungsvoraussetzungen sowie
- seiner biografisch geprägten Sprachlernsituation.

Adaptives Vorgehen
Modulare Handlungsprogramme

Notwendig sind auf Therapeut wie Klient persönlich zugeschnittene modular aufgebaute Handlungsprogramme (BAUMGARTNER 1999; GLINDEMANN 1998; IVEN 1995).

Mit ihnen stellen Sprachtherapeuten für einzelne Klienten mit ihren individuellen sprachlichen und kommunikativen Problemlagen eine individuelle Behandlung aus verschiedenen Therapiebausteinen zusammen.

Erfahrene Sprachtherapeuten müssen demnach über mehrere Handlungsalternativen, mit denen sie adaptiv ihr Vorgehen flexibel auf die sich laufend ändernde Lernlage des Klienten zuschneiden, verfügen. Sie wissen, dass der sprachtherapeutische Prozess, obwohl strukturiert und zielorientiert, nicht selten der soliden und gekonnten Vorausplanung entgleitet. Sie wissen, wie in der erlebten Komplexität des praktischen Geschehens Kenntnisse wissenschaftlicher Theorien mit im Moment aufflackernden persönlichen Theorien, mit intuitivem Erkennen als unmittelbarem Erfassen des Ganzen zusammenfließen.
Bei diesem adaptiven Vorgehen ist weniger entscheidend, dass vor Beginn der Behandlung eine bestimmte Vorgehensweise festgelegt wurde, die den weiteren Verlauf dominierend strukturiert.

Entscheidend ist die situationsbestimmte Feinsteuerung des Geschehens in einzelnen Therapiesequenzen, die sich nach dem aktuellen sprachlichen und kommunikativen Zustand der sprachbehinderten Person richten.

Feinsteuerung

Das wird besonders wichtig in z.B. jenen Sequenzen, in denen wenig
Engagement und wenig eigene Beiträge des Klienten in das momentane
sprachliche Interagieren eingebracht werden.

Adaptives Vorgehen führt im Allgemeinen zu offeneren Therapieformen, man
könnte sagen, zu einem dynamischeren, personenbezogeneren Therapieprojekt,
in dem die augenblicklichen „Wenn-und-Dann-Komponenten" stärker reflektiert
werden müssen (GRAWE 1999; vgl. BAUMGARTNER 1995).

Offene Therapieformen

Gegenüber hochstrukturierten, weniger kommunikativen, dafür leichter überprüfbaren Therapien mit Sprachlaborcharakter ist die Konzentration auf die Sprachhandlung in einem geöffneteren sprachlichen Be-
ziehungsangebot auch unter dem Gesichtspunkt der Evaluation ungleich anspruchsvoller.

Sprachtherapie im Gleichschritt?
Allein schon unter dem Einfluss computergestützer Programme wird
die Methode des systematischen Aufbaus sprachlich rezeptiver und
produktiver Fähigkeiten auf dem Therapiemarkt beherrschend werden
können (BAKKER 1999; LONG 1999; OLSWANG 1997).

Computergestützte
Programme

Der Syndromcharakter mancher sprachlichen und kommunikativen Störung geht
dann zwar verloren, dafür hat die Methode stabile und standardisierte Teil-
schritte.

Vielleicht kann eine auf präzise Aussagen und Effizienznachweis ange-
wiesene Forschung und Praxis die damit verbundene Wirklichkeitsreduktion verkraften. Der Einsatz von, den Sprachheilpädagogen und
Logopäden hinlänglich bekannten, übenden Verfahren gehört schon
immer zu ihrer alltäglichen Routine. Sie schätzen übende Verfahren,
die zeitsparend ihr sprachtherapeutisches Handeln erleichtern. Evaluation wird lehren, dass der Therapeut,

Wirklichkeitsreduktion

Übende Verfahren

- der ihren flexiblen Umgang beherrscht,
- die Abstimmung auf die individuellen sprachlichen (Re)konstrukti-
  onsprozesse vornimmt,
- die Vielfalt der Handlungsoptionen eines sprachgestörter Menschen
  nutzt und
- die aktuelle Bedürfnislage der betroffenen Person wahrnimmt, seine
  professionelle Handlungskompetenz mit ihnen steigert.

Trotzdem wird es nicht wenige Sprachtherapeuten geben, die eine eher ablehn-
nende Haltung gegenüber dem Prinzip des Übens und gegenüber starren Ver-
fahrenvorschriften einnehmen. Der Gedanke an zu viel Gleichförmigkeit und
(selbst)kontrolliertem Vorgehen behindert sie und erzeugt handlungslähmenden
Druck.

Standardmethoden

Es gehört Selbstdisziplin dazu, die gleichen Standardmethoden immer wieder anzuwenden. Wer hält das durch? Verträgt Sprachtherapie keinen momentanen Lernstillstand, keine spontane sprachlich-kommunikative Entdeckungsfreude, keine momentan unspezifische diagnostische und therapeutische Suchhaltung, ohne ineffizient zu werden? Können denn die Standardisierung einer Methode und der Zwang zur Effizienzkontrolle das Unwägbare und den Zweifel an der Gewissheit in personenbezogenen sprachlichen und kommunikativen Beziehungsgestaltungen wirksam eliminieren?

Zweifel an
der Gewissheit

Methodenmonismus

Man muss wohl oder übel konstatieren, dass sich mancher Sprachtherapeut gerne dem Prokrustesbett des Methodenmonismus und der Standardisierung der Vorgehensweise beugen würde, gleichzeitig aber die Unangemessenheit dieser Haltung in einer je einzigartigen Subjekt-Subjekt-Beziehung wahrnimmt. Vielleicht bestätigt Evaluation wohltuend, dass sich personenabhängige sprachliche Ereignissequenzen als wenig eindeutig, logisch und somit standardisierbar erweisen.

Rechtsgrundlagen in der Sprachtherapie

Volker Gerrlich

1 Historische und verfassungsrechtliche Betrachtung

Die Heilberufe sind verfassungsrechtlich nur schwer einzuordnen, da es den Heilberuf als solchen nicht gibt. Es sind vielmehr die einzelnen Berufsgesetze oder Verordnungen, die einen bestimmten Ausschnitt der heilberuflichen Tätigkeit abdecken. Ein einheitliches Schema zur Abgrenzung der unterschiedlichen Bereiche liegt den verschiedenen Gesetzen nicht zugrunde.

Historisch ist diese Unschärfe auf das alte Prinzip der sogenannten Kurierfreiheit zurückzuführen. Es sollte allein die Berufsbezeichnung bestimmter Heilberufe geschützt werden und das Führen der Berufsbezeichnung an definierte Voraussetzungen geknüpft werden. Eine bestimmte heilende Tätigkeit ist jedoch nicht geregelt worden. So war noch nach der Reichsgewerbeordnung zwar das Führen der Bezeichnung Arzt gesetzlich geschutzt, nicht jedoch die Ausübung der ärztlichen Tätigkeit.

Den Versuch einer Konkretisierung hat der Gesetzgeber durch die Einführung des Heilpraktikergesetzes im Jahre 1939 unternommen.

Den erkannten Unschärfen der generellen Kurierfreiheit sind die Definitionen des Heilpraktikergesetzes entgegengestellt worden. In § 1 des Heilpraktikergesetzes wird bestimmt, dass derjenige, der die Heilkunde, ohne als Arzt bestallt zu sein, ausüben will, dazu der Erlaubnis bedarf. Durch das Heilpraktikergesetz sollte die allgemeine Kurierfreiheit beseitigt werden. Die Ausübung der Heilkunde durch Nichtärzte sollte zugunsten einer ausschließlich ärztlichen Kompetenz aussterben (BVerwGE 23, 140ff.).

Im Ergebnis hat die Einführung des Heilpraktikergesetzes das Gegenteil bewirkt. Eine Vielfalt heilkundlicher Berufsgruppen ist seit der Einführung des Heilpraktikergesetzes entstanden. Der Versuch, die Ausübung der Heilkunde als „jede berufs- oder gewerbsmäßig vorgenommene Tätigkeit zur Feststellung, Heilung oder Linderung von Krankheiten, Leiden oder Körperschäden bei Menschen" zu definieren, schaffte es nicht, die unterschiedlichen Berufe, mit zum Teil nur heilkundlichem Einschlag, befriedigend zu regeln.

Heilpraktikergesetz

Regelungsbedarf wurde alsbald für die handwerklichen Berufe der Augenoptiker, Hörgeräteakustiker etc. in der Handwerksordnung gesehen. Ferner wurde u. a. 1938 das Hebammengesetz, 1957 das Krankenpflegergesetz und 1958 das Gesetz über die Ausübung des Berufes der medizinisch-technischen Assistentin eingeführt. In dieser historischen Abfolge steht schließlich auch das Logopädengesetz, das am 1. Oktober 1980 in Kraft getreten ist, und das Gesetz über die Berufsbezeichnung der Medizinischen Sprachheilpädagoginnen und -pädagogen vom 2. März 1998.

Logopädengesetz

Die aufgeführten Bundes- und Landesgesetze regeln jedoch in den meisten Fällen nicht die Zulassung und Ausübung eines sachlich abgrenzbaren Bereichs der Heilkunde, sondern schützen nur die Befugnis, heilkundliche Tätigkeit unter einer bestimmten Berufsbezeichnung ausüben zu dürfen. Dementsprechend heißt es in § 1 Logopädengesetz, dass derjenige, der eine Tätigkeit unter der Berufsbezeichnung Logopäde oder Logopädin ausüben will, einer Erlaubnis bedarf. Diese Erlaubnis wiederum darf nur unter genau definierten Voraussetzungen, insbesondere einer entsprechenden Ausbildung und Prüfung, erteilt werden. Wer aber Sprachtherapie nicht unter der Bezeichnung Logopäde ausübt, fällt nicht in den Schutzbereich des Logopädengesetzes und bedarf keiner Erlaubnis. Das Heilpraktikergesetz kann wohl kaum als Auffangregelung für sämtliche nicht ärztlichen Heilhilfsberufe in Betracht kommen, da die dort statuierte Erlaubnispflicht und die verlangten Anforderungen viel zu undifferenziert sind.

Schließlich ist das Heilpraktikergesetz nur für Heilberufe mit minimalen Ausbildungsanforderungen passend. Es verlangt nur den Nachweis einer abgeschlossenen Volksschulbildung und das Nichtvorhandensein einer Gefahr für die Volksgesundheit. Auf Fachschul- oder gar Hochschulausbildungen ist es daher offensichtlich nicht zugeschnitten.

Über den damals aktuellen Fall der Heilpraktikererlaubnis für akademisch ausgebildete Psychotherapeuten schrieben RUPP und v. OLSHAUSEN: „Diesem Regelungsschema auch wissenschaftlich vorgebildeten und in einer geordneten Hochschulausbildung ausgebildeten Psychotherapeuten zu unterwerfen ist nicht nur grotesk sondern verfassungswidrig, weil – im Sinne der Rechtsprechung des Bundesverfassungsgerichtes – Ungleiches gleich behandelt würde."

Die Tatsache, dass die Landesregierung in Nordrhein-Westfalen in ihrem Erlass vom 11.9.1998 gleichwohl die von Sprachheilpädagogen ausgeübte sprachtherapeutische Tätigkeit als Heilkunde im Sinne des Heilpraktikergesetzes einordnet, ist rechtssystematisch nicht nachvollziehbar, gleichwohl darf nicht verkannt werden, dass umsatzsteuerrechtliche Gerechtigkeit geschaffen wurde (dazu unten).

Konsequenterweise müssen nun in Nordrhein-Westfalen aber auch Logopäden, die nur den Schutz ihrer Berufsbezeichnung besitzen, dem Heilpraktikergesetz unterworfen werden. Dies ist aber erkennbar nicht gewollt und zeigt die konstruktive Schwäche des Erlasses.

Die nur historisch durch die allgemeine Kurierfreiheit begründbare Gesetzessystematik im deutschen Gesundheitswesen stößt auch auf verfassungsrechtliche Probleme. Der verfassungsrechtlichen Rechtsprechung zum Berufsrecht und zur Berufsfreiheit liegt grundsätzlich eine Definition des Berufsbegriffs über die ausgeübte Tätigkeit und nicht über eine bloße Berufsbezeichnung zugrunde. In Artikel 12 Abs. 1 S. 2 Grundgesetz heißt es: Die Berufsausübung kann durch Gesetz oder auf Grund eines Gesetzes geregelt werden. Auch im Gesundheitsbereich müssen alle Zulassungs- und Erlaubnisvoraussetzungen an diesem Grundsatz gemessen werden. Je intensiver ein Eingriff in die garantierte Berufsfreiheit ausfällt, um so schärfer müssen die zugrunde liegenden Entscheidungskriterien ausgestaltet sein. Sachliche Beurteilungsgrundlagen, etwa eine Gefährdung des Gemeinwohls durch die Ausübung der heilkundliche Tätigkeit, lassen sich aber ausschließlich über konkrete Handlungsabläufe definieren.

Bei reinen Berufsbezeichnungsgesetzen ist es auch fraglich, ob dem Qualitäts- und daraus folgend dem Wirtschaftlichkeitsgebot aus § 12 Sozialgesetzbuch V genüge getan werden kann. Die Qualität und Wirtschaftlichkeit einer Leistung kann immer nur in Bezug auf die tatsächlich erbrachte Handlung gemessen werden. Die Handlung als solche steht aber nicht unter dem Schutz der jeweiligen Berufsbezeichnungsgesetze.

Eine höhere Effizienz könnte im Gesundheitsbereich insbesondere durch ein Berufszulassungsgesetz geschaffen werden, das die Zulassung zu einer über die Qualität definierten Tätigkeit beschreibt.

Hier ist jedoch die Frage zu beantworten, ob der Gesetzgeber überhaupt noch einen Handlungsspielraum hat, nachdem er für den Bereich der Sprachtherapie durch die Schaffung des Logopädengesetzes bereits tätig geworden ist.

Der Bund besitzt nach Artikel 74 Nr. 19 Grundgesetz die Gesetzgebungskompetenz für die Zulassung zu ärztlichen und anderen Heilberufen. Wie bereits dargestellt, hat er aber nur ein Berufsbezeichnungsgesetz geschaffen, das keinen unmittelbaren Zulassungscharakter hat. Von seiner Hauptkompetenz, der Schaffung von Zulassungsregeln, hat er auch im Bereich der Sprachtherapie keinen Gebrauch gemacht.

Die Schaffung eines Bundessprachtherapeutengesetzes, das als echtes Zulassungsgesetz ausgestattet sein könnte, wäre verfassungsrechtlich ohne weiteres möglich.

2 Berufsrecht und Kassenzulassung gemäß § 124 SGB V

Die Zulassung zu den Krankenkassen ist aus wirtschaftlichen Gründen für jeden heilkundlich Tätigen von besonderer Bedeutung. Die Kassenzulassung hat faktisch die Bedeutung einer objektiven Berufszulassungsregelung erhalten. Dies hat auch das Bundesverfassungsgericht in seiner sog. Kassenarztentscheidung ausführlich dokumentiert (BVerfGE 11, 30).

Sozialgesetzbuch

> Für den Bereich der Heilmittel und somit auch für die Sprachtherapie regelt seit 1989 der § 124 Abs. 2 Sozialgesetzbuch V die Kassenzulassung. Die Zulassung ist seitdem als verwaltungsrechtliches Verfahren ausgestaltet worden. Die Zulassung selbst erfolgt durch einen sogenannten Verwaltungsakt, der nur unter gesetzlich genau definierten Bedingungen wieder zurückgenommen werden kann. Dadurch erlangt der Leistungserbringer deutlich mehr Rechtssicherheit als dies bei einer rein vertraglichen Vereinbarung der Fall wäre. Für die Durchführung des Verfahrens sind in der Regel die Landesverbände der Krankenkassen zuständig.

Nach dem Wortlaut des § 124 Abs. 2 Nr. 1 SGB V ist zuzulassen, wer die für die Leistungserbringung erforderliche Ausbildung besitzt sowie eine entsprechende zur Führung der Berufsbezeichnung berechtigende Erlaubnis besitzt.

Bei den Heilmitteln verweist § 124 Abs. 2 Nr. 1 SGB V auf das Berufsrecht. Es wird also eine positive Befähigungsanerkennung für eine – wie oben bereits dargestellt – an sich erlaubnisfreie Tätigkeit verlangt. Die Berufsgruppe der Logopäden besitzt eine solche Erlaubnis aufgrund des Logopädengesetzes. Dies bedeutet, dass ein Logopäde die entsprechende Berufsbezeichnung führen darf. Die Erlaubnis zum Führen der Berufsbezeichnung ist auch durch § 132a Strafgesetzbuch geschützt.

Sprachheilpädagogen, die gemäß der Zulassungsempfehlungen der Krankenkassen[1] tätig sind, haben ihr Studium mit einem Diplom oder 2. Staatsexamen abgeschlossen. Im Falle des Staatsexamens liegt damit die Befähigung vor, sprachtherapeutische Maßnahmen in Schulen durchzuführen (Richtlinien der Kultusminister der Länder z. B. NRW II A 5.38–20/02354/79).

Dies ist ein positiver Befähigungsnachweis, der für Diplom-Sprachheilpädagogen und examinierte Sprachheillehrer ebenfalls aus § 10 Abs. 1 Hochschulrahmengesetz abzuleiten ist. Aus § 10 Abs. 1 Hochschulrahmengesetz folgt nämlich die zwingende Annahme, dass ein Hochschulabsolvent einen entsprechenden berufsqualifizierenden Abschluss erworben hat. Durch die Möglichkeit, gemäß § 18 Hochschulrahmengesetz eine Fachrichtung im Diplomtitel auszuweisen, wird die fachspezifische Qualifikation bei Sprachheilpädagogen dabei deutlicher dokumentiert, als dies bei vielen anderen Berufsgruppen der Fall ist.

Letztlich kann es aber nicht ausschließlich auf die Erlaubnis zum Führen einer Berufsbezeichnung ankommen. So hat das Bundesverfassungsgericht schon im sogenannten Dentistenbeschluss (BVerfGE 25, 236) entschieden: *Wenn es der Gesetzgeber schon zulasse, dass neben den staatlich anerkannten Dentisten mitsamt derjenigen, die nach dem Zahnheilkundegesetz in den Zahnarztberuf überführt wurden, und neben den Zahnärzten auch die nicht anerkannten Dentisten ihre bisherige Tätigkeit weiter ausüben dürften, dann bestehe kein einleuch-*

---

1 Gemeinsame Empfehlungen der Spitzenverbände der Krankenkassen gemäß § 124 Abs. 4 SGB V zur einheitlichen Anwendung der Zulassungsbedingungen nach § 124 Abs. 2 SGB V für Leistungserbringer von Heilmitteln, die als Dienstleistungen an Versicherte abgegeben werden (Stand 9.9.1997).

tender Grund des Gemeinwohls, sie von der Kassenzulassung auszu-
schließen. Es sei nicht einzusehen, warum die nicht staatlich anerkannten Dentisten einerseits die Behandlungsbefugnis bei Privatpatienten
besäßen, andererseits aber für die Behandlung von Kassenpatienten als
nicht genügend befähigt gelten sollten.
Nach einer weiteren Auffassung (BIEBACK 1997) muss für die Zulassung nur die für die Leistungserbringung erforderliche Ausbildung vorliegen. Es folge nicht aus § 124 Abs. 2 SGB V, dass nur jene Personen
zugelassen werden können, die die Berufsausbildung für bestimmte
umfassende Tätigkeitsbereiche (z.B. Logopädie) absolviert haben. Es
entspräche vielmehr der Berufsfreiheit des Artikel 12 Grundgesetz und
dem vom Gesetzgeber gewollten Modell des Wettbewerbs durch freie
Zulassung, für Teilbereiche und für bestimmte Indikationen Personen
zuzulassen, die die dafür berufsrechtlich erforderlichen Ausbildungen
und Anerkennungen besitzen. Deshalb sei es keine Ausnahmeregelung
zur Gewährleistung des Sicherstellungsauftrages, sondern vom Gesetz
voll gedeckt, wenn Sprachheilpädagogen gemäß den Zulassungsempfehlungen von den Krankenkassen zugelassen werden.

3 Die verschiedenen berufsrechtlichen Regelungen

3.1 Das Logopädengesetz

Der Entwurf des Logopädengesetzes ist erstmals durch die Fraktion
der CDU/CSU im Juli 1975 in den Bundestag eingebracht worden
(BT-Drucksache 7/3852).
In den folgenden Anhörungen und Beratungen ist insbesondere die
Frage problematisiert worden, ob es überhaupt notwendig und zweck-
mäßig ist, eine bundesweite Regelung zu treffen und auf welchem Zu-
gangs- und Ausbildungsniveau das zukünftige Gesetz abzielen soll. Insbesondere die Frage nach dem Zugangs- und Ausbildungsniveau hat
durch die aktuellen Bestrebungen aller sprachtherapeutischen Berufsverbände, ein einheitliches Berufsgesetz auf Hochschulniveau zu schaffen, auch heute noch erhebliche Relevanz. Entsprechend kontrovers
verliefen schon seinerzeit die Debatten im Deutschen Bundestag, so
führte der FDP Bundestagsabgeordnete ENGELHARD am 24. Januar
1980 aus: „Ich habe dem vorliegenden Gesetzesentwurf über den Beruf
des Logopäden nicht zugestimmt ... Meine Bedenken richten sich gegen § 4 Abs. 2 des Entwurfs, der die Voraussetzungen für den Zugang
zum Beruf des Logopäden regelt. Bei den Logopäden handelt es sich
nicht nur um einen besonders verantwortungsvollen, sondern auch besonders schweren Beruf. Logopäden sind ja nicht bloße Vokal- und
Konsonantentechniker, sondern sie haben es mit Behinderten zu tun,
denen das wichtigste Mittel, sich einem anderen Menschen mitzuteilen,

nicht oder nur unzulänglich zur Verfügung steht. Damit wird der Logopäde nicht nur zu einem Helfer in seinem engeren Fachbereich, sondern auch zu einer Person, die des besonderen Vertrauens des Kranken und Behinderten sicher sein muss und in vielen Dingen um Rat gefragt wird, in denen von ihm eine Antwort erwartet wird.

Dementsprechend ist im europäischen Ausland weiterhin das Abitur Zulassungsvoraussetzung für die Ausbildung."

Bei dem Logopädengesetz handelte es sich um ein durch den Bundesrat zustimmungspflichtiges Gesetz. Aufgrund der Meinungsverschiedenheiten über grundsätzliche Aspekte der Gesundheits- und Bildungspolitik musste das Gesetz in den Vermittlungsausschuss von Bundestag und Bundesrat. Schließlich wurde der Vermittlungsvorschlag am 17.4.1980 vom Deutschen Bundestag und am 18.4.1980 vom Bundesrat angenommen. Ein Gesetzgebungsprozess von über 16 Jahren hatte endlich seinen Abschluss gefunden.

Sprachheilpädagogen

> Schon bei der Verabschiedung des Gesetzes erkannte der Gesetzgeber, dass er nicht alle sprachtherapeutischen Berufsgruppen regeln konnte. Dies war ihm insbesondere hinsichtlich der akademisch ausgebildeten Sprachheilpädagogen verwehrt, deren Hochschulausbildung in den Zuständigkeitsbereich der Länder fällt.

Der Bundestag hat daher in einem entsprechenden Entschließungsantrag (BT-Drucksache 44/80) zum Logopädengesetz erklärt, „dass mit Inkrafttreten des Gesetzes über den Beruf des Logopäden nicht zugleich eine Entwicklung eingeleitet werden soll, die den Logopäden verwandten Berufsgruppen aus dem Gesamtbereich der Therapie von Stimm-, Sprach- und Hörstörungen verdrängt. Er fordert die Bundesregierung auf, mit den ihr zur Verfügung stehenden Möglichkeiten einer solchen möglichen Entwicklung entgegenzutreten.

Diese Berufsgruppen, deren Schwerpunkte in Ausbildung und Tätigkeit nicht im klinischen Bereich liegen, lassen sich gestützt auf die Gesetzgebungskompetenz nach Artikel 74 Nr. 19 GG bundesgesetzlich nicht regeln. Eine Einbeziehung in das Gesetz über den Beruf des Logopäden war daher nicht möglich.

Der deutsche Bundestag erwartet, dass die Krankenversicherungen auch in Zukunft Verträge mit diesen Berufsgruppen abschließen werden."

3.2 Landesgesetz[2] (Niedersachsen) über die Berufsbezeichnung der Medizinischen Sprachheilpädagoginnen und -pädagogen

Die Schaffung des Gesetzes ist geprägt gewesen von dem Willen des Gesetzgebers, die berufsrechtliche Regelungslücke zwischen Sprachheilpädagogen und Logopäden zu schließen. Besonders deutlich ist die fehlende berufsrechtliche Regelung bei der Umsatzsteuerveranlagung

---

2 Nds. GVBl. Nr. 7/1998 ausgegeben am 11.3.1998

der betroffenen Berufsgruppen geworden. Gem. § 4 Nr. 14 Umsatzsteuergesetz sind die Umsätze aus der Tätigkeit als Arzt, Zahnarzt, Heilpraktiker, Krankengymnast, Hebamme oder aus einer ähnlichen heilberuflichen Tätigkeit von der Umsatzsteuer befreit. Die Ähnlichkeit der Tätigkeit ist dabei durch die Finanzgerichte und das Bundesverfassungsgericht selbst – bis zum bahnbrechenden Urteil des Bundesverfassungsgerichtes vom 29.10.1999 über das Merkmal der berufsrechtlichen Erlaubnis – definiert worden. Da den Sprachheilpädagogen im Gegensatz zu den Logopäden eine solche Erlaubnis fehlte, sind sie – zum Teil sogar rückwirkend – zur Umsatzsteuer veranlagt worden. Deshalb ist verständlich, dass die „Umsatzsteuerfrage" der Auslöser der Gesetzesinitiative war. In der Plenarsitzung des Landtags vom 18.2.1998 berichtete der CDU Abgeordnete JANSEN daher: „Der Entwurf verfolgt das Ziel, die selbständigen Sprachheilpädagogen von der Umsatzsteuer zu befreien, soweit sie heilberuflich tätig sind. Der Zusatz „medizinisch" in der Berufsbezeichnung soll dabei zum Ausdruck bringen, dass die zum Führen der Berufsbezeichnung berechtigten Sprachheilpädagogen keine primär pädagogische, sondern eine heilberufliche Tätigkeit ausüben."

Umsatzsteuer

Im Rahmen des Gesetzgebungsverfahrens wurde insbesondere die Frage thematisiert, wie lange eine Vervollkommnungsphase nach den Studium zu dauern habe. Die Ausschussmitglieder haben sich nach intensiver Diskussion auf einen einjährigen Zeitraum für eine Erfahrungszeit geeinigt (siehe unten § 2 Nr. 2 des Gesetzes). Eine entsprechende Ausführungsverordnung zum Gesetz soll zukünftig klären, wie die praktische Erfahrungszeit konkret auszusehen hat.

Der Landesgesetzgeber hat durch die Verabschiedung des Gesetzes deutlich zum Ausdruck gebracht, dass er die Gesetzgebungskompetenz des Bundes, für den Bereich der Sprachtherapie, trotz des Logopädengesetzes nicht als ausgeschöpft angesehen hat. Unter verfassungsrechtlichen Gesichtspunkten ließe sich diese Ansicht sicherlich kontrovers diskutieren.

Gesetz über die Berufsbezeichnung der Medizinischen Sprachheilpädagoginnen und -pädagogen[3]

(in Auszügen) Vom 2. März 1998

§ 1   Berufsbezeichnung

(1) Wer in Niedersachsen die Berufsbezeichnung „Medizinische Sprachheilpädagogin" oder „Medizinischer Sprachheilpädagoge" führen will, bedarf dazu einer behördlichen Erlaubnis.
Die Erlaubnis ist nur wirksam, während einer der Berufsbezeichnung entsprechende Tätigkeit in Niedersachsen ausgeübt wird.

(2) Die für die Erteilung der Erlaubnis zuständige Behörde wird durch das Fachministerium bestimmt.

---

3 BvR 1264/90

§ 2 Erlaubnisvoraussetzungen

Eine Erlaubnis nach § 1 erhält auf Antrag, wer

1. a) in Niedersachsen die Erste Staatsprüfung für das Lehramt an Sonderschulen mit der ersten sonderpädagogischen Fachrichtung „Sprachbehindertenpädagogik" bestanden hat oder

   b) die Befähigung für die Laufbahn des Lehramts an Schulen für Gehörlose und Schwerhörige in den Landesbildungszentren für Hörgeschädigte erworben hat, sofern das vorausgegangene Studium die Fachrichtung „Sprachbehindertenpädagogik" umfasste, oder

   c) an der Universität Hannover in dem Studiengang „Sonderpädagogik" mit dem Wahlpflichtfach „Pädagogik bei Sprachbehinderungen" den Diplomgrad erworben hat oder

   d) durch ein Studium eine gleichwertige pädagogische und sprachtherapeutische Qualifikation erworben hat,

2. im Anschluss daran mindestens ein Jahr lang durch Ausübung geeigneter praktischer Tätigkeiten sowie durch erfolgreiche Inanspruchnahme geeigneter Fort- oder Weiterbildungsangebote die erforderlichen zusätzlichen Kenntnisse der medizinischen Sprachtherapie erworben hat,

3. sich nicht eines Verhaltens schuldig gemacht hat, aus dem sich die Unzuverlässigkeit zur Ausübung einer sprachtherapeutischen Tätigkeit ergibt, und

4. nicht wegen einer Krankheit oder einer Behinderung zur Ausübung einer sprachtherapeutischen Tätigkeit unfähig oder ungeeignet ist.

§ 3 Verordnungsermächtigung

(1) Das Fachministerium bestimmt durch Verordnung,

1. welchen Inhalt und welche Dauer die einzelnen in § 2 Nr. 2 genannten Maßnahmen zum Erwerb der erforderlichen zusätzlichen Kenntnisse der medizinischen Sprachtherapie haben müssen,

2. wie festzustellen ist, ob die dabei erworbenen Kenntnisse ausreichend sind,

3. welche vor dem Erlass der Verordnung wahrgenommenen praktischen Tätigkeiten, Fort- oder Weiterbildungen auf dem Gebiet der medizinischen Sprachtherapie in welchem Umfang auf die in § 2 Nr. 2 genannten Maßnahmen anzurechnen sind.

In der Verordnung sind auch diejenigen Regelungen zu treffen, die zugunsten von Inhaberinnen und Inhabern von Diplomen oder Prüfungszeugnissen aus einem anderen Mitgliedsstaat der Europäischen Union oder einem anderen Vertragsstaat des EWR-Abkommens zur Umsetzung der Richtlinie 89148/EWG und der Ergänzungsrichtlinie 92/51/EWG erforderlich sind.

(2) Bis zum Inkrafttreten der Verordnung ersetzt der Nachweis einer mindestens einjährigen, im Anschluss an eine Ausbildung nach § 2 Nr. 1 wahrgenommenen Tätigkeit in der medizinischen Sprachtherapie während der letzten zehn Jahre vor Antragstellung die Maßnahmen im Sinne von § 2 Nr. 2.

§ 4 Ordnungswidrigkeit

(1) Ordnungswidrig handelt, wer ohne wirksame Erlaubnis nach § 1 die Berufsbezeichnung „Medizinische Sprachheilpädagogin" oder „Medizinischer Spachheilpädagoge" führt.

(2) Die Ordnungswidrigkeit kann mit einer Geldbuße bis zu 5000 Deutsche Mark geahndet werden.

§ 5 Inkrafttreten

(1) Dieses Gesetz tritt mit Wirkung vom 1. Januar 1998 in Kraft.

3.3 Eingeschränkte Heilpraktikererlaubnis in Nordrhein-Westfalen[4]

Der nordrhein-westfälische Ministerialerlass ist ebenso wie das niedersächsische Landesgesetz nur vor dem Hintergrund der existenzvernich-
tenden Umsatzsteuerproblematik zu verstehen.

In der Presseerklärung der Landesregierung vom 9.9.1998 heißt es daher: „Die Landesregierung hat eine Initiative zur Gleichstellung der
Sprachheilpädagogen mit den Logopäden beschlossen. In Deutschland
sind bisher vor allem Logopäden umfassend zur Sprachtherapie zugelassen und auch von der Umsatzsteuer befreit. Gesundheitsministerin
Birgit Fischer: ‚Hier soll nun endlich Gleichbehandlung eintreten.'

Nordrhein-Westfalen will im Bundesrat die Initiative für eine bundeseinheitliche Gleichstellung der Sprachheilpädagogen ergreifen und für
die Übergangszeit mit einer eingeschränkten Heilpraktikererlaubnis
eine schnelle Lösung in NRW herbeifahren. Die Ministerin weiter: Damit werde die kuriose Situation beseitigt, dass im Rahmen der Freizü-
gigkeit Sprachheilpädagogen aus dem europäischen Ausland den deutschen Logopäden gleichgestellt sind, nicht jedoch deutsche Sprachheilpädagogen."

Sprachheilpädagogen, die eine eingeschränkte Heilpraktikererlaubnis
erhalten haben, besitzen eine qualitativ andere Erlaubnis als Logopäden. Bei der Heilpraktikererlaubnis handelt es sich nämlich nicht nur
um eine Erlaubnis zum Führen einer Berufsbezeichnung, sondern vielmehr um eine verwaltungsbehördliche Feststellung der gesundheitspo-
lizeilichen Unbedenklichkeit. Eine solche Feststellung setzt aber notwendigerweise zunächst voraus, dass Sprachtherapie überhaupt eine
erlaubnispflichtige heilkundliche Tätigkeit darstellt.

Dies ist nach der einschlägigen Rechtsprechung und Literatur aber
höchst zweifelhaft. Die Rechtsprechung[5] verlangt die für die Annahme
einer heilkundlichen Behandlung, dass die Tätigkeit ärztliche Fachkun-
de erfordert und eine nicht nur geringfügige Gesundheitsgefährdung
hervorrufen kann. M. E. ist eine Gesundheitsgefährdung bei einer
sprachtherapeutischen Behandlung bis auf wenige Ausnahmebereiche –
z. B. in der Dysphagietherapie – nicht vorstellbar.

Nach der herrschenden Auffassung üben die Angehörigen der sogenannten Heilhilfsberufe, zu denen neben den Krankengymnasten und
Krankenschwestern eben auch die Logopäden/Sprachtherapeuten zählen, keine Heilkunde aus. Als weiteres Argument gegen die Annahme
einer erlaubnispflichtigen, heilkundlichen Tätigkeit spricht die Tatsache, dass die verschiedenen Berufsgruppen ausschließlich im ärztlichen
Delegationsverfahren tätig werden.

Das bedeutet, dass der verordnende Arzt formal die Verantwortung für
die Tätigkeit des Therapeuten behält. Dies gilt auch, wenn der Therapeut in seiner eigenen Praxis selbständig tätig wird. Letztlich sind

Presseerklärung der
Landesregierung

Unterschiede zur
Logopädie

---

4 Sprachtherapie auf der Grundlage des Heilpraktikergesetzes Runderlass
   – III B 2-0417.7 –
5 BVerwG Neue Juristische Wochenschrift 1994, 3024

Sprachheilpädagogen und Logopäden auch aus rein wirtschaftlichen Gründen auf die ärztliche Verordnung angewiesen, da diese die Abrechnungsgrundlage mit den gesetzlichen Krankenkassen darstellt.

Der Ministerialerlass hat im Ergebnis die Umsatzsteuerdiskussion für Sprachheilpädagogen beendet und materielle Steuergerechtigkeit geschaffen. Aus rechtssystematischer Betrachtung passt er aber nicht in den Bereich der Heilhilfsberufe. Besonders deutlich wird dies, wenn man die Rechtsfolgen des Erlaubniszwanges zu Ende denkt; von den gesetzlichen Krankenkassen durch Verwaltungsakt zugelassene Sprachheilpädagogen und Logopäden würden gegen die Strafvorschrift des § 5 Heilpraktikergesetzes verstoßen, wenn sie keine Erlaubnis vorlegen können. Der Strafrahmen des § 5 Heilpraktikergesetz reicht in diesem Fall bis zu einer einjährigen Freiheitsstrafe!

Dies war offensichtlich nicht die Intention des Erlasses und sollte daher in der Praxis durch die zuständigen Ordnungsbehörden vor Ort auch nicht exekutiert werden.

Absicht des Gesetzgebers Viel wichtiger erscheint die vorgezeichnete Absicht des Gesetzgebers, aktiv zu werden. Denn nach dem Willen der Landesregierung soll der Erlass so lange in Kraft bleiben, bis ein Bundesgesetz über den Beruf des Sprachtherapeuten in Kraft tritt. Darin liegt wohl die wichtigste Botschaft des Ministerialerlasses.

Wesentlicher Regelungsinhalt des Erlasses
Der Erlass sieht für bestimmte Antragsteller die Möglichkeit vor, auf der Grundlage einer Überprüfung nach Aktenlage die Heilpraktikererlaubnis für den Bereich der Sprachtherapie zu erlangen. Darunter fallen insbesondere Antragsteller folgender Berufsgruppen:

a) die staatlich anerkannten Sprachtherapeuten (Niedersachsen), die staatlich geprüften Atem-, Sprech-und Stimmlehrer (Schule Schlaffhorst-Andersen)

b) Diplom-Pädagogen mit dem Studienschwerpunkt Sprachbehindertenpädagogik, Lehramtsabsolventen mit 2. Staatsprüfung mit 1. Fachrichtung Sprachbehindertenpädagogik.

Soweit die aufgeführten Antragsteller unter b) keine Kassenzulassung besitzen, müssen sie theoretische und praktische Kenntnisse – ähnlich den Zulassungsempfehlungen der Krankenkassen – sowie eine zweijährige Berufspraxis nachweisen.

3.4 Atem-, Sprech- und Stimmlehrer (niedersächsische Ausbildungsregelung)[6]

Atem-, Sprech- und Stimmlehrer werden ausschließlich an einer staatlich anerkannten Berufsfachschule[7], die sich in privater Trägerschaft

---

6 Nds. SchlG i.d.F.v. 6.11.1980, Nds. GVBl. Nr. 47/1980, S. 245 i.V.m. der Nds. Verordnung über 2 Berufsbildende Schulen (BbSVO) vom 7.6.1990, Nds. GVBl. Nr. 21/1990, S. 157

7 staatlich anerkannten Ersatzschule i.S.v § 128 Nds SchulG

befindet, ausgebildet. Die Ausbildungsdauer beträgt drei Jahre. Grundlage der Ausbildung ist eine niedersächsische rein landesrechtliche Ausbildungsregelung. Nach dem erfolgreichen Bestehen einer unter staatlicher Aufsicht stehenden Abschlussprüfung sind die Absolven-ten berechtigt, die folgende Berufsbezeichnung zu führen: „Staatlich geprüfter Atem,- Sprech- und Stimmlehrer".

Die Berufsgruppe ist daher in die Zulassungsempfehlungen der Krankenkassen gem. § 124 SGB V Abs. 4 aufgenommen worden. Ferner sind die Atem-, Sprech- und Stimmlehrer auch schon 1993[8] durch das Bundesministerium der Finanzen als ähnlicher Heilberuf i.S.v. § 4 Nr. 14 Umsatzsteuergesetz anerkannt worden.

4 Ausblick auf ein einheitliches Bundesgesetz für den Bereich der Sprachtherapie

Alle Berufsverbände der in Deutschland tätigen Sprachtherapeuten haben sich für ein einheitliches Berufsgesetz ausgesprochen. Ein solches „Bundessprachtherapeutengesetz" soll zukünftig die Vereinheitlichung der Berufslandschaft auf akademischem Niveau sicherstellen. Dies wird insbesondere auch im Hinblick auf die europäischen Nachbarländer gefordert, die Sprachtherapeuten fast durchweg auf der Grundlage eines einheitlichen Berufsgesetzes an Hochschulen ausbilden (s. GROHNFELDT & ROMONATH in diesem Band).

Auch die Krankenkassen sollten unter dem Blickwinkel der Wirtschaftlichkeit und der Qualitätssicherung im Heilmittelbereich ein grundlegendes Interesse an einer Vereinheitlichung der unterschiedlichen sprachtherapeutischen Ausbildungen haben. Bei der Diskussion über ein einheitliches Bundessprachtherapeutengesetz stellt sich jedoch zwangsläufig auch die Frage nach der rechtlichen Umsetzbarkeit des Vorhabens. Hierbei ist zunächst die Gesetzgebungskompetenz des Bundes und der Länder zu berücksichtigen. In der Bundesrepublik ist nach Artikel 70 Grundgesetz die Gesetzgebungskompetenz Sache der Länder, soweit das Grundgesetz sie nicht dem Bund zuspricht. Hier tritt nun die Schwierigkeit auf, dass die bereits vorhandenen Berufsgruppen unterschiedlichen Kompetenzbereichen unterliegen. So gilt für den Bereich der bereits akademisch ausgebildeten Diplom-Sprachheilpädagogen, dass die Zuständigkeit für das hier einschlägige Hochschulwesen in die ausschließliche Gesetzgebungskompetenz der Länder fällt (Artikel 70 Abs. 1 Grundgesetz).

Der Bund besitzt nach Artikel 75 Nr. Ia Grundgesetz nur eine Rahmenkompetenz, die allgemeinen Grundsätze des Hochschulwesens zu regeln. Deshalb ist er nur zu einer ausgesprochen zurückhaltenden Betätigung im Hochschulbereich befugt.[9]

Gesetzgebungskompetenz

---

8 BMF-Schreiben vom 26.1.1993 (IV A3–S 717032/92)
9 Vgl. I. v. Münch in v. Münch, Grundgesetz, 2. Aufl. 1983, Art. 75 Rdn. 18

Für den Bereich der Heil- und Heilhilfsberufe hat der Bund aber nach Artikel 74 Nr. 19 Grundgesetz die Regelungskompetenz. Mit der Schaffung des Logopädengesetzes hat er davon grundsätzlich auch bereits Gebrauch gemacht.

Durch Artikel 74 Nr. 19 Grundgesetz wird ihm jedoch die Hauptkompetenz verliehen, die Berufszulassung zu regeln. Davon hat der Bund durch die Schaffung von bloßen Berufsbezeichnungsgesetzen im Bereich der Heilhilfsberufe noch keinen abschließenden Gebrauch gemacht. Die Ausübung einer qualitativ definierten heilberuflichen Tätigkeit wird durch die Berufsbezeichnungsgesetze nämlich schlicht nicht erfasst (RUPP & VON OLSHAUSEN 23).

Berufszulassung

Folglich ist eine Gesetzgebungskompetenz des Bundes für ein echtes Berufsausübungsgesetz im Bereich der Sprachtherapie durchaus noch nicht ausgeschöpft.

Soweit das zukünftige Gesetz nach den Vorstellungen aller Berufsvertreter einen akademischen Heilberuf regeln soll, ist jedoch die bereits erwähnte hochschulrechtliche Regelungsbefugnis der Länder zwingend zu berücksichtigen.

Wie in anderen Bereichen des Gesundheitswesens auch (z. B. Bundesärzteordnung, Heilpraktikergesetz), kann ein Bundesgesetz daher nur die Minimalanforderungen an eine Ausbildung normieren und die Zulassungs- und Prüfungskriterien festlegen. Die inhaltliche Ausgestaltung der unterschiedlichen Studienordnungen muss sich sodann an den gesetzten Rahmenvorgaben orientieren.

Psychotherapeuten-gesetz

Als ermutigendes Vorbild für ein Bundessprachtherapeutengesetz kann dabei das neu geschaffene Psychotherapeutengesetz dienen, das ebenfalls mit der Aufgabenstellung geschaffen wurde, die verschiedenen bereits vorhandenen Ausbildungen zu integrieren.

Übergreifendes Literaturverzeichnis

Abholz, H.-H. (1995): Qualitätssicherung im ambulanten Bereich – Zerstörung oder Rettung eines ganzheitlichen Arbeitsansatzes. In: *Deppe, H.-U., Friedrich, H. & Müller, R.* (Hrsg.): Qualität und Qualifikation im Gesundheitswesen (36–54). Frankfurt, New York: Campus Verlag

80. Gesetz über die Angleichung der Leistungen zur Rehabilitation vom 7. August 1974 (BGBl. I S. 1881)

Adorno, T. W. (1967): Zum Bildungsbegriff der Gegenwart. Frankfurt, München: Diesterweg

Affolter, F. (1987): Wahrnehmung, Wirklichkeit und Sprache. Villingen-Schwenningen: Neckar-Verlag

AG Qualitätssicherung der Arbeitsgemeinschaft der Freiberuflichen und Angestellten Sprachheilpädagogen (AGFAS) (1997): Qualitätsmanagement in der Sprachtherapie. Tradition und Innovation. Moers

AG Sprachheilschule der dgs (1999): Förderschwerpunkt Sprache. Unveröffentlichtes Testpapier

Ahrbeck, B., Schuck, K. D. & Welling, A. (1992): Aspekte einer sprachbehindertenpädagogischen Professionalisierung integrativer Praxis. Die Sprachheilarbeit 37, 287–302

Aitchinson, J. (1987): Words in the mind. An introduction to the mental lexicon. Oxford: Basil Blackwell

Aitchison, J. (1997): Wörter im Kopf: Eine Einführung in das mentale Lexikon. Tübingen: Niemeyer

AK-MFT (1995): Standards des Arbeitskreises für Myofunktionelle Therapie e.V., Gesellschaft für orofaziale Dyskinesien. MFT-Mitteilungen 2

American Speech-Language-Hearing Association (1983): New standards for accreditation by professional services board. ASHA, Vol. 25, Number 6, 51–58

American Speech-Language-Hearing Association (1991): A model for collaborative service delivery for students with language learning disorders in the public schools. ASHA, 33, 44–50

American-Speech-Language-Hearing Association (1993a): Guidelines for caseload size and speech-language services delivery in the schools. ASHA, 35 (Suppl. 10) 33–39

American Speech-Language-Hearing Association (1993b): Personnel shortages in the schools. Contributing factors and related ASHA activities. ASHA: Rockville, M.D.

American Speech-Language-Hearing Association (1995): State education agency requirements for certification of speech language-pathologists. ASHA: Rockville, M.D.

American Speech-Language-Hearing Association (1996): Guidelines for the learning, credentialing, supervision and use of speech-language pathology assistants. ASHA Supplement. Rockville, M.D.

American Speech-Language-Hearing Association (1997): Membership & certification handbook, Speech-Language-Pathology. ASHA: Rockville, M.D.

American Speech-Language-Hearing Association(1999): URL://www.asha.org

Amiot, A. (1998): Policy, politics and the power of information: The critical need for outcomes and clinical trials data in policy-making in the schools. Language, Speech and Hearing Services in Schools 25, 245

Ammann, W. & Peters, H. (1981): Stigma Dummheit. Bewältigungsargumentationen von Sonderschülern. Heidelberg: Schindele

Anton, N. (1998): Diagnoseleiter Unterricht. In: *Anton, N.* (Hrsg.): Sprech-Stunde (11–19). Würzburg: Ed. Bentheim

Antonovsky, A. (1997): Salutogenese: Zur Entmystifizierung der Gesundheit. Tübingen: Niemeyer

Arbeitsgemeinschaft der Spitzenverbände der gesetzlichen Krankenkassen (1997): Gemeinsame Empfehlungen gemäß § 124 Abs. 4 SGB V. Bergisch Gladbach

Armstrong, E. (1999): Erst der Chip, dann das Skalpell. Süddeutsche Zeitung vom 18./19.12.1999

Asendorpf, J. B. (1996): Psychologie der Persönlichkeit. Berlin: Springer

Austin, J.L. (1972): Zur Theorie der Sprechakte. Stuttgart: Reclam

Babbe, T., Heidtmann, H. & Wilke, K. (1984): Kollektive Problembewältigung in der Gruppenselbsthilfe erwachsener Stotterer. Die Sprachheilarbeit 29, 207–212

Baddeley, A. D. (1997): Human memory. Prentice Hall: Ingram

Bahr, R. (1998). Schweigende Kinder verstehen. Kommunikation und Bewältigung beim elektiven Mutismus. Heidelberg: Winter

Bahr, R. (2000): Didaktischer Subjektivismus oder subjektorientierte Didaktik. Tendenzen sonderpädagogischen Unterrichts am Beispiel der Sprachheilpädagogik. Die neue Sonderschule 45

Bahr, R. & Lüdtke, U. (1999): Auf ein Wort: Qualitätssicherung in der Sprachheilpädagogik: Ausverkauf des Pädagogischen? Die Sprachheilarbeit 44, 133–135

Bakker, K. (1999): Technical solutions for quantitative and qualitative assessments of speech fluency. Seminars in Speech and Language 2, 185–196

Balla, G. (1908): Der Königsberger Sprechheilkursus. Lehrerzeitung für Ost- und Westpreußen 39, 685–687

Ballstaedt, S.-P. (1998): Einführung in die Sprachpsychologie. Tübingen: Deutsches Institut für Fernstudienforschung

Banyard, P. u.a. (1995): Einführung in die Kognitionspsychologie. München: Ernst Reinhardt

Barsch, A. (1998): Radikaler Konstruktivismus und Deutschunterricht. System Schule 2, 120–124

Bartling, G., Echelmeyer, L., Engberding, M. & Krause, R. (1980). Problemanalyse im therapeutischen Prozess. Stuttgart: Kohlhammer.

Bates, E. (1976): Pragmatics and sociolinguistics in child language. In: *Morehead, D.M. & Morehead, A.E.* (Hrsg.): Normal and deficient child language. Baltimore: University Park Press

Bauer, A., de Langen-Müller, U., Glindemann, R., Schlenck, C. & Schlenck, K.-J. (1998): Qualitätskriterien und -standards für die Therapie von Patienten mit Aphasie mit oder ohne begleitende sprechmotorische Störungen. Unv. Arbeitspapier. Aachen

Baum, H.M. (1998): Overview, definitions and gools for ASHA's treatment outcomes and clinical trials activities (What difference do outcome data make to you?). Language, Speech and Hearing Services in Schools 29, 246–249

Baumann, W. (1981): Soziale Herkunft, Sprachbehinderung und Sprachheilkursbehandlung. Die Sprachheilarbeit 26, 65–73

Baumann, W. & Günther, H. (1994): Kooperation zwischen Sprachheilambulanz und Kindergarten. Die Sprachheilarbeit 39, 4–12

Baumann, W. & Sander, A. (1981): Soziale Herkunft, Sprachbehinderung und Sprachheilkursbehandlung. Heilpädagogische Forschung 9, 1–18

Baumgartner, S. (1981): Empirische Untersuchung zur Schichtzugehörigkeit sprachbehinderter Sonderschüler. In: *Heese, G. & Reinartz, A.* (Hrsg.): Aktuelle Beiträge zur Sprachbehindertenpädagogik (58–77). Berlin: Marhold

Baumgartner, S. (1994): Sprachheilpädagogik als Heilpädagogik – ein Versuch. Die Sprachheilarbeit 39, 140–152

Baumgartner, S. (1995): Sprachheilende Interaktionen in der pädagogischen Moderne. Die Sprachheilarbeit 40, 126–136

Baumgartner, S. (1997): Perspektiven einer veränderten Wissensvermittlung in der Sprachheilpädagogik. Die Sprachheilarbeit 42, 260–277

Baumgartner, S. (1998): Wissenschaftliche Sprachheilpädagogik und die Qualitätssicherung professionellen sprachtherapeutischen Handelns. Die Sprachheilarbeit 43, 243–259

Baumgartner, S. (⁴1999): Sprechflüssigkeit. In: *Baumgartner, S. & Füssenich, I.* (Hrsg.): Sprachtherapie mit Kindern (162–256). München: Ernst Reinhardt

Baumgartner, S. & Füssenich, I. (⁴1999): Sprachtherapie mit Kindern. München: Ernst Reinhardt

Bayer, O. (1989): Forschungstypen und –strategien. In: *Seiffert, H. & Radnitzky, G.* (Hrsg.): Handlexikon zur Wissenschaftstheorie (43–55). München: Beck

Beck, I., Düe, W. & Wieland, H. (Hrsg.) (1996): Normalisierung: Behindertenpädagogische und sozialpolitische Perspektiven eines Reformkonzeptes. Heidelberg: Programm Ed. Schindele im Univ.-Verl.

Beck, M. (Hrsg.) (1998): Evaluation als Maßnahme der Qualitätssicherung. Tübingen

Becker, K.-P. & Sovák, M. (1975): Lehrbuch der Logopädie. Berlin: Kiepenheuer & Witsch

Bellak, L. & Bellak, S. S. (1955): Der Kinder-Apperzeptions-Test. Göttingen: Hogrefe

Belterman, T. (1981): Zur Situation der Logopädie in den Niederlanden. Die Sprachheilarbeit 26, 149–151

Benecken, J. (1993): Wenn die Grazie mißlingt. Zur psychosozialen Situation stotternder Menschen. Regensburg: Roderer

Bennett, C.L. (1971). Communication disorders in public schools. In: *Travis, L.E.* (Ed.): Handbook of Speech Pathology and Audiology (963–994). Englewood Cliffs, N.J.: Prentice Hall, Inc.

Bergeest, H. (1999): Körperbehindertenpädagogik als ökologisch-systemische Wissenschaft. In: *Bergeest, H. & Hansen, G.* (Hrsg.): Theorien der Körperbehindertenpädagogik (153–163). Bad Heilbrunn: Klinkhardt

Berufsordnung der LogopädInnen (1998), Deutscher Bundesverband für Logopädie e.V.

Beushausen, U. (1996): Sprechangst. Erklärungsmodelle und Therapieformen. Opladen: Westdt. Verlag

Beywl, W. (1991): Entwicklung und Perspektiven praxiszentrierter Evaluation. In: Sozialwissenschaften und Berufspraxis 14, 265–279

Bezold, B. von (1999): Mittendrin oder außen vor? Öffentlichkeitsarbeit von Behinderten-Selbsthilfegruppen zur Artikulation von Selbstdarstellungsinteressen und Fernsehberichterstattung über Menschen mit Behinderungen. Darstellung und Vergleich. Unveröffentlichte Dissertation. Pädagogische Hochschule. Heidelberg

Bieback, (1997): Die Einbindung nichtärztlicher Leistungsbringer in das System des GKV. Neue Zeitschrift für Sozialrecht

Binswanger, L. (1933): Das Raumproblem in der Psychopathologie. Zeitschrift für Neurologie, 145

Binswanger, L. (1942): Grundformen und Erkenntnis menschlichen Daseins. Zürich: Niehaus

Bleidick, H. (1985): Wissenschaftssystematik der Behindertenpädagogik. In: *Bleidick, U.* (Hrsg.): Theorien der Behindertenpädagogik. Handbuch der Sonderpädagogik, Bd. 1 (48–86). Berlin: Marhold

Bleidick, U. & Hagemeister, U. (⁴1992): Einführung in die Behindertenpädagogik. Band I. Allgemeine Theorie der Behindertenpädagogik. Stuttgart, Berlin, Köln: Kohlhammer

Block, F.K. (1994): The role of logopedists working in the classroom. Issues in inclusion. Paper presented at the IALP School Committee Meeting and Workshop, Newcastle upon Tyne UK, 10.–13. July

Blood, G. & Conture, E. (1997): Outcomes measurement issues in fluency disorders. In: *Frattali, C.* (Hrsg.): Measuring outcomes in speech-language pathology (387–405). New York: Thieme

Bohle, E. (1996): „Was soll's? Muß man leben, wie man is!" Von der Entwicklung eines nicht mehr sprachbehinderten Menschen – Marco, 17 Jahre alt. In: *Grohnfeldt, M.* (Hrsg.): Lebenslaufstudien und Sprachheilpädagogik, Grundlagen und Beispiele einzelfallorientierten Vorgehens (133–157). Dortmund: verlag modernes lernen

Bohle, H. & Grunow, D. (1981): Verberuflichung der sozialen Arbeit. In: *Projektgruppe Soziale Berufe* (Hrsg.): Sozialarbeit. Professionalisierung und Arbeitsmarkt. Expertisen III. München

Böhme, G. (Hrsg.) (1998): Sprach-, Sprech-, Stimm- und Schluckstörungen. Bd 2: Therapie. Stuttgart, Jena, Lübeck, Ulm: Fischer

Bollnow, O.F. (1959): Existenzphilosophie und Pädagogik – Versuch über unstetige Formen der Erziehung. Stuttgart: Kohlhammer

Bollnow, O.F. (1964): Mensch und Raum. Stuttgart: Kohlhammer

Bollnow, O.F. (1965a): Die pädagogische Atmosphäre – Untersuchungen über die gefühlsmäßigen zwischenmenschlichen Voraussetzungen der Erziehung. Heidelberg: Quelle & Meyer

Bollnow, O.F. (1965b): Die anthropologische Betrachtungsweise in der Pädagogik. Essen: Neue Dt. Schule-Verlag

Bönner, K.H. & Kraus, G. (1983): Geschlecht, soziale Herkunft, Geschwisterzahl und Geschwisterposition bei Schülern an hessischen Schulen für Sprachbehinderte. Heilpädagogische Forschung 10, 161–168

Bönsch, M. (1996): Didaktisches Minimum. Prüfungsanforderungen für LehramtsstudentInnen. Neuwied: Luchterhand

Bopp, L. (1958): Heilerziehung aus dem Glauben – Zugleich eine theologische Einführung in die Pädagogik überhaupt. Freiburg: Herder

Borbonus, T. (1994): Soviel Allgemeine Pädagogik wie möglich, soviel Sprachheilpädagogik wie notwendig. Die Sprachheilarbeit 39, 25–30

Borbonus, T. (1996): Was sind Sprachheilpädagogen? Die Sprachheilarbeit 41, 73–74

Borbonus, T. (1997): Ist die Sprachheilschule noch zu retten? Die Sprachheilarbeit 42, 45–47

Borbonus, T. (1999): Sprachtherapeutischer Unterricht – ein Phantom. In: *Deutsche Gesellschaft für Sprachheilpädagogik Landesgruppe Sachsen e.V.* (Hrsg.): Sprachheilpädagogik über alle Grenzen – Sprachentwicklung in Bewegung Kongressbericht (274–281). Würzburg: edition von freisleben

Bossong, B. (1999): Stress und Handlungskontrolle. Göttingen: Hogrefe

Bowers, D.A. (1994): City of Sunderland – Learning support service. Sunderland: Stannington Grove

Bowlby, J. (1984): Bindung. Frankfurt a.M.: Fischer

Bowlby, J. (1995): Elternbindung und Persönlichkeitsentwicklung. Heidelberg: Dexter

Bracken, H. von ([2]1981): Vorurteile gegen behinderte Kinder, ihre Familien und Schulen. Berlin: Marhold

Brackhane, R. (1988): Behinderung, Rehabilitation, Rehabilitationspsychologie: Terminologische Vorbemerkung und Begriffserklärungen. In: *Koch, U., Lucius-Hoene, G. & Stegie, R.* (Hrsg.): Handbuch der Rehabilitationspsychologie. Berlin/Heidelberg: Springer 1988, 20–34

Braun, O. (1978): Systematik der Sprachstörungen als Grundlage sonderpädagogischer Diagnostik und Intervention. Sonderpädagogik 7, 118–126

Braun, 0. (1982a): Probleme der Psychologie der Sprachbehinderten aus allgemein-, differenziell-, sozial- und entwicklungspsychologischer Sicht. In: *Knura, G. & Neumann, B.* (Hrsg.): Pädagogik der Sprachbehinderten (537–553). Berlin: Marhold

Braun, O. (1982b): Das Verhältnis von Theorie und Praxis in der Sprachbehindertenpädagogik, dargestellt am sprachtherapeutischen Unterricht in der Schule für Sprachbehinderte. Die Sprachheilarbeit 25, 135–142

Braun, O. (1997): Der pädagogisch-therapeutische Umgang mit stotternden Kindern und Jugendlichen. Berlin: Spiess

Braun, O. (1999): Integrative Pädagogik bei Kindern und Jugendlichen mit Sprachstörungen. In: *Myschker, N. & Ortmann, M.* (Hrsg.): Integrative Schulpädagogik (216–237). Stuttgart: Kohlhammer

Braun, O. (1999): Sprachstörungen bei Kindern und Jugendlichen. Stuttgart: Kohlhammer

Braun, O., Homburg, G. & Teumer, J. (1980): Grundlagen pädagogischen Handelns bei Sprachbehinderten. Die Sprachheilarbeit 25, 1–17

Breckow, J. (1995). Sprachtherapie mit alten Menschen. Hamburg: Dr. Kovak

Breckow, J. (1997): Idiographische Betrachtungsweise auch in der Aphasietherapie? Die Sprachheilarbeit 42, 108–116

Breitenbach, E. (1997): Diagnose-und Förderklassen – Eine pädagogische Idee und die ernüchternde Erfahrung bei der Umsetzung in die Praxis. Behindertenpädagogik in Bayern 2, 165 – 181

Brem-Gräser, L. (1995): Familie in Tieren: Die Familiensituation im Spiegel der Kinderzeichnung; Entwicklung eines Testverfahrens. München: Ernst Reinhardt

Brenner, F. (1967): Das behinderte Kind in der Berliner und Wiener Sonderschule. Berlin

Brett, R.J. (1994): Issues facing speech-language-pathologists in the primary school-setting in the USA. Paper presented at the IALP School Committee Meeting and Workshop, Newcastle upon Tyne, UK, 10.–13. July

Breuer, U. (1980). Berufsgesetz. Mitteilungen des Zentralverbandes für Logopädie e.V. 1, 36–37

Breuer, U. (1994): Logopädie im Umfeld therapeutischer Berufe. In: *Gross, M.*: 30 Jahre Logopädie in Deutschland (91–98). Berlin: R. Gross

Breuer, U. & Wedell-Schwalbe (1983): Prinzipien logopädischer Therapie. In: *Deutsche Gesellschaft für Sprachheilpädagogik e.V.* (Hrsg.): Konzepte und Organisationsformen zur Rehabilitation Sprachbehinderter (219–230). Hamburg: Wartenberg & Söhne

Broca, P. (1861): Nouvelle observation d'aphémie produite par une lésion de la moitié posterieure des deuxième et troisième circonvolutions frontales. Bulletins et Mémoires de la Société Anatomique 6, 398–407

Broda, M. & Dinger-Broda, A. (1995): Basisdokumentation psychosozialer Daten. Präv.-Rehab. 7 (2), 55–60

Brody, C. M. (1998): The Significance of Teacher Beliefs for Professional Development and Cooperative Learning. In: *Brody, C. M. & Davidson, N.* (Eds.): Professional Development for Cooperative Learning. Issues and Approaches (25–48). Albany, New York: State University Press

Bruck, A. (1990): Theorien statt Schule. Anthropos 85, 45–54

Bruck, A. & Künsting, S. (1985): Der notwendige und vollständige Aufbau von Forschungstheorien. In: *Künsting, S., Bruck, A. & Tschohl, P.* (Hrsg.): Mit Theorien arbeiten. Untersuchen in der Kulturanthrophologie (62–79). Münster

Bruins, M. (1994): Issues facing logopedists in the primary school setting. The Netherlands. Paper presented at the IALP School Committee Meeting and Workshop, Newcastle upon Tyne, UK, 10.–13. July

Bründel, H. & Hurrelmann, K. (1994): Gewalt macht Schule. Wie gehen wir mit aggressiven Kindern um? München: Reinhardt

Bruner, J. S. (1987): Wie das Kind sprechen lernt. Bern, Stuttgart, Toronto: Huber

Buber, M. (1965): Das dialogische Prinzip. Heidelberg: Schneider

Buchta, H. (1982): Sprachbehinderte. In: *Hensle, U.*: Einführung in die Arbeit mit Behinderten. Psychologische, pädagogoische und medizinische Aspekte (150–165). Heidelberg: Quelle und Meyer

Bundesarbeitsgemeinschaft der Heilmittelverbände e.V. (1998): Indikationsmodell des BHV soll hochwertige und wirtschaftliche Heilmittelversorgung gewährleisten. Forum Logopädie 1, 31–34

Bundesminister für Arbeit und Sozialordnung (Hrsg.) (1984): Behinderte und Rehabilitation. Bericht der Bundesregierung über die Lage der Behinderten und die Entwicklung der Rehabilitation 1984. Bonn

Bundesminister für Arbeit und Sozialordnung (Hrsg.) (1989): Behinderte und Reha-
    bilitation. Zweiter Bericht der Bundesregierung über die Lage der Behinderten
    und die Entwicklung der Rehabilitation 1989. Bonn
Bundesministerium für Arbeit und Sozialordnung (Hrsg.) (1998): Vierter Bericht
    der Bundesregierung über die Lage der Behinderten und die Entwicklung der Re-
    habilitation 1998. Bonn
Bundschuh, K. (1996): Einführung in die sonderpädagogische Diagnostik. Mün-
    chen: Ernst Reinhardt
Bürli, A. (1997): Sonderpädagogik international. Vergleiche, Tendenzen, Perspekti-
    ven. Luzern: Ed. SZH/SPC
Burmester, B. (1991): Ausbildungsvergleich von Sprachtherapeuten. Lüneburg: Uni-
    versität Lüneburg
Buscher, S. (1999): Die Entwicklung von Qualitätskriterien für die Ausbildung in
    Myofunktioneller Therapie an Hochschulen. Unveröffentlichte Diplomarbeit.
    Universität zu Köln
Bush, N. (1982): Selbsthilfegruppen für Stotternde. Der Sprachheilpädagoge 14,
    45–49
Butzkamm, W. & Butzkamm, J. (1999): Wie Kinder sprechen lernen. Kindliche
    Entwicklung und die Sprachlichkeit des Menschen. Tübingen: Francke
Caplan, D. (1987): Neurolinguistics and linguistic aphasiology. Cambridge: Cam-
    bridge University Press
Caplan, D. (1992): Language. Structure, processing and disorders. Cambridge: The
    MIT Press
Catts, H. (1993): The relationship between speech-language impairments and rea-
    ding disabilities. Journal of Speech and Hearing Research 36, 948–958
Chomsky, N. (1969): Aspekte der Syntaxtheorie. Frankfurt: Suhrkamp
Clahsen, H. (1988): Normale und gestörte Kindersprache. Linguistische Untersu-
    chungen zum Erwerb von Syntax und Morphologie. Amsterdam, Philadelphia:
    Benjamins
Clark, H.H. (1970): Wortassoziationen und Sprachtheorie. In: *Lyons, J.* (Hrsg.):
    Neue Perspektiven in der Linguistik. Reinbek: Rowohlt
Clark, H.H. & Clark, E.V. (1977): Psychology and language. New York: Harcourt
    Brace Jovanovich
Clark, J. & Yallop, C. (1990): An introduction to phonetics and phonology. Ox-
    ford: Blackwell
Clausnitzer, R. & Clausnitzer, V. (1991): Zusammenhänge zwischen Sigmatismen,
    fehlerhaftem Schluckmodus und Zahn- und Kieferstellungsanomalien. Die
    Sprachheilarbeit 36 (1), 14–17
Cloerkes, G. (1984): Die Problematik widersprüchlicher Normen in der sozialen
    Reaktion auf Behinderte. Vierteljahresschrift für Heilpädagogik und ihre Nach-
    bargebiete (VHN) 53, 25–40
Cloerkes, G. (1988): Behinderung in der Gesellschaft: Ökologische Aspekte und In-
    tegration. In: *Koch, U., Lucius-Hoene, G. & Stegie, R.* (Hrsg.): Handbuch der
    Rehabilitationspsychologie (86–100). Berlin, Heidelberg: Springer
Cloerkes, G. (1994): Unser Bild von Behinderung prägt unser berufliches Handeln.
    Wahrnehmungen, Haltungen, Theorien und professionelles Handeln. In: *Evan-
    gelische Akademie Bad Boll* (Hrsg.): Psychosoziale Hilfen im Arbeitsleben. Be-
    hindertenbilder prägen berufliches Handeln (1–17). Bad Boll
Cloerkes, G. (1997): Soziologie der Behinderten. Eine Einführung. Heidelberg:
    Winter
Cloerkes, G. & Neubert, D. (1988): Forschungsergebnisse zur sozialen Reaktion
    auf Behinderte in verschiedenen Kulturen. Sonderpädagogik 18, 49–66
Cohn, R. C. (1975): Von der Psychoanalyse zur themenzentrierten Interaktion.
    Stuttgart: Klett
Cook, V.J. & Newson, M. (1996): Chomsky's universal grammar. Oxford: Black-
    well
Crain, S. & Lillo-Martin, D. (1999): An introduction to linguistic theory and lan-
    guage acquisition. Oxford: Blackwell

Crystal, D. (1981): Clinical linguistics. Wien: Springer

Crystal, D. (1993): Die Cambridge Enzyklopädie der Sprache. Frankfurt: Campus

Damasio, A. R. & Damasio, H. (1992): Sprache und Gehirn. Spektrum der Wissenschaft 11

Dannenbauer, F. M. (1998a): Thesen zum Zusammenhang von sprachheilpädagogischem Unterricht und sprachlicher Individualtherapie. Die Sprachheilarbeit 43, 90–94.

Dannenbauer, F. M. (1998b): Inszenierter Spracherwerb bei Dysgrammatismus: Zur Klarstellung eines Begriffs. Die Sprachheilarbeit 43, 278 – 281

Dannenbauer, F.M. (1999a): Eins, zwei, drei, sprachgestört? Zum Problem einer begrifflichen Inflation. Die Sprachheilarbeit 44, 1–4

Dannenbauer, F. M. (1999b): Grammatik. In: Baumgartner, S. & Füssenich, I. (Hrsg.): Sprachtherapie mit Kindern. Grundlagen und Verfahren (105–161). München: Ernst Reinhardt

Dannenbauer, F.M. & Kotten-Sederqvist, A. (1986): Beziehungen zwischen phonologischen und syntaktischen Defiziten bei sprachentwicklungsgestörten Kindern. Empirische Befunde, Erklärungsansätze und sprachtherapeutische Implikationen. Der Sprachheilpädagoge 18, 4, 43–61

Dantzig, B. von (1927): Die Fachausbildung des Sprachheillehrers. In: Internationaler Kongress für Logopädie und Phoniatrie: Bericht über die Verhandlungen, Wien 15–17. Juli 1926, Leipzig, Wien: Franz Deuticke

Dantzig, B. van (1933): Der Stand der Organisation zur Bekämpfung und Prophylaxe der Sprachkrankheiten in den verschiedenen Staaten. In: Jellinek, A. & Weiss, D. (Hrsg.): Bericht über die Verhandlungen des V. Kongresses der Internationalen Gesellschaft für Logopädie und Phoniatrie. Leipzig/Wien, Beilage: S. 3–25 (Sonderdruck aus der „EOS" Zeitschrift für Heilpädagogik)

dbl-extra (1999): Leitlinien des dbl zur Postgraduierten Förderung. dbl extra, No. 3, Nov.

de Langen-Müller, U. & Genal, B. (1998): Systematische Angehörigenarbeit in der neurologischen Rehabilitation – eine interdisziplinäre Aufgabe. Die Sprachheilarbeit 43, 260–271

Denhardt, R. (1890): Das Stottern eine Psychose. Leipzig: Keil

Deuse, A. (1975a): Über die „soziale Einstellung" Sprachbehinderter. Die Sprachheilarbeit 20, 37–50

Deuse, A. (1975b): Untersuchung zur sozialen Herkunft der Schüler an Schulen für Sprachbehinderte. Die Sprachheilarbeit 20, 183–193

Deutscher Ärztetag (1986): Gesundheits- und sozialpolitische Vorstellungen der deutschen Ärzteschaft. Köln: Deutscher Ärzteverlag

Deutscher Bundesverband für Logopädie (Hrsg.) (1999): Logopädie braucht wissenschaftliche Kompetenz. Plädoyer für eine Hochschulausbildung. Idstein: Schulz-Kirchner Verlag

Deutsches Institut für Normung e.V. (1992): DIN/ISO 9004 Teil 2, Qualitätsmanagement und Elemente eines Qualitätssicherungssystems. Leitfaden für Dienstleistungen. Berlin

Dickmann, Ch., Flossmann, I., Schrey-Dern, D., Tockuss, C. & Stiller, U. (1994): Logopädische Diagnostik von Sprachentwicklungsstörungen. Stuttgart, New York: Georg Thieme Verlag

Dilthey, W. (1890): Deskription des Erziehers in seinem Verhältnis zum Zögling. In: Kluge, N. (Hrsg.) (1973): Das pädagogische Verhältnis. Darmstadt: Wissenschaftliche Buchgesellschaft

Ding, H. (1981): Bemerkungen zum Erziehungsziel der Ich-Identität. Hörgeschädigtenpädagogik 35, 319–327

Dirr, H. (1930): Die logopädische Bewegung. Blätter für Taubstummenbildung 43

Donabedian, A. (1966): Evaluating the quality of medical care. Milbank Mem. Quart. 44, 166–203

Donabedian, A. (1982): An Exploration of Structure, Process and Outcome as Approaches to Quality Assessment. In: Selbmann, H.-K. & Überla, K.K. (Hrsg.): Quality Assesment in medical Care (69–92). Gerlingen

Dönhoff-Kracht, D. (1980): Ergebnisse empirischer Untersuchungen zum Selbstkonzept lernbehinderter Sonderschüler. In: *Klauer, K.J. & Konradt, H.J.* (Hrsg.): Jahrbuch für empirische Erziehungswissenschaft (67–86). Düsseldorf

Döpfner, M. (1997): Verhaltenstherapie mit Kindern und Jugendlichen – Konzepte, Ergebnisse und Perspektiven der Therapieforschung. In: *Petermann, F.* (Hrsg.): Kinderverhaltenstherapie (331–366). Hohengehren: Schneider

Drinck, B. (1999 in Erscheinung): Behindertenpädagogik. In: *Haasch, G.* (Hrsg.): Handbuch zur Geschichte, Philosophie, Politik und Organisation des Bildungswesens in Japan von den Anfängen bis zur Gegenwart. Berlin: Spiess

Duncker, K. (1935): Zur Psychologie des produktiven Denkens. Berlin: Springer

Dupuis, G. (1983): Sprachbehindertenpädagogik. In: *Solarova, S.* (Hrsg.): Geschichte der Sonderpädagogik (260–296). Stuttgart: Kohlhammer

Dürckheim, K.v. (1932): Untersuchungen zum gelebten Raum – Neue psychologische Studien. München:

Dürr, M. & Schlobinski, P. (1994): Einführung in die deskriptive Linguistik. Opladen: Westdeutscher Verlag

Eckert, R. (1988): Neuere Aspekte in der Integrierten Entwicklungs- und Kommunikationsförderung sprachbehinderter Kinder. Die Sprachheilarbeit 33, 282–190

Eggert, D. (1997): Von den Stärken ausgehen. Individuelle Entwicklungspläne und Beratungsgutachten in der Lernförderungsdiagnostik. Dortmund: verlag modernes lernen

Empfehlungen zum Förderschwerpunkt Sprache, Beschluss der Kultusministerkonferenz vom 26.6.1998

Empfehlungen zur Ordnung des Sonderschulwesens. Beschlossen von der Ständigen Konferenz der Kultusminister der Länder in der Bundesrepublik Deutschland am 16. März 1972

Empfehlungen zur sonderpädagogischen Förderung in den Schulen in der Bundesrepublik Deutschland, Beschluss der Kultusministerkonferenz vom 6.5.1994

Enders, J. (1998): Seelsorge-Therapie-Aphasie. Berlin: Edition Marhold

Engelkamp, J. (1990): Das menschliche Gedächtnis. Das Erinnern von Sprache, Bildern und Handlungen. Göttingen: Hogrefe

Engell, B. (1999): Logopädie: Veränderte Anforderungen an die Therapie von sprach-, sprech- und stimmgestörten Patienten. In: *Deutscher Bundesverband für Logopädie e.V.* (Hrsg.): Logopädie braucht wissenschaftliche Kompetenz, Plädoyer für eine Hochschulausbildung. Idstein: Schulz-Kirchner

Englert, G. & Niermann, T. (1996): Die Bedeutung von Selbsthilfegruppen für behinderte und chronisch kranke Menschen. In: *Zwierlein, E.* (Hrsg.): Handbuch Integration und Ausgrenzung. Behinderte Mitmenschen in der Gesellschaft (207–216). Neuwied, Kriftel, Berlin: Luchterhand

Erb, E. (1997): Gegenstands- und Problemkonstituierung: Subjekt-Modelle (in) der Psychologie. In: *Groeben, N.* (Hrsg.): Zur Programmatik einer sozialwissenschaftlichen Psychologie. Band 1. (139–239). Münster: Aschendorff

Ertmer, D. J. & Ertmer, P. A. (1998): Constructivist Strategies in Phonological Intervention: Facilitating Self-Regulation for Carryover. Language, Speech and Hearing Services in Schools 29, 67–75

Ervin-Tripp, S. M. (1971): An overview of theories of grammatical development. In: *Slobin, D.I.* (Ed.): The ontogenesis of grammar. A theoretical symposium (189–214). London: Academic Press

Europäisches Berufsprofil der Logopäden/Orthophonisten. In: *Deutscher Bundesverband für Logopädie e.V.* (Hrsg.) (1999): Logopädie braucht wissenschaftliche Kompetenz, Plädoyer für eine Hochschulausbildung – Denkschrift -. Idstein: Schulz-Kirchner

Evans, J. & Miller, J. (1999): Language sample analysis in the 21st Century. Seminars in Speech and Language 2, 100–116

Fanselow, G. & Felix, S. (1987). Sprachtheorie. Band 1: Grundlagen und Zielsetzungen. Tübingen: Francke

Feuser, G. (1995): Behinderte Kinder und Jugendliche. Zwischen Integration und Aussonderung. Darmstadt: Wiss. Buchges.

Feuser, G. (1999): Rede zur Verleihung des Berninghausen-Preises 1999 für ausgezeichnete Lehre und ihre Innovation. Behindertenpädagogik 38, 296–300

Filipp, S. H. (1995): Ein allgemeines Modell für die Analyse kritischer Lebensereignisse. In: *Filipp, S.H.* (Hrsg.): Kritische Lebensereignisse (3–53). Weinheim: Psychologie Verlagsunion

Fingerle, M., Freytag, A. & Julius, H. (1999): Ergebnisse der Resilienzforschung und ihre Implikationen für die (heil-)pädagogische Gestaltung von schulischen Lern- und Lebenswelten. Zeitschrift für Heilpädagogik 6, 302–309

Finke, J. (1999): Beziehung und Intervention. Stuttgart: Finke

Fisseni, H. J. (1998): Persönlichkeitspsychologie. Ein Theorienüberblick. Göttingen: Hogrefe

Flammer, A. (1997): Einführung in die Gesprächspsychologie. Bern: Huber

Flatau, Th. (1929): Arzt und Lehrer im Kampfe gegen die Sprachgebrechen. In: Das sprachkranke Kind, Bericht über die Verhandlungen auf der Tagung in Halle a. S. 23.–25. Mai 1929. Halle a. S.

Flick, U. (1992): Entzauberung der Intuition. Systematische Perspektiven-Triangulation als Strategie der Geltungsbegründung qualitativer Daten und Interpretation. In: *Hoffmeyer-Zlotnik, J.H.P.* (Hrsg.): Analyse verbaler Daten. Über den Umgang mit qualitativen Daten. Opladen, 11–55

Flick, U., Kardorff, E. von, Keupp, H., Rosentiel, L. von & Wolff, S. (Hrsg.) (1991): Handbuch qualitative Sozialforschung. Grundlagen, Konzepte, Methoden und Anwendungen. München: Psychologie Verlagsunion

Franke, U. (1983): Das Interview. Zentral-Verband für Logopädie, Mitteilungen, August

Franke, U. (1991): Logopädisches Hand-Lexikon. München, Basel: Ernst Reinhardt

Frankl, V. (1978): Der Wille zum Sinn. Bern: Huber

Frattali, C. M. (Hrsg.) (1997): Measuring outcomes in speech-language pathology. New York: Thieme

Frey, H.-P. (1983): Stigma und Identität. Eine empirische Untersuchung zur Genese und Änderung krimineller Identität bei Jugendlichen. Weinheim, Basel: Beltz

Fritzsch, G. & Hitzig, E. (1870): Über die elektrische Erregbarkeit des Großhirns. Archiv für Anatomie und Physiologie 37, 300–332

Fröhlich-Gildhoff, K. & Hufnagel, G. (1997): Personzentrierte Störungslehre unter besonderer Berücksichtigung entwicklungspsychologischer Erkenntnisse. Gesprächspsychotherapie und Personzentrierte Beratung 1, 37–50

Fromkin, V. & Rodman, R. (1993): An introduction to language. New York: Harcourt Brace

Fromm, E. (1967): To Have or to Be? New York: Happer and Row

Fröschels, E. (1913): Lehrbuch der Sprachheilkunde (Logopädie) für Ärzte, Pädagogen und Studierende. Leipzig, Wien: Deuticke

Fröschels, E. (1925): Lehrbuch der Sprachheilkunde (Logopädie). Leipzig, Wien: Deuticke

Führing, M., Lettmayer, O., Elstner, W. & Lang, H. ([8]1981): Die Sprachfehler des Kindes und ihre Beseitigung. Wien: Österreichischer Bundesverlag

Füssenich, I. (1996): Wissenschaftstheoretische Überlegungen zu Untersuchungen über gestörter Kindersprache. In: *Ehlich, K.* (Hrsg.): Kindliche Sprachentwicklung (187–204). Opladen: Westdeutscher Verlag

Gallmeier, W. & Kappauf, H. (1999): An der Jahrtausendwende. Medizinischer Fortschritt und seine Grenzen. Süddeutsche Zeitung vom 15.12., 20

Geißler, G. (1934): Die Daseinsberechtigung der Sprachheilschule im nationalsozialistischen Staat. Die deutsche Sonderschule 1, 362–369

Geißler, G. (1940): Besinnliches zu dem Referat „Das Reichsschulgesetz und die Sonderschulen". Die deutsche Sonderschule 7, 189–190

Gerber, E. P. & Piaggio, L. (1984): Einleitung. In: *Gerber, E.P. & Piaggio, L.* (Hrsg.): Behinderten-Emanzipation. Körperbehinderte in der Offensive (5–8). Basel: Z-Verlag

Giel, B. (1998): Qualitätsentwicklung orofazial – myofunktioneller Therapie. In: *Arbeitskreis für Myofunktionelle Therapie/Gesellschaft für orofaziale Dyskinesien* (Hrsg.): MFT-Mitteilungen 1 (13), 12–13

Giel, B. (1999a): Qualitätsmanagement und Sprachtherapie. Die Sprachheilarbeit 44, 29–38

Giel, B. (1999b): Forschungs-Kolloquium: Qualitätsmanagement in der Sprachtherapie. Unveröffentlichtes Seminarmanuskript. Universität zu Köln. Seminar für Sprachbehindertenpädagogik

Giel, B. (2000): Dysarthrie/Dysarthrophonie als kritisches Lebensereignis. Frankfurt, Berlin, New York: Peter Lang

Giel, B., Iven, C., Weikert, K., Dupius, G. & Kürvers, A. (1999): Qualitätsstandards für die Ausbildung von Sprachtherapeutinnen und -therapeuten im Rahmen von Diplom- und Magisterstudiengängen in Heilpädagogik/Rehabilitationspädagogik/Sonderpädagogik in der Bundesrepublik Deutschland unter Einbeziehung der IALP-Richtlinien. Die Sprachheilarbeit 44, 39–46

Gieseke, T. & Harbrucker, F. (1991): Wer besucht die Schule für Sprachbehinderte? Die Sprachheilarbeit 36, 170–180

Gillen, R. (1971): Preparation in speech pathology: Matter and matrix. In: *Travis, L.E.* (Ed.): Handbook of Speech Pathology and Audiology. Englewood Cliffs, N.J.: Prentice-Hall, Inc., 951–962

Girolami-Boulinier, A. (1994): Issues of speech therapy in school-aged children in France. Paper presented at the IALP School Committee Meeting and Workshop, Newcastle upon Tyne, UK, 10.–13. July

Gleiniger, C. (1993): Beschreibung und Erklärung kindlicher Sprachstörungen. L.O.G.O.S. interdisziplinär, 1, 6–17

Glindemann, R. (1998): Therapie von Aphasien und nicht-aphasischen zentralen Sprachstörungen. In: *Böhme, G.* (Hrsg.): Sprach –, Sprech-, Schluck- und Stimmstörungen. Bd 2: Therapie (269–302). Stuttgart, Jena, Lübeck, Ulm: Fischer

Glück, C.W. (1998): Kindliche Wortfindungsstörungen. Frankfurt a. M.: Peter Lang

Goffman, E. (1967, engl. 1963): Stigma. Über Techniken der Bewältigung beschädigter Identität. Frankfurt/Main: Suhrkamp

Goldstein, E. B. (1997): Wahrnehmungspsychologie. Eine Einführung. Heidelberg: Spektrum Akademischer Verlag

Goldstein, H. & Gierut, J. (1997): Outcomes measurment in child language and phonological disorders. In: *Frattali, C. M.* (Hrsg.): Measuring outcomes in speech-language pathology (407–429). New York: Thieme

Goldstein, K. (1910): Über Aphasie. Beihefte zur „Medizinischen Klinik" 1

Gössel. J. (1989): Früherfassung und Frühförderung (sprach-)behinderter und von (Sprach)Behinderung bedrohter Kinder. In: *Grohnfeldt, M.* (Hrsg.): Grundlagen der Sprachtherapie Bd. 1(135–160). Berlin: Spiess

Grawe, K. (1999): Wie kann Psychotherapie noch wirksamer werden? Verhaltenstherapie & psychosoziale Praxis 2, 185–195

Grawe, K., Bernauer, F. & Donati, R. (1994): Psychotherapie im Wandel. Von der Konfession zur Profession. Göttingen: Hogrefe

Grech, H. (1994): Speech therapy and school-aged children. The Situation in Malta. Paper presented at the IALP School Committee Meeting and Workshop, Newcastle upon Tyne, UK, 10.–13. July

Grewendorf, G., Hamm, F. & Sternefeld, W. (1989): Sprachliches Wissen. Frankfurt: Suhrkamp

Grimm, H. (1995): Spezifische Störung der Sprachentwicklung. In: *Oerter R., Montada L.* (Hrsg.): Entwicklungspsychologie (943–954). Weinheim: Psychologie Verlagsunion

Grimm, H. (1999): Störungen der Sprachentwicklung. Göttingen: Hogrefe

Grimm, H. & Schöler, H. (1985): Sprachentwicklungsdiagnostik. Göttingen: Hogrefe

Groeben , N. & Westmeyer, H. (1981): Kriterien psychologischer Forschung. München: Juventa

Groeben, N. (1986): Handeln, Tun, Verhalten als Einheiten einer verstehend-erklärenden Psychologie. Tübingen: Francke

Groeben, N. (1997): Einleitung: Sozialwissenschaftliche Psychologie-Konzeption zwischen Natur- und Geisteswissenschaft. In: *Groeben, N.* (Hrsg.): Zur Programmatik einer sozialwissenschaftlichen Psychologie. Band 1. (1–26). Münster: Aschendorff

Grohnfeldt, M. (1975a): Die soziale Situation Sprachbehinderter und ihre Auswirkung auf die Persönlichkeitsentwicklung. Die Sprachheilarbeit 20, 69–76

Grohnfeldt, M. (1975b): Einstellungsmessungen bei Sprachbehinderten. Die Sprachheilarbeit 20, 173–181

Grohnfeldt, M. (1976a): Zur Sozialpsychologie sprachbehinderter Schüler. Rheinstetten: Schindele

Grohnfeldt, M. (1976b): Stigmatisierung bei Hör- und Sprachbehinderten. In: Zeitschrift für Heilpädagogik 27, 724–735.

Grohnfeldt, M. (1986): Systeme der Sprachtherapie im internationalen Vergleich. Die Sprachheilarbeit 31, 179–189

Grohnfeldt, M. (1987): Menschenbilder in der Sprachbehindertenpädagogik. Situationsanalyse und Perspektiven zur Weiterentwicklung unter besonderer Berücksichtigung der Sprachtherapie. Die Sprachheilarbeit 32, 1–9

Grohnfeldt, M. (1988): Vergleichende Sprachbehindertenpädagogik und Logopädie. Die Sprachheilarbeit 33, 4–11

Grohnfeldt, M. (1989): Merkmale der pädagogischen Sprachtherapie. In: *Grohnfeldt, M.* (Hrsg.): Grundlagen der Sprachtherapie. Handbuch der Sprachtherapie. Bd 1.(13–31). Berlin: Spiess

Grohnfeldt, M. (⁶1993): Störungen der Sprachentwicklung. Berlin: Spiess

Grohnfeldt, M. (1995a): Individualisierung der Lernanforderungen zur Unterstützung des kindlichen Spracherwerbsprozesses. Sprache-Stimme-Gehör 19, 57–63

Grohnfeldt, M. (1995b): Perspektiven in der sprachheilpädagogischen Arbeit. Die Sprachheilarbeit 40, 217–224

Grohnfeldt, M. (1996a): Sprachheilpädagogische Förderung als interdisziplinäres Aufgabengebiet: Schulische und außerschulische Handlungsfelder im Kontext. In: *dgs-Landesgruppe Westfalen-Lippe* (Hrsg.), Interdisziplinäre Zusammenarbeit: Illusion oder Vision? (767–782). Münster: Tagungsdokumentation

Grohnfeldt, M. (1996b): Die Bedeutung der Lebenslaufforschung in der Sprachheilpädagogik. In: *Grohnfeldt, M.* (Hrsg.): Lebenslaufstudien und Sprachheilpädagogik (11–34). Dortmund: verlag modernes lernen

Grohnfeldt, M. (Hrsg.) (1996c): Lebenslaufstudien und Sprachheilpädagogik. Grundlagen und Beispiele einzelfallorientierten Vorgehens. Dortmund: verlag modernes lernen

Grohnfeldt, M. (1998a): Studium und Ausbildung in der Sprachheilpädagogik: Das Forschungsinstitut für Sprachtherapie und Rehabilitation (FSR) an der Universität zu Köln. Die Sprachheilarbeit 43, 3–9

Grohnfeldt, M. (1998b): Vergleichende Sprachheilpädagogik: Systeme des russischen und deutschen Sprachheilwesens. Die Sprachheilarbeit 43, 120–127

Grohnfeldt, M. (1999a): Beratung bei Sprachstörungen – mehr als ein Schlagwort? Die Sprachheilarbeit 44, 5–14

Grohnfeldt, M. (1999b): Förderschwerpunkt Sprache und Sprechen. Zeitschrift für Heilpädagogik 50, 152–155

Grohnfeldt, M. (1999c): Sprachheilpädagogik über alle Grenzen – Sprachentwicklung in Bewegung. In: dgs-Landesgruppe Sachsen e.V.: Sprachheilpädagogik über alle Grenzen – Sprachentwicklung in Bewegung, 3–14, Würzburg: edition von freisleben

Grohnfeldt, M. (2000): Strukturwandel der Sprachheilpädagogik in einem sich ändernden Kontext. Die Sprachheilarbeit 45, 4–10

Grohnfeldt, M. (Hrsg.) (1989–1995): Handbuch der Sprachtherapie. Bd. 1–8. Berlin: Spiess

Grohnfeldt, M., Homburg, G. & Teumer, J. (1991): Empfehlungen für das Studium der Sprachheilpädagogik. Die Sprachheilarbeit 36, 118–124.

Grohnfeldt, M., Homburg, G. & Teumer, J. (1993): Überlegungen zur sprachheil-pädagogischen Arbeit in einem flexiblen System von Grund- und Sonderschule, Die Sprachheilarbeit 38, 166–184

Gröschke, D. (1999): Psychologische Grundlagen der Heilpädagogik. Bad Heilbrunn: Klinkhardt

Gross, J. (1993): Special educational needs in the primary school. A practical guide. Buchingham, UK: Open University Press

Gross, M. (1994): Logopädie und Phoniatrie – ein historischer Rückblick. In: Gross, M. (Hrsg.): 30 Jahre Logopädie in Deutschland (1–20). Berlin: R. Gross

Grosstück, K. (1999): Logopädische Kurzmitteilung erleichtert Zusammenarbeit mit Ärzten. Forum Logopädie 5, 28–29

Günther, H. (1993): Integration sprachbehinderter Schüler in die Regelschule. Eine empirische Untersuchung zur schulischen Integration in der Einschätzung und Beurteilung durch Sprachheilpädagogen in der Bundesrepublik Deutschland. Berlin: Spiess

Günther, H. (1995): Organisationsformen in der Sonder- und Regelschule, In: Grohnfeldt, M. (Hrsg.): Handbuch der Sprachtherapie, Bd. 8, Sprachstörungen im sonderpädagogischen Bezugssystem (60–91) Berlin: Spiess

Günther, H.-H. (1994): Teilintegration sprachbehinderter Grundschüler durch Unterricht in Partnerklassen. Die Sprachheilarbeit 39, 13–24

Gutzmann, A. (1879): Das Stottern und seine gründliche Beseitigung durch ein methodisch geordnetes und praktisch erprobtes Verfahren. I. und II. Teil. Berlin: Staude

Gutzmann, A. (1884): Über Sprachstörungen und ihre Bekämpfung durch die Schule. Berlin: Staude

Gutzmann, H. (1894): Des Kindes Sprache und Sprachfehler. Leipzig: Weber

Gutzmann, H. (1904): Die soziale Bedeutung der Sprachstörungen. Jena: Bergmann

Gutzmann, H. (1905): Die Sprachstörungen als Gegenstand des klinischen Unterrichts. Medizin-pädagogische Monatszeitschrift für die gesamte Sprachheilkunde, XV.

Gutzmann, H. (1912): Sprachheilkunde. Vorlesungen über die Störungen der Sprache mit besonderer Berücksichtigung der Therapie. Berlin: Kronfeld

Gutzmann, L. (1984): 20 Jahre Zentral-Verband für Logopädie e.V. In: Zentral-Verband für Logopädie. Mitteilungen, August

Haeberlin, U. (1992): Zusammenarbeit. Wie Lehrpersonen Kooperation zwischen Regel- und Sonderpädagogik in integrativen Kindergärten und Schulklassen erfahren. Bern: Haupt

Haeberlin, U. (1996): Heilpädagogik als wertgeleitete Wissenschaft. Bern: Haupt

Haffner, U. (1995): „Gut reden kann ich". Das entwicklungsproximale Konzept in der Praxis. Dortmund: verlag modernes lernen

Hansen, B. (1996): Wenn Mutter und Kind von einer Gaumenspalte betroffen sind. In: Grohnfeldt, M. (Hrsg.): Lebenslaufstudien und Sprachheilpädagogik (37–55). Dortmund: verlag modernes lernen

Hansen, D. (1996a): Spracherwerb und Dysgrammatismus. München: Reinhardt UTB

Hansen, D. (1996b): Sprachbehindertenpädagogik als empirische Wissenschaft. Einige kritische Überlegungen zur Theorie, Praxis und akademischer Lehre. Vierteljahresschrift für Heilpädagogik und ihre Nachbargebiete (VHN) 65, 160–173

Hansen, K. (1929): Die Problematik der Sprachheilschule in ihrer geschichtlichen Entwicklung. Halle a. S.

Hardcastle, W.J. (1976): Physiology of speech production. London: Academic Press

Harley, T.A. (1995): The Psychology of language. Hove: Erlbaum

Hartig-Gönnheimer, M. (1994): Entwicklung und Störung des Selbst bei sprachbehinderten Kindern. Berlin: Edition Marhold

Hartmann, B. (1996): Menschenbilder in der Sprachheilpädagogik. Berlin: Edition Marhold

Hartmann, B. ([4]1997): Mutismus. Berlin: Edition Marhold

Hartmann, E. (1995): Verknüpfung sprachheilpädagogischer Praxis und Forschung am Beispiel einer Einzelfallstudie zur entwicklungsproximalen Sprachtherapie. Vierteljahreschrift für Heilpädagogik und ihre Nachbardisziplinen 64, 3–35

Hartmann, E. (1996): Was leistet die „Minimalpaar-Therapie" bei aussprachegestörten Kindern? Die Sprachheilarbeit 41, 297–312

Hauck, E., Schwer, B. & Voigt-Radloff, S. (1997): Das logopädische Assessment. Forum Logopädie 6, 23–25

Heidegger, M. (1926): Sein und Zeit. Tübingen: Niemeyer

Heimann, P., Otto, G. & Schulz, W. (1965): Unterricht – Analyse und Planung. Hannover: Schroedel

Heinemann, M. (1996): Zunahme von Sprachentwicklungsstörungen – ein aktuelles Problem. In: Deutsche Gesellschaft für Sprachheilpädagogik (Hrsg.): Interdisziplinäre Zusammenarbeit Illusion oder Vision (53–61). Münster 1996

Heiner, M. (Hrsg.) (1996): Qualitätsentwicklung durch Evaluation. Freiburg: Lambertus

Helm-Estabrooks, N. (1994): Speech-language pathology: Moving toward the 21st century: An introduction. American Journal of Speech-Language-Pathology 3, 23–26

Helms, P.: Lernziele für die Ausbildung zum Myofunktionstherapeuten. In: MFT

Hemphill, L. & Siperstein G. N. (1990): Conversational competence and peer responses to mildly retarded children. Journal of Educational Psychology 82, 128–133

Herrmann, T. & Grabowski, J. (1994): Sprechen. Heidelberg: Spektrum

Herrmann, Th. (1995): Allgemeine Sprachpsychologie. Grundlagen und Probleme. München: Urban und Schwarzenberg

Herzog, W. (1984): Modell und Theorie in der Psychologie. Göttingen: Hogrefe

Hill, F. (1971): Behinderte Kinder – vernachlässigte Kinder? Göttingen: Vandenhoeck & Ruprecht

Hinrichs-Hüsing, G. (1995): Zusammenarbeit zwischen Sprachheilschule und Grundschule vor dem Hintergrund der Komplexität der Behinderung und der Integrationspädagogik. Die Sprachheilarbeit 40, 279–287

Hinz, A. (2000): Behinderung und die Gestaltung integrativer Lebensbereiche. In: *Markowetz, R., Cloerkes, G.* (Hrsg.): Freizeit im Leben behinderter Menschen. Theoretische Grundlagen und sozialintegrative Praxis (69–80). Heidelberg: Winter

Hohmeier, J. (1975): Stigmatisierung als sozialer Definitionsprozeß. In: *Brusten, M. & Hohmeier, J.* (Hrsg.): Stigmatisierung 1. Zur Produktion gesellschaftlicher Randgruppen (5–25). Neuwied, Darmstadt: Luchterhand

Hohmeier, J. (1980): Soziologie der Sprachbehinderten. In: *Knura, G. & Neumann, B.* (Hrsg.): Pädagogik der Sprachbehinderten. Handbuch der Sonderpädagogik, Bd. 7 (573–580). Berlin: Marhold

Hohmeier, J. (1982): Sozialpsychologische Dimensionen von Sprachbehinderungen. Medizin – Mensch – Gesellschaft 7, 41–47

Holtz, A. (1989): Der Kampf gehen das behinderte Kind. Anmerkungen zum Selbstverständnis der Sprachbehindertenpädagogik. Zeitschrift für Heilpädagogik 40, 505–515

Holtz, K.-L. (Hrsg.) (1982): War's das? Eine Bilanz zum Jahr der Behinderten. Heidelberg: Schindele

Homburg, G. (1978): Die Pädagogik der Sprachbehinderten. Heidelberg: Schindele

Homburg, G. (1986): Integration – Die falsche Priorität? Die Sprachheilarbeit 31, 208–213

Homburg, G. (1993): Konvergenz von grundschul- und sprachheilpädagogischer Arbeit – ein Ansatzpunkt zu einer veränderten Grundschul- und Sprachheilpädagogik. Die Sprachheilarbeit 38 , 275–296

Homburg, G. (1995): Zur Komplexität gestörter Sprache. In: *Grohnfeldt, M.* (Hrsg.): Sprachstörungen im sonderpädagogischen Bezugssystem. Handbuch der Sprachtherapie, Bd 8 (15–38). Berlin: Spiess

Hörmann, H. (1977): Psychologie der Sprache. Berlin: Springer

Horsch, U. (1991): Schwerhörig – die verkannte Behinderung. Hörgeschädigtenpädagogik 45, 17–29

Howells, J. G. & Lickorish, J. R. (1994): Familien-Beziehungs-Test (F-B-T). München: Reinhardt

Hübner, S. & Hager, W. (1998): Einige Vorschläge zur Qualitätssicherung bei der Anwendung von Förderprogrammen in der Praxis. In: *Beck, M.* (Hrsg.): Evaluation als Maßnahme der Qualitätssicherung (73–85). Tübingen: dgvt-Verlag

Humboldt, W. von (1959): Bildung und Sprache. Paderborn: Schöningh

IALP-Guidelines for Initial Education in Logopedics (1994): IALP (International Association for Logopedics and Phoniatrics-News), 48–52

Ingham, J., Riley, G. (1998): Guidelines for documentation of treatment efficacy for young children who stutter. Journal of Speech, Language, and Hearing Research 41, 753–770

International Association of Logopedics and Phoniatrics (1995): IALP-Guidelines for initial education for logopedics. Folia Phoniatrica et Logopaedica 47, 296–301

International Association of Logopedics and Phoniatrics (1997): IALP News. Speech, language and hearing therapy in Israel. Folia. Phoniatrica and Logopaedica 49, 316–317

International Assocication of Logopedics and Phoniatrics (1999): IALP News. Guiding principles for the training of support workers in communication disabilities in underserved areas. Folia Phoniatrica et Logopaedica 51, 239–242

Iven, C. (1995): Individualisierte Förderpläne – ein Konzept zwischen Anspruch und Wirklichkeit. In: *Grohnfeldt, M.* (Hrsg.): Sprachstörungen im sonderpädagogischen Bezugssystem. Handbuch der Sprachtherapie, Bd. 8 (243–257). Berlin: Spiess

Iven, C. (1998): „Beratungskompetenz" als (Aus-)Bildungsziel – Hochschuldidaktische Überlegungen am Beispiel der supervidierten Therapie im FSR. Die Sprachheilarbeit 43, 10–19

Jackendoff, R. (1993): Patterns in the mind. New York: Hervester Wheatsheaf

Jantzen, W. (1974): Sozialisation und Behinderung. Studien zu sozialwissenschaftlichen Grundfragen der Behindertenpädagogik. Gießen: Focus

Jantzen, W., Kammel, C. & Zeiser, M. (1976): Zur sozialen Herkunft sprachgeschädigter Kinder. Heilpädagogische Forschung 6, 289–298

Jaspers, K. (1938): Existenzphilosophie. Berlin, Leipzig

Johannsen, H. & Schulze, H. (Hrsg.) (1993): Praxis der Beratung und Therapie bei kindlichem Stottern. Ulm: Verlag Phoniatrische Ambulanz der Universität Ulm

Jung, C.G. (1968): Der Mensch und seine Symbole. Solothurn, Düsseldorf

Jusczyk, P.W. (1997): The discovery of spoken language. Cambridge, Mass.: The MIT Press

Jüttemann, G. (Hrsg.) (1985): Qualitative Forschung in der Psychologie. Grundfragen, Verfahrensweisen, Anwendungsfelder. Weinheim: Psychologie Verlagsunion

Kail, R. & Leonard, L.B. (1986): Word-finding abilities in language-impaired children. Rockville: Asha-Monographs

Kaiser, A. (1999): Professionalisierung von Frauenberufen. In: Deutscher Bundesverband für Logopädie e.V. (Hrsg.): Logopädie braucht wissenschaftliche Kompetenz, Plädoyer für eine Hochschulausbildung. Idstein: Schulz-Kirchner

Kaltenbach, T. (1993): Qualitätsmanagement im Krankenhaus. Melsungen: Bibliomed

Kaminski, G. (1970): Verhaltenstheorie und Verhaltensmodifikation. Stuttgart: Klett

Kanter, G. (1985): Ansätze zu einer empirischen Behindertenpädagogik. In: *Bleidick, U.* (Hrsg.): Theorie der Behindertenpädagogik. Handbuch der Sonderpädagogik, Bd. 1 (343–382). Berlin: Marhold

Kanter, G. (1999): Zur Lebenssituation behinderter Kinder und Jugendlicher in den zurückliegenden 50 Jahren – sonderpädagogisches Engagement. Zeitschrift für Heilpädagogik 50, 370–376

Kaschade, H. – J., Männche, R. & Weber, J. (1996): Untersuchung von sprachentwicklungsverzögerten Kindern. Münster: Waxmann

Katz-Bernstein, N. (1998): Die Bedeutung von Kommunikation und Sprache für die Sozialisationsprozesse im Vorschulalter. In: *Zollinger B.* (Hrsg.): Kinder im Vorschulalter (195–225). Bern: Huber

Kautter, H. (1998): Das „Thema des Kindes" erkennen. Umrisse einer verstehenden pädagogischen Diagnostik. In: *Eberwein, H. & Knauer, S.* (Hrsg.): Handbuch Lernprozesse verstehen (81–93). Weinheim: Psychologie Verlagsunion

Kautter, H., Munz, W., Sautter, H. & Schoor, U. (1984a): Die Bedeutung der Diagnostik für das sonderpädagogische Handeln. Hagen: Studienbrief der Fernuniversität

Kautter, H., Munz, W., Sautter, H. & Schoor, U. (1984b): Schriftliche und mündliche Übermittlung diagnostischer Fallkonzepte. Hagen: Studienbrief der Fernuniversität

Keese, A. (1971/72): Selbst- und Fremdbild des stotternden Kindes. Sonderpädagogik 1, 165–169 und 2, 14–21

Keese, A. (1972): Das stotternde Kind und seine Behinderung in sozialpsychologischer Sicht. Die Sprachheilarbeit 17, 24–30

Keese, A. (1988): Sprachstörungen. In: *Koch, U., Lucius-Hoene, G. & Stegie, R.* (Hrsg.): Handbuch der Rehabilitationspsychologie (575–584). Berlin, Heidelberg: Springer

Keese, A. (1994): Psychologie der Sprachbehinderten. In: *Fengler J. & Jansen G.* (Hrsg.): Handbuch der Heilpädagogischen Psychologie (81–99). Stuttgart: Kohlhammer

Kemmler, L. (1974): Die Anamnese in der Erziehungsberatung: die Praxis der Anamneseerhebung und -auswertung für Psychologen, Sozialarbeiter, Ärzte und Pädagogen. Bern: Huber

Kemp, K. & Klee, T. (1997): Clinical language sampling practices: results of a survey of speech-language pathologists in the Unitend States. Child Language Teaching and Therapy 2, 161–172

Kenstowicz, M. (1994): Phonology in generative grammar. Oxford: Blackwell

Kierkegaard, S. (1957): The Concept of Dread. (Deutsch: Der Begriff der Angst). Princeton

Kiphard, E. J. (1991): Wie weit ist ein Kind entwickelt?: Eine Anleitung zur Überprüfung der Sinnes- und Bewegungsfunktionen. Dortmund: verlag modernes lernen

Kittel, A. M. (1997): Myofunktionelle Therapie. Idstein: Schulz-Kirchner

Klauer, K.J. & Mitter, W. (Hrsg.) (1987): Vergleichende Sonderpädagogik. Handbuch der Sonderpädagogik. Band 11. Berlin: Marhold

Klaun-Delius, G. (1990): Affektivität und Spracherwerb. Praxis der Psychotherapie und Psychosomatik 35, 140–149

KMK (Sekretariat der Ständigen Konferenz der Kultusminister der Länder in der Bundesrepublik Deutschland) (1987a): Schüler, Klassen, Lehrer und Absolventen der Schulen 1980–1986. Statistische Veröffentlichungen der Kultusministerkonferenz. Dokumentation Nr. 100. Bonn

KMK (Sekretariat der Ständigen Konferenz der Kultusminister der Länder in der Bundesrepublik Deutschland) (1987b): Ausländische Schüler und Schulabsolventen 1970–1986. Statistische Veröffentlichungen der Kultusministerkonferenz. Dokumentation Nr. 102. Bonn

KMK (Sekretariat der Ständigen Konferenz der Kultusminister der Länder in der Bundesrepublik Deutschland) (1994): Die Sonderschulen in der einheitlichen Schulstatistik 1985–1993. Statistische Veröffentlichungen der Kultusministerkonferenz. Dokumentation Nr. 130. Bonn

KMK (Sekretariat der Ständigen Konferenz der Kultusminister der Länder in der Bundesrepublik Deutschland) (1995): Schüler, Klassen, Lehrer und Absolventen der Schulen 1985–1994. Dokumentation Nr. 134. Bonn

KMK (Sekretariat der Ständigen Konferenz der Kultusminister der Länder in der Bundesrepublik Deutschland) (2000): Die Sonderschulen in einer einheitlichen

Schulstatistik 1989–1998. Statistische Veröffentlichungen der Kultusminister-konferenz. Dokumentation Nr. 149. Bonn

Knura, G. (1969): Das Vorurteil gegenüber stotternden Kindern bei angehenden Kindergärtnerinnen und Volksschullehrern. Unveröffentlichte Dissertation. Universität zu Köln

Knura, G. (1971): Einige Besonderheiten des schulischen Verhaltens sprachbehinderter Kinder. Die Sprachheilarbeit 16, 111–123

Knura, G. (1974): Sprachbehinderte und ihre sonderpädagogische Rehabilitation. In: Deutscher Bildungsrat (Hrsg.): Gutachten und Studien der Bildungskommission 35. Sonderpädagogik 4 (103–198). Stuttgart: Klett

Knura, G. (⁴1977): Sprachbehindertenpädagogik. In: *Bach, H.* (Hrsg.): Sonderpädagogik im Grundriß (129–138). Berlin: Marhold

Knura, G. (1980): Grundfragen der Sprachbehindertenpädagogik. In: *Knura, G. & Neumann, B.* (Hrsg.): Handbuch der Sonderpädagogik, Bd. 7: Pädagogik der Sprachbehinderten (3–67). Berlin: Marhold

Kobi, E.E. (⁵1993): Grundfragen der Heilpädagogik. Eine Einführung in heilpädagogisches Denken. Bern, Stuttgart, Wien: Haupt

Kochan-Gramann, H. (1990): Das Identitätskonzept verhaltensgestörter Sonderschüler. Unveröffentlichte Wissenschaftliche Hausarbeit. Pädagogische Hochschule Heidelberg

Koffka, K. (1935): Principles of gestalt psychology. London: Kegan Paul

Kolberg, T. (1996): Entwicklungslinien der institutionalisierten Hilfe für sprachgebrechliche Kinder in Halle a. S. von den Anfängen bis 1933. Dissertation. Halle a. S.

Kölliker, M. & Strasser, U. (1999): Zur Qualität heilpädagogischer und therapeutischer Beziehungen. Schweizerische Zeitschrift für Heilpädagogik 8, 28–29

König, E. & Riedel, H. (²1971): Unterrichtsplanung als Konstruktion. Weinheim: Beltz

Köpcke, K.-M. (1998): The acquisition of plural marking in English and German revisited: schemata versus rules. Journal of Child Language 25, 293–319

Kornmann, R., Burgard, P. & Eichling, H.-M. (1999): Zur Überrepräsentation von ausländischen Kindern und Jugendlichen in Schulen für Lernbehinderte. Revision älterer und Mitteilung neuer Ergebnisse. Zeitschrift für Heilpädagogik 50, 106–109

Kotby, N.M. (2000): IALP and the world: Global perspectives. Folia Phoniatrica et Logopaedica 52, 142–148

Kotten-Sederqvist, A. (1982): Sprachbehindertenpädagogik im interdisziplinären Problemfeld lautsprachlicher Kommunikation. In: Voves Amicorum Sovijärvi. Helsinki: Suomalais-Ugrilainen Seura

Kozielski, P. M., Kiese, C. & Chilla, R. (1976): Über die Beziehung von Artikulationsstörungen und anderen Milieubedingungen im Vorschulalter. Praxis der Kinderpsychologie und Kinderpsychiatrie 25, 190–196

Krappmann, L. (1969): Soziologische Dimensionen der Identität. Strukturelle Bedingungen für die Teilnahme an Interaktionsprozessen. Stuttgart: Klett

Krech, D., Crutchfield, R. S. u.a. (1985): Grundlagen der Psychologie Bd. 1: Theoretische Grundlagen und Entwicklungspsychologie. Weinheim: Beltz

Kretschmann, R. & Arnold, K.-H. (1 999): Leitfaden für Förder- und Entwicklungspläne. Zeitschrift für Heilpädagogik 9, 410–420

Kriebel, R. (1984): Sprechangst. Stuttgart: Kohlhammer

Kriebel, R. (1992): Sprechangst. In: *Grohnfeldt, M.* (Hrsg.): Störungen der Redefähigkeit. Handbuch der Sprachtherapie. Bd.5 (449–467). Berlin: Edition Marhold

Krischker, S. & Cording, C. (1998): Qualitätssicherung mit Hilfe der Basisdokumentation. In: *Giernalczyk, Th. & Freytag, R.* (Hrsg.): Qualitätsmanagement von Krisenintervention und Suizidprävention (126–133). Göttingen: Vandenhoeck und Ruprecht

Kriz, J. (1985). Grundkonzepte der Psychotherapie. München: Urban & Schwarzenberg.

Krohne, H. W. (1996): Angst und Angstbewältigung. Stuttgart: Kohlhammer

Kroker, I. (1984): Zur Situation der Regionalgruppen für Aphasiker in der Bundes-republik Deutschland. Die Sprachheilarbeit 29, 77–81

Kromrey, H. (1995): Empirische Sozialforschung: Modelle und Methoden der Datenerhebung und Datenauswertung. Opladen

Krumbacher, A. (1920): Die Stimmbildung der Redner vom Altertum bis auf die Zeit Quintilians. Rhetorische Studien. Paderborn

Kruse, E. (1998): Systematik der konservativen Stimmtherapie aus phoniatrischer Sicht. In: *Böhme, G.* (Hrsg): Sprach-, Sprech-, Stimm- und Schluckstörungen. Bd. 2. Therapie (114–131). Stuttgart, Jena, Lübeck, Ulm: Fischer

Krüssel, H. (1998): Lehren als Bereitstellen von Perspektiven. Wie lässt sich Lehren mit konstruktivistischem Denken vereinbaren? System Schule 2, 106–113

Kuhl, J. (1994): Handlungs- und Lageorientierung. Forschungsbericht Nr. 96, Fach-bereich Psychologie der Universität Osnabrück

Kuhn, Th. (1976): Die Struktur wissenschaftlicher Revolutionen, Frankfurt am Main: Suhrkamp

Kussmaul, A. (1877): Die Störungen der Sprache. Leipzig: Vogel

Laireiter, A. – R. & Vogel, H. (Hrsg.) (1998): Qualitätssicherung. Tübingen: dgvt -Verlag

Lamnek, S. (1989): Qualitative Sozialforschung Bd. 2 : Methoden und Techniken. München

Langenmayer, A. (1997): Sprachpsychologie. Göttingen: Hogrefe

Lass, N. J. et al. (1989): Speech-language pathologists' perceptions of child and adult female an male stutterers. Journal of Fluency Disorders 14, 127–134.

Lazarus, R. S. (1991): Emotion and adaptation. New York: Oxford University Press

Lazarus, R. S. (1995): Streß und Streßbewältigung – ein Paradigma. In: *Filipp S. H.* (Hrsg.): Kritische Lebensereignisse (198–233). Weinheim: Psychologie Ver-lagsunion

Lazarus, R. S. & Folkman, S. (1984): Stress, appraisal and coping. New York: Springer

Legewie, H. (1987): Interpretation und Validierung biographischer Interviews. In: *Jüttemann, G. & Thomae, H.* (Hrsg.): Biographie und Psychologie (138–150). Berlin: Springer

Leixnering, W. & Bogyi, G. (1997): Fragen der Ethik. In: *Reinelt, T.* (Hrsg.): Lehr-buch der Kinderpsychotherapie: Grundlagen und Methoden (20–26). München: Reinhardt

Lemert, E. M. (1970): Sociological perspective. In: *Sheehan, J.G.* (Ed.): Stuttering: Research and therapy (172–187). New York: Mc Grew Hill

Lenneberg, E. (1972): Biologische Grundlagen der Sprache. Frankfurt: Suhrkamp

Lenz, A. (1998): Evaluation und Qualitätssicherung in der Erziehungs- und Fami-lienberatung. In: *Menne, K.* (Hrsg.): Qualität in Beratung und Therapie – Eva-luation für die Erziehungs- und Familienberatung (115–147). Weinheim: Juventa

Leonard, L.B. (1998): Children with specific language impairment. Cambridge, Mass.: The MIT Press

Lesser, R. (1992). The making of logopedists: An international survey. Folia Pho-niatrica et Logopaedica 44, 105–125

Leterme, M. & Schrey-Dern, D. (1999): Mindeststandards für die Logopädieausbil-dung. Mindeststandard für die therapeutische Ausbildung. In: Deutscher Bundesverband für Logopädie e.V. (dbl): Logopädie braucht wissenschaftliche Kompetenz (82–90). Idstein: Schulz-Kirchner

Levelt, W. J. M. (1989): Speaking. From intention to articulation. Cambridge, Mass.: The MIT

Levelt, W. J. M. (1993): The architecture of normal spoken language use. In: *Blan-ken, G., Dittmann, J., Grimm, H., Marshall, J.C. & Wallesch, C.-W.* (Hrsg.): Linguistic disorders and pathologies. An international handbook. Berlin: de Gruyter

Liebald, C. (1996): Evaluation der kulturellen Kinder- und Jugendarbeit. Materia-lien zur Qualitätssicherung in der Kinder- und Jugendhilfe Qs 1. BMFSFJ Bonn

Lieberman, P. & Blumstein, S. (1988): Speech physiology, speech perception, and acoustic phonetics. Cambridge: Cambridge University Press

Logeman, J.A. (1998): Treatment outcomes and efficacy in the schools. Language, Speech and Hearing Services in Schools 29, 243–244

Logeman, J.A. & Baum, H.M. (1998): Speech-language hearing interventions in schools: A public health perspective on measuring their short-term and long-term impact. Language, Speech and Hearing Services in Schools 29, 270–273

Long, S. (1999): Technology applications in the assessment of children's language. Seminars in Speech and Language 2, 117–132

Lüdtke, U. (1998): Die Pädagogische Atmosphäre. Analyse – Störungen – Transformation – Bedeutsamkeit. Eine anthropologische Grundlegung der Sprachheilpädagogik. Frankfurt a. M.: Peter Lang

Lurija, A.R. (1982): Sprache und Bewußtsein. Köln: Pahl-Rugenstein

Lütje-Klose, B. (1997): Wege integrativer Sprach- und Kommunikationsförderung in der Schule. Konzeptionelle Entwicklungen und ihre Einschätzung durch amerikanische und deutsche Expertinnen. St. Ingbert

Lütje-Klose, B. & Willenbring, M. (1999): Kooperation von Regelschullehrerin und Sprachbehindertenpädagogin – eine wesentliche Bedingung für die integrative Sprach- und Kommunikationsförderung. Die Sprachheilarbeit 44, 63–76

Macha-Krau, H. (1993, 1994, 1995): Die Geschichte der Logopädie. Forum Logopädie 4, 11/1993, 05/1994, 02/1995

Macha-Krau, H. (1994): Die Entwicklung der Logopädie, Teil II. Forum Logopädie 2, Mai

Macha-Krau, H. (1999): Logopädie im Dritten Reich. Vortrag auf der Tagung: „Sprache und Kultur der Gesellschaft für angewandte Linguistik" am 1.10. in Frankfurt a.M.

MacKenzie, E. & Freedman, D. (1998): A paradigm for improving effectivness and efficacy of speech-language therapy. Int. Journal of Language and Communication Disorders 33, 544–549

Maihack, V. (1996): Sprachtherapie zwischen Spezifität und Interdisziplinarität. In: Deutsche Gesellschaft für Sprachheilpädagogik (Hrsg.): Interdisziplinäre Zusammenarbeit: Illusion oder Vision (1003–1006). Kongreßbericht Münster

Maihack, V. (1998): Eine Entdeckungsreise durch die Sprachheilpädagogik oder: „Vom Unsinn des Theorie-Praxis-Gegensatzes für die Therapie". Die Sprachheilarbeit 43, 326–332

Markowetz, R. (2000): Konturen einer integrativen Pädagogik und Didaktik der Freizeit. In: *Markowetz, R. & Cloerkes, G.* (Hrsg.): Freizeit im Leben behinderter Menschen. Theoretische Grundlagen und sozialintegrative Praxis (39–65). Heidelberg: Winter

Marslen-Wilson, W. D. (1990): Activation, competition and frequency in lexical access. In: *Altmann, G.T.M.* (Ed.): Cognitive models of speech processing, 148–172

Maslow, A. (1973): Psychologie des Seins. München: Kindler

Mathes, R. (1992): Hermeneutisch-klassifikatorische Inhaltsanalyse von Leitfadengesprächen. Über das Verhältnis von quantitativen und qualitativen Verfahren der Textanalyse und die Möglichkeit der Kombination. In: *Hoffmeyer-Zlotnik, J.H.P.* (Hrsg.): Analyse verbaler Daten. Über den Umgang mit qualitativen Daten (402–424). Opladen: Westdt. Verlag

Matthesius, R.G. (Hrsg.) (1995): Die ICIDH- Internationale Klassifikation der Schädigung, Fähigkeitsstörung und Beeinträchtigung. Berlin, Wiesbaden: Verlag Volk und Gesundheit

Mayring, P. (1990): Einführung in die qualitative Sozialforschung. München: Psychologische Verlagsunion

Mayring, P. (1993): Qualitative Inhaltsanalyse. Grundlagen und Techniken. Weinheim: Beltz

McReynolds, L. & Thompson, C. (1986): Flexibility of single-subject experimental designs, Part I. Journal of Speech and Hearing Disorders 51, 194–203

Medizinisch-Pharmazeutische Studiengesellschaft und Paul-Martini-Stiftung (1983) (Hrsg.): Arzneimittel, Medizin und Gesellschaft Vorträge und Aufsätze von 1967 – 1982, Med.-Pharmazeut. Studiengesellschaft, Mainz: Medizinisch. Pharma. Studiengesellschaft

Meiser, B. (1990): Das Bild vom verhaltensgestörten Schüler bei Haupt- und Realschülern. Unveröffentlichte Wissenschaftliche Hausarbeit. Pädagogische Hochschule Heidelberg

Menne, K. (Hrsg.) (1998): Qualität in Beratung und Therapie – Evaluation für die Erziehungs- und Familienberatung. Weinheim: Juventa

Mercurialis, H. (1605): de pueurorum morbis tractatus. Venetiae 1583, Francofurti 1584; deutsch: *Uffenbach, P.*: Von den Schwachheiten und Gebrechen der jungen Kinder. In: Ein neues Artzney-Buch. Franckfort

Merrit, D.D. & Culatta, B. (1998): Language Intervention in the Classroom. San Diego, London: Singular Publishing

Messelken, H. (1968): Drei Aspekte der anthropologischen Sprachtheorie. Ratingen: Henn

Michigan Department of Education (Ed.) (1982). Program suggestions for speech language services. Lansing

Miles-Paul, O. & Frehse, U. (1994): Persönliche Assistenz. Ein Schlüssel zum selbstbestimmten Leben Behinderter. Gemeinsam Leben 2, 12–16

Miller, G.A. (1951): Language and communication. New York: McGraw-Hill

Miller, G.A. (1981): Language and speech. San Francisco: Freeman

Miller, G.A. (1993): Wörter. Streifzüge durch die Psycholinguistik. Heidelberg: Spektrum

Miller, G.A. (1999): On knowing a word. Annual Review of Psychology 50, 1–19

Mindeststandards für die therapeutische Ausbildung. In: *Deutscher Bundesverband für Logopädie e.V.* (dbl) (1999): Logopädie braucht wissenschaftliche Kompetenz. Plädoyer für eine Hochschulausbildung (82–90). Idstein: Schulz-Kirchner

Mitteilungen 2 (1997) 12, 12. Arbeitskreis für Myofunktionelle Therapie (AK)

Moll, K. (1983): Training programs in logopedics. Folia phoniatrica 35, 198–219

Montessori, M. (1932): Die geistige Vorbereitung des Lehrers. In: *Böhm, W.* (1978): Maria Montessori – Texte und Diskussion. Bad Heilbrunn: Klinkhardt

Montessori, M. (1960): On my Method. In: Around the Child 5, 1–4. Calcutta

Moor, P. (1960): Heilpädagogische Psychologie. Bern: Huber

Moor, P. (1965): Heilpädagogik – Ein pädagogisches Lehrbuch. Bern: Huber

Moore, G.P. & Kester, D. (1953): Historical notes on speech correction in the preassociation era. Journal of Speech and Hearing Disorders 18, 48–53

Morgenstern, J.J. (1956): Socio-economic factors in stuttering. Journal of Speech and Hearing Disorders 21, 25–33.

Motsch, H. J. (1979): Logopädie zwischen Handwerk und Wissenschaft. Überlegungen zur Dependenz von Erkenntnis- und Handlungsbereich. Vierteljahresschrift für Heilpädagogik 48, 329–338

Motsch, H. J. (1981). Theorien des Stotterns am Ende? Die Sprachheilarbeit 26, 282–288

Motsch, H.-J. (1988): Pädagogische Logopädie in der Schweiz. Die Sprachheilarbeit 33, 213–221

Motsch, H.-J. (1989): Sprach- oder Kommunikationstherapie? In: *Grohnfeldt, M.* (Hrsg.): Grundlagen der Sprachtherapie. Handbuch der Sprachtherapie, Bd. 1. (73–96). Berlin: Spiess

Motsch, H. J. (1992): Die idiographische Betrachtungsweise – Metatheorie des Stotterns – In: *Grohnfeldt M.* (Hrsg.): Störungen der Redefähigkeit. Handbuch der Sprachtherapie Bd. 5 (21–42). Berlin: Spiess

Motsch, H.-J. & Hansen, D. (1999): COPROF und ESGRAF. Diagnoseverfahren grammatischer Störungen im Vergleich. Die Sprachheilarbeit 44, 151–163

Mücke-Fritsch, B. (1999): Das Menschenbild in der Logopädie. Forum Logopädie 5, 14–17

Mutzeck, W. (1996): Kooperative Beratung. Grundlagen und Methoden der Beratung und Supervision im Berufsalltag. Weinheim: Deutscher Studien Verlag

Nagasaki, Y. (1994): Die Aufgaben von Logopäden/innen in der Grundschule. Die Situation in Japan. Paper presented at the IALP School Committee Meeting and Workshop. Newcastle upon Tyne, UK, 10.–13. July

Nagel, E. & Fuchs, C. (1997): Leitlinien und Standards im Gesundheitswesen. Köln: Deutscher Ärzte Verlag

Nation, J. E. & Aram, D. M. (1989): Diagnostik von Sprech- und Sprachstörungen. Stuttgart: Gustav Fischer

Neidecker, E.A. (1980): School programms in speech-language. Organization and management. Englewood Cliffs: N.J., Prentice Hall

Neill, A. S. (1965): Theorie und Praxis der antiautoritären Erziehung – Das Beispiel Summerhill. München: Szczesny

Nelson, N.W. (1994): School-age language: Bumpy road or super-expressway to the next millennium? American Journal of Speech Language Pathology: A Journal of Clinical Practica 3, 29 – 31

Neubert, D. & Cloerkes, G. (^{2}1994): Behinderung und Behinderte in verschiedenen Kulturen. Eine vergleichende Analyse ethnologischer Studien. Heidelberg: Winter

Neumann, K. (1999): Körperbehindertenpädagogik als empirische Wissenschaft. In: *Bergeest, H. & Hansen, G.* (Hrsg.): Theorien der Körperbehindertenpädagogik (131–151). Bad Heilbrunn, New York

Nolting, H. P. & Paulus, P. (1996): Psychologie lernen. Weinheim: Beltz.

Nübling, R. & Schmidt, J. (1998): Qualitätssicherung in der Psychotherapie: Grundlagen, Realisierungsansätze, künftige Aufgaben. In: *Laireiter, A.-R. & Vogel, H.* (Hrsg.): Qualitätssicherung in der Psychotherapie und psychosozialen Versorgung (49–75). Tübingen: dgvt-Verlag

Nusser-Müller-Busch, U. (1998): Therapie neurogener Schluckstörungen. In: *Böhme, G.* (Hrsg.): Sprach-, Sprech-, Stimm- und Schluckstörungen, Bd. 2: Stuttgart, Jena, Lübeck, Ulm: Fischer

Nydahl, J. (1928): Das Berliner Schulwesen, Berlin: Wiegandt & Grieben

O'Brien, M. A. & Huffman (1998): Impact of managed care in the schools. Language, Speech and Hearing Services in Schools 29, 263–269

Oberländer-Gentsch, U. (1994): Psychogene Aphonie. In: *Grohnfeldt M.* (Hrsg.): Stimmstörungen. Handbuch der Sprachtherapie, Bd. 7 (370–385). Berlin: Spiess

Oehler-Metzger, S. (1981): Selbsthilfegruppen von Behinderten unter Einbezug der möglichen Funktion des Sozialpädagogen, dargestellt am Beispiel der Sprechbehinderten Selbsthilfe Köln e.V.. Dortmund: verlag neues lernen

Olbrich, I. (1989): Die Integrierte Sprach- und Bewegungstherapie. In: *Grohnfeldt, M.* (Hrsg.): Grundlagen der Sprachtherapie. Handbuch der Sprachtherapie. Band 1 (252–266). Berlin: Spiess

Olswang, L. (1997): Treatment Efficacy Research. In: *Fratalli, C.* (Hrsg.): Measuring outcomes in speech-language pathology (134–151). New York: Thieme

Opp, G. (1993). Mainstreaming in den USA. Heilpädagogische Integration im Vergleich. München: Ernst Reinhardt

Orthmann, W.: (1969a): Die Eigenständigkeit der Sprachheilpädagogik. In: *Deutsche Gesellschaft für Sprachheilpädagogik e.V.* (Hrsg.): Die Eigenständigkeit der Sprachheilpädagogik (13–26). Hamburg: Wartenberg & Söhne.

Orthmann, W. (1969b): Zur Struktur der Sprachgeschädigtenpädagogik. Berlin: Marhold.

Osburg, C. (1997): Gesprochene und geschriebene Sprache. Hohengehren: Schneider

Pelzer, K. (1998): Innovative Weiterentwicklung. In: *Menne, K.* (Hrsg.): Qualität und Beratung in der Therapie – Evaluation für die Erziehungs- und Familienberatung (167–175). Weinheim

Perello, J. (^{2}1982): The history of International Association of Logopedics and Phoniatrics. Barcelona: Editorial Augusta, S.A.

Petermann, F. (Hrsg.) (1997): Kinderverhaltenstherapie. Hohengehren: Schneider

Petersen, P. (1937): Führungslehre des Unterrichts. Braunschweig: Beltz

Peuser, G. (1977): Patholinguistik: ein neues Gebiet der Angewandten Sprachwissenschaft. In: *Gutknecht, C.* (Hrsg.): Grundbegriffe und Hauptströmungen der Linguistik.

Piaget, J. (1969): Nachahmung, Spiel und Traum. Die Entwicklung der Symbolfunktion beim Kinde. Stuttgart: Klett

Pinker, S. (1994): Der Sprachinstinkt. München: Droemersche Verlagsanstalt

Poeck, K. (Hrsg.) (1989): Klinische Neuropsychologie. Stuttgart, New York: Thieme

Pompino-Marschall, B. (1995): Einführung in die Phonetik. Berlin: de Gruyter

Portera, A. (1999): Beitrag zur Ätiologie von psychischen Verhaltensauffälligkeiten und Störungen aus personzentrierter Sicht. Gesprächspsychotherapie und Personzentrierte Beratung 1, 37–44

Pulvermüller, F. (1999): Words in the brain's language. Behavioral and Brain Sciences 22, 253–336

Radford, A. (1997): Syntax. A minimalist introduction. Cambridge: Cambridge University Press

Radigk, W. (1986): Kognitive Entwicklung und zerebrale Dysfunktion. Dortmund: verlag modernes lernen

Randoll, D., Klein, C. & Spanier, R. (1989): Ergebnisse einer Pilotstudie zum Selbstkonzept stotternder und nichtstotternder Vorschulkinder, zum vermuteten Selbstbild und dem Bild, das die Mütter von ihren Kindern haben. Die Sprachheilarbeit 34, 203–209

Rao, P., Blosser, J. & Huffman, N. (1997): Measuring consumer satisfaction. In: *Fratelli, C. M.* (Hrsg.): Measuring outcomes in speech – language pathology (89–113). New York: Thieme

Rath, W. (1985): Systematik und Statistik von Behinderungen. In: *Bleidick, U.* (Hrsg.): Theorie der Behindertenpädagogik. Handbuch der Sonderpädagogik, Band I (25–47). Berlin: Marhold

Rathe, H.-J. (1981): Selbsthilfegruppen Stotternder. Die Sprachheilarbeit 26, 119–124

Rauh H. (1995): Frühe Kindheit. In: *Oerter R. & Montada, L.* (Hrsg.): Entwicklungspsychologie. Weinheim: Beltz

Rausch, M. (1999): Qualitätssicherung in der Logopädie. www.dbl-ev.de/alteSite/ Vortrag04. htm,1–5

Rechtien, W. (1988): Das nichtprofessionelle beratende Gespräch. Hagen: Studienbrief Fernuniversität

Rechtien, W. (1997): Paradigmen, Modelle und Methoden der Beratung – einführender Überblick. Hagen: Studienbrief der Fernuniversität

Reich, K. (1997): Systemisch-konstruktivistische Pädagogik. Einführung in Grundlagen einer interaktionistisch-konstruktivistischen Pädagogik. Neuwied: Luchterhand

Renker, K. (1982): World statistics on disabled people. International Journal of Rehabilitation Research 5, 167–177

Renner, J. (1995): Erfolg in der Stottertherapie. Berlin: Marhold

Rickheit, G. (1999): Linguistik. In: *Deutscher Bundesverband für Logopädie e.V. (dbl)* (Hrsg.): Logopädie braucht wissenschaftliche Kompetenz. Plädoyer für eine Hochschulausbildung (41–43). Idstein: Schulz-Kirchner

Riper, C. van (1982). An early history of ASHA. ASHA 24, 855–858

Ritterfeld, U. (1993). Abhängig oder eigenständig? Zum Selbstverständnis der Logopädie. L.O.G.O.S. interdisziplinär 2, 145–147

Ritterfeld, U. (1997): Speech and language pathology in Canada. L.O.G.O.S. interdisziplinär 5, 286–288

Ritterfeld, U. (1999). Logopädie an die Hochschule! Plädoyer, Lamento und Hoffnung. L.O.G.O.S interdisziplinär 3, 104–110

Ritterfeld, U. & Gleiniger, C. (1999): Was verstehe ich unter einer Sprachentwicklungsstörung? Subjektive Theorien von Therapeuten, Teil 3: Expertenmodelle im Vergleich. L.O.G.O.S interdisziplinär, 3, 164–174

Rogers, C. R. (1985): Die nicht-direktive Beratung. Frankfurt a.M.: Fischer

Romonath, R. (1991): Phonologische Prozesse an sprachauffälligen Kindern. Berlin: Marhold

Romonath, R. (1998): Sprachentwicklung und Sprachentwicklungsstörungen im Jugendalter – eine pädagogisch-therapeutische Herausforderung: In: *Angerhöfer, U. & Dittmann, W.* (Hrsg.): Lernbehindertenpädagogik, eine institutionalisierte Pädagogik im Wandel (251–270) Neuwied: Luchterhand

Romonath, R. & Prüser, E. (1995): Zur integrativen sprachtherapeutischen Förderung kommunikationsgestörter Kinder und Jugendlicher im Schulsystem der USA. In: *Gieseke, T.* (Hrsg.): Integrative Sprachtherapie. Tendenzen und Veränderungen in der Sprachheilpädagogik (65–91). Berlin: Verlag für Wissenschaft und Bildung

Romonath, R., Braun, O., Dupius, G. & Homburg, G. (1998): Empfehlungen für die Neuordnung des Studiengangs Lehramt für Sonderpädagogik – hier Sprachbehindertenpädagogik als vertieft studierte Fachrichtung. Die Sprachheilarbeit 43, 177–183

Rosa-Lugo, L.I., Rivera, E.A. & McKeown, S.W. (1998): Meeting the critical shortage of speech-language pathologists to serve the public schools – collaborative rewards. Language, Speech and Hearing Services in Schools 29, 232–242

Rossi, P.H. & Freeman, H.E. (1988): Programmevaluation. Stuttgart

Roth, H. (1957): Pädagogische Psychologie des Lehrens und Lernens. Hannover: Schroedel

Rothe, K. C. (1923): Die Sprachheilkunde. Wien

Rothe, K. C. (1929): Die Umerziehung. Halle a. S.: Sterr. Schulbücherverlag

Rousseau, J.J. (1762): Emile ou de l'éducation. Paris: Sanson

Rückert, D. & Lister, H. W. (1998): Ambulante Psychotherapie mit Kindern und Jugendlichen. In: *Laireiter, A.-R. & Vogel, H.* (Hrsg.): Qualitätssicherung (421–454). Tübingen: dgvt-Verlag

Rupp, H.H. & Olshausen, H. von: Die juristische Problematik in der Medizin. Bd.1

Rutter, M. (1993): Wege von der Kindheit zum Erwachsenenalter. In: *Petzold H.* (Hrsg.): Frühe Schädigungen – späte Folgen? Psychotherapie und Babyforschung. Bd. 1 (23–67). Paderborn: Junfermann

Sadler, J. (1994): Ausbildung für Lehrer von sprachgestörten Kindern an der Universität von Newcastle upon Tyne. Paper presented at the IALP School Committee Meeting and Workshop, Newcastle upon Tyne, UK, 10.–13. Juli

Sander, A. (1973): Die statistische Erfassung von Behinderten in der Bundesrepublik Deutschland. In: Deutscher Bildungsrat (Hrsg.): Gutachten und Studien der Bildungskommission, Band 25 (13–109). Stuttgart: Klett

Sander, A. (1998): Leitfaden zur Kind-Umfeld-Diagnose von sonderpädagogischem Förderbedarf im Schulalter. In: *Mutzeck W.* (Hrsg.): Förderdiagnostik bei Lern- und Verhaltensstörungen (21–24). Weinheim: Beltz

Sartre, J.-P. (1952): Das Sein und das Nichts. Versuch einer phänomenologischen Ontologie. Reinbek: Rowohlt

Scheler, M. (1947): Bildung und Wissen. Frankfurt: Schulte-Bulmke

Schieber, A. (1999): Der Zusammenhang zwischen Sehschädigung und sozialer Ungleichheit von Sonderschülern. Unveröffentlichte Wissenschaftliche Hausarbeit. Pädagogische Hochschule Heidelberg.

Schindler, A. & Maihack, V. (1999): Qualitätssicherung in der Sprachtherapie am Beispiel einer sprachtherapeutischen Praxis. Kongreßbericht XXIII. Arbeits- und Fortbildungstagung der Deutschen Gesellschaft für Sprachheilpädagogik in Dresden 1998 (340–348). Würzburg: edition von freisleben

Schinnen, M. (1999): Basale Förderung in der Grundschule. Darstellung eines integrativen Konzepts sonderpädagogischer Förderung. Die Sprachheilarbeit 44, 199–206

Schlenck, C., K.J. & Springer, L. (1995): Die Behandlung des schweren Agrammatismus. Forum Logopädie. Stuttgart, New York: Thieme

Schlippe, A. v. & Schweitzer, J. ([3]1997): Lehrbuch der systemischen Therapie und Beratung. Göttingen: Vandenhoeck & Ruprecht

Schmitz, H. (1992): Leib und Gefühl – Materialien zu einer philosophischen Therapeutik. Paderborn: Junfermann

Schoenweiler, R. (1993): Audiometrische, sprachliche, entwicklungspsychologische und soziodemographische Befunde bei 1300 sprachauffälligen Kindern und deren Bedeutung für ein individuelles Rehabilitationskonzept. Sprache-Stimme-Gehör 17, 6–11

Schöler, H., Fromm, W. & Kany, W. (1998): Spezifische Sprachentwicklungsstörungen und Sprachlernen. Heidelberg. Pädagogische Hochschule Heidelberg

Scholz, H.-J. (1980): Sprachwissenschaftliche Aspekte. In: *Knura, G. & Neumann, B.* (Hrsg.): Handbuch der Sonderpädagogik, Bd. 7 – Pädagogik der Sprachbehinderten (621–652). Berlin: Marhold

Schoor, U. (1972): Strukturierung der psychodiagnostischen Arbeit des Sonderschullehrers. Zeitschrift für Heilpädagogik 23, 527–538

Schoor, U. (1981): Förderdiagnostik im Bereich der Sprachbehindertenpädagogik. In: *Grohnfeldt, M. & Schoor, U.* (Hrsg.): Sonderpädagogisches Handeln in der Sprachbehindertenpädagogik. (35–47). Berlin: Marhold

Schoor, U. (1986): Der Aufbau und der Austausch von Fallkonzepten als eine zentrale Aufgabe der Förderdiagnostik. In: *Kornmann R., Meister H. & Schlee J.* (Hrsg.): Förderungsdiagnostik (219–228). Heidelberg: Edition Schindele

Schoor, U. (1995): Über den (fehlenden) Zusammenhang von Ätiologie- und Therapietheorie in der Behandlung des Stotterns. In: *Gieseke T.* (Hrsg.): Integrative Sprachtherapie (93–108). Berlin: VWB

Schoor, U. (1996): Mutismus – eine Kommunikationsbehinderung der Mädchen? Die Sprachheilarbeit 41, 215–227

Schoor, U. (1999): Elektiver Mutismus: eine Verhaltensstörung „typisch" Mädchen. In: *Rolus-Borgward S. & Tänzer U.* (Hrsg.): Erziehungshilfe bei Verhaltensstörungen (433–445). Oldenburg: DiZ

Schrey-Dern, D. (1990a.): Sitzung der C.P.L.O.L. – 20/21.1.1990 in Paris. Sprache-Stimme-Gehör 14, I-III

Schrey-Dern, D. (1990b): Entwurf eines europäischen Berufsprofils „Orthophoniste/Logopädie". Sprache-Stimme-Gehör 14, V-VI

Schrey-Dern, D. (1999a): C.P.L.O.L. Europäischer Vergleich der Ausbildungen. In: *Deutscher Berufsverband für Logopädie e.V. (dbl)* (Hrsg.): Logopädie braucht wissenschaftliche Kompetenz. Plädoyer für eine Hochschulausbildung (63–65). Idstein: Schulz-Kirchner

Schrey-Dern, D. (1999b): Konzeption eines interdisziplinär ausgerichteten Studiengangs Logopädie. In: *Deutscher Bundesverband für Logopädie e.V.* (dbl) (Hrsg.): Logopädie braucht wissenschaftliche Kompetenz. Plädoyer für eine Hochschulausbildung (71–78). Idstein: Schulz-Kirchner

Schrey-Dern, D. & Cholewa, J. (1998): Ziele und Methoden in der logopädischen Effektivitätsforschung. Forum Logopädie 2, 42–44

Schröter-Morasch, H. (1994): Anamnestische Erfassung von Schluckstörungen bei neurologischen Erkrankungen. EKN-Materialien für die Rehabilitation. Bd. 5. Dortmund: Bergmann

Schulz von Thun, F. (1981). Miteinander Reden 1. Störungen und Klärungen. Allgemeine Psychologie der Kommunikation. Reinbek: Rowohlt

Schulz von Thun, F. (1989): Miteinander Reden 2. Stile, Werte und Persönlichkeitsentwicklung. Differentielle Psychologie der Kommunikation. Reinbek: Rowohlt

Schulze, H. (1992): Stottern und familiäre Interaktion. In: *Grohnfeldt, M.* (Hrsg.): Störungen der Redefähigkeit. Handbuch der Sprachtherapie, Band 5 (83–102). Berlin: Marhold

Schumann, P. (1940): Geschichte des Taubstummenwesens. Frankfurt a. M.

Schweer, M. (1997): Eine differentielle Theorie interpersonalen Vertrauens – Überlegungen zur Vertrauensbeziehung zwischen Lehrenden und Lernenden. Psychologie in Erziehung und Unterricht 2, 2–12

Selbmann, H. K. (1996): Entwicklung von Leitlinien – Kunst oder Können? Chirurg 35, 61–65,

Shoup, J.E., Lass, N.J., Kuehn, D.P. & Mc Reynolds (1988): Acoustics of speech. In: *Lass, N.J., Mc Reynolds, L.V., Northern, J.L. & Yoder, D.E.* (Hrsg.): Handbook of speech-language pathology and audiology. Toronto: Decker

Siegel, G.M. (1982): Evaluation of therapeutic outcome. In: *Perkins, W.A.* (Ed.): Current Therapy of Communication Disorders. Vol. 1: General Principles of Therapy (87–97). Stuttgart, New York: Thieme

Siegenthaler, H. (1983): Anthropologische Grundlagen zur Erziehung geistig Schwerstbehinderter. Bern, Stuttgart: Haupt

Sozialgesetzbuch (²⁴1998). München: Beck-Texte im Deutschen Taschenbuch Verlag

Speck, O. (1996a): Professionelle Kooperation und Interdisziplinarität – Herausforderung und Chance in der Rehabilitation Sprachbehinderter. In: *Deutsche Gesellschaft für Sprachheilpädagogik (dgs)* (Hrsg.): Interdisziplinäre Vergangenheit: Illusion oder Vision? (37–52). Münster: Kongressbericht

Speck, O. (1996b): System Heilpädagogik. Eine ökologisch reflexive Grundlegung. München: Reinhardt

Speck, O. (1997): Kritische Aspekte der Theoriebildung in der Heilpädagogik. In: *Amrein, C. & Bless, G.* (Hrsg.): Heilpädagogik und ihre Nachbargebiete im wissenschaftstheoretischen Diskurs (13–25). Bern: Haupt

Speck, O. (1999): Theoriewandel in der Heilpädagogik. In: *Bergeest, H. & Hansen, G.* (Hrsg.): Theorien der Körperbehindertenpädagogik (11–30). Bad Heilbrunn

Spiecker-Henke, M. (1974): Rehabilitationsangleichungsgesetz und Kassensituation. In: Zentral-Verband für Logopädie. Mitteilungen, Dezember

Spiecker-Henke, M. (1997): Leitlinien der Stimmtherapie. Stuttgart: Thieme

Spranger, E. (1927): Die Heilpädagogik im Rahmen der Normalschulpädagogik. Berlin

Springer, L. (1996): Ausbildungsstandards und Qualitätssicherung in der Ausbildung von Sprachtherapeuten. In: *Deutsche Gesellschaft für Sprachheilpädagogik* (Hrsg.): Interdisziplinäre Zusammenarbeit: Illusion oder Vision? (971–976). Münster: Kongressbericht

Stalmann, M. (1998): Das Wagnis des Handelns oder: Der Raum der Freiheit in der Heilpädagogik. In: *Datler, W., Gerber, G., Kappus , H., Steinhardt, K., Strachota, A. & Studener, R.* (Hrsg.): Zur Analyse heilpädagogischer Beziehungsprozesse (231–235). Luzern

Statistisches Bundesamt (Hrsg.) (1999): Statistisches Jahrbuch für die Bundesrepublik Deutschland 1999. Stuttgart: Metzler-Poeschel

Steichen, R. (1981): Die sprachtherapeutische Situation in Luxemburg. Die Sprachheilarbeit 26, 141–145

Steiner, G. (1999): Selbstbestimmung und Assistenz. Gemeinsam Leben 7, 104–110

Stengel, I. & Strauch, Th. (1996): Stimme und Person. Personale Stimmentwicklung, Personale Stimmtherapie. Stuttgart: Klett-Cotta

Stern D. N. (1995): Die Repräsentation von Beziehungsmustern. Entwicklungspsychologische Betrachtungen. In: *Petzold, H.* (Hrsg.): Die Kraft liebevoller Blicke. Psychotherapie und Säuglingsforschung. Bd. 2 (193–218). Paderborn: Junfermann

Stevenson, P., Bax, M. & Stevenson, J. (1982): The evaluation of home based speech therapy for language delayed pre-school-children in an inner city area. Brit. Journal of Disorders of Communication 17, 141–148

Strauss, A. & Corbin, J. (1996): Grounded theory. Grundlagen qualitativer Sozialforschung. München: Fink

Szagun, G. (1996): Sprachentwicklung beim Kind. Weinheim: Psychologie Verlagsunion

Tallal, P. (1993): Developmental Language disorders. In: *Kavanagh J. G. & Truss T. J.* (Ed.): Learning disabilities: Proceedings of the national conference (181–289). Parkton, M. A.: York Press

Tausch, R. & Tausch, A.-M. (1963): Erziehungspsychologie – Begegnung von Person zu Person. Göttingen: Hogrefe

Te Wildt, M. (1998): Anbahnung der Überwindung eines phonologischen Prozesses bei einem Schüler der Klasse 1 – dargestellt anhand einzelner Unterrichtssequenzen zum Schriftspracherwerb in der Schule für Sprachbehinderte. Schriftliche Hausarbeit zur Zweiten Staatsprüfung für das Lehramt für Sonderpädagogik. Studienseminar Duisburg

Tesak, J. (1997a): Einführung in die Aphasiologie. Stuttgart: Thieme

Tesak, J. (1997b): Franz-Josef Gall, Pierre Paul Broca und die klassische Lehrmeinung in der Aphasiologie. Sprache, Stimme, Gehör 21

Tesak, J. (1999a): Der gegenwärtige Stand der Logopädie-Ausbildung in Deutschland. In: *Deutscher Bundesverband für Logopädie e.V. (dbl)* (Hrsg.): Logopädie braucht wissenschaftliche Kompetenz. Plädoyer für eine Hochschulausbildung (11–16). Idstein: Schulz-Kirchner

Tesak, J. (1999b): Therapie der Aphasie im 18. und 19. Jahrhundert. Vortrag auf der Jahrestagung des dbl vom 13.–15.05. in Leipzig

Teumer, J.(1973): Sonderschullehrer für Sprachbehinderte in Hessen. Die Sprachheilarbeit 18, 47–49

Theunissen, G. (1995): Selbstbestimmt leben. Annäherung an ein Empowerment-Konzept für Menschen mit geistiger Behinderung. Vierteljahresschrift für Heilpädagogik und ihre Nachbargebiete (VHN) 64, 166–181

Theunissen, G. (1997): Empowerment – Paradigmenwechsel in der Behindertenhilfe. Behinderte in Familie, Schule und Gesellschaft 20, 55–62

Theunissen, G. (1999): Zur Bedeutung von Stärken und Widerstandskraft. Zeitschrift für Heilpädagogik 6, 278–284

Thimm, W. (1975): Lernbehinderung als Stigma. In: *Brusten, M. & Hohmeier, J.* (Hrsg.): Stigmatisierung 1. Zur Produktion gesellschaftlicher Randgruppen (125–144). Neuwied, Darmstadt: Luchterhand

Thimm, W. (1977): Mit Behinderten leben. Hilfe durch Kommunikation und Partnerschaft. Freiburg: Herder

Thimm, W. (1985): Soziologische Aspekte von Sehschädigungen. In: *Rath, W. & Hudelmayer, D.* (Hrsg.): Pädagogik der Blinden und Sehbehinderten. Handbuch der Sonderpädagogik, Band 2 (535–568). Berlin: Marhold

Thimm, W. (²1994): Leben in Nachbarschaften. Hilfen für Menschen mit Behinderungen. Freiburg, Basel, Wien: Herder

Tillmann, G. & Mansell, P. (1980): Phonetik. Stuttgart: Klett

Tomblin, J.B. (1996): Genetic and environment contributions to the risk for specific language impairment. In: *Rice, M.L.* (Ed.): Toward a genetics of language. (pp.191–210). Mahwah, N.J.: Erlbaum

Trabant, J. (1998): Artikulationen. Historische Anthropologie der Sprache. Frankfurt a. M.: Suhrkamp

Tröster, H. (1990): Einstellungen und Verhalten gegenüber Behinderten. Konzepte, Ergebnisse und Perspektiven sozialpsychologischer Forschung. Bern, Stuttgart, Toronto: Huber

Tschamler, H. (1996): Wissenschaftstheorie. Bad Heilbrunn: Klinkhardt

Tücke, M. (1999): Entwicklungspsychologie des Kindes- und Jugendalters für (zukünftige) Lehrer. Münster: LIT

Uhlemann, T. (1990): Stigma und Normalität. Kinder und Jugendliche mit Lippen-Kiefer-Gaumenspalte. Göttingen: Vandenhoeck & Ruprecht

Ulich, D. (1989): Grundriss der Psychologie. Stuttgart: Kohlhammer

Unesco (Ed.) (1994): The Salamanca Statement and Framework for Action on Special Needs Education. Paris

van Ackern, K. (1998) (Hrsg.): Medizinische Ethik am Beginn des 21. Jahrhunderts: theoretische Konzepte, klinische Probleme, ärztliches Handeln. Heidelberg: Barth

van Riper, C. (1986): Die Behandlung des Stotterns. Solingen: Bundesvereinigung Stottererselbsthilfe

Vater, H. (1994): Einführung in die Sprachwissenschaft. München: Fink UTB

Vernooij, M. (1999): Beratung und Krise. In: *Rolus-Borgward S. & Tänzer U.* (Hrsg.): Erziehungshilfe bei Verhaltensstörungen (455–467). Oldenburg: DiZ

Voigt, P. (1954): Beitrag zur geschichtlichen Entwicklung der Sprachheilschulen in Deutschland. Halle a. S.

Vornholt, B. (1992): Zur Bedeutung von Selbsthilfegruppen. In: Grohnfeldt, M. (Hrsg): Zentrale Sprach- und Sprechstörungen, Handbuch der Sprachtherapie, Band 6 (121–146). Berlin: Spiess

Voß, R. (Hrsg.) (³1999): Die Schule neu erfinden. Systemisch-konstruktivistische Annäherungen an Schule und Pädagogik. Neuwied: Luchterhand

Wagner, P. (1981). Die Behandlung der Rede- und Sprachstörungen in Frankreich. Die Sprachheilarbeit 26, 131–140

Wallesch, C.-W. (1999): Neurologie. In: Deutscher Bundesverband für Logopädie e.V. (dbl) (Hrsg.): Logopädie braucht wissenschaftliche Kompetenz, Plädoyer für eine Hochschulausbildung (44–46). Idstein: Schulz-Kirchner

Walter, U. (1999): Eine vergleichende Betrachtung von Beratungskonzepten unter Berücksichtigung prozeßqualitativer Kriterien. Unveröffentlichte Diplomarbeit. Universität zu Köln

Watzlawick, P., Beavin, J. H. & Jackson, D. D. (1969): Menschliche Kommunikation. Formen, Störungen, Paradoxien. Bern: Huber

Weber, M. (1972): Wirtschaft und Gesellschaft. Grundriss der verstehenden Soziologie. Tübingen: Mohr

Wehmeier, B. (1990): Zur sprachheilpädagogischen Versorgung in den Städten Rostock (DDR) und Köln (Bundesrepublik Deutschland) – eine vergleichende Untersuchung im schulischen Bereich -. Schriftliche Hausarbeit im Rahmen der Ersten Staatsprüfung für das Lehramt der Sonderpädagogik. Universität zu Köln

Weikert, K. (1992): Stottern im Erwachsenenalter. Zur Arbeit der Stotterer-Selbsthilfe. In: Grohnfeldt, M. (Hrsg.): Störungen der Redefähigkeit. Handbuch der Sprachtherapie, Band 5 (164–181). Berlin: Spiess

Weikert, K. (1996): Stottern – Belastung und Bewältigung im Lebenslauf. Köln: Demosthenes Verlag

Weismer, G. (1988): Speech production. In: Lass, N.J., McReynolds, L.V., Northern, J.L. & Yoder, D.E. (Hrsg.): Handbook of speech-language pathology and audiology. Toronto: Decker

Wember, F. (1991): Ein argumentativer Versuch über Möglichkeiten und Grenzen Einfühlenden Verstehens als Methode sonderpädagogischer Forschung und Praxis. Heilpädagogische Forschung 2, 61–73

Wember, F. (1997): Der Heilpädagoge als Homo Faber. In: Amrein, C. & Bless, G. (Hrsg): Heilpädagogik und ihre Nachbargebiete im wissenschaftstheoretischen Diskurs (122–148). Bern: Haupt

Werker, J.F. & Pegg, J.E. (1992): Infant speech perception and phonological acquisition. In: Ferguson, C.A., Menn, L. & Stoel-Gammon, C. (Hrsg.): Phonological development. Timonium: York Press

Werner, L. (1989). Sprachtherapie im Schulalter. In: M. Grohnfeldt (Hrsg.): Grundlagen der Sprachheilpädagogik. Handbuch der Sprachtherapie, Band 1 (161–191). Berlin: Spiess

Wernicke, C. (1874): Der aphasische Symptomenkomplex. Berlin

Wettstein, P. (1988): Berufsbild und Ausbildung der Logopäd(inn)en in der Schweiz. Die Sprachheilarbeit 33, 221–222

Wiechmann, J. (Hrsg.) (1999): Zwölf Unterrichtsmethoden. Vielfalt für die Praxis. Weinheim, Basel: Beltz

Wilber, K. (1991): Das Spektrum des Bewußtseins. Hamburg: Goldmann

Wilde, S. (1996): Beziehungen zwischen kommunikativen und psychosozialen Kompetenzen im Vorschulalter. Eine vergleichende Untersuchung von dysphasischsprachgestörten und sprachunauffälligen Kindern. Dissertation Universität Bielefeld

Willmes, K. (1999a): Klinische Psychologie: Therapieforschung. In: Deutscher Bundesverband für Logopädie e.V. (dbl) (Hrsg.): Logopädie braucht wissenschaftliche Kompetenz. Plädoyer für eine Hochschulausbildung (49–51). Idstein: Schulz-Kirchner

Willmes, K. (1999b): Therapieforschung in der Logopädie. www.dbl-ev.de/alteSite/vortrag02.htm, 1–5

Winnicott, D. W. (1990): Babys und ihre Mütter. Stuttgart: Klett-Cotta

Winter, C. (1997): Qualitätssicherung in der medizinischen Rehabilitation. Konsensfähige Leitlinien für die Praxis. Neuwied: Luchterhand

Wirth, G. (^{5}2000): Sprachstörungen, Sprechstörungen, kindliche Hörstörungen. Lehrbuch für Ärzte, Logopäden und Sprachheilpädagogen. Köln: Deutscher Ärzte-Verlag

Wittgenstein, L. (1971): Philosophische Untersuchungen. Frankfurt: Suhrkamp

Wittkowski, J. (1994): Das Interview in der Psychologie. Opladen: Westdt. Verlag

Witzel, A. (1982): Verfahren der qualitativen Sozialforschung. Überblick und Alternativen. Frankfurt a. M.: Campus-Verlag

Wocken, H. (1983a): Am Rande der Normalität. Untersuchungen zum Selbst- und Gesellschaftsbild von Sonderschülern. Heidelberg: Schindele

Wocken, H. (1983b): Untersuchungen zur sozialen Distanz zwischen Hauptschülern und Sonderschülern. Vierteljahresschrift für Heilpädagogik und ihre Nachbargebiete (VHN) 52, 467–490

Wode, H. (1993): Psycholinguistik: Eine Einführung in die Lehr- und Lernbarkeit von Sprachen; Theorien, Methoden, Ergebnisse. Ismaning: Hueber

World Health Organization (1995): International Classification of Impairments, Disabilities and Handicps. Berlin/Wiesbaden: Ullstein Mosby (übersetzt von Matthesius, R.-G.)

World Health Organization (WHO) (1980): International classification of impairments, disabillties, and handicaps. Genf

Wottawa, H. & Thierau, H. (Hrsg.) (1990): Lehrbuch der Evaluation. Bern: Huber

Wulf, C. (1972): Einführung in die Problematik der Evaluation, dargestellt am Beispiel der Curriculumsevaluation. In: *Wulf, C.* (Hrsg.): Evaluation (15–37). München: Piper

Yalom, I.D. (1989): Existentielle Psychotherapie. Köln: Ed. Humanist Psychologie

Yuker, H.E., Block, J.R. & Campbell, W.J. (1960): A scale to measure attitudes toward disabled persons. Human Resources Study No. 5. Human Resources Center. Albertson (N.Y.)

Zehmisch, H., Siegert, C. & Wendler, J. (1979): Phoniatrie in Deutschland bis 1945. In: *Wendler, J.*: 75 Jahre Phoniatrie. Festschrift zu Ehren von Hermann Gutzmann sen.. Berlin: Humboldt-Universität

Zimbardo, P. G. (1983): Psychologie. Berlin: Springer

Zimbardo, P. G. & Hoppe-Graf, S. (1992): Psychologie. Berlin: Springer

Zollinger, B. (1995): Die Entdeckung der Sprache. Bern: Haupt

Zuckrigl, A. (1980): Organisationsformen des Sprachheilwesens. In: *Knura, G. & Neumann, B.* (Hrsg): Handbuch der Sonderpädagogik Bd. 7, Pädagogik der Sprachbehinderten (95–121). Berlin: Marhold

Stichwortverzeichnis

Autorenverzeichnis

Bahr, Reiner; Dr. päd., Rethelstraße 157, 40237 Düsseldorf

Baumgartner, Stephan; Dr. phil., Dipl.-Psych., Ludwig-Maximilians-Universität, Leopoldstraße 13, 80802 München

Borbonus, Theo; Sonderschulleiter, Guts-Muths-Weg 28, 45136 Essen

Braun, Otto; Prof. Dr. phil., Humboldt-Universität zu Berlin, Georgenstraße 36, 10099 Berlin

Cloerkes, Günther; Prof. Dr. phil., Pädagogische Hochschule Heidelberg, Zeppelinstraße 3, 69121 Heidelberg

Dannenbauer, Friedrich Michael; Dr. phil., Ludwig-Maximilians-Universität, Leopoldstraße 13, 80802 München

Gerrlich, Volker; Rechtsanwalt; dbs Bundesgeschäftsstelle, Goethestraße 16, 47441 Moers

Giel, Barbara; Dr. päd., Universität zu Köln, Klosterstraße 79b, 50931 Köln

Grohnfeldt, Manfred; Prof. Dr. phil., Ludwig-Maximilians-Universität, Leopoldstraße 13, 80802 München

Lüdtke, Ulrike; Dr. päd., Universität Bremen, Postfach 330440, 28334 Bremen

Maihack, Volker; Sprachheilpädagoge, Goethestraße 16, 47441 Moers

Macha-Krau, Heidrun; Dr. phil., Detmolder Straße 186, 33604 Bielefeld

Ptok, Martin; Prof. Dr. med., Klinik und Poliklinik für Phoniatrie und Pädaudiologie Medizinische Hochschule Hannover, 30623 Hannover

Ritterfeld, Ute; Dr. phil., Otto-von-Guericke-Universität Magdeburg, Postfach 4120, 39016 Magdeburg

Romonath, Roswitha; Prof. Dr. phil., Universität Rostock, August-Bebel-Allee 28, 18055 Rostock

Schoor, Udo; Prof. Dipl.-Psych., Pädagogische Hochschule Ludwigsburg, Fakultät für Sonderpädagogik in Reutlingen, Postfach 2344, 72713 Reutlingen

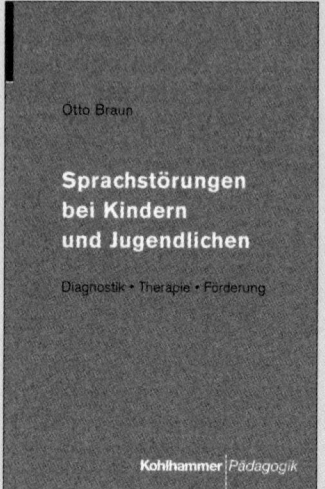